O.W. BARTH

Vasant Lad

Selbstheilung mit Ayurveda

Das Standardwerk der indischen Heilkunde

Aus dem Englischen von Theo Kierdorf
in Zusammenarbeit mit Hildegard Höhr

O.W. BARTH

Die amerikanische Originalausgabe erschien 1998 unter dem Titel
«The Complete Book of Ayurvedic Home Remdies»
bei Harmony Books, New York

Ich widme dieses Buch von ganzem Herzen meiner äußerst liebevollen
Frau Usha und meinen Kindern Aparna und Pranav

Die Folie des Schutzumschlags sowie die Einschweißfolie
sind PE-Folien und biologisch abbaubar.
Dieses Buch wurde auf chlor- und säurefreiem Papier gedruckt.

Besuchen Sie uns im Internet: www.droemer-knaur.de

FSC
www.fsc.org
MIX
Papier | Fördert gute Waldnutzung
FSC® C083411

Neuausgabe 2010

Umschlaggestaltung: ZERO Werbeagentur, München
Umschlagabbildung: FinePic®, München
Zeichnungen: Vasant Lad
Gesamtherstellung: CPI books GmbH, Leck
ISBN 978-3-426-29110-8

14 16 15 13

Inhalt

Teil III: Geheimnisse der ayurvedischen Selbstheilung – eine Enzyklopädie der Krankheiten und Heilmittel

Dank

Ich möchte an dieser Stelle all jenen meine Ehrerbietung bekunden, deren Hingabe und Einsicht wir unser ayurvedisches Wissen zu verdanken haben, insbesondere meinen Lehrern, die mir liebevoll den Weg gewiesen und mir ihre Kenntnisse und ihre Erfahrung vermittelt haben. Außerdem möchte ich den folgenden Personen danken, ohne deren Mitwirkung dieses Buch nicht hätte entstehen können: Meiner lieben Frau Usha und meinen Kindern Pranav und Aparna danke ich für ihre Liebe, Geduld und Unterstützung in der Zeit meiner Arbeit an diesem Buch. Wynn Werner und den Mitarbeitern des Ayurvedic Institute danke ich für ihre Hilfe bei der Entwicklung des Konzepts, für die Begutachtung der verschiedenen Entwicklungsstadien des Textes sowie für die wichtigen Hinweise, die sie mir während der Arbeit daran gegeben haben. Jack Forem danke ich für seine Anregung, ein solches Buch zu schreiben und zu veröffentlichen, sowie für seine Hilfe während des Entstehungsprozesses und bei der Organisation und Bearbeitung des Materials. In erster Linie ist es ihm zu verdanken, daß dieses Buch nun in einer so klaren und gut lesbaren Form vorliegt. Unter den Mitarbeitern des Verlages Harmony Books möchte ich insbesondere Leslie Meredith und Peter Guzzardi dafür danken, daß sie an den Erfolg dieses Projekts geglaubt haben, und Joanna Burgess danke ich für ihre akribische Begleitung des Produktionsprozesses.

Einleitung:

Wir alle bedürfen der Heilung

Ayurveda ist die Kunst des täglichen Lebens in Harmonie mit den Gesetzen der Natur. Ziel dieses alten, ursprünglichen Wissens ist es, die Gesundheit zu erhalten und Krankheiten zu heilen. Hierzu bedient sich der Ayurveda völlig natürlicher Mittel und Methoden.

Nach den ayurvedischen Lehren ist Gesundheit ein Zustand vollkommenen Gleichgewichts zwischen den drei Grundenergien oder Doshas (Vata, Pitta, Kapha) des Körpers sowie der ebenso wichtigen Balance von Körper, Geist und Seele beziehungsweise Bewußtsein.

Ayurveda ist eine tiefgründige Wissenschaft vom Lebendigen, die das gesamte Leben umfaßt und eine Beziehung zwischen dem Leben des Individuums und dem Universum herstellt. Es handelt sich also im wahrsten Sinn des Wortes um ein ganzheitliches Heilsystem. Körper, Geist und Bewußtsein befinden sich in ständiger Interaktion und Beziehung zu anderen Menschen und zur Umgebung. Bei allen Bemühungen um die Wiederherstellung der Gesundheit berücksichtigt der Ayurveda die verschiedenen Ebenen des Lebens und ihren Zusammenhang.

Als Wissenschaft der Selbstheilung umfaßt diese alte indische Heilkunst die Bereiche Ernährung, Lebensgestaltung, Körpertraining, Ruhe und Entspannung, Meditation, Atemübungen und Heilkräuter sowie Reinigungs- und Verjüngungsmaßnahmen zur Heilung von Körper, Geist und Seele. Auch zahlreiche ergänzende Therapiemethoden wie etwa Klang-, Farb- und Aromatherapie können eingesetzt werden. Das vorliegende Buch erläutert alle diese Naturheilmethoden. Mit ihrer Hilfe können Sie eine Ihrer Gesundheit förderliche Lebensweise entwikkeln und Selbstheilungsmethoden erlernen, die Ihre Gesundheit und Ihr inneres Gleichgewicht zu erhalten oder wiederherzustellen vermögen.

Das Sanskritwort *ayurveda* bedeutet «die Wissenschaft vom Leben und von der Langlebigkeit». Nach ihren Lehren ist jeder Mensch sowohl ein Produkt kosmischer Energien als auch ein einzigartiges Geschöpf, eine individuelle Persönlichkeit. Ayurveda lehrt, daß jeder von uns eine spezifische Konstitution hat, seine psychobiologische Eigenart. Diese entsteht vom Augenblick der Empfängnis an durch den Einfluß jener universellen Energien, die sich in den Elementen Raum, Luft, Feuer, Wasser und Erde manifestieren.

Die fünf Elemente verbinden sich zu den drei grundlegenden Energien oder Doshas. Äther (Raum) und Luft ergeben Vata, die Energie der Bewegung; Feuer und Wasser Pitta, das Prinzip der Verdauung oder des Stoffwechsels, die Transformation von Materie in Energie; Wasser und Erde schließlich bilden Kapha, die Energie der Struktur und Festigkeit. Wenn das männliche Sperma und das weibliche Ei sich zum Zeitpunkt der Befruchtung miteinander verbinden, entsteht aus den Vata-Pitta-Kapha-Faktoren im Körper der beiden Eltern, die aufgrund der Jahreszeit, des Zeitpunkts, des emotionalen Zustandes und der Qualität der Beziehung im betreffenden Augenblick besonders aktiv und dominant sind, ein neues Individuum mit ganz bestimmten Eigenschaften.

In unserer modernen Terminologie bezeichnen wir diesen «Bauplan» des Individuums als den ererbten genetischen Code; der Ayurveda nennt ihn seit uralten Zeiten Prakriti oder individuelle Konstitution, ein konstanter Faktor, der sich während des ganzen Lebens nicht verändert. Dies ist unser ureigenes energetisches Muster, unsere ganz spezielle Kombination körperlicher, mentaler und emotionaler Eigenarten und Veranlagungen.

Obgleich diese Grundstruktur während des gesamten Daseins unverändert bleibt, wird sie unablässig von Kräften verschiedenster Art angegriffen. Veränderungen wie Alter, äußere Umgebung, Wechsel von Hitze und Kälte im Einklang mit den Jahreszeiten, die Fluktuation unserer Gedanken, Gefühle und Empfindungen sowie die Menge und die Qualität der Nahrung, die wir zu uns nehmen, üben einen ständig sich verändernden Einfluß auf uns aus. Eine ungesunde Ernährung, übermäßiger Streß, Mangel an Ruhe und Körpertraining sowie unterdrückte Gefühle können das Gleichgewicht unserer Doshas stören. Je nach Art der Veränderungen und je nach Konstitution entstehen auf diese Weise unterschiedliche Krankheiten:

- Bei manchen Menschen kommt es zu einer Vergrößerung oder Bedeutungszunahme von Kapha, wodurch Erkältungen, Schwellungen, Niesen sowie allergische Reaktionen und im psychischen Bereich Gier, Besitzstreben und eine Tendenz zum Haften an Dingen entstehen.
- Ein Mensch mit Pitta-Konstitution kann überkritisch, wütend oder perfektionistisch werden und körperliche Symptome wie starke Magensäurebildung, Sodbrennen, Durchfall, Ruhr, Nesselsucht, Ausschlag oder Akne bekommen.
- Vata-Störungen können sich in Form von Verstopfung, Blähungen, Ischias, Arthritis oder Schlaflosigkeit und durch psychische Symptome wie Angst und Unsicherheit manifestieren.

Alle diese Krankheiten und Beschwerden sowie zahllose andere leidvolle Zustände entstehen durch Veränderungen der inneren Ökologie unseres Körpers. Durch letztere wird das Gleichgewicht der Betroffenen gestört, und aufgrund subtiler biochemischer Veränderungen entwikkeln sich letztlich Krankheiten. Deshalb vertritt das ayurvedische Heilsystem die Auffassung, daß jeder Mensch in jedem Lebensbereich der Heilung bedarf.

Wenn wir trotz der unablässigen Veränderung unserer inneren und äußeren Lebenssituation gesund bleiben wollen, müssen wir ständig etwas tun, um unser Gleichgewicht zu erhalten. Da unser Körper über eine wunderbare angeborene Weisheit und Intelligenz verfügt, finden einige dieser Anpassungen automatisch statt, doch müssen wir vieles bewußt entscheiden.

Um Gesundheit und Gleichgewicht zu erhalten, müssen wir lernen, mit den drei Doshas zu jonglieren und jeweils nach den aktuellen Erfordernissen Vata, Pitta und Kapha zu stärken oder zu mindern. Dies erfordert ständiges Gewahrsein, ein Bewußtsein, das Augenblick für Augenblick aktiv ist, und ein immerwährendes Bemühen um Heilung.

Heilung besteht in einem gesunden, ausgeglichenen und bewußten Leben in der Fülle des gegenwärtigen Augenblicks und ist damit im Grunde eine Lebensweise. Der Ayurveda tritt nicht für eine passive Form von Therapie ein, sondern fordert vom Menschen, daß er die Verantwortung für sein Alltagsleben übernimmt. In den Bereichen Ernährung, Beziehungen, Arbeit, bei unseren zahlreichen Pflichten und in unserem gesamten Alltagsleben können wir mittels einfacher Maßnahmen unsere Gesundheit und Ganzheit erhalten oder wiederherstellen und zu einem immer erfüllteren Leben gelangen.

Nach den Lehren des Ayurveda besteht der Zweck unseres Lebens vereinfacht ausgedrückt darin, den Schöpfer (das kosmische Bewußtsein) zu erkennen und unsere Beziehung zu jenem höheren Wesen, dessen Einfluß unser gesamtes Leben unterliegt, zu verstehen. Dieses hochgesteckte Ziel können wir erreichen, indem wir den vier grundlegenden Aspekten des Lebens das ihnen zukommende Gewicht verleihen: Dharma, der Pflicht oder dem rechten Handeln; Artha, dem materiellen Erfolg oder Reichtum; Kama, dem positiven Begehren und Wünschen; und Moksha, der spirituellen Befreiung. Diese vier Aspekte werden die vier Purusharthas genannt, die vier großen Ziele oder Errungenschaften im Leben jedes Menschen.

Grundlage aller Facetten unseres Lebens ist die Gesundheit. Um Dharma aufrechtzuerhalten und unsere Pflichten sowie unsere Verantwortung uns selbst und anderen gegenüber erfüllen zu können, müssen wir gesund sein. Ebenso setzt das Ansammeln von Reichtum und jegliches Erfolgsstreben einen guten Gesundheitszustand voraus. Um kreative, positive Sehnsüchte zu entwickeln, brauchen wir einen gesunden Geist, ein ebensolches Bewußtsein, einen gesunden Körper und eine gesunde Wahrnehmungsfähigkeit. (Der Begriff Kama – Begehren, Verlangen oder Sehnsucht – wird manchmal im Sinne von Sex verstanden und insofern auf die Fortpflanzung und das Familienleben bezogen; doch handelt es sich im Grunde um jene positive Energie oder Kraft der

Sehnsucht, die alle kreative Arbeit ermöglicht und inspiriert.) Und Moksha oder spirituelle Befreiung ist nichts anderes als vollkommene Harmonie von Körper, Geist und Seele beziehungsweise Bewußtsein. Somit basieren alle Möglichkeiten, im Leben zur Erfüllung zu gelangen, letztlich auf guter Gesundheit.

In dem Vierteljahrhundert meiner bisherigen medizinischen Praxis habe ich in den Bereichen Chirurgie, Gynäkologie, Geburtshilfe und Kinderheilkunde sowie in der Allgemeinmedizin gearbeitet und Tausende von Menschen aller Berufe und gesellschaftlichen Schichten behandelt. Dabei konnte ich immer wieder beobachten, daß Entscheidungen bezüglich der Lebensweise, etwa im Bereich der Ernährung, des Körpertrainings und der Gestaltung des Alltagslebens, sowohl die Heilung enorm fördern als auch Krankheiten verursachen können. Viele Gesundheitsstörungen scheinen eng mit den Belastungen des Alltagslebens, mit familiären Schwierigkeiten und Beziehungsproblemen sowie mit Sorgen in bezug auf Arbeit und Geld zusammenzuhängen. Andere sind unmittelbar auf eine inadäquate Ernährung oder auf ein zu intensives oder zu geringes Körpertraining zurückzuführen.

Auch ist mir im Laufe der Zeit immer klarer geworden, daß Krankheiten für uns alle eine Einladung zur Selbsttransformation sind, eine Gelegenheit, die Art, wie wir denken, fühlen, essen und uns um uns selbst und unser Leben kümmern, zu verändern. Es erstaunt und erfreut mich immer wieder, wie schnell und nachhaltig das Leben eines Menschen durch eine adäquate Ernährung, durch Kräuterheilmittel, durch Meditation sowie durch ein angemessenes Körpertrainingsprogramm und andere völlig natürliche Maßnahmen zurück auf den rechten Weg und ins Gleichgewicht gebracht werden kann.

Die in diesem Buch beschriebenen Heilmittel und Heilmethoden haben sich in meiner eigenen klinischen Praxis bewährt. Sie basieren auf Prinzipien und Praktiken, die im Laufe vieler Jahrhunderte entdeckt und entwickelt wurden. Die Tradition des Ayurveda umfaßt mehr als 5000 Jahre täglicher ärztlicher Praxis, von uralten Zeiten bis zum heutigen Tag. Ayurveda ist keine erst kürzlich entstandene «Alternativheilmethode», sondern eine seit langem existierende Wissenschaft vom Leben, die nie ihre Integrität und ihren Charakter verloren hat. In den über 5000 Jahren ihrer Existenz hat sie einen fast unvorstellbar großen Schatz der Weisheit und des praktischen Wissens angesammelt.

Um 900 v. Chr. nahm die schon damals sehr alte mündliche Tradition des Ayurveda eine neue Form an, als drei große Gelehrte – Charaka, Sushruta und Vagbhata – die Prinzipien dieser Weisheitslehre niederschrieben. Ihre Lehrbücher werden auch heute noch in ganz Indien von Studenten, Praktikern und Lehrern der ayurvedischen Medizin benutzt.

In einem sehr tiefgründigen Sinne ist der Ayurveda die Mutter aller Systeme der Heilkunst. Aus seinen acht Hauptbereichen Kinderheilkunde, Gynäkologie und Geburtshilfe, Augenheilkunde, Geriatrie, Hals- und Ohrenheilkunde, Toxikologie, Allgemeinmedizin und Chirurgie haben sich nicht nur die Hauptzweige der heutigen westlichen Medizin entwickelt, sondern auch viele heute praktizierte Heilmethoden wie Massage, Diätetik und Ernährungsberatung, Kräuterheilkunde, plastische Chirurgie, Psychiatrie, Polarity-Therapie, Kinesiologie, Shiatsu, Akupressur und Akupunktur, Farb- und Edelsteintherapie sowie Meditation. Alle diese Methoden wurzeln in der ayurvedischen Philosophie und Praxis.

Der große Arzt und Weise Charaka hat gesagt: «Ein Arzt mag noch so kundig in der Diagnose und Behandlung von Krankheiten sein, wenn es ihm nicht gelingt, mit den Kräften des Lichts und der Liebe in das Herz des Patienten einzudringen, kann er ihn nicht heilen.» Ich habe mich bemüht, diesen Rat nach besten Kräften zu befolgen, und ich möchte dies auch Ihnen empfehlen, wenn Sie versuchen, das in diesem Buch beschriebene Wissen anzuwenden, um anderen und sich selbst zur Heilung zu verhelfen.

Liebe ist die Essenz unseres Lebens. Ich habe dieses Buch mit Liebe geschrieben, und ich vertraue es Ihnen, lieber Leser, in der Hoffnung an, daß die Ratschläge, die es enthält, zu einem wichtigen Bestandteil Ihrer Bemühungen um Selbstheilung und die Erhaltung Ihres Wohlbefindens werden.

Teil I

Die Wissenschaft vom Leben

1

Ayurveda: Körper, Geist und Seele

Ebenso wie andere große Zivilisationen hat auch Indien die Wissenschaft nie von der Philosophie und der Religion getrennt, sondern alles Wissen als ein Ganzes angesehen, das der Förderung des Glücks, der Gesundheit und der Entfaltung der Menschheit dient.

Philosophie ist die Liebe zur Wahrheit. Wissenschaft ist die Entdeckung der Wahrheit durch das Experiment. Religion ist die Erfahrung der Wahrheit und ihre Anwendung im täglichen Leben.

Ayurveda, die Wissenschaft des Lebens, ist sowohl systematisiertes Wissen als auch praktische Weisheit, die Kunst, gesund zu leben, die alle Lebensphasen sowie die Bereiche Körper, Geist und Seele umfaßt. Wie alle Wissenschaften hat auch diese einen praktischen und einen theoretischen Aspekt. Wenn Sie die praktischen Empfehlungen, die später in diesem Buch gegeben werden, optimal nutzen wollen, ist es hilfreich, die Grundlagen der ayurvedischen Theorie zu verstehen. Dieses erste Kapitel mag Ihnen ein wenig abstrakt erscheinen, doch hoffe ich, daß Sie die Geduld aufbringen, es gründlich zu lesen, denn es bildet die Grundlage für alles Folgende.

Das Universum und wie wir mit ihm verbunden sind

Nach den Lehren des Ayurveda ist der Ursprung der gesamten Existenz das universelle Kosmische Bewußtsein, das sich in Form der männlichen und der weiblichen Energie manifestiert. Purusha, oft mit der männlichen Energie assoziiert, ist nichtwählendes, passives, reines Bewußtsein. Prakriti, die weibliche Energie, ist aktives, wählendes Bewußtsein. Purusha und Prakriti sind ewig, zeitlos und unermeßlich. Diese beiden Energien finden sich in allen lebenden Wesen, somit auch in jedem Mann und in jeder Frau, sowie in allen leblosen Objekten.

Purusha ist formlos und hat keinerlei spezifische Attribute. Als nichtmanifestierte reine Existenz jenseits von Ursache und Wirkung sowie von Zeit und Raum nimmt Purusha nicht aktiv an der Schöpfung teil, sondern bleibt deren schweigender Zeuge.

Prakriti hat Form, Farbe und Eigenschaft und ist der göttliche Schöpfungswille, der den Tanz der Schöpfung aufführt. Prakriti ist das Eine, das zu vielem wird. Purusha ist der Liebende, Prakriti die Geliebte, und unser Universum entsteht durch beider Liebe. Die gesamte Natur ist das Kind, das aus dem Schoß von Prakriti, der göttlichen Mutter, geboren wird.

Wenn sich die Natur durch Prakriti manifestiert, ist ihr erster Ausdruck Mahat, Intelligenz oder kosmische Ordnung. (Geht es um Menschen, wird dies Buddhi – Intellekt – genannt.) Die nächste Manifestation ist Ahamkara, das Ich oder die Empfindung einer Identität, jenes Zentrum unseres Bewußtseins, von dem aus wir denken, handeln und reagieren. Ahamkara gelangt in drei universellen Eigenschaften (Gunas) zum Ausdruck:

Sattva ist Stabilität, Reinheit, Wachsamkeit, Essenz, Gefühle und Emotionen.

Rajas ist dynamische Bewegung und verursacht Empfindungen, Gefühle und Emotionen.

Tamas, die Tendenz zur Trägheit, Dunkelheit, Unwissenheit und Schwere, ist für tiefen Schlaf und Zeiten der Verwirrung verantwortlich und bewirkt außerdem, daß die Materie geschaffen wird.

Aus der Essenz von Sattva werden der Geist, die fünf Sinnesfähigkeiten und ihre Organe (die Ohren zum Hören, die Haut zum Empfinden von Berührung, die Augen zum Sehen, die Zunge zum Schmecken und die Nase zum Riechen) sowie die fünf motorischen Organe oder Organe des Handelns geboren: der Mund (für das Sprechen), die Hände, die Füße, die Zeugungs- und die Ausscheidungsorgane.

Rajas ist die aktive Kraft, die aller Bewegung sowohl der Sinnesorgane als auch der motorischen Organe zugrunde liegt.

Aus Tamas entstehen die fünf Elemente, welche die Basis des materiellen Teils der Schöpfung bilden: Raum (Äther), Luft, Feuer, Wasser und Erde.

Der Mensch, eine Schöpfung des Kosmischen Bewußtseins, wird als Mikrokosmos jenes Makrokosmos angesehen, welcher das Universum ist. Alles was im Kosmos zugegen ist, ist auch im Menschen zu finden. Der Mensch stellt eine Miniatur der Natur dar.

Die fünf Elemente: Bausteine der Natur

Das Konzept der fünf Elemente ist eines der grundlegendsten der ayurvedischen Wissenschaft. Die fünf Elemente (Raum, Luft, Feuer, Wasser und Erde) sind in der gesamten organischen und anorganischen Materie präsent. Da der Mensch ein Mikrokosmos der Natur ist, existieren die fünf Elemente auch in jedem Individuum. Unsere psychischen Tendenzen sowie unsere fünf Sinne und die verschiedenen Aspekte der Aktivität unseres Körpers sind allesamt unmittelbar mit den fünf Elementen verbunden.

Nach den Lehren des Ayurveda manifestieren sich die fünf Elemente, beginnend mit dem Raum, nacheinander durch das reine, vereinigte und nichtmanifestierte Kosmische Bewußtsein, das der Ursprung von allem ist.

Raum

Der Raum, der manchmal auch «Äther» genannt wird, ist leer, hell, subtil, alles durchdringend, allgegenwärtig und alles umfassend. Er ist universell, reglos und formlos. Raum ist ursprüngliche (nukleare) Energie. Er tritt in Erscheinung, wenn das reine, nichtmanifestierte Bewußtsein zu schwingen beginnt und sich mit Klang und der Sinnesfähigkeit des Hörens verbindet. Wir brauchen Raum, um leben, uns bewegen, wachsen und kommunizieren zu können. In unserem Körper befinden sich Räume unter anderem im Mund, in der Nase, im Magen-Darm-Trakt, in den Atemorganen, im Bauch und im Brustkorb. Psychologisch betrachtet, gibt uns der Raum Freiheit und Frieden, erweitert unser Bewußtsein und ist für Liebe und Mitgefühl, aber auch das Gefühl des Abgetrenntseins, der Isolation, der Leere, des Nichtgeerdetseins, der Unsicherheit, der Angst und der Furcht verantwortlich.

Luft

Luft ist trocken, leicht, klar und beweglich. Sie ist die zweite Manifestation des Bewußtseins und bewegt sich im Raum. Luft ist elektrische Energie. Das Elektron kann sich im Element Luft bewegen. Luft ist formlos, kann jedoch als Berührung wahrgenommen werden, und diese ist die Sinnesfähigkeit, zu der die Luft in Beziehung steht. Als Prinzip der Bewegung kommt Luft in den Bewegungen der Muskeln, im rhythmischen Schlag des Herzens und in der Expansion und Kontraktion der Lunge zum Ausdruck. Die sensorischen und neuralen Impulse, die zum Gehirn fließen und die von diesem ausgehen, unterliegen dem Einfluß des Luft-Prinzips ebenso wie die Atmung, die Nahrungsaufnahme, die Darmbewegung und die Ausscheidung. Dasselbe gilt für den Fluß der Gedanken, des Verlangens und des Wollens. Das Luft-Prinzip schenkt uns Glück, Frische, Freude und Erregung. Zusammen mit dem Raum ist die Luft für Furcht, Angst, Unsicherheit und Nervosität verantwortlich.

Feuer

Feuer ist heiß, trocken, scharf, durchdringend und leuchtend. Wenn die Luft sich bewegt, entsteht Reibung, die wiederum Hitze oder Feuer erzeugt. Auf atomarer Ebene strahlt das Atom Hitze und Licht in Form einer Quantenwelle aus. Feuer ist aktiv und veränderlich. In unserem Sonnensystem ist die Sonne der Ursprung des Feuers und des Lichts. In unserem Körper reguliert unser biologisches «Feuer» im Solarplexus die Körpertemperatur und den gesamten Stoffwechsel: Verdauung, Nährstoffaufnahme und Assimilation. Feuer wird mit Licht und dem Sehen assoziiert. Feuer ist Intelligenz. Es ist notwendig für Transformation, Aufmerksamkeit, Verständnis, Erkennen und Verstehen. Feuer ist auch der Ursprung von Wut, Haß, Neid, Kritik, Ehrgeiz und dem Bestreben, zu anderen in Konkurrenz zu treten.

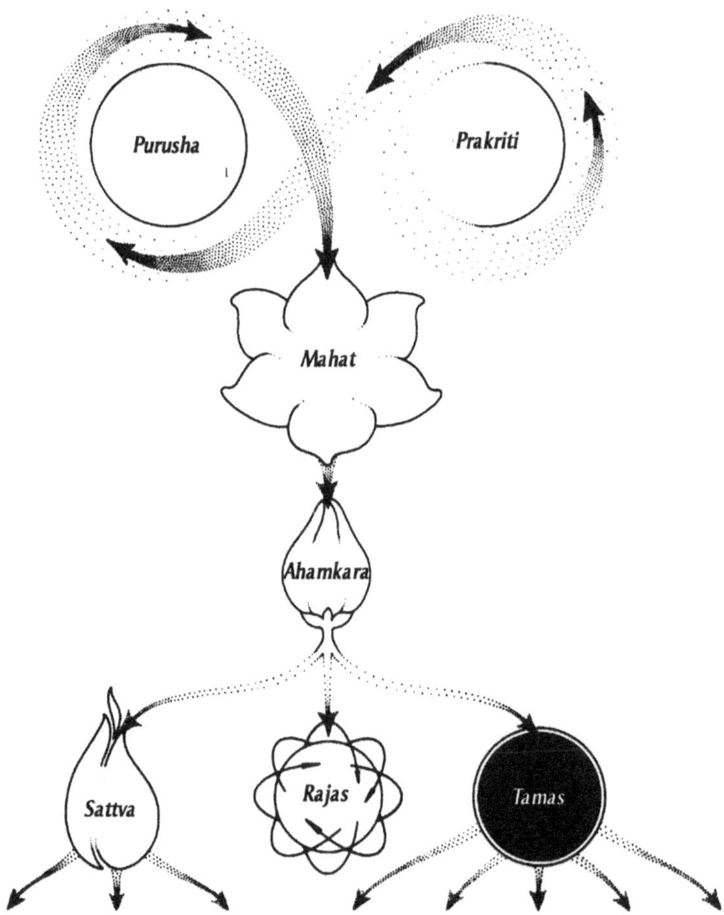

Fünf Sinnesfähigkeiten	Fünf Bewegungsorgane	Geist	Klang	Konsistenz	Form, Farbe	Geschmack	Geruch
Organe der Wahrnehmung Ohren Haut Augen Zunge Nase	*Organe der Aktivität* Mund Hände Füße Fortpflanzungsorgane Ausscheidungsorgane	*Organ der Wahrnehmung wie der Aktivität*	Guna des Raums	Guna der Luft	Guna des Feuers	Guna des Wassers	Guna der Erde

ORGANISCH ANORGANISCH

Die Sankhya-Philosophie der Schöpfung

Wasser

Die nächste Manifestation des Bewußtseins, Wasser, ist fließend, schwer, weich, zäh, kalt, dicht und zusammenhängend. Wasser bindet Moleküle aneinander. Es ist chemische Energie, ein Stoff, der chemisch universell lösend wirkt. Wasser wird mit dem Geschmackssinn assoziiert, denn ohne Feuchtigkeit kann die Zunge nichts schmecken. Im menschlichen Körper existiert es in Form von Blutplasma, Zellplasma, Serum, Urin und Schweiß. Es ist unverzichtbar für die Ernährung und die Erhaltung des Lebens; ohne Wasser können unsere Zellen nicht überleben. Wasser ist Zufriedenheit, Liebe und Mitgefühl. Es erzeugt Durst, Ödeme und Fettleibigkeit.

Erde

Erde ist schwer, hart, rauh, fest, dicht, groß und bewegt sich langsam – das festeste der fünf Elemente. Sie ist weder heiß noch kalt. Erde ist mechanische oder physikalische Energie. Nach den Lehren des Ayurweda ist sie nichts anderes als kristallisiertes und verfestigtes Bewußtsein. Sie gibt dem Körper Stärke, Struktur und Ausdauer. Alle festen Bestandteile des Körpers (Knochen, Knorpel, Nägel, Zähne, Haare und Haut) leiten sich vom Element Erde her. Erde wird mit dem Geruchssinn assoziiert. Sie fördert Vergeben, Unterstützung, «Erdung» und Wachstum, außerdem das Festhalten an Dingen und Menschen sowie Gier und Depression; ihr Fehlen ruft ein Gefühl mangelnder Standfestigkeit hervor.

Die elektrische Energie des Neurons wird in unserem Körper zur physikalischen Energie der Muskelbewegung, eine Transformation, zu der es durch Mitwirkung eines Neurotransmitters, also eines körpereigenen chemischen Stoffs, kommt. Tatsächlich sind alle fünf Elemente auf jeder Ebene unserer Physiologie gegenwärtig, sogar in der einzelnen Zelle. Innerhalb der Zelle ist die Zellmenbran die Erde, die Vakuolen – Hohlräume im Plasma von Zellen – sind Raum, das Plasma ist Wasser, die Nukleinsäure und andere chemische Bestandteile sind Feuer, und die Bewegung der Zelle beruht auf dem Luft-Prinzip. Jede einzelne Zelle hat außerdem Geist, Intelligenz und Bewußtsein, mit deren Hilfe sie wählen und Entscheidungen treffen kann. Unter den potentiellen Nährstoffen in ihrer Umgebung wählt jede Zelle die Nahrung aus, die sie braucht – und diese Wahl ist ein praktischer Ausdruck von Intelligenz.

Sowohl in unserer äußeren Umgebung als auch in uns verändern sich die Anteile dieser einzelnen Elemente und ihr Verhältnis zueinander ständig. Einfluß darauf haben die Jahreszeiten, das Wetter, die Tageszeit und die Lebensphase des Individuums. Aus Gründen der Gesundheit, und oft auch um des puren Überlebens willen, müssen wir uns unablässig an diese Veränderungen anpassen – durch das, was wir essen, durch unsere Kleidung, durch den Ort, an dem wir leben, und dergleichen mehr. Bei diesem ständigen Balanceakt wirken die einzelnen Elemente gegeneinander. Wir benutzen die feste Erde, um uns damit Häuser zu bauen, um uns gegen Veränderungen der Luft, der Hitze (Feuer) und des Wassers zu schützen. Wir benutzen Feuer, um Nahrung zuzubereiten (die aus Wasser und Erde besteht).

Die drei Doshas: Vata, Pitta und Kapha

Die fünf großen Elemente verbinden sich zu drei Grundenergien oder Funktionsprinzipien, die in verschiedenem Maße in allem und jedem gegenwärtig sind. Raum (Äther) und Luft bilden zusammen Vata. Feuer und Wasser verbinden sich zu Pitta. Und Wasser und Erde ergeben Kapha.

Diese drei Doshas oder Gemütsverfassungen steuern die psychobiologischen Funktionen in unserem Körper. Vata, Pitta und Kapha sind in jeder Zelle, in jedem Gewebe und in jedem Organ zugegen. Wenn sie sich bei uns im Gleichgewicht befinden, sind wir gesund. Ist das Gleichgewicht zwischen ihnen gestört, verursachen sie Krankheiten.

Die drei Doshas sind für eine riesige Zahl von individuellen Unterschieden und Präferenzen verantwortlich, und sie beeinflussen alles, was wir sind, und alles, was wir tun, angefangen von der Nahrung, die wir bevorzugen, bis hin zu der Art, wie wir zu anderen Menschen in Beziehung treten. Sie steuern die biologischen und psychischen Prozesse unseres Körpers, unseres Geistes und unseres Bewußtseins. Sie regulieren die Neuproduktion, Erhaltung und Zerstörung der Körpergewebe und die Ausscheidung von Abfallstoffen. Außerdem steuern sie unsere Emotionen. Wenn sie sich im Gleichgewicht befinden, manifestieren sich positive Eigenschaften wie Verstehen, Mitgefühl und Liebe. Ist ihr Gleichgewicht durch Streß, ungeeignete Ernährung, schädliche Umweltfaktoren oder andere unzuträgliche Einflüsse gestört, können negative Emotionen wie Wut, Angst und Gier entstehen.

Im Ayurveda ist Vata das körperliche Luft-Prinzip, die Energie der Bewegung; Pitta ist das Prinzip des Feuers, die Energie der Verdauungsaktivität und des Stoffwechsels; und Kapha ist das Prinzip des Wassers, die Energie der Befeuchtung und der Struktur.

Alle Menschen verfügen über alle drei Doshas, doch herrscht gewöhnlich eines vor, ein zweites ist von sekundärer Bedeutung und das dritte weniger herausragend. Somit hat jeder Mensch ein bestimmtes Energiemuster, eine ganz individuelle Kombination physischer, mentaler und emotionaler Charakteristika, die die Konstitution (Prakriti) des Betreffenden ausmachen. So wie jeder Mensch einen ganz individuellen Fingerabdruck hat, den ein Fachmann identifizieren kann, hat auch jeder seinen ganz individuellen Energie-«Abdruck» – eine bestimmte Relation von Vata-, Pitta- und Kapha-Kräften.

Die Gesundheit eines Menschen hängt davon ab, ob es ihm gelingt, diese drei Kräfte in einem gewissen Gleichgewichtszustand zu halten. Gleichgewicht ist der natürliche Zustand von Dingen; Ungleichgewicht provoziert und reflektiert Unordnung. Innerhalb unseres Körpers findet ein unablässiges Wechselspiel zwischen Ordnung und Unordnung statt, das für unseren Gesundheitszustand ausschlaggebend ist.

Gesundheit ist Ordnung, Krankheit ist Unordnung. Das innere Milieu unseres

Körpers reagiert in jedem Augenblick auf die äußere Umgebung. Unordnung entsteht, wenn die Harmonie zwischen beidem gestört ist. Doch da Ordnung in der Unordnung enthalten ist, lernt der Weise, sich der Präsenz von Unordnung bewußt zu werden und dann die Ordnung wiederherzustellen.

In Kapitel 2 werden Sie erfahren, wie sich die drei Doshas zu den sieben Konstitutionstypen des Ayurveda verbinden, und Sie werden darin auch lernen, Ihren eigenen Körpertyp zu bestimmen, womit Sie den Schlüssel zu gesundheitsfördernden Veränderungen Ihrer Lebensweise und zur Stärkung Ihres Wohlbefindens in Händen halten. Doch zunächst werden wir uns noch etwas eingehender mit den Charakteristika der drei Grundenergien des Lebens beschäftigen.

Vata

Vata ist die Energie der Bewegung. Obgleich sie das Luft-*Prinzip* ist, wird sie nicht als identisch mit der Luft in der äußeren physischen Welt betrachtet, sondern als die subtile Energie, die die biologische Bewegung steuert.

Vata steht in unmittelbarer Verbindung zu unserer Lebensessenz, die Prana genannt wird. Prana ist die reine Essenz von Vata, die Lebenskraft und das Spiel der Intelligenz. Dieser Fluß der Intelligenz ist notwendig, damit zwei Zellen miteinander kommunizieren können, und sie erhält die Lebensfunktion beider aufrecht. Auf kosmischer Ebene soll Prana die Anziehung zwischen Purusha und Prakriti sein.

Als Prinzip der Bewegung reguliert Vata alle Aktivitäten im Körper, sowohl die mentalen als auch die physiologischen. Vata ist auch verantwortlich für die Atmung, für das Blinzeln unserer Augen, für das Schlagen unserer Herzen und für jede Bewegung im Plasma und in den Wänden unserer Zellen. Alle Impulse in den riesigen Netzwerken unseres Nervensystems werden von Vata gesteuert.

Wenn Vata sich im Gleichgewicht befindet, gedeihen Kreativität und Flexibilität, und Gefühle der Frische, der Leichtigkeit, des Glücks und der Freude entstehen. Ist das Gleichgewicht von Vata gestört, sind Furcht, Nervosität, Angst und sogar Zittern und Spasmen die Folge.

Vata ist trocken, leicht, kalt, subtil, klar, mobil und wirkt zerstreuend. Wir werden bald sehen, wie diese Eigenschaften bei einem Menschen mit Vata-Konstitution zutage treten.

Pitta

Pitta wird mit Feuer übersetzt, doch ist dies nicht wörtlich zu verstehen. Vielmehr handelt es sich um das *Prinzip* des Feuers, die Energie der Erhitzung oder des Stoffwechsels. Pitta steuert alle in unserem Körper stattfindenden biochemischen Veränderungen und reguliert die Verdauung, die Nahrungsaufnahme und -assimilation sowie die Körpertemperatur. Aus der Perspektive der modernen Biologie betrachtet, umfaßt Pitta die Enzyme und Aminosäuren, die im Stoffwechsel eine wichtige Rolle spielen.

Durch die chemische Umwandlung

der Nahrung reguliert Pitta die Körpertemperatur und fördert Appetit und Vitalität.

Doch wir wandeln nicht nur Nahrung um. Jeder Eindruck, den wir von außen in uns aufnehmen, wird ebenfalls verarbeitet oder «verdaut» und zu einem Teil von uns gemacht. So fördert Pitta (wenn im Gleichgewicht) Intelligenz und Verständnis und ist auch für das Lernen von entscheidender Bedeutung. Ist das Gleichgewicht von Pitta hingegen gestört, können feurige Emotionen wie Frustration, Wut, Haß, Kritik – und Eifersucht geweckt werden.

Pitta ist heiß, scharf, leicht, ölig, flüssig, stechend, sauer und hat die Tendenz, sich auszubreiten. Diese Eigenschaften treten bei Menschen mit Pitta-Konstitution auf verschiedenartige Weise zutage.

Kapha

Kapha kombiniert Wasser und Erde. Dies ist die Energie, die die Körperstruktur formt, der «Leim», der die Zellen zusammenhält. Kapha liefert auch die Flüssigkeit, die unsere Zellen und Körpersysteme brauchen, um leben zu können. Kapha macht unsere Gelenke geschmeidig, befeuchtet die Haut, fördert die Wundheilung und erhält die Immunabwehr. Kapha liefert Stärke, Kraft und Stabilität.

Auf der psychischen Ebene ist Kapha für das Haften an Dingen und Menschen, die Gier, das sexuelle Verlangen und den Neid verantwortlich. Befindet sich diese Energie in einem ausgewogenen Zustand, kommt dies in einer Tendenz zu Liebe und Ruhe sowie in der Bereitschaft zu vergeben zum Ausdruck.

Zu Kapha gehören die Attribute schwer, langsam, kühl, ölig, feucht, sanft, weich, statisch, zähflüssig und süß.

Diese drei Doshas steuern gemeinsam alle Stoffwechselaktivitäten des Körpers. Kapha fördert den Anabolismus, den Aufbaustoffwechsel des Körpers, das Wachstum und die Entstehung neuer Zellen sowie die Regeneration von beschädigten Zellen. Pitta reguliert den Metabolismus, welcher die Verdauung und die Nährstoffaufnahme umfaßt. Vata löst den Katabolismus aus, die notwendigen Degenerationsprozesse, bei welchen größere Moleküle in kleinere aufgespalten werden.

Vata, das Prinzip der Bewegung, bewegt sowohl Pitta als auch Kapha, die unbeweglich sind. Wenn das Gleichgewicht von Vata gestört ist, beeinflußt diese Kraft die beiden anderen Doshas. Der Grund für die meisten Krankheiten ist eine Störung von Vata.

Die gesamte Lebensreise wird den drei Doshas entsprechend in drei Hauptabschnitte unterteilt. Von der Geburt bis zum Alter von 16 Jahren dauert der Kapha-Abschnitt. Der Pitta-Abschnitt umfaßt die Zeit von 16 bis 50 Jahren. Und wenn von der Zeit zwischen 50 und 100 Jahren die Rede ist, spricht man vom Vata-Abschnitt.

In der Kindheit herrschen Kapha und die Prozesse des Anabolismus vor, da dies die Zeit des stärksten körperlichen Wachstums und des Aufbaus der Körperstrukturen ist. Kapha-Störungen wie Lungenkongestion (Blutstau in der Lunge), Husten, Erkältung und Schleimabsonderungen treten in dieser Zeit häufig auf. Im Erwachsenenalter, einer Zeit der Aktivität und Vitalität, ist Pitta vorherrschend. Vata und die katabolischen Prozesse der Degeneration nehmen im Alter überhand und erzeugen Vata-Störungen wie Zittern, Abmagerung, Kurzatmigkeit, Arthritis und Gedächtnisstörungen.

Die zwanzig Eigenschaften – ein wichtiger Schlüssel zur Heilung

Wir kommen nun zu einem weiteren wichtigen Aspekt der ayurvedischen Theorie, der Ihnen helfen wird, intelligente, die Selbstheilung fördernde Entscheidungen zu treffen. Im Ayurveda werden zwanzig grundlegende Eigenschaften beschrieben, in zehn Paare untergliedert:

Die zwanzig grundlegenden Attribute oder Eigenschaften

- schwer – leicht
- ölig – trocken
- stabil – beweglich
- schleimig – rauh
- grobstofflich – feinstofflich (subtil)
- kalt – heiß
- langsam – schnell (und scharf, durchdringend)
- weich – hart
- dicht – flüssig
- wolkig – klar

Diese Eigenschaften beziehen sich sowohl auf die Welt, die uns umgibt, als auch auf unseren Körper. Das Wetter an einem Tag kann sich leicht oder schwer anfühlen, und es kann flüssig oder trocken, beweglich (windig) oder stabil, heiß oder kalt, wolkig oder klar sein. Die Nahrung, die wir essen, kann ebenfalls jede der genannten Eigenschaften aufweisen. Eiscreme beispielsweise ist schwer, ölig, kalt, weich und flüssig. Unsere Haut kann ölig oder trocken, rauh oder weich sein. Auch unsere Stimmungen können schwer oder leicht, wolkig oder klar sein; unser Denken kann langsam oder scharf und unser Geist ruhig und stabil oder bewegt und hyperaktiv sowie klar oder wolkig sein.

Wir werden ständig durch Veränderungen dieser Eigenschaften beeinflußt. Kaltes, windiges, klares und trockenes Wetter verstärkt das Vata-Dosha und kann Erkältungen hervorrufen sowie viele verschiedene Vata-Beschwerden, zum Beispiel Schlaflosigkeit, Verstopfung und Arthritis. Heiße und feuchte Witterung verstärkt Pitta und kann Gereiztheit und Wut sowie körperliche Beschwerden wie Akne, Ekzeme oder Hautausschlag bewirken. Wolkige, graue, feuchte oder regnerische Witterung kann Kapha verstärken, was oft Erkältungen, Depressionen, Lethargie, übermäßige Eßlust, zu langes Schlafen und Gewichtszunahme zur Folge hat.

Alle genannten Eigenschaftspaare repräsentieren Extrempositionen eines Kontinuums. Die jeweils ein Paar bildenden Eigenschaften beeinflussen einander gemäß zwei grundlegenden ayurvedischen Prinzipien:

1. Gleiches verstärkt Gleiches.
2. Gegensätze schwächen einander.

Diese beiden Prinzipien werden im Ayurveda als Schlüssel zur Heilung angesehen.

Wenn sich ein Ungleichgewichtszustand manifestiert hat, *erfordert eine erfolgreiche Behandlung die Stärkung der entgegengesetzten Eigenschaften.* Beispielsweise wirken bei zu starker Hitze (Pitta-Übermaß) ein kühles Getränk, Schwimmen oder die Einnahme von Kräutern mit kühlenden Eigenschaften beruhigend auf Pitta und reduzieren die Hitze. Ein Mensch, der unter einem Hitze-Übermaß leidet, profitiert hingegen nicht davon, wenn er in der Sonne Tennis spielt, wenn er stark gewürzte Speisen konsumiert oder wenn er in die Sauna geht. Und wenn Ihnen durch kalte, windige Witterung kalt geworden ist und Sie zu zittern beginnen, wirkt es sich günstig aus, wenn Sie eine warme Suppe essen, sich in eine Decke wickeln oder ein heißes Bad nehmen. Daß diese einfachen Heilmittel in solchen Fällen sinnvoll sind, leuchtet sofort ein, weil sie so natürlich erscheinen.

Ayurvedische Ärzte haben die Natur sorgfältig beobachtet und diese Eigenschaften in allen Phänomenen, den organischen wie den anorganischen, gefunden. Eine Behandlung nach den Lehren des Ayurveda besteht in erster Linie darin, die Störung des Patienten im Sinne der genannten Eigenschaften zu diagnostizieren und dann etwaige Ungleichgewichtszustände zu beheben.

Wie geht dies vor sich? Sehr verallgemeinernd gesagt, wird übermäßige Trokkenheit im Körper – Verstopfung, trockene Haut, Auszehrung und dergleichen – häufig mit einem Vata-Übermaß assoziiert; starke Hitze – ein brennendes Gefühl beim Urinieren, Augenreizungen, Fieber, Entzündungen, Wut oder eine generell sehr kritische Haltung – mit einem Pitta-Übermaß; und unangemessene Schwere – Lethargie, Übergewicht, Kongestion (Blutandrang) und übermäßige Schleimproduktion – mit Kapha-Übermaß. Ganz gleich, um welches Symptom es geht, um dieses selbst behandeln zu können, müssen Sie es verstehen und dann ihre Lebensgewohnheiten – Ernährung, Körpertraining und dergleichen – ändern, um einen Zustand des Gleichgewichts und der Gesundheit wiederherzustellen.

Die zahlreichen in Teil III dieses Buchs beschriebenen Heilmittel werden Ihnen dabei helfen. Entscheidend ist jedoch letztlich Ihr eigenes Gewahrsein in jedem einzelnen Augenblick und Ihre Selbstbeobachtung. Ihre Sensibilität in bezug auf Ihre Konstitution und die für Sie speziell erforderlichen gesundheitsfördernden Maßnahmen entscheiden darüber, ob Sie unter Krankheiten leiden oder sich eines kraftvollen, glücklichen, gesunden und langen Lebens erfreuen.

2

Entdecken Sie Ihren mentalen und physiologischen Typ

In diesem Kapitel werden Sie Ihre Reise zur strahlenden Gesundheit fortsetzen. Sie werden nun die in Kapitel 1 erläuterten Prinzipien benutzen, um Ihre einzigartige Konstitution zu erkennen.

Nach den Lehren des Ayurveda gibt es sieben Hauptkörpertypen:

• Vata • Pitta • Kapha	Mono-Typen
• Vata-Pitta • Pitta-Kapha • Kapha-Vata	Duale Typen
• Vata-Pitta-Kapha	Dreifach-Typ

Alle drei Doshas sind zu allen Zeiten in jedem Individuum präsent, doch variieren ihre jeweiligen Anteile von Mensch zu Mensch. Deshalb haben zehn Vata-Menschen oder zehn Kapha-Pitta-Menschen zehn unterschiedliche Temperamente sowie zehn völlig verschiedenartige Kombinationen von Eigenschaften. Wenn wir diese für uns allein charakteristischen Proportionen aufrechterhalten, sind wir bei guter Gesundheit; ist dieses Gleichgewicht jedoch gestört, kann eine Krankheit entstehen.

Prakriti und Vikriti

Zum Zeitpunkt der Empfängnis werden die Kombination und das Verhältnis von Vata, Pitta und Kapha bei jedem Menschen von den genetischen Voraussetzungen, der Lebensweise und den zum betreffenden Zeitpunkt vorherrschenden Emotionen bestimmt. Wie bereits in der Einleitung erwähnt, entscheiden die bei den Eltern dominierenden Doshas über die Konstitution des neuen Wesens.

Wenn beispielsweise beim Vater Pitta und bei der Mutter Vata vorherrscht und die sexuelle Vereinigung beider an einem warmen Sommerabend stattfindet, nachdem sie ein stark gewürztes Mahl zu sich genommen haben, wird in der Konstitution des Babys, das aufgrund dieser Vereinigung geboren wird, Pitta vorherrschen. Dominiert hingegen bei beiden Eltern Kapha, haben sie Kapha erzeugende Nahrung zu sich genommen und findet die sexuelle Vereinigung in der Kapha-Jahreszeit statt, so herrscht in der Konstitution des aus dieser Verbindung hervorgehenden Kindes das Kapha-Dosha vor.

Einige wenige glückliche Menschen werden mit einer Konstitution geboren, in der alle drei Doshas gleich stark präsent sind. Die Betreffenden erfreuen sich mit hoher Wahrscheinlichkeit außergewöhnlich guter Gesundheit und eines langen Lebens. Bei den meisten von uns sind jedoch nur eins oder zwei Doshas dominant.

ANMERKUNG: Wenn es im Ayurveda heißt, daß Gesundheit den Ausgleich der drei Doshas erfordert, so bedeutet dies nicht, daß Sie versuchen sollten, Ihren Vata-, Pitta- und Kapha-Anteil auf gleiches Niveau zu bringen, sondern daß Sie *jenes Verhältnis zwischen den drei Kräften, das für Sie seit Ihrer Empfängnis typisch ist, zu erhalten versuchen sollten.*

Die einzigartige und spezifische Kombination der drei Doshas zum Zeitpunkt Ihrer Empfängnis wird als Ihre Natur oder Prakriti bezeichnet. Dieses psychobiologische Temperament verändert sich während Ihres ganzen Lebens nicht. Beispielsweise kann Ihre Prakriti von Pitta beherrscht werden, wobei Vata die zweitstärkste und Kapha die drittstärkste Kraft sein könnte – was manchmal in der Schreibweise $V_2P_3K_1$ ausgedrückt wird. Um Ihr persönliches Gleichgewicht zu wahren, müssen Sie diese Proportion erhalten. Wird Vata oder Kapha bei Ihnen stärker und bewegt sich die Situation dadurch auf einen Ausgleich zwischen den drei Doshas zu, so ist dies mit hoher Wahrscheinlichkeit ganz und gar nicht gesund für Sie.

Wenn sich aufgrund von Wetteränderungen, Entscheidungen bei der Wahl von Nahrungsmitteln, Müdigkeit, Streß, des emotionalen Zustandes und von Körpertraining oder dem Mangel daran innere und äußere Faktoren verändern, wandelt sich auch das Verhältnis zwischen den drei Doshas in unserem Geist-Körper-System. Diese Veränderung des Zustands der Doshas, der unseren derzeitigen Gesundheitszustand spiegelt, wird Vikriti genannt. Wenn Sie bei ausgezeichneter Gesundheit sind, entspricht der aktuelle Zustand Ihrer Doshas demjenigen von Prakriti. Wahrscheinlicher ist jedoch, daß zwischen beiden eine Diskrepanz besteht, und aus diesem Unterschied zwischen Prakriti (Konstitution) und Vikriti (aktuellem Zustand) läßt sich ableiten, welche Maßnahmen zur Heilung getroffen werden müssen. Das Ziel ist in jedem Fall, jenen Zustand wiederherzustellen, der Ihrer persönlichen Konstitution (Prakriti) entspricht.

Wahrscheinlich sind Sie nun schon ganz begierig darauf, Ihren Konstitutionstyp festzustellen, und wir werden uns jetzt damit beschäftigen. Anschließend untersuchen wir die Charakteristika der einzelnen Dosha-Typen eingehender.

Wie Sie Ihren Konstitutionstyp bestimmen können

Mit Hilfe der Tabelle auf Seite 32f. können Sie Ihre einzigartige Konstitution im Sinne der Lehren des Ayurveda selbst herausfinden.

Bedenken Sie aber, daß dies nur eine ungefähre Orientierung sein kann. Die Feinheiten der mentalen, emotionalen und körperlichen Eigenarten eines Menschen sind äußerst vielfältig und können nur von einem in der ayurvedischen Diagnose gründlich ausgebildeten und erfahrenen Arzt festgestellt werden. Ziehen Sie deshalb bitte aufgrund der Selbsteinschätzung mit Hilfe der Tabelle und aufgrund der vorangegangenen Beschreibungen der einzelnen Doshas keine endgültigen Schlüsse. Nutzen Sie die Information vielmehr, um sich selbst besser kennenzulernen, um Ihre Ernährung, Ihr Körpertraining und andere Aspekte Ihrer Lebensweise so zu gestalten, daß es Ihrer Gesundheit optimal zugute kommt.

Am besten füllen Sie den nachfolgenden Test zur Selbstbewertung zweimal aus. (Kopieren Sie ihn vorher, damit Sie oder andere ihn später wiederholen können.) Treffen Sie Ihre Entscheidungen zunächst aufgrund dessen, was für Ihr Leben als Ganzes über viele Jahre hinweg gilt. Dies zeigt Ihre Konstitution (Prakriti) an. Füllen Sie die Liste anschließend noch ein zweites Mal aus, und konzentrieren Sie sich diesmal darauf, wie Sie sich in den letzten ein bis zwei Monaten gefühlt haben. Dies ist Ihr aktueller Zustand (Vikriti).

Oft ist es nützlich, den Ehepartner oder einen guten Freund zu bitten, die Antworten zu überprüfen, da Personen, die Ihnen nahestehen, Sie gewöhnlich so gut kennen, daß sie die Ergebnisse, zu denen Sie selbst gekommen sind, präzisieren und gegebenenfalls korrigieren können.

Nachdem Sie die Liste ausgefüllt haben, zählen Sie jeweils die Anzahl der Kreuze unter Vata, Pitta und Kapha zusammen. Auf diese Weise können Sie das bei Ihnen bestehende Verhältnis zwischen den drei Doshas im Hinblick auf Prakriti und Vikriti feststellen. Bei den meisten Menschen ist ein Dosha vorherrschend; bei einigen sind zwei Doshas ungefähr gleich stark; und bei einer verschwindend kleinen Zahl befinden sich drei Doshas im gleichen Verhältnis.

Nach dem Zusammenzählen können Sie eine Relation zwischen den drei Faktoren bilden, wobei dem am stärksten vertretenen Dosha die Zahl 3 zugeordnet wird. Ergibt sich beispielsweise, daß auf Ihrer Liste V = 10, P = 6 und K = 3 ist, so lautet die Bezeichnung $V_3P_2K_1$.

Nachdem Sie festgestellt haben, welche Doshas bei Ihnen vorherrschen, werden Ihnen die folgenden ausführlichen Beschreibungen der Charakteristika von Vata, Pitta und Kapha helfen, zu einem tieferen und umfassenderen Verständnis zu gelangen.

Charakteristika des Vata-Typs

Vata-Menschen haben einen leichten, flexiblen Körper. Ihr Rumpf ist eher klein, und sie haben nur schwache Muskeln und wenig Fett, weshalb sie gewöhnlich schlank oder sogar untergewichtig sind.

Richtlinien für die Bestimmung Ihres Konstitutionstyps

Beobachtung	V	P	K	Vata	Pitta	Kapha
Körpergröße	☐	☐	☐	klein	mittel	groß
Körpergewicht	☐	☐	☐	leicht	mittelschwer	übergewichtig
Haut	☐	☐	☐	dünn, trocken, kalt, rauh, dunkel	glatt, ölig, warm, rosig	dick, ölig, kühl, weiß, blaß
Haare	☐	☐	☐	stumpfbraun, schwarz, verknotet, brüchig, dünn	glatt, ölig, blond, grau, rot, kahl	dick, lockig, ölig, gewellt, viel Haar, alle Farben
Zähne	☐	☐	☐	vorstehend, groß, weit auseinander, dünnes Zahnfleisch	mittelgroß, weich, empfindliches Zahnfleisch	gesund, weiß, robustes Zahnfleisch
Nase	☐	☐	☐	unregelmäßige Form, schiefer Nasenrücken	lang und spitz, rote Nasenspitze	kurz und abgerundet, Stupsnase
Augen	☐	☐	☐	klein, unruhig, trocken, aktiv, schwarz, braun, tiefliegend	scharf, grün, grau, leuchtend, gelb/rötlich, lichtempfindlich	groß, schön, blau, still, liebevoll
Nägel	☐	☐	☐	trocken, rauh, brüchig	scharf, elastisch, rosa, glänzend	dick, ölig, glatt, poliert
Lippen	☐	☐	☐	trocken, rauh, spröde, rissig	rot, entzündet, gelblich	glatt, ölig, blaß, weißlich
Kinn	☐	☐	☐	schmal, eckig	spitz zulaufend	rund, Doppelkinn
Wangen	☐	☐	☐	faltig, hohl	glatt und flach	gerundet, plump
Hals	☐	☐	☐	dünn, lang	mittel	dick, faltig
Brust	☐	☐	☐	flach, eingefallen	mittelmäßig	breit, rund
Bauch	☐	☐	☐	dünn, flach, eingefallen	mittelmäßig	dick, Spitzbauch
Bauchnabel	☐	☐	☐	klein, unregelmäßig, bruchsackartig	oval, flach	groß, tief, rund, auseinandergezogen
Hüften	☐	☐	☐	schmal, schlank	mittelmäßig	schwer, breit

Beobachtung	V	P	K	Vata	Pitta	Kapha
Gelenke	☐	☐	☐	kalt, knackend	mittelmäßig	groß, gleitfähig
Appetit	☐	☐	☐	unregelmäßig, gering	groß, unerträglich	gemäßigt aber stetig
Verdauung	☐	☐	☐	unregelmäßig, erzeugt Blähungen	schnell, verursacht Sodbrennen	langsam, erzeugt Schleim
Geschmack, natürliche Vorliebe	☐	☐	☐	süß, sauer, salzig	süß, bitter, adstringierend	bitter, pikant, adstringierend
Durst	☐	☐	☐	wechselhaft	übermäßig	spärlich
Ausscheidung	☐	☐	☐	Verstopfung	Tendenz zu Durchfall	dick, ölig, träge
körperliche Aktivität	☐	☐	☐	hyperaktiv	mittelmäßig	sitzend
geistige Aktivität	☐	☐	☐	immer aktiv	mittelmäßig	dumpf, langsam
Gefühle	☐	☐	☐	Angst, Sorge, Unsicherheit, flexibel	Wut, Haß, Eifersucht, entschlossen	Ruhe, Gier, Anhaftung
Glaube	☐	☐	☐	variabel, veränderlich	intensiv, fanatisch	beständig, tief, sanft
Intellekt	☐	☐	☐	schnelle, aber oft falsche Reaktion	zutreffende Reaktion	langsam, exakt
Gedächtnis	☐	☐	☐	gutes Kurzzeit-, schlechtes Langzeitgedächtnis	scharf	langsam und andauernd
Träume	☐	☐	☐	schnelle, aktive, viele Träume, Angstträume	heftig, Träume von Krieg und Gewalt	Träume von Seen, Schnee, romantisch
Schlaf	☐	☐	☐	leichter, unterbrochener Schlaf, Schlaflosigkeit	kurzer, aber guter Schlaf	tiefer, langer Schlaf
Sprechweise	☐	☐	☐	schnell, undeutlich	klar, durchdringend	langsam, monoton
Umgang mit Geld	☐	☐	☐	arm, gibt Geld für Banalitäten aus	gibt Geld für Luxus aus	reich, guter Wirtschafter

GESAMT:

Oft scheint es, als seien sie «zu groß» oder «zu klein», oder sie wirken körperlich unterentwickelt, haben eine flache Brust und weniger Kraft und Durchhaltevermögen als andere Typen. Ihre Venen und Muskeln sind oft ziemlich deutlich zu erkennen.

Vata-Typen haben generell trockene Haut, die sogar etwas rauh sein kann. Weil sie eine schlechte Durchblutung haben, sind ihre Hände und Füße häufig kalt. Da das Vata-Dosha kalt, trocken, leicht und beweglich ist, fehlt es Menschen mit Vata-Konstitution oft an isolierendem Gewebe (dem Fettgewebe unter der Haut), außerdem fühlen sie sich bei kalter Witterung und insbesondere bei trockenem und windigem Wetter unwohl, und sie bevorzugen den Frühling und den Sommer.

Menschen dieses Typs haben einen sehr variablen Appetit und Durst, und auch ihre Verdauung ist sehr wechselhaft. Sie haben häufig eine Vorliebe für adstringierend wirkende Nahrungsmittel wie Salat und Gemüse, doch benötigt ihr Körper eigentlich Nahrungsmittel mit süßem, saurem und salzigem Geschmack. (Mit den Wirkungen der verschiedenen Geschmäcke werden wir uns in Kapitel 8 beschäftigen.) Rohes Gemüse stärkt Vata, statt ausgleichend darauf zu wirken. Vata-Menschen leiden häufig unter Verdauungsproblemen und unter Problemen der Nährstoffaufnahme. Sie produzieren nur wenig Urin, und ihr Stuhl ist hart, trokken und von geringer Quantität. Verstopfung ist eine der bei diesem Typ am häufigsten auftretenden Beschwerden.

Vata-Menschen fasten am häufigsten und essen oft nur wenig; doch dadurch werden das Vata-Dosha und bereits bestehende Ungleichgewichtszustände noch verstärkt.

Andere für Vata-Menschen typische körperliche Charakteristika sind kleine, tiefliegende Augen, die häufig glanzlos wirken; trockenes, dünnes Haar, das oft lockig oder wirr ist; trockene, rauhe Haut und Nägel; knackende Gelenke; und Zähne, die unregelmäßig sind oder vorstehen.

Vata-Menschen gehen schnell und sind ständig in Eile. Aufgrund der für Vata typischen Eigenschaft der Beweglichkeit sitzen sie nicht gern untätig herum, sondern sind lieber ständig aktiv. Außerdem reisen sie gern viel. Nichts zu tun ist für sie eine Strafe. Sie joggen gern und lieben körperliche Anstrengungen. Doch da sie gewöhnlich nicht viel Ausdauer haben, muten sie sich leicht zuviel zu oder verausgaben sich völlig.

Vata-Menschen neigen zu starker sexueller Aktivität. Übermäßiger Sex ist eine der Ursachen für ein Vata-Übermaß. Im allgemeinen bevorzugen Vata-Menschen beim Sex eher kurze Vereinigungen, und Vata-Männer leiden häufig unter vorzeitiger Ejakulation.

Vatas schlafen weniger als Menschen eines anderen Körpertyps und wachen außerdem während der Nacht häufig auf oder leiden unter Schlaflosigkeit; dies gilt insbesondere, wenn die Vata-Energie bei ihnen zu stark ist. Trotzdem fühlen sie sich am Morgen gewöhnlich frisch und bereit zu neuen Taten.

Vata-Menschen sind mit einem raschen Verstand, geistiger Flexibilität und mit Kreativität gesegnet. Sie haben ein ausgezeichnetes Vorstellungsvermögen und tun sich durch das Entwickeln neuer, brillanter Ideen hervor. Wenn sie sich in einem Zustand des Gleichgewichts befinden, sind sie fröhlich und glücklich. Sie reden meist sehr schnell und sehr viel. Außerdem sind sie leicht erregbar und hellwach, und sie handeln schnell – allerdings versäumen sie es möglicherweise, Dinge ganz zu durchdenken, bevor sie handeln, so daß sie häufig mit großer Selbstsicherheit eine falsche Antwort geben und eine falsche Entscheidung treffen.

Vatas sind sehr liebevolle Menschen, doch beruht ihre Liebe manchmal auf Angst und Einsamkeitsgefühlen. Tatsächlich ist Angst eines der Anzeichen dafür, daß sich ein Vata-Mensch nicht im Gleichgewicht befindet. Menschen dieser Art haben oft Angst vor Einsamkeit, Dunkelheit, großen Höhen und geschlossenen Räumen. Furcht, Unsicherheit und Nervosität sind unter ihnen ebenfalls sehr verbreitet. Und sie machen sich häufig große Sorgen.

Eine der wichtigsten psychischen Eigenschaften von Vata-Menschen ist ihre Bereitschaft, sich zu verändern oder, anders ausgedrückt, ihre Instabilität und daß es ihnen schwerfällt, zuverlässig zu sein. Sie legen sich häufig neue Möbel zu, wechseln gern die Arbeitsstelle oder ziehen um, oft sogar in eine andere Stadt, und langweilen sich schnell. Sie bleiben nicht gern länger als ein Jahr an einem Ort. Ihr Vertrauen zu anderen ist ebenfalls sehr wankelmütig. Oft haben Vatas einen schwachen Willen und fühlen sich instabil und nicht gut geerdet.

Klarheit ist eine typische Eigenschaft von Menschen dieses Typs. Sie sind im allgemeinen sehr scharfsichtig, manchmal sogar hellsichtig. Aufgrund dessen sowie wegen ihres lebhaften Geistes und ihrer fruchtbaren Phantasie sind sie gewöhnlich sehr aufgeweckt und begreifen neuartige Ideen sehr schnell. Allerdings vergessen sie ebensoschnell auch wieder. Sie denken und sprechen schnell, sind aber rastlos und ermüden leicht. Im allgemeinen besitzen sie wenig Toleranz, Selbstvertrauen und Mut.

Vata-Menschen fällt es gewöhnlich nicht schwer, rasch Geld zu verdienen, das sie aber ebensoschnell wieder ausgeben, und zwar oft sehr impulsiv oder für Nichtigkeiten. Wenn ein Vata-Mensch zum Flohmarkt geht, kommt er nicht selten mit einem Haufen unnützen Zeugs nach Hause zurück. Vata-Menschen können weder gut sparen, noch verstehen sie es zu planen, und infolgedessen leiden sie oft unter ökonomischen Schwierigkeiten.

Das Wort *vata* stammt von einer Wurzel mit der Bedeutung «sich bewegen» ab, was uns einen wichtigen Hinweis auf das Wesen von Menschen mit Vata-Konstitution gibt. Vata liefert als Prinzip der Bewegung die Antriebskraft für alle unsere mentalen und körperlichen Prozesse. Dieses Dosha reguliert sämtliche Aktivitäten im Körper, angefangen von der Zahl unserer Gedanken bis hin zu der Geschwindigkeit und Effizienz, mit der sich die Nahrung durch unseren Verdauungstrakt bewegt.

Die Aktivitäten, zu denen sich Vata-Menschen hingezogen fühlen – Reisen, Zerstreuung, unablässige Stimulation, häufige Veränderungen –, können sehr leicht ihr inneres Gleichgewicht stören und zu den typischen Vata-Beschwerden wie Verstopfung, Blähungen, Schwächezuständen, Arthritis, Lungenentzündung, übermäßiger Trockenheit der Haut, der Lippen, des Haars und der Brustwarzen sowie zu Meniskusrissen führen. Nervenstörungen, Zuckungen und Tics, Zustände geistiger Verwirrung, heftiges Herzklopfen und Kurzatmigkeit sowie Muskelanspannung, Schmerzen im Unterrücken und Ischias können ebenfalls durch ein zu starkes Vata-Dosha entstehen. Ein Übermaß dieser Kraft macht den Geist rastlos und hyperaktiv. Auch laute Geräusche, Drogen, Zucker, Koffein und Alkohol bringen Vata aus dem Gleichgewicht, und dies gilt nicht minder für kalte Witterung und kalte Nahrung.

Vata-Übermaß ist der Hauptgrund für prämenstruelle Störungen (PMS). Wenn eine Frau kurz vor ihrer Periode unter starken Blähungen, Schmerzen im Unterrücken und Unterbauch, Krämpfen,

Die Merkmale des Vata-Typs

Im folgenden sind die Haupteigenschaften des Vata-Dosha und seine Manifestationen im physischen und mentalen Bereich sowie im Verhalten des Vata-Typs aufgeführt.

Eigenschaften	Manifestationen im Körper
trocken	trockene Haut, Haare, Lippen, Zunge; trockener Darm, zu Verstopfung neigend; heisere Stimme
leicht	leichte Muskeln und Knochen, zierliche Statur, leichter, unterbrochener Schlaf; Untergewicht
kalt	kalte Hände, Füße, schlechte Durchblutung; haßt Kälte und liebt Hitze; Muskelverhärtungen
rauh	rauhe, rissige, brüchige Haut, Nägel, Haare, Zähne, Hände und Füße; Knacken in den Gelenken
subtil, fein	unterschwellige Angst, Sorge, Unsicherheit; feine Gänsehaut; feines Muskelzucken, feines Zittern; zarter Körper
beweglich	geht und redet schnell und tut oft mehrere Dinge gleichzeitig; ruhelose Augen, Augenbrauen, Hände, Füße; instabile Gelenke; viele Träume; liebt das Reisen, bleibt dabei nicht gern an einem Ort; Stimmungsschwankungen und Wankelmut
klar	hellseherisch; versteht sofort und vergißt auch sofort wieder; klarer, offener Geist, ist vertraut mit Leere und Einsamkeit
zusammenziehend	trockenes würgendes Gefühl in der Kehle; Tendenz zu Schluckauf, Rülpsen; liebt fette, breiige Suppen; Verlangen nach süßem, saurem und salzigem Geschmack

Schmerzen in den Wadenmuskeln und Schlaflosigkeit leidet und wenn sie Angst und Unsicherheit empfindet, so ist der Grund ein zu starkes Vata-Dosha.

Ebenso wie dem Wind fällt es auch Vata-Menschen sehr schwer, zur Ruhe zu kommen und geerdet zu bleiben. Wenn ihr Vata zu stark wird, ist es für sie schwierig, sich wieder zu beruhigen. Routinetätigkeiten bereiten ihnen generell Mühe, doch genau diese sind wichtig, damit sie gesund bleiben.

Die trockenen, kalten und windigen Jahreszeiten Herbst und Winter stärken das Vata-Dosha gewöhnlich, weshalb sich Vata-Menschen in dieser Zeit besonders anstrengen müssen, ihr Gleichgewicht aufrechtzuerhalten. Deshalb sollten sie sich warm anziehen und warme, schwere Speisen zu sich nehmen. Warme, feuchte und leicht ölige Nahrungsmittel sind für sie ebenso geeignet wie die meisten wärmend wirkenden Gewürze. Dampfbäder, Luftbefeuchter und Feuchtigkeit ganz allgemein sind für sie nützlich.

Allgemeine Empfehlungen zum Ausgleich von Vata

- Halten Sie sich warm.
- Bleiben Sie ruhig.
- Meiden Sie rohe Nahrung.
- Meiden Sie kalte Nahrung.
- Meiden Sie extrem kalte Temperaturen.
- Essen Sie warme Nahrungsmittel und Gewürze.
- Halten Sie sich an einen regelmäßigen Tagesrhythmus.

Charakteristika des Pitta-Typs

Der Pitta-Körpertyp ist mittelgroß und mittelkräftig, obgleich einige Menschen dieser Art eher schlank und von zartem Körperbau sind. Sie nehmen nur selten zu, aber auch nicht ab. Ihre Muskeln sind mäßig gut entwickelt, und sie sind im allgemeinen körperlich stärker als Menschen vom Vata-Typ. Pitta-Augen sind hell und können grau, grün oder kupferbraun sein, und die Augäpfel dieser Menschen stehen leicht vor. Sie haben häufig eine rötliche oder kupferfarbene Haut und manchmal auch rötliches Haar, das seidig wirken kann. Ihr Haar ergraut oft früh, oder sie verlieren es völlig, weshalb Männer dieses Typs häufig einen «zurückweichenden Haaransatz» oder sogar eine wunderschön leuchtende Vollglatze haben.

Muttermale und Sommersprossen sind auf der Haut von Pitta-Menschen recht häufig, und diese ist gewöhnlich ölig und warm und weist weniger Runzeln auf als die Haut von Vata-Menschen. Pittas haben außerdem scharfe, leicht gelbliche Zähne und leiden häufig unter Zahnfleischbluten.

Die normale Körpertemperatur von Menschen mit Pitta-Konstitution ist etwas höher, und ihre Hände und Füße sind gewöhnlich warm und neigen manchmal zum Schwitzen. Pitta-Menschen ist es sogar dann noch warm, wenn es sowohl Vatas als auch Kaphas kalt ist. Selbst bei nur 10 Grad Celsius schwitzen sie stark, wohingegen Vata-Menschen dies auch bei einer wesentlich höheren Temperatur nicht tun. Ihr Schweiß hat häufig einen intensiv schwefeligen Geruch, und auch ihre Füße schwitzen oft recht heftig und können einen strengen Geruch ausdünsten.

Diese Hitze ist das Hauptmerkmal des Pitta-Typs, und das ist insofern nicht überraschend, als der Begriff Pitta sich von dem Sanskrit-Wort *tapa* herleitet, das «heizen» bedeutet. (Es kann auch mit «Strenge» übersetzt werden, und tatsächlich können Pitta-Menschen ziemlich streng sein.) Sie vertragen heiße Witterung, Sonnenschein und harte körperliche Arbeit nicht gut. Obgleich sie Feuer-Typen sind, ist ihr Sexualtrieb nicht besonders stark. Sie benutzen Sex gelegentlich, um Wut abzureagieren.

Außerdem haben Pitta-Menschen einen guten Appetit, einen gut funktionierenden Stoffwechsel und eine ebensolche Verdauung. Sie konsumieren große Mengen von Nahrung und Getränken und produzieren auch viel Urin und Stuhl, wobei letzterer gewöhnlich gelblich und weich ist. Wenn sie ihr Gleichgewicht verloren haben, entwickeln sie eine Vorliebe für stark gewürzte Speisen, was ihnen nicht zuträglich ist. Besser ist für sie Nahrung mit süßem, bitterem und adstringierendem Geschmack. Wenn ein Pitta-Mensch hungrig ist, muß er so schnell wie möglich etwas essen, weil er andernfalls infolge von Unterzuckerung in einen Zustand der Gereiztheit verfällt.

Der Schlaf von Menschen dieses Typs ist von mittellanger Dauer, jedoch tief, und er wird selten unterbrochen. Sie lesen außerdem gern vor dem Einschlafen und nicken häufig mit einem Buch auf der Brust ein.

Mädchen mit Pitta-Konstitution erreichen früh die Pubertät, und auch die Menstruation setzt bei ihnen zeitig ein – manchmal schon im Alter von zehn Jahren.

Für Pitta-Menschen typische körperliche Beschwerden stehen gewöhnlich in Beziehung zu Hitze und zum Feuer-Prinzip. Die Betroffenen sind anfällig für Fieber, Übersäuerung des Magens, übermäßigen Hunger, Gelbsucht, starkes Schwitzen, Hautausschläge, brennende Empfindungen verschiedenen Ursprungs, Geschwürbildung, Augenbrennen, Kolitis und Heiserkeit. Alle Entzündungskrankheiten werden durch Pitta-Übermaß verursacht. Menschen dieser Art sind anfällig für Sonnenbrand, und sie scheuen helles Licht.

Zu den PMS-Symptomen von Pitta-Menschen zählen Schmerzempfindlichkeit der Brüste, Hitzewallungen, Ausschläge, Harnröhrenentzündung und manchmal ein brennendes Gefühl beim Urinieren.

Pittas sind sehr wach und intelligent und haben ein gutes Auffassungs- und Konzentrationsvermögen. Ihr Intellekt ist scharf, ihre Erinnerungsfähigkeit ausgeprägt. Sie haben einen klaren, logischen, durchdringenden Verstand und lieben es, sich in Probleme zu vertiefen und Lösungen zu finden. Ihr Geist ist ständig aktiv, und sie beschäftigen sich gern mit Rätseln jeder Art. Außerdem sind sie oft gute Redner. Sie lieben das Wissen und haben überdurchschnittliche Organisations- und Führungsqualitäten.

Pittas sind Nachtmenschen. Sie werden gegen Mitternacht hellwach und lesen gern bis tief in die Nacht hinein.

Ordnung ist Menschen mit Pitta-Konstitution sehr wichtig. Ihr Haus oder ihre Wohnung ist immer sauber und aufgeräumt. Sie bewahren ihre Kleider an dem dafür vorgesehenen Ort auf, ihre Schuhe stehen in einer Reihe, und ihre Bücher sind nach Größe oder einem anderen klaren System geordnet.

Pittas bevorzugen angesehene Berufe. Sie sind Ärzte, Ingenieure, Rechtsanwälte, Richter – allgemein sehr intelligente Kopfarbeiter. Auch ihre Fähigkeiten als Verwalter sind überragend, und sie übernehmen gern Führungsaufgaben. Sie sind ausgezeichnete Planer und allgemein sehr ehrgeizig und diszipliniert. Da sie von Natur aus aggressiv sind, übernehmen sie in Situationen jeder Art gern die Führung und werden zuweilen Politiker. Aufgrund ihres beträchtlichen Charismas fühlen sich viele andere Menschen von ihnen angezogen.

Pitta-Menschen sind häufig geistig brillant, sie können aber auch sehr herrschsüchtig sein. Sie tendieren dazu, sich mit anderen zu vergleichen, in Konkurrenz zu treten und aggressiv zu werden. Peinliche Genauigkeit und Perfektionismus sind ihr Wahrzeichen. Alles muß zum richtigen Zeitpunkt und vor allem absolut korrekt geschehen. Pitta-Charaktere weichen nie auch nur einen Zollbreit von ihren Prinzipien ab, was manchmal in Fanatismus mündet. Sie sind oft sehr kritisch, und zwar insbesondere, wenn ihr Pitta-Dosha zu stark ist. Wenn sie niemand anderen kritisieren können, kritisieren und verurteilen sie sich selbst.

Die Lebenszeit von Menschen des Pitta-Typs ist nur mäßig lang. Sie verbrennen ihre Lebensenergie durch zu starke mentale Aktivität, durch ihren Hang zum Perfektionismus, durch Aggressivität und durch ihr ständiges Streben nach Erfolg. Sie haben eine tiefsitzende Angst vor Versagen. Worte wie «nein» oder «Mißerfolg» mögen sie nicht, weshalb sie sehr stark unter Druck stehen können. Sie sind die typischen Workaholics.

Pitta-Menschen streben im allgemeinen nach materiellem Wohlstand und sind finanziell häufig recht gut gestellt, obwohl sie ihr Geld eher ausgeben, als es zu sparen. Sie leben gern in luxuriösen Häusern und bevorzugen ebensolche Autos. Sie lieben Parfums, kostbaren Schmuck und generell alles, was gut und teuer ist. Es macht ihnen auch Freude, ihren Besitz zur Schau zu stellen.

Durch verschiedene Faktoren kann Pitta so stark werden, daß ein gefährliches Übermaß entsteht. Einer von diesen ist der Konsum großer Mengen stark gewürzter Nahrungsmittel wie der von schwarzem Pfeffer, Cayennepfeffer und Jalapeño-Pfeffer. Pitta kann auch durch saure Früchte und Zitrusfrüchte wie Grapefruits und saure Orangen gestärkt werden. Das Essen von ranzigem Joghurt, das Rauchen von Zigaretten und das Trinken von saurem Wein können Pitta ebenfalls nachteilig beeinflussen. Auch das Arbeiten in der Nähe von Feuer und Sonnenbäder können eine schädliche Verstärkung der Pitta-Energie zur Folge haben.

Der Konsum fettreicher gebratener oder öliger Nahrungsmittel wie Erdnußbutter kann bei Pitta-Menschen Übelkeit oder Kopfschmerzen hervorrufen.

Der Sommer ist für Pittas die schwierigste Zeit. Heiß-feuchte Witterung führt leicht zu einer starken Erhöhung des Pitta-Dosha, weil sich dann Hitze im Körper

Die Merkmale des Pitta-Typs

Im folgenden sind die Haupteigenschaften des Pitta-Dosha und seine Manifestationen im physischen und mentalen Bereich sowie im Verhalten des Pitta-Typs aufgelistet.

Eigenschaften	Manifestationen im Körper
heiß	gutes Verdauungsfeuer; großer Appetit; Körpertemperatur höher als normalerweise; Abneigung gegen Hitze; graues Haar mit stark zurückliegendem Haaransatz oder Glatze; weiches braunes Haar
scharf	scharfe Zähne, Augen, spitze Nase, spitz zulaufendes Kinn, herzförmiges Gesicht; gute Nahrungsverwertung und Verdauung; gutes Gedächtnis und gute Auffassungsgabe; reizbar
leicht	leichte bis mittlere Statur; verträgt kein grelles Licht; helle, schimmernde Haut, leuchtende Augen
ölig	weiche, ölige Haut, Haare, ebensolcher Stuhl; Abneigung gegen fritierte Speisen (die Kopfschmerzen auslösen können)
flüssig	weicher, wäßriger Stuhl; weiche, zarte Muskeln; übermäßiges Urinieren und Schwitzen sowie großer Durst
ausdehnend	Pitta breitet sich wie Hautausschlag, Akne und Entzündungen über den ganzen Körper oder den befallenen Körperteil aus; Pitta-Menschen wollen, daß ihr Name im ganzen Land bekannt wird
sauer	übersäuerter Magen, hoher pH-Wert; empfindliche Zähne; übermäßige Speichelproduktion
bitter	bitterer Geschmack im Mund, Übelkeit, Erbrechen; Abneigung gegen den bitteren Geschmack; zynisch
durchdringend, stechend	Sodbrennen, generell Empfindungen des Brennens; starke Wut- und Haßgefühle
Körpergeruch	übler Geruch unter den Armen, Mundgeruch, Schweißfüße
Rot	gerötete Haut, Augen, Wangen und Nase; die Farbe Rot verstärkt Pitta
Gelb	gelbe Augen, Haut, Urin und Stuhl; kann zu Gelbsucht und zur übermäßigen Produktion von Galle führen; die gelbe Farbe verstärkt Pitta

aufstaut und Menschen dieses Konstitutionstyps für die weiter oben erwähnten mit Hitze zusammenhängenden Beschwerden anfällig werden. Sie können dann ziemlich gereizt und launisch sein und leicht wütend werden. Eine hyperkritische Einstellung ist ebenso zu beobachten wie eine Tendenz zu übertriebenen Urteilen. Eifersucht und Neid können auflodern. Für Menschen mit Pitta-Konstitution ist es wichtig, sich genügend abzukühlen.

Allgemeine Empfehlungen zum Ausgleichen von Pitta

- Meiden Sie übermäßige Hitze.
- Meiden Sie zu starken Konsum von Öl.
- Meiden Sie übermäßigen Dampf.
- Schränken Sie den Salzkonsum ein.
- Essen Sie kühlende, nicht zu stark gewürzte Speisen.
- Trinken Sie kühle (aber keine eiskalten) Getränke.
- Trainieren Sie während der kühleren Tageszeit Ihren Körper.

Charakteristika des Kapha-Typs

Kapha-Menschen sind mit einem starken, gesunden und gutentwickelten Körper gesegnet. Ihr Brustkorb ist breit und geräumig, sie haben starke Muskeln und große, schwere Knochen. Mit ihrem großen Körper und ihrer von den Elementen Wasser und Erde dominierten Konstitution nehmen sie leicht zu und haben Schwierigkeiten abzunehmen. Dieses Problem wird durch die meist langsame Verdauung und den entsprechenden Stoffwechsel der Kaphas noch verschärft. Deshalb leiden sie oft unter Übergewicht und sind vielfach rundlich. Sie können sogar zunehmen, wenn sie fasten und ausschließlich Wasser zu sich nehmen.

Abgesehen davon haben Menschen dieses Typs eine unverwüstliche Vitalität und ungeheures Durchhaltevermögen und sind gewöhnlich recht gesund. Ihre Haut ist weich, geschmeidig, glänzend und dick mit einer Tendenz zum Öligen. Ihre Augen sind groß, dunkel und attraktiv, und sie haben dicke Wimpern und Brauen. Das Weiße in ihren Augen ist sehr intensiv, und sie haben große, starke, weiße Zähne. Ihr Haar ist meist dick, dunkel, weich, gewellt und voll, und sie sind praktisch überall behaart.

Menschen mit einem Kapha-Körpertyp haben jederzeit einen gesegneten Appetit und Durst, obwohl ihre Verdauung langsam ist. Sie können ohne große Probleme eine Mahlzeit auslassen oder arbeiten, ohne zu essen, wohingegen es für einen Menschen des Pitta-Typs schwierig ist, sich zu konzentrieren, wenn er nichts gegessen hat.

Weil ihr Stoffwechsel so langsam ist, erfreuen sich Kapha-Menschen, die ihre Gesundheit und ihr energetisches Gleichgewicht aufrechterhalten, generell eines längeren Lebens als die beiden anderen Dosha-Typen, die schneller «ausbrennen». Doch wenn sie ein Zunehmen des Kapha-Dosha hinnehmen, entwickeln sie mit hoher Wahrscheinlichkeit Fettleibigkeit, was einer der Hauptgründe für Diabetes, Bluthochdruck und Herzinfarkte ist und das Leben der Betreffenden sehr verkürzen kann.

Kapha-Menschen haben eine besondere Vorliebe für Süßes wie Konfekt, Gebäck und Schokolade. Generell bevorzugen sie süße, salzige und ölige Nahrungsmittel, die Wasserretention und Gewichtszunahme fördern. Ihr Körper benötigt jedoch leichtere Kost und verträgt außerdem Nahrungsmittel mit bitterem, herbem (adstringierendem) und scharfem Geschmack besser.

Weil das Wolkige und Schwere für Menschen dieses Typs charakteristisch ist, fühlen sie sich am Morgen häufig schwer und benommen und kommen ohne eine Tasse Kaffee oder Tee schlecht in die Gänge. Der Morgen ist nicht ihre Zeit. Sie bevorzugen die Mittagszeit, haben aber manchmal auch das Bedürfnis, nach dem Mittagessen ein Nickerchen zu machen. Oft fühlen sie sich nach einer Hauptmahlzeit träge. Unglücklicherweise stärkt Schlaf während des Tages Kapha, was natürlich für Menschen mit Kapha-Konstitution nicht gut ist.

Kaphas scheiden Nahrungsrückstände nur sehr langsam aus, und ihr Stuhl ist häufig weich und von bleicher Farbe. Sie schwitzen mäßig – zwar mehr als Vatas, aber weniger als Pittas –, und sie schlafen tief und lange.

Trotz ihres starken Körpers und ihrer unverwüstlichen Vitalität scheuen Kapha-Menschen davor zurück, ihren Körper zu trainieren. Obwohl sogar anstrengende Übungen gut für sie sind, ziehen sie es vor, herumzusitzen, zu essen und nichts zu tun. Statt zu joggen, gehen sie lieber – und zwar langsam. Oft schwimmen sie gern, doch ist ausgerechnet das nicht besonders gut für sie, weil ihr Körper dabei zusätzlich Wasser aufnimmt. Wenn sie ihren Körper trainieren, werden sie danach hungrig und möchten etwas essen. Nach dem Fitneßcenter besuchen sie gern ein Restaurant.

Das Kapha-Dosha ist in jeder Hinsicht gemächlich und ruhig. Ihre Sprechweise kann geradezu monoton wirken. Sie essen auch langsam, und Entscheidungen brauchen bei ihnen viel Zeit. Auch ihre Bewegungen sind langsam, aber graziös.

Kapha-Menschen sind von Natur aus liebevoll und zuvorkommend. Außerdem sind sie gewöhnlich friedlich, geduldig, tolerant, mitfühlend und bereit zu vergeben. Auch umarmen sie andere Menschen gern. Kaphas zeichnen sich durch Stabilität, Festigkeit und Gewissenhaftigkeit aus. Ihr spiritueller oder religiöser Glaube ist tief und beständig, ihr Geist ruhig und stetig.

Eine der wichtigsten Kapha-Eigenschaften ist Weichheit, die sich in der Qualität der Haut und des Haars sowie in Sanftheit des Sprechens, einer sanften Wesensart und einem sanften, liebevollen Blick manifestiert. Der Blick eines Pitta-Menschen ist scharf und durchdringend. Der Blick eines Vata-Menschen ist in die Weite gerichtet und unbestimmt. Doch der Blick von Kapha-Menschen ist ruhig, friedvoll, geerdet und stabil. Sie sind *hier*, in diesem Augenblick.

Kaphas sind manchmal langsam im Verstehen, doch sobald sie etwas begriffen haben, bleibt ihnen dieses Wissen permanent verfügbar. Sie alle haben ein ausgezeichnetes Langzeitgedächtnis.

Wenn sie beleidigt werden oder jemand ihre Gefühle verletzt, sind sie zwar bereit zu vergeben, doch vergessen sie nie. Ein Mensch dieses Konstitutionstyps könnte beispielsweise sagen: «Am 24. Januar 1972 um 15.30 Uhr hast du dies und jenes zu mir gesagt – aber ich habe es dir verziehen.»

Ihre starke Erdung und Stabilität hilft ihnen, Geld nicht nur zu verdienen, sondern es auch festzuhalten – sie können sehr gut sparen. Sie erlauben sich kaum Extravaganzen, höchstens gelegentlich ein wenig Käse, Süßigkeiten und Kuchen.

Der Sexualtrieb von Kapha-Menschen ist sehr stetig. Deshalb können sie Sex stundenlang genießen, ohne ihre Energie zu zerstreuen und ohne zum Orgasmus oder zur Ejakulation kommen zu müssen. Manchmal dauert es einige Zeit, bis ihr Interesse geweckt ist, doch wenn sie erst einmal Feuer gefangen haben, verlischt es nicht so bald.

Das Kapha-Dosha wird durch Kapha erzeugende Nahrung verstärkt, beispielsweise durch Wassermelonen, süße Früchte, Süßigkeiten, süßes Gebäck, Joghurt und andere Milchprodukte. Kalte und gefrorene Nahrungsmittel und gekühltes Wasser, Schlafen während des Tages und Herumsitzen und Nichtstun stärken allesamt Kapha. Eine sitzende Tätigkeit, insbesondere in Verbindung mit ständigem Knabbern und Knuspern während der Arbeit, erzeugt im Körper ein Kapha-Übermaß. Und ein Kapha-Übermaß verlangsamt die Verdauung sowie den Stoffwechsel und schwächt das Verdauungsfeuer, was zur Folge haben kann, daß die Betreffenden korpulent oder sogar fettleibig werden.

Die schwierigste Jahreszeit für Kapha-Menschen ist der Winter und der Frühlingsanfang, wenn das Wetter schwer, naß, wolkig und kalt ist. In dieser Zeit sammelt sich Kapha im Körper-Geist-System, wodurch körperliche, emotionale und mentale Ungleichgewichtszustände entstehen können. Die körperlichen Probleme, mit denen Kapha-Menschen zu tun haben, hängen gewöhnlich mit dem Wasser-Prinzip zusammen, beispielsweise Erkältungen, Grippe, Nebenhöhlenentzündungen und andere Krankheiten, bei denen viel Schleim produziert wird, wie Bronchitis. Trägheit, Übergewicht, Diabetes, Wasserretention und Kopfschmerzen im Stirnbereich treten ebenfalls häufig auf.

Wenn Kapha aus dem Gleichgewicht ist, leiden die Betroffenen häufig unter Gier, Anhaftung, Neid, Besitzstreben, starkem sexuellem Verlangen und Faulheit, was alles letztlich zu einer für Kapha typischen Depression führt.

Interessant ist, daß Kapha verstärkt werden kann, wenn der Vollmond naht. Biologen haben herausgefunden, daß das so ist, weil im menschlichen Körper zu dieser Zeit eine Tendenz zur Wasserretention besteht.

Kapha-Frauen leiden manchmal unter PMS-Symptomen wie übermäßiger emotionaler Erregung, Wasserretention, weißem Vaginalausfluß und übermäßigem Drang zu urinieren. Manchmal empfinden sie zu diesem Zeitpunkt starke Gefühle des Anhaftens, der Gier und der Lethargie, und oft neigen sie auch dazu, übermäßig lange zu schlafen.

Allgemeine Empfehlungen zum Ausgleichen von Kapha

- Trainieren Sie Ihren Körper in ausreichendem Maße.
- Meiden Sie schwere Speisen.

- Bleiben Sie aktiv.
- Variieren Sie Ihre Routine.
- Meiden Sie Milchprodukte.
- Meiden Sie eisgekühlte Speisen und Getränke.
- Meiden Sie stark fett- und ölhaltige Nahrungsmittel.
- Bevorzugen Sie leichte, trockene Nahrung.

Wie Sie dieses Wissen nutzen können

Wenn Sie Ihre ayurvedische Konstitution (Prakriti) kennen, so hat das viele Vorteile für Ihr Leben und Ihre Gesundheit:

- Sie lernen sich selbst wesentlich besser kennen und damit die Grundlage Ihres Lebens. Im Ayurveda heißt es, jeder Mensch sei ein einzigartiges göttliches Buch, das zu lesen eine große Kunst sei. Die Kenntnis Ihrer Konstitution hilft Ihnen, im Buch Ihres Lebens zu lesen. Wenn Sie Ihre Konstitution verstehen, lernen Sie auch, Ihre körperlichen und psychischen Tendenzen sowie Ihre Stärken und Schwächen besser zu begreifen.
- Möglicherweise wird Ihnen klarwerden, daß Ihre Gewohnheiten und Tendenzen, beispielsweise eine sehr unregelmäßige Lebensweise (bei Vata-Menschen), Reizbarkeit (bei Pitta-Menschen), Faulheit (bei Kapha-Menschen), oder körperliche Probleme wie Übergewicht (Kapha), Neigung zu Geschwüren (Pitta) oder Verstopfung (Vata) unmittelbar mit Ihrer Konstitution zusammenhängen. Die Tendenz zu derartigen Ungleichgewichtszuständen ist eine direkte Konsequenz der Beschaffenheit Ihres spezifischen Körper-Geist-Systems.
- Wenn Sie die speziellen Arten von Krankheiten und Ungleichgewichtszuständen, die mit hoher Wahrscheinlichkeit bei Ihnen entstehen werden, vorauszusagen vermögen, können Sie ihr Auftreten durch Vorsichtsmaßnahmen verhindern. Sie können Ihre Lebensweise – Ihre Alltagsroutine, Ihre Ernährung, die Quantität und Intensität Ihres Körpertrainings und dergleichen – so abändern, daß Ihre Doshas im Gleichgewicht und Sie infolgedessen bei bestmöglicher Gesundheit bleiben.

Sie können Ihr Wissen über die Konstitutionstypen auch nutzen, um andere Menschen, mit denen Sie privat oder im Berufsleben zu tun haben, besser zu verstehen. Um die Beziehung zu Ehepartnern und Freunden erfolgreich zu gestalten, ist die Kenntnis der Konstitution von großem Nutzen. Einander zu verstehen führt zur Klarheit; Klarheit erzeugt Mitgefühl, und Mitgefühl ist Liebe. Eine in diesem Sinne gestaltete Beziehung bringt Glück, Freude und Langlebigkeit. Sie können Ihr Wissen über Prakriti nutzen, wenn Ihr Ehepartner aufgebracht und wütend ist, indem Sie zu ihm oder zu ihr sagen: «Liebling, das bist du doch gar nicht, das ist dein Pitta!» Dies eröffnet Ihnen eine neue Dimension des Verständnisses emotionaler Reaktionen in Beziehungen.

Nutzen Sie das Wissen über Ihre Konstitution als eine Art Maßstab, mit dessen Hilfe Sie feststellen können, wo Sie ei-

Die Merkmale des Kapha-Typs

Im folgenden sind die Haupteigenschaften des Kapha-Dosha und seine Manifestationen im physischen und mentalen Bereich sowie im Verhalten des Kapha-Typs zusammengestellt.

Eigenschaften	Manifestationen im Körper
schwer	schwerer Knochenbau, kräftige Muskeln, große Statur; Tendenz zu Übergewicht; tiefe, schwere Stimme
langsam	geht und redet langsam; langsame Verdauung und ebensolcher Stoffwechsel, träge Gesten
kühl	kalte feuchte Haut; gleichmäßig guter Appetit und Durst bei langsamem Stoffwechsel und langsamer Verdauung; häufig Erkältungen, Kongestionen (Blutstauungen) und Husten; Verlangen nach Süßigkeiten
ölig	ölige Haut, Haare und ebensolcher Stuhl;
feucht	Schleimansammlung in Brust, Nebenhöhlen, Hals und Kopf
glatt	glatte Haut; sanftes ruhiges Wesen; «Geschmeidigkeit» der Organe
dicht	dicke Fettpolster; dicke Haut, Haare, Nägel; fester Stuhl; plumpe, runde Organe
sanft	sanfter, angenehmer Blick; liebevoll, mitfühlend, sanft und freundlich
unbeweglich	sitzt gern, schläft viel und ist gern untätig
zäh	zähe, klebrige, kohäsive Qualität erzeugt Kompaktheit, Festigkeit von Gelenken und Organen; «Schmusemonster»; hängt sehr an Liebespartnern und Freunden
trübe	am frühen Morgen ist der Geist des Kapha-Menschen trübe und benebelt; braucht als Starthilfe für den Tag oft Kaffee
süß	die anabolische Wirkung des süßen Geschmacks fördert die Spermaproduktion und vergrößert dadurch die Zahl der Samenzellen; starkes Verlangen nach Sex und Fortpflanzung; Störungen des Kapha-Gleichgewichts können zu Heißhunger auf Süßes führen
salzig	fördert die Verdauung und das Wachstum, verleiht Energie; erhält den osmotischen Zustand aufrecht; gestörte Funktion kann zu übermäßigem Verlangen nach Salz und zu Harnverhaltung führen.

gentlich stehen sollten. Schauen Sie sich anschließend Ihre aktuellen Ungleichgewichtszustände (Vikriti) an, um festzustellen, wie Sie Ihr Gleichgewicht wiederherstellen können. Hierzu können Sie Nahrungsmitteltabellen, Yoga-Übungen, Kräuter, empfohlene Körperübungen und andere in diesem Buch beschriebene Hilfsmittel benutzen.

Wenn beispielsweise Vikriti bei Ihnen mehr Pitta aufweist als Prakriti, sollten Sie die Empfehlungen zur Befriedung von Pitta beherzigen. Wenn Sie unter einer Störung leiden, die durch übermäßiges Vata, Pitta oder Kapha verursacht wird, so folgen Sie den Empfehlungen zur Befriedung des verstärkten Dosha. Bei Nebenhöhlenverstopfung beispielsweise sollten Sie so lange eine Kapha reduzierende Ernährung beibehalten, bis das Problem überwunden ist.

Falls Prakriti und Vikriti bei Ihnen ungefähr gleich zu sein scheinen, sollten Sie den Empfehlungen für die Ernährung und die allgemeine Lebensgestaltung folgen, die Ihrem stärksten Dosha entsprechen.

Und denken Sie schließlich auch daran, daß «Gleichgewicht» nicht bedeutet, daß Ihre Vata-, Pitta- und Kapha-Kräfte gleich stark sein müssen; vielmehr geht es darum, daß Sie die aufgrund Ihrer Konstitution *für Sie charakteristischen Proportionen* der drei Doshas aufrechterhalten. Es handelt sich nicht um einen statischen Zustand, sondern um ein dynamisches Gleichgewicht, das ständig erneuert werden muß.

3

Warum wir krank werden

Was ist Gesundheit? Was ist Krankheit? Sind Krankheit und Gesundheit nur eine Frage des Glücks? Sind sie davon abhängig, welche Bakterien Sie in Ihrem Alltagsleben zufällig irgendwo aufschnappen? Was können wir tun, um unsere Gesundheit zu erhalten und um Krankheiten zu vermeiden?

Mit diesen Fragen hat sich die fünftausend Jahre alte Tradition der ayurvedischen Medizin sehr gründlich auseinandergesetzt. Ihre Antworten, die aus tiefer Einsicht und der praktischen Erfahrung vieler Generationen von Heilkundigen erwachsen sind, können uns helfen, die Entwicklung von Krankheiten zu verhindern und dieselben zu heilen, wenn sie bereits ausgebrochen sind.

Wir werden uns nun zunächst mit dem ayurvedischen Gesundheitsverständnis beschäftigen. Anschließend befassen wir uns mit den zehn potentiellen Ursachen von Krankheiten und mit Möglichkeiten, dieselben zu bekämpfen. Sobald wir uns der Faktoren bewußt sind, die entweder die Gesundheit erhalten oder das Gleichgewicht unseres Körpers stören und den Krankheitsprozeß in Gang setzen, können wir unser Leben so gestalten, daß es der Erhaltung und Wiederherstellung unserer Gesundheit und unseres existentiellen Gleichgewichts zugute kommt. Schließlich werden wir uns in diesem Kapitel mit der ayurvedischen Theorie über die Entstehung von Krankheiten befassen, wobei wir mit den frühesten, unsichtbaren Stadien beginnen und den Prozeß bis zur vollständigen Entfaltung des Problems verfolgen.

Definition der Gesundheit

Nach den Lehren des Ayurveda besteht Gesundheit nicht nur in der Abwesenheit von Krankheit, sondern es handelt sich dabei um einen Zustand des Gleichgewichts zwischen Körper, Geist und Bewußtsein.

> Gesundheit besteht in einem ausgewogenen Zustand der drei Doshas, der sieben Gewebe (Dhatus), der drei Ausscheidungsprodukte (Malas) und des

Verdauungsfeuers (Agni) in Verbindung mit Klarheit und Ausgewogenheit der Sinne, des Geistes und der Seele.

Obwohl Sie nicht alle diese Begriffe beherrschen müssen, um die in Teil III aufgeführten Heilmittel sinnvoll einsetzen zu können, ist eine gewisse Vertrautheit damit von Nutzen, weil Sie dadurch zu einem umfassenderen Bild von der Tiefe und der praktischen Anwendbarkeit dieser Wissenschaft gelangen.

Sie kennen nun bereits die drei Doshas, jene biologischen Prinzipien, die alle Aktivitäten im Körper steuern: Vata, die Energie oder das Prinzip der Bewegung; Pitta, die Energie der Verdauung und des Stoffwechsels; und Kapha, das Prinzip der Reinigung und der Struktur. Das Gleichgewicht dieser drei Kräfte erhält die Gesundheit; ein Ungleichgewicht zwischen ihnen führt zur Entstehung von Krankheiten.

Die Dhatus sind die grundlegenden Körpergewebe, die für die gesamte Struktur des Körpers und für die Funktionsfähigkeit der verschiedenen Organe und Systeme verantwortlich sind. Die Dhatus sind wichtig für die Entwicklung und Ernährung des Körpers, und sie entwickeln sich in der nachstehenden Reihenfolge, wobei die durch den Verdauungsprozeß erschlossenen Nährstoffe den Anfang bilden:

1. *Rasa* (Plasma oder Zytoplasma) enthält Nährstoffe aus verdauter Nahrung und nährt seinerseits alle Gewebe, Organe und Organsysteme.
2. *Rakta* (Blut) versorgt alle Gewebe und lebenswichtigen Organe mit Sauerstoff und erhält dadurch die Lebensfunktion.
3. *Mamsa* (Muskeln) umhüllt alle empfindlichen lebenswichtigen Organe, ermöglicht die Bewegungen der Gelenke und erhält die physische Kraft des Körpers.
4. *Meda* (Fett) erhält die Geschmeidigkeit der Gewebe und schützt den Körper vor Hitze.
5. *Asthi* (Knochen und Knorpel) unterstützt die Struktur des Körpers.
6. *Majja* (Knochenmark und Nerven) füllt die Räume in den Knochen aus, übermittelt motorische und sensorische Impulse und ermöglicht die Kommunikation zwischen den Zellen und Organen des Körpers.
7. *Shukra* und *Artava* (männliche und weibliche Fortpflanzungsgewebe) enthalten die reine Essenz aller Körpergewebe und können neues Leben schaffen.

Jedes Dhatu ist vom vorherigen abhängig. Wenn die durch den Verdauungsprozeß erschlossenen Nährstoffe in ihrer rohen Form für den Körper ungeeignet sind oder wenn auf irgendeiner anderen Stufe ein Problem auftritt, erhalten die einzelnen Dhatus nicht die Nahrung, die sie brauchen, und die ihnen entsprechenden Gewebe und Organsysteme leiden. Der Gesundheitszustand eines Menschen kann nur dann als gut bezeichnet werden, wenn alle sieben Dhatus gut entwickelt sind und ihre Funktion einwandfrei erfüllen.

Die drei Abfallprodukte (Malas) sind Stuhl, Urin und Schweiß. Der Körper muß dieselben in adäquaten Mengen produzieren und sie durch ihre jeweiligen Kanäle eliminieren können.

Agni ist das biologische Feuer oder die Hitze-Energie, die den Stoffwechsel regiert. Sie kann mit den Verdauungsenzymen und Stoffwechselprozessen des Aufschließens, Verdauens, Absorbierens und Assimilierens unserer Nahrung gleichgesetzt werden. Agni sorgt dafür, daß die Gewebe die Nährstoffe erhalten, die sie brauchen, und daß das Immunsystem funktionsfähig bleibt. Agni zerstört Mikroorganismen: von außen in Magen und Darm eingedrungene Bakterien und Giftstoffe. Das Verdauungsfeuer ist für die Erhaltung der Gesundheit ungeheuer wichtig.

Agni erhält das Leben und die Vitalität. Ein Mensch mit gutem Verdauungsfeuer lebt lange und erfreut sich einer ausgezeichneten Gesundheit. Doch wenn Agni aufgrund eines Ungleichgewichts der Doshas beeinträchtigt wird, wirkt sich dies nachteilig auf den Stoffwechsel aus. Darunter leiden Widerstandskraft und Immunabwehr, und der Betroffene fühlt sich unwohl. Erlischt das lebenswichtige Verdauungsfeuer völlig, ist der Tod nicht mehr fern.

Wie wir im nächsten Abschnitt sehen werden, spielen außer diesen körperlichen Faktoren auch die Sinne, der Geist und die Seele bei der Erhaltung der Gesundheit wichtige Rollen. Wenn sich alle diese Faktoren im Gleichgewicht befinden, entsteht ein Zustand, der Swastha genannt wird, was «völlig glücklich in sich selbst» bedeutet.

Dieser Zustand des Glücks und des Gleichgewichts kann erreicht und aufrechterhalten werden durch eine gesunde

Agni

Im Ayurveda sagt man, daß jeder Mensch so alt ist wie sein Verdauungsfeuer, sein Agni. In der *Charaka-Samhita*, einem der großen klassischen Werke der ayurvedischen Medizin, heißt es:

Die Lebensspanne sowie die Gesundheit, Immunität und Energie, der Stoffwechsel, die Hautfarbe, Stärke und Begeisterungsfähigkeit, der Glanz und der Lebensodem hängen allesamt von Agni (dem Körperfeuer) ab.

Wenn dieses Feuer seine Funktion adäquat erfüllt, erfreut sich der Mensch eines langen, gesunden Lebens. Er wird krank, wenn Agni gestört ist, und er stirbt, wenn dieses Feuer vollständig erlischt. Adäquate Ernährung des Körpers, der Dhatus, von Ojas usw., hängt von der Funktionstüchtigkeit von Agni im Verdauungsprozeß ab.

Die fünf Arten von Agni, die den Elementen Äther, Luft, Feuer, Wasser und Erde entsprechen, verdauen die entsprechenden Komponenten der Nahrung. ... Auf diese Weise kocht Agni die adäquat gewählte und zur rechten Zeit konsumierte Nahrung und fördert die Gesundheit...

Agni ist notwendig für den normalen Verlauf des Verdauungsprozesses, und die subtile Energie von Agni transformiert die leblosen Moleküle der Nahrung, des Wassers und der Luft in das Bewußtsein der Zelle.

Lebensweise im Einklang mit der Natur und mit den Erfordernissen Ihrer Konstitution. Adäquate Ernährung, gute zwischenmenschliche Beziehungen, positive Emotionen und eine regelmäßige Lebensführung tragen zu einem gesunden Leben bei. Hingegen sind eine ungeeignete Ernährung, die falsche Art von Körperübungen oder deren völliges Fehlen, schwerwiegende Beziehungsprobleme, negative und unterdrückte Emotionen und eine sehr unregelmäßige Lebensweise die Wurzeln jeder Krankheit. Diese Faktoren stören das Gleichgewicht der Doshas, sie schwächen Agni sowie die Dhatus und damit letztlich die gesamte Gesundheit.

Zehn Faktoren, die über Gesundheit oder Krankheit entscheiden

Krankheiten treten nicht plötzlich auf. Es besteht eine direkte Kausalverbindung zwischen den Faktoren, die uns beeinflussen, und den Wirkungen, die dieselben hervorrufen. *Die Ursache ist die verborgene Wirkung, und die Wirkung ist die offenbarte Ursache.* Die Ursache gleicht einem Samenkorn, in dem sich der noch nicht manifestierte Baum verbirgt. Der Baum ist das zum Ausdruck gelangte Potential des Samenkorns. Gesundheit ist die Wirkung einer gesunden Lebensweise und gesunder Gewohnheiten; Krankheit ist der «Baum», der sich aus gesundheitsschädlichen Gewohnheiten entwickelt hat.

In der *Charaka-Samhita* heißt es:

> Sowohl der Patient als auch die Umgebung des Patienten müssen untersucht werden, wenn man die Krankheit und ihre Ursachen verstehen will. Es ist wichtig zu wissen, wo der Patient geboren wurde und wo er aufgewachsen ist. Ebenso wichtig ist die Kenntnis des Klimas, der Sitten und Gebräuche, typischer lokaler Krankheiten, der Ernährung, der Gewohnheiten, Vorlieben und Abneigungen des Betreffenden sowie seiner Kraft, seines geistigen Zustandes und dergleichen.

Diese Auflistung öffnet uns die Tür zu der großen Vielfalt von Faktoren, die unser Leben unablässig beeinflussen. Wir werden uns nun mit einigen von ihnen eingehender beschäftigen.

Gleiches stärkt Gleiches

Das erste wichtige Prinzip bei der Auseinandersetzung mit potentiellen Krankheitsursachen ist der Grundsatz «Gleiches stärkt Gleiches». Ein Dosha wird durch Erfahrungen und Einflüsse gestärkt (beispielsweise Nahrung, Witterung und Jahreszeiten), die ähnliche Qualitäten wie es selbst haben. Trockene Nahrung, getrocknete Früchte, Laufen, Joggen, Springen, ständige Hast und eine zu hohe Arbeitsbelastung verstärken allesamt Vata. Faktoren, die Pitta stärken, beispielsweise stark gewürzte Speisen, Zitrusfrüchte, fermentierte Nahrungsmittel und heiß-feuchte Witterung, rufen ein Pitta-Übermaß hervor. Kalte, wolkige und feuchte Witterung, der Konsum von Milchprodukten, Weizen und Fleisch sowie untätiges Herumsitzen verstärken Kapha.

Das Gegenmittel für «Gleiches stärkt Gleiches» ist: «Entgegengesetzte Eigenschaften wirken schwächend oder ausgleichend.» Dies ist der Schlüssel zur Heilung.

Anmerkung: Im allgemeinen gibt Prakriti Aufschluß über die Krankheitsanfälligkeit eines Menschen. Menschen mit Pitta-Konstitution beispielsweise neigen zu Pitta-Krankheiten. Doch ist dies nicht unvermeidlich. Ein Mensch mit Vata-Konstitution, der viel scharf gewürzte Nahrung ißt, Alkohol trinkt, in der Sonne liegt, Zigaretten raucht und seine Wut unterdrückt, wird mit Sicherheit an einer Pitta-Störung erkranken. Wenn der Betreffende viel Konfekt, süßes Gebäck, Eiscreme und andere Milchprodukte ißt und kalter Witterung ausgesetzt ist, wird er wahrscheinlich für Kapha-Störungen anfällig.

Nahrungsmittel und Ernährungsgewohnheiten

Wir haben die Wirkung der Nahrung auf die Doshas bereits erwähnt, und in Kapitel 8 wird dieses wichtige Thema ausführlich besprochen werden. Deshalb soll es hier nur kurz anklingen. Generell bleiben Vitalität und Gleichgewicht erhalten, wenn Menschen sich auf eine für ihre Konstitution adäquate Weise ernähren, wohingegen der Konsum der falschen Arten von Nahrungsmitteln Ungleichgewichtszustände der einzelnen Doshas hervorrufen kann, was der erste Schritt auf dem Weg zur Entstehung von Krankheiten ist.

Das Essen stark gewürzter Nahrung, saurer Früchte oder von Zitrusfrüchten sowie das Trinken von Alkohol verstärkt im Körper Hitze und Azidität, was für Pitta-Menschen schädlich ist. Vata-Menschen können getrocknete Früchte, Bohnen (darunter Garbanzo-, Pinto- und Aduki-Bohnen) schwer verdauen, die Vata provozieren. Rohe Salate, die kühlend und zusammenziehend wirken, verstärken ebenfalls Vata. Bei Kapha-Menschen stärken Milchprodukte, kalte Getränke und fette, gebratene Speisen definitiv Kapha. Wenn also ein Mensch mit Vata-Konstitution sich auf eine Weise ernährt, die Vata stärkt, ein Pitta-Mensch Pitta verstärkende Nahrungsmittel bevorzugt und ein Kapha-Mensch Dinge ißt, die Kapha verstärken, so entwickeln sich mit Sicherheit Ungleichgewichtszustände und damit die Grundlagen für die Entstehung von Krankheiten.

Unzuträgliche Nahrungsmittelkombinationen (siehe Tabelle auf Seite 134), zu alte Speisen, Nahrungsmittel mit chemischen Zusatzstoffen und nachteilige Eßgewohnheiten – wie zu hastiges oder zu reichliches Essen spätabends – tragen ebenfalls zur Entstehung von Ungleichgewichtszuständen bei, haben eine schlechte Verdauung zur Folge und erhöhen die Anfälligkeit für Krankheiten. Somit ist die Ernährung eine der wichtigsten potentiellen Ursachen für Gesundheitsprobleme. – Doch wenn wir diese Prinzipien verstehen und uns an den Empfehlungen für unseren Konstitutionstyp orientieren, kann die Ernährung uns auch sehr dabei helfen, unser Leben zu steuern und unsere Gesundheit zu erhalten.

Die Jahreszeiten

Im Ayurveda werden die Jahreszeiten entsprechend dem in ihnen jeweils vorherrschenden Dosha klassifiziert. Das windige, kühle und trockene Herbstwetter hat überwiegend Vata-Charakter. Es folgt der Winter mit seinen für Kapha typischen Eigenschaften der Dunkelheit, Schwere, Feuchtigkeit und Wolkenbildung. Der Frühlingsanfang wird ebenfalls noch von Kapha geprägt, doch später im Frühjahr bestimmen Wärme, Licht und Helligkeit das Bild, womit Pitta-Eigenschaften zum Ausdruck gelangen, die sich im Sommer in voller Stärke entfalten.

Jede Jahreszeit bringt für die Gesundheit bestimmte typische Belastungen mit sich. Das mit einer Saison assoziierte Dosha wird in der betreffenden Zeit häufig verstärkt, was insbesondere bei Menschen, deren Konstitution der Charakteristik der betreffenden Jahreszeit entspricht, zu Übermaßzuständen führen kann. Wenn wir uns intelligent verhalten, können wir solche Ansammlungen und Entwicklungen von Übermaßzuständen verhindern.

Hierzu ein Beispiel: Da Herbst und Winteranfang Vata verstärken, müssen Menschen mit einer von Vata bestimmten Konstitution in dieser Zeit wärmende Nahrung essen, sich warm kleiden und kalte Speisen und Getränke ebenso wie unwirtliche Witterung meiden. Andernfalls treten bei ihnen Vata-Krankheiten und -Beschwerden auf, beispielsweise Verstopfung, Schlaflosigkeit und Schmerzen im Unterrücken. Wenn Pitta-Menschen frei von Wut, Ausschlag und Durchfall bleiben wollen, dürfen sie sich im Sommer nicht zu sehr erhitzen, außerdem müssen sie stark gewürzte Nahrung ebenso wie zu intensives Körpertraining meiden und dürfen sich nicht zu häufig direkt der Sonnenhitze aussetzen. Kapha-Menschen müssen sich im Winter und am Frühlingsanfang besonders vorsehen, wenn sie bei feuchter, kühler und schwerer Witterung Erkältungen, Husten, Allergien und Nebenhöhleninfektionen vermeiden wollen.

Mit der Wirkung der Jahreszeiten und damit, wie man am besten in Harmonie mit ihren Rhythmen und Veränderungen leben kann, werden wir uns in Kapitel 5 beschäftigen, in dem es um eine ideale Lebensweise im Sinne des Ayurveda geht und wo auch eine gesundheitsfördernde Gestaltung des Tagesablaufs und Lebensgewohnheiten im Rhythmus der Jahreszeiten besprochen werden.

Körpertraining

Auch Körpertraining hat einen starken Einfluß auf unsere Gesundheit – sowohl zum Guten als auch zum Schlechten. Regelmäßiges Körpertraining verbessert den Blutkreislauf und kommt der Stärke, dem Durchhaltevermögen und der Immunfunktion zugute. Außerdem fördert es die Entspannungs- und Schlaffähigkeit, stärkt Herz und Lunge, ist unverzichtbar für eine gute und effektive Verdauung und

Ausscheidung und hilft unserem Körper durch das Schwitzen und das tiefe Atmen, sich von Giftstoffen zu reinigen. Durch Körpertraining werden mehr Kalorien verbrannt, was es leichter macht, abzunehmen oder das Körpergewicht zumindest zu halten. Außerdem wird der Geist eines Menschen, der regelmäßig trainiert, wach und klar, und der Betreffende entwickelt eine scharfe Auffassungsgabe.

Unzureichendes oder zu intensives Körpertraining hingegen sowie ein solches, das für die Konstitution eines bestimmten Menschen nicht geeignet ist, kann Krankheiten hervorrufen.

Zu geringes Körpertraining oder völliger Verzicht darauf führt zu einem Verlust der Flexibilität und Stärke und erhöht die Gefahr, von zahlreichen Krankheiten befallen zu werden, beispielsweise von Diabetes, Bluthochdruck, Osteoporose und Herzkrankheiten.

Eine gewisse Schweißproduktion unterstützt die Ausscheidung von Giftstoffen aus dem Körper, verringert das Fett und vermittelt ein gutes Gefühl. Ein zu intensives Training hingegen kann zu Wasserentzug, Atemlosigkeit, Brust- oder Muskelschmerzen und letztlich zu Arthritis, Ischias oder Herzbeschwerden führen.

Yoga-Dehnübungen und einige Aerobic-Übungen sind für alle Körpertypen von Nutzen, doch sollte die Dauer und Intensität des Trainings in jedem Fall der Konstitution des Betreffenden angepaßt werden. Kaphas können die anstrengendsten Übungen ausführen, Pittas sollten sich mit mäßig anstrengenden Übungen zufriedengeben, und Vatas müssen sich mit sehr leichten Übungen begnügen. Obgleich sich Vata-Menschen, die sich gern schnell bewegen, zu aktiven Sportarten hingezogen fühlen, sind ruhigere Übungsarten wie Gehen und Yoga-Dehnübungen für sie besser. Sie sollten Joggen, schnelles Fahrradfahren, Aerobic und rasches Gehen den Leuten mit Pitta- und Kapha-Konstitution überlassen. Von allen drei Dosha-Typen scheuen Kaphas das Körpertraining am meisten, doch gerade für sie ist es wichtig, weil sie sonst zu sehr zunehmen und sich in emotionaler Hinsicht schwer und unklar fühlen.

Auch im Hinblick auf ein geeignetes Körpertraining gibt Ihnen die Kenntnis Ihrer Konstitution und einiger wichtiger Informationen die Möglichkeit, Ihre Gesundheit zu erhalten und dadurch zu verhindern, daß sie in einen Ungleichgewichtszustand verfallen und krank werden.

Ausführliche Informationen zum Körpertraining finden Sie in Teil II, wo ein nach den Lehren des Ayurveda gestalteter Tagesablauf erläutert wird.

Alter

Wie bereits in Kapitel 1 erwähnt, unterteilt Ayurveda die Lebenszeit des Menschen in drei Abschnitte. In jeder dieser drei Phasen treten bestimmte Krankheiten und Krankheitsarten häufiger auf. Die Kindheit ist die Kapha-Zeit. Da der Körper von Kindern noch wächst und seine Strukturen sich noch entwickeln, beherrscht das Kapha-Dosha in dieser Zeit das Geschehen. Der Körper von Kindern ist weich und geschmeidig (Eigenschaften von Kapha), und sie sind anfällig für Kapha-Krankheiten wie Erkältungen und Kongestion (Blutstauungen).

Im Erwachsenenalter treten die Pitta-Eigenschaften in den Vordergrund. Erwachsene sind ehrgeiziger und aggressiver als Kinder. Sie arbeiten hart, benötigen weniger Schlaf und fallen den für Pitta charakteristischen Störungen zum Opfer, beispielsweise Gastritis, Kolitis und Magen-Darm-Geschwüren.

Das Alter ist die Zeit des Vata-Dosha. Ältere Menschen benötigen wesentlich weniger Schlaf, und sie schlafen oft auch nicht durch. Sie leiden häufig unter Verstopfung, unter Knacken der Gelenke sowie unter degenerativen Krankheiten wie rheumatoider Arthritis und Alzheimerscher Krankheit. Außerdem werden sie häufig vergeßlich. Alle diese Erscheinungen sind charakteristisch für das Vata-Dosha.

Dies zeigt, daß wir unser Alter und unsere gegenwärtige Lebensphase berücksichtigen müssen, wenn wir Maßnahmen zur positiven Beeinflussung unserer Doshas ergreifen wollen. Ältere Menschen sollten beispielsweise zu anstrengende Körperübungen meiden und wenn möglich nicht mehr viel reisen, da diese Faktoren Vata stärken. Weiterhin sollten sie sich auf eine Vata ausgleichende Weise ernähren, wobei sie warme, feuchte Speisen bevorzugen und mehr Öl und weniger Salat und getrocknete Früchte zu sich nehmen sollten.

Geistige und emotionale Faktoren

Unser Leben ist ein Ganzes, das Körper, Geist und reines Bewußtsein vereinigt. Gesundheit und Krankheit haben körperliche und psychische Ursachen. Krankheiten können im Geist und im Bereich der Emotionen entstehen und dann auf den Körper übergreifen, denn geistige Ungleichgewichtszustände erzeugen körperliche. Deshalb werden im Ayurveda Geist und Körper nie getrennt betrachtet.

Jede Wahrnehmung, jeder Gedanke und jedes Gefühl, ob positiv oder negativ, ist ein biochemisches Ereignis, das die Doshas beeinflußt und sich auf Zellen, Gewebe und Organe auswirkt. Angst, Wut, Trauer, Haß, Neid, Besitzstreben und andere negative Emotionen stören das Gleichgewicht unserer Doshas. Und wenn die Doshas bereits aus dem Gleichgewicht gebracht worden sind, können dadurch umgekehrt die genannten negativen Emotionen entstehen.

- *Vata*-Übermaß wird mit Angst, Unsicherheit, Furcht, Nervosität, Ruhelosigkeit, Verwirrung und Traurigkeit in Verbindung gebracht.
- *Pitta*-Übermaß wird mit Wut, Neid, Haß, Ehrgeiz, Kritiksucht, einer allgemein verurteilenden Einstellung, verletzender Rede, Perfektionismus und dem Bedürfnis nach Kontrolle assoziiert.
- *Kapha*-Übermaß ruft Gier, Festhalten an Dingen und Personen, Besitzstreben, Langeweile, Faulheit und Lethargie hervor.

Emotionen haben eine Affinität zu bestimmten Organen: Traurigkeit zur Lunge, Wut zur Leber, Haß zur Gallenblase. Die Nieren können zum Sitz der Angst werden und das Herz (wie auch die Lunge) zu dem von Trauer und Traurigkeit. Nervosität wird mit dem Dickdarm assoziiert, wogegen der Magen der Sitz der Erregung und Versuchung ist und die Milz mit der Anhaftung in Verbindung gebracht wird.

Wie wir bereits wissen, haben Emotionen einen körperlichen und einen psychischen Aspekt. Sie sind Reaktionen auf bestimmte Situationen. Wenn wir uns der vollständigen Bewegung einer Emotion, beginnend mit ihrem Auftauchen bis zu ihrer schließlichen Auflösung, nicht klar bewußt sind, so kann sie das mit ihr assoziierte Organ negativ beeinflussen, Streß und Schwächezustände verursachen und das erzeugen, was als «unzulänglicher Raum» (Khavaigunya) bezeichnet wird, ein Ort, an dem sich eine zukünftige Krankheit manifestieren kann. (Siehe Seite 58, «Wie eine Krankheit entsteht».)

Streß

Die moderne Medizin sieht Streß häufig als das Resultat einer bestimmten Lebensweise oder der Überarbeitung, emotionaler Traumata und dergleichen mehr an. Der Ayurveda versteht Streß weniger als Resultat oder Zustand, sondern eher als einen Faktor, der Krankheiten verursacht. Eine Gestaltung des Alltags nach bestimmten Regeln, eine adäquate und ausreichende Ernährung, positive Emotionen und liebevolle Beziehungen fördern Stärke und Gesundheit. Hingegen belasten langes Aufbleiben am Abend, der Konsum von Speisen, die die eigene Konstitution nachteilig beeinflussen, häufiges Reisen, zu starke Beanspruchung des Geistes und der Sinne, die Unterdrükkung negativer Emotionen wie Wut oder Angst und die Aufrechterhaltung problematischer Beziehungen allesamt Körper und Geist und erzeugen dadurch Streß. Außerdem erhöhen Giftstoffe in der Nahrung und im Wasser, Luftverschmutzung, starker Lärm und viele andere Umweltfaktoren den Streß, unter dem ein Mensch leidet.

Streß ist eine wichtige Ursache vieler Krankheiten. Er kann Allergien, Asthma und Herpes ebenso auslösen wie Herzbeschwerden.

Streß belastet die Doshas und kann je nach Konstitution des Betreffenden Ungleichgewichtszustände von Vata, Pitta oder Kapha provozieren. Vata-Menschen können Vata-Störungen wie Angst oder Furchtsamkeit entwickeln. Pitta-Menschen können auf Streß reagieren, indem sie wütend werden, oder sie leiden aufgrund dessen unter Bluthochdruck, Magen-Darm-Geschwüren, ulzeröser Kolitis und anderen Pitta-Störungen. Wenn Kapha-Menschen unter Streß stehen, essen sie häufig unglaubliche Mengen.

In Teil III werden Sie viele Vorschläge finden, die Ihnen helfen sollen, die Wirkung von Streß auf Ihr Leben zu verringern und die durch Streß verursachten Symptome zu minimieren oder sogar zu beseitigen.

Übermäßiger, zu geringer und falscher Gebrauch der Sinne

Unsere Sinne können uns viel Freude bereiten und uns wichtige Informationen vermitteln. Durch die ganz normale alltägliche Erfahrung der Welt nähren uns die Sinnesfähigkeiten des Schmeckens, Berührens, Riechens, Sehen und Hörens. Therapien, bei denen bestimmte Sinne eine wichtige Rolle spielen – beispielsweise die Aromatherapie, die Farbtherapie, das Singen von Mantras und anderen heilenden Klängen, Massage und die in Kräutern und Nahrungsmitteln enthaltenen Geschmäcke – können erstaunliche Heilkräfte mobilisieren.

Doch da alle unsere Wahrnehmungen sowie auch unsere Gedanken und Gefühle sowohl biochemische Phänomene als auch Erfahrungen im Bewußtsein sind, kann ein inadäquater Gebrauch der Sinne einen Ungleichgewichtszustand oder Schaden im Körper hervorrufen und dadurch eine Krankheit erzeugen.

Übermäßiger Gebrauch der Sinne belastet unser Nervensystem. Ein einfaches Beispiel hierfür ist, daß wiederholte Einwirkung von sehr hellem Licht auf die Augen die Netzhaut schädigt und den Sehnerv belastet, wodurch Pitta verstärkt und früher oder später die Sehfähigkeit geschädigt wird oder einer Neuritis (Nervenentzündung) ähnliche Symptome auftreten. Wenn wir häufig laute Musik oder laute Geräusche hören, werden unser Trommelfell und unser gesamtes Ohr geschädigt und geschwächt. Passiert dies öfter, kann ein Mensch dadurch taub werden. Laute Geräusche und Klänge haben außerdem auch eine negative Wirkung auf das Vata-Dosha, und sie rufen Vata-Symptome wie Arthritis oder degenerative Veränderungen in den Knochen hervor. Langes Sonnenbaden belastet das Berührungsempfinden, verstärkt Pitta und kann Hautkrebs erzeugen.

Mißbrauch der Sinne bedeutet, daß dieselben auf die falsche Weise benutzt werden, beispielsweise, indem man versucht, sehr kleine Buchstaben zu lesen, indem man häufig durch ein Mikroskop oder Teleskop schaut (wodurch die Augen sehr belastet werden) oder indem man im Liegen liest (wodurch der Fokus verändert wird und die Muskeln des Augapfels belastet werden), was letztlich zu Pitta- oder Vata-Störungen führen kann. Das Essen großer Mengen ungeeigneter Nahrung wie beispielsweise scharfer, sehr stark gewürzter und stark anregend wirkender Speisen, die Cayennepfeffer enthalten, ist ein Mißbrauch des Geschmacksorgans. Das Hören lauter Geräusche über Telefon und lange Telefongespräche verstärken ebenfalls Vata. Auch wenn die Sinne unzuträglichen Reizen ausgesetzt werden, wie es beispielsweise beim Anschauen von Gewaltszenen im Fernsehen der Fall ist, ist dies ein Mißbrauch der Sinne.

Zu geringer Gebrauch der Sinne bedeutet, daß wir nicht mit voller Aufmerksamkeit wahrnehmen und das Wahrgenommene ignorieren oder daß wir unsere wundervollen Sinnesfähigkeiten nicht vollständig gebrauchen. Dies kann beispielsweise zu Unfällen führen. Die Winterdepression ist eine Störung, unter der Menschen leiden, die im Winter nicht genug Sonnenlicht bekommen – man könnte dabei also von einem zu geringen Gebrauch des Gesichtssinns sprechen. Jene Rastlosigkeit, die durch langen Aufenthalt in geschlossenen Räumen entsteht, ist zumindest teilweise das Resultat sensorischer Deprivation. Langes Fasten, wobei der Geschmackssinn in stark verringertem Maße beansprucht wird, verstärkt Vata.

Handeln wider besseres Wissen

Sehr oft werden wir krank, weil wir unser eigenes Wissen oder unsere Weisheit mißachten. Wenn wir unsere psychobiologische Konstitution verstehen, kennen wir einen wichtigen Teil von uns selbst. Wenn wir beispielsweise darüber informiert sind, wie bestimmte Nahrungsmittel das Gleichgewicht unseres Körper-Geist-Systems stören und Krankheiten hervorrufen können, wohingegen andere Nahrungsmittel ausgleichend und stärkend wirken, vermögen wir dieses Wissen zur Erhaltung unserer Gesundheit zu nutzen. Dennoch folgen wir häufig den Impulsen des Augenblicks und konsumieren Nahrungsmittel, die Probleme hervorrufen.

Wenn ein Mensch, der weiß, daß seine Konstitution größtenteils von Pitta bestimmt wird, beschließt, scharf gewürzte Speisen zu Mittag zu essen, und wenn er danach den Rest des sommerlichen Nachmittags mit Gartenarbeit zubringt, so mißachtet er sein Wissen und seine intellektuellen Möglichkeiten und fordert die Entstehung von Problemen geradezu heraus.

Als Individuen sind wir alle Teil des Kosmischen Bewußtseins, jener universellen Intelligenz, die die gesamte Natur so wunderbar organisiert. Diese Intelligenz ist in uns, und indem wir den über Jahrtausende erprobten Prinzipien des Ayurveda folgen und das beherzigen, was unsere Intuition und unsere innere Weisheit uns nahelegen, können wir unser Leben im Einklang mit diesen Prinzipien gestalten.

Beziehungen

Unser Leben besteht aus Beziehungen. Wir stehen in Beziehung zur Erde, zum Mond, zur Sonne, zur Luft, die wir atmen, zum Wasser, das wir trinken, und zur Nahrung, die wir essen. Sie stehen in Beziehung zu Ihren Freunden, Ihren Eltern und Ihren Kindern, zu Ihrem Ehepartner und zu Ihren Arbeitskollegen sowie zu Ihrem Körper, Ihren Gedanken und Gefühlen, Ihrer Arbeit und Ihrem Bankkonto. In unserem Alltagsleben spielen Beziehungen die wichtigste Rolle.

Wir benutzen unsere persönlichen Beziehungen häufig, um anderen unsere Vorstellungen aufzuzwingen. Dann werden Beziehungen zu einer Art Schlachtfeld, statt ein Feld der Liebe zu sein. Wenn in einer Beziehung eine negative Emotion auftaucht – zum Beispiel Unmut über eine in der Vergangenheit erlebte Verletzung oder Beleidigung, Wut, Angst oder eine extrem kritische Einstellung, sollten Sie dieses Gefühl genau beobachten. Verurteilen Sie weder andere noch sich selbst. Wenn Ihr Ehepartner etwas zu Ihnen sagt, was Sie verletzt oder wütend macht, so stellen Sie fest, was Ihre Gedanken und Gefühle Ihnen darüber zu sagen haben. Seien Sie dabei ehrlich, denn aus Ehrlichkeit erwächst Klarheit.

Fehlt es an Klarheit, werden Gefühle unterdrückt, oder die Kommunikation versiegt in Krisenzeiten, und Streß baut sich auf. Dies ist eine der Ursachen für die Entstehung von Krankheiten. Streß zerstört unsere inneren biochemischen Prozesse und bringt die Doshas aus dem Gleichgewicht, wodurch die Samen der Krankheit gesät werden.

Ob es sich um unsere Ehepartner, Brüder und Schwestern, Eltern oder Kinder handelt, alle unsere Beziehungen müssen von absoluter Klarheit geprägt sein. Durch diese Klarheit entsteht Mitgefühl, und Mitgefühl ist Liebe. Deshalb ist Liebe Klarheit. Und wie wir alle wissen, ist Liebe der Schlüssel zu erfolgreichen Beziehungen.

Wenn Sie nun noch einmal auf die in diesem Abschnitt vorgestellten zehn Faktoren zurückblicken, werden Sie erkennen, daß Sie einen erheblichen Einfluß darauf haben, ob dieselben in den Doshas einen Ungleichgewichtszustand erzeugen, der zur Entstehung von Krankheiten führen kann. Dies gilt auch für scheinbar so unkontrollierbare Faktoren wie die Jahreszeiten und das Wetter: Wenn es kalt ist, können Sie sich warm anziehen; und wenn es warm ist, können Sie die Sonne meiden und größere Anstrengungen aufschieben.

Wie eine Krankheit entsteht

Nach den Lehren des Ayurveda ist Krankheit das Endergebnis eines langen Prozesses, der in jedem Stadium erkannt und beeinflußt werden kann. Dieser Prozeß ist gründlich untersucht und in seinen einzelnen Phasen ausführlich beschrieben worden.

Der Krankheitsprozeß beginnt mit Störungen des Gleichgewichts zwischen den Doshas. Zeitweilige Ungleichgewichtszustände treten häufig auf und sind normal. Probleme tauchen auf, wenn die entstandenen Übermaßzustände nicht wieder ausgeglichen werden. Normalerweise durchlaufen Vata, Pitta und Kapha Veränderungszyklen, die aus drei Phasen bestehen: Akkumulation, Provokation oder Bildung eines Übermaßes und Befriedung. Pitta beispielsweise sammelt sich vom späteren Frühjahr ab an, erreicht in den heißen Sommermonaten ein Übermaß und wird auf natürliche Weise befriedet, wenn die Witterung im Herbst wieder kühler wird.

Wird ein Dosha, das sich im Übermaßzustand befindet, nicht durch den natürlichen Wechsel der Jahreszeiten befriedet, durchläuft es weitere Veränderungen, die schließlich zum Ausbruch einer Krankheit führen können. Wenn bei einem Menschen mit vorherrschender Vata-Konstitution im Herbst aufgrund kühler, trockener und windiger Witterung ein gewisses Vata-Übermaß auftritt, das sich jedoch kurz darauf wieder normalisiert, entwickelt sich keine Krankheit. Der Betroffene kann die Wiederherstellung des Gleichgewichts unterstützen, indem er beispielsweise feuchte, wärmende Speisen bevorzugt und sich bei windiger Witterung warm anzieht.

Bleibt der Zustand des Vata-Übermaßes hingegen länger bestehen, greift Vata auf die allgemeine Zirkulation über, dringt in die tiefen Bindegewebe vor, bewirkt dort pathologische Veränderungen, und es entwickeln sich Krankheiten. Ein Ungleichgewichtszustand ist eine Störung, und eine Störung ist eine Krankheit im Entstehen.

Eine Krankheit gleicht einem Kind: Im Schoß des Körpers durchläuft sie einen Entstehungsprozeß, der Samprapti oder Pathogenese – wörtlich übersetzt: «die Geburt des Schmerzes» – genannt wird. Es folgt eine kurze Beschreibung des Verlaufs.

1. Akkumulation

Aufgrund verschiedener Ursachen wie Ernährung, Witterung, Jahreszeiten, Emotionen sowie weiterer, die bereits erwähnt wurden, fangen die Doshas an, sich an ihrem jeweiligen Sitz anzusammeln: Vata im Dickdarm, Pitta im Dünndarm,

Wie man negative Gefühle transformieren kann

Negative Gefühle können sowohl denjenigen, der sie hat, als auch andere Menschen schädigen. Wenn wir beispielsweise unsere Wut oder unsere Kritik zum Ausdruck bringen, fügen wir dadurch jemand anders Schmerz zu. Unterdrücken wir solche Gefühle hingegen, so bringen wir dadurch uns selbst in Schwierigkeiten, weil die durch Streß in Gang gesetzten biochemischen Prozesse die inneren Organe und Organsysteme bis hin zur Zellebene beeinflussen.

Doch wenn sowohl der Ausdruck als auch das Zurückhalten negativer Gefühle schädlich sein können, was sollen wir dann tun, wenn diese Emotionen in uns aufwallen? Der Ayurveda bietet uns eine Möglichkeit, aus solchen Situationen zu lernen und sie auf positive Weise aufzulösen.

Sobald ein solches Gefühl auftaucht, schauen Sie in dieses hinein. Nehmen wir an, es handelt sich um Wut. Atmen Sie lange und tief ein, spüren Sie die Wut, und atmen Sie sie aus. Geben Sie dem Gefühl vollkommene Freiheit, *in Ihnen selbst* zum Ausdruck zu gelangen, so daß Sie es ehrlich anschauen und spüren können. Atmen Sie in das Gefühl hinein, geben Sie sich ihm hin, und erleben Sie es voll und ganz von innen. Atmen Sie in das Gefühl hinein, und atmen Sie es anschließend aus. Es wird sich dann bald von selbst auflösen.

Sie müssen sich nicht nur der äußeren Dinge bewußt sein – dessen, was Ihr Ehepartner oder Freund sagt –, sondern gleichzeitig auch das Gewahrsein auf Ihr inneres Selbst lenken. Wenn das Gewahrsein sich sowohl nach innen als auch nach außen richtet, erreichen Sie vollkommenes Verstehen. Bei Anwendung dieser Methode wird der Geist durch das Gefühl nicht im geringsten beeinträchtigt.

Schauen Sie sich das Gefühl an – jede Emotion –, ohne dem, was Sie wahrnehmen, einen Namen zu geben. Dann werden Beobachter und Beobachtungsobjekt eins. Beobachten Sie mit vollkommenem Gewahrsein, ohne jede Teilung von Subjekt und Objekt, ohne Trennung zwischen Ihnen selbst und dem Gefühl. Geben Sie dem Gefühl Freiheit; lassen Sie es zuerst aufblühen und später verblassen.

Kapha im Magen. In dieser Phase lassen sich einsetzende Gesundheitsstörungen am leichtesten behandeln. Ein ausgebildeter ayurvedischer Arzt kann Ungleichgewichtszustände schon jetzt an Ihrem Puls erkennen, und möglicherweise sind Sie sogar selbst dazu imstande.

Vata-Akkumulation kann sich in Form von Verstopfung, Blähbauch oder Gasbildung im Dickdarm manifestieren. Pitta-Akkumulation ist in Form von Hitze im Bereich des Nabels zu spüren und außerdem an einer leicht gelblichen Färbung des Weißen im Auge oder an einer dunkelgelben Färbung des Urins zu erkennen. Die Betroffenen sind gewöhnlich sehr hungrig und haben ein starkes Verlangen nach Süßigkeiten und Zucker. Kapha-Akkumulation ruft ein Gefühl der Schwere sowie Lethargie und Appetitmangel hervor.

In dieser Phase ist der Mensch noch ziemlich gesund, und wenn das Dosha stärker zu werden beginnt, erzeugt die Intelligenz des Körpers eine Aversion gegen die verursachenden Faktoren und ein Verlangen nach den entgegengesetzten Eigenschaften, wodurch das Gleichgewicht wiederhergestellt werden kann. Wenn Sie beispielsweise drei Tage nacheinander Eiscreme gegessen haben und sich infolgedessen Kapha ansammelt, wird Ihnen der Gedanke an Eiscreme als nicht besonders verführerisch erscheinen; vielmehr wird Ihr Körper dann ein Bedürfnis nach Cayennepfeffer oder nach stark gewürzten Speisen entwickeln, um den Kapha-Überschuß zu verbrennen und ihm so entgegenzuwirken. Man sollte auf die Weisheit des Körpers hören und den Ungleichgewichtszustand nicht noch weiter verstärken.

2. Entstehung eines Übermaßes

Das akkumulierte Dosha baut sich an seinem Sitz weiter auf. Der Magen wird bis an den Rand mit Kapha gefüllt, der Dünndarm mit Pitta, der Dickdarm mit Vata. Anschließend versuchen diese Dosha-Ansammlungen, aus ihren angestammten Bereichen auszubrechen und auf andere Körperregionen überzugreifen. Kapha versucht, aufwärts in die Lunge zu gelangen; Pitta versucht, in den Magen und in die Gallenblase einzudringen; und Vata versucht, sich in die Flanken auszubreiten.

Auch diese Entwicklungsstufe von Krankheiten können Sie spüren. Wenn Sie beispielsweise am Samstagabend zuviel Kapha-Nahrung essen, fühlen Sie sich wahrscheinlich am Sonntagmorgen beim Aufwachen vollgestopft und denken: «Vielleicht sollte ich heute fasten oder nur sehr wenig essen.» Doch dann lädt jemand Sie zum Sonntags-Brunch ein, und Sie schlagen sich erneut den Bauch voll. Am folgenden Tag bekommen Sie dann möglicherweise einen Husten oder spüren einen Blutandrang in der Lunge, da Ihr Kapha sich nach oben in Bewegung setzt. Pitta-Übermaß im zweiten Stadium kann Sodbrennen, eine Störung der Magensäureproduktion oder Übelkeitsgefühle auslösen. Das Aufsteigen von Vata kann Schmerzen in den Flanken oder im mittleren Bereich des Rückens oder Kurzatmigkeit verursachen.

Nach den ayurvedischen Lehren lassen sich Krankheitsprozesse in jedem Stadium behandeln, doch erfordert dies stets eine spezifische Behandlungsmethode. In den bisher beschriebenen ersten beiden Stadien kann man den Prozeß aus eigenen Kräften umkehren, indem man den gesunden Menschenverstand walten läßt, das Prinzip der entgegengesetzten Eigenschaften anwendet und zusätzlich bestimmte Hausmittel einnimmt. Sobald sich der Krankheitsprozeß über den Bereich des Magen-Darm-Trakts hinausentwickelt und in die dritte Phase eintritt, ist eine Selbstbehandlung nicht mehr möglich, und es muß ein ausgebildeter Heilkundiger eingeschaltet werden. (Hierzu möchte ich auf das verweisen, was im Kasten unten über Ama gesagt wird.)

3. Ausbreitung

Das Dosha fängt an, sich von seinem Ursprungsort auszubreiten, es dringt in das

Ama, Agni und der Krankheitsprozeß

Das biologische Feuer des Körpers, das die Transformation von Materie in Energie steuert, existiert in dreizehn Hauptformen. Das zentrale Feuer, Jatharagni genannt, steuert die Verdauung und die Assimilation der Nahrung. Die übrigen Agnis (die Feuerkomponenten in den Zellen, Geweben und Organen) steuern lokale Prozesse der Verdauung und Ernährung. Wenn Agni robust und gesund ist, kann der betreffende Mensch alles essen, denn sein Körper ist in der Lage, es zu verdauen, zu assimilieren und zu absorbieren und anschließend die unreinen Bestandteile auszuscheiden. Doch wenn sich die Doshas aufgrund einer inadäquaten Ernährung oder aufgrund negativer Emotionen in einem Übermaß-Zustand befinden, beeinträchtigen sie zuerst Agni. Und wenn Agni geschwächt oder gestört ist, wird die aufgenommene Nahrung nicht adäquat verdaut.

Die unverdauten, vom Körper nicht absorbierten Nahrungsbestandteile sammeln sich im Magen-Darm-Trakt und an anderen Orten im Körper und verwandeln sich in eine giftige, klebrige und übelriechende Substanz namens Ama. (Ama kann auch durch Einwirken von Bakterien und durch Stoffwechselabfallprodukte aus den Zellen entstehen.) In der dritten Phase des Krankheitsprozesses (derjenigen der Ausbreitung) fließt Ama vom Ursprungsort in andere Kanäle des Körpers – Blut-, Kapillar- und Lymphgefäße – und verstopft diese sowie die Zellwände.

Wenn diese Ama-Moleküle die Kanäle verstopfen, wird damit auch die zellulare Intelligenz (Prana) blockiert, die normalerweise ständig zwischen den Zellen aktiv ist – und eine isolierte Zelle ist eine verwirrte Zelle. Infolgedessen treten pathologische Veränderungen auf. Doch die grundlegende Ursache für pathologische Zellveränderungen ist die Bewegung dieser Ama-Moleküle. Deshalb muß das Ama durch Panchakarma oder mit Hilfe anderer Methoden aus dem Körper entfernt werden. (Siehe hierzu auch den Abschnitt «Reinigungstechniken» in Kapitel 4.)

Blut und in die Zirkulation ein und «hält nach einem Ort Ausschau», an dem es sich festsetzen kann. Der Krankheitsprozeß ist nun so weit fortgeschritten, daß die bloße Ausschaltung der verursachenden Faktoren nicht mehr ausreicht, um das Übel zu beseitigen. Ein Panchakarma-Reinigungsprogramm (oder eine ähnliche Reinigungsmethode) ist erforderlich, um die Doshas wieder zu ihrem angestammten Sitz im Magen-Darm-Trakt zurückzubefördern, damit ihr Übermaß aus dem Körper ausgeschieden werden kann.

4. Festsetzung oder Infiltration

Das zu starke Dosha dringt in ein Organ, Gewebe oder Körpersystem ein, das aufgrund einer zuvor erlittenen Schädigung, aufgrund genetischer Veranlagung, durch aufgestauten emotionalen Streß, unterdrückte Emotionen oder andere Faktoren geschwächt oder nicht voll funktionsfähig ist. Diese geschwächten Bereiche im Körper können mit Schlaglöchern auf einer Straße verglichen und als negative Punkte bezeichnet werden. Zigarettenrauchen beispielsweise schwächt die Lunge, übermäßiges Essen die Milz und die blutführenden Organe.

Das neu eintreffende Dosha verwirrt die Zellintelligenz des geschwächten Gewebes und verändert dessen normale Eigenschaften und Funktionen. Die Eigenschaft des zu starken Dosha unterdrückt die normalen Eigenschaften der betroffenen Gewebe und verbindet sich mit diesen, wodurch ihre Struktur und ihre Funktion verändert werden. Dadurch gehen die «Samenkörner» der Krankheit auf und fangen an, sich zu entwickeln.

Bis zu diesem Punkt ist die Krankheit noch nicht an der Oberfläche in Erscheinung getreten, doch vermag ein sachkundiger Arzt sie anhand von Ungleichgewichtszuständen der Doshas wie den weiter oben erwähnten zu erkennen. Ein besonders wachsamer Mensch spürt in diesem Stadium subtile Veränderungen in seinem Körper. Wird das Problem zu diesem Zeitpunkt nicht adäquat behandelt, bricht die Krankheit vollständig aus.

5. Manifestation

In diesem Stadium treten qualitative Veränderungen offen zutage. Die Zeichen und Symptome einer manifesten Krankheit tauchen auf, und der Betroffene wird krank. Ob in der Lunge, den Nieren, der Leber, den Gelenken, dem Herzen, dem Gehirn oder wo auch immer sonst, die Samen der Krankheit fangen nun an, sich im Bereich des betroffenen Gewebes zu manifestieren.

6. Zellulare Deformationen führen zu strukturellen Veränderungen

Nun ist der pathologische Prozeß zum Abschluß gelangt, und die Krankheit hat sich vollständig manifestiert. Strukturelle Veränderungen treten auf, und Komplikationen, die andere Organe, Gewebe und Körpersysteme betreffen, zeigen sich. In diesem Stadium ist die nun gänzlich

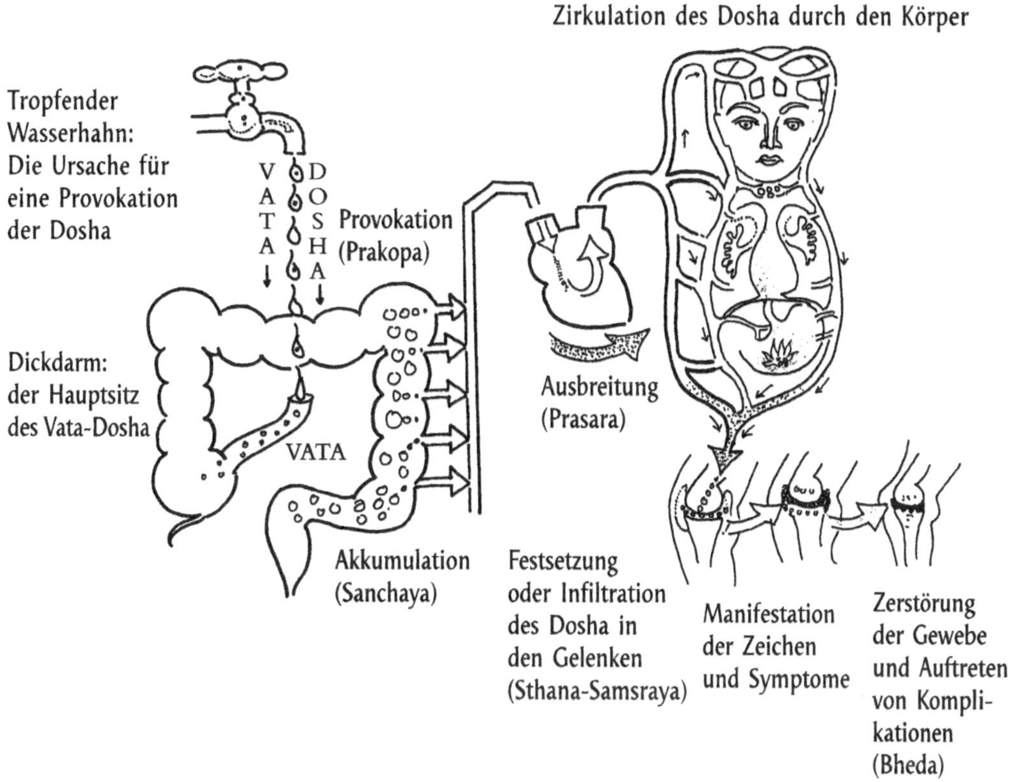

SAMPRAPTI (PATHOGENESE): DIE SECHS STADIEN DES KRANKHEITSPROZESSES

entwickelte Krankheit am schwersten zu behandeln.

Wenn beispielsweise das zu stark gewordene Pitta-Dosha im fünften Stadium in die Magenwand eindringt, manifestiert es sich als Magengeschwür. Im sechsten Stadium jedoch perforiert Pitta das Geschwür und verursacht Magenblutungen oder die Entstehung eines Tumors. Die Störung der Funktion setzt bereits im fünften Stadium ein, aber im sechsten Stadium werden die Gewebestruktur sowie die umliegenden Gewebe und Körpersysteme beeinträchtigt.

Da eine Behandlung – die Wiederherstellung des Gleichgewichts und der normalen Funktionsfähigkeit – in den früheren Stadien wesentlich leichter ist, wird im Ayurveda großer Wert auf Präventivmaßnahmen zur Erhaltung der Gesundheit gelegt. Es ist wesentlich wirksamer, Krankheiten im Entstehungsstadium zu behandeln, als erst dann, wenn sie sich voll entwickelt haben.

Gesundheit und Krankheit sind Prozesse. Krankheit ist ein Prozeß abnormer Bewegung der Doshas, Gesundheit hingegen der Prozeß der normalen Funktion der Doshas. Ein kluger Mensch versteht, daß der normale Rhythmus und der positive Charakter des Prozesses durch Veränderung der Ernährung und Lebensweise und durch Vermeiden der Krankheitsursachen wiederhergestellt werden kann.

Der Schlüssel hierzu ist Gewahrsein. Je wachsamer Sie beobachten, wie Ihr Geist, Ihr Körper und Ihre Emotionen auf Situationsveränderungen reagieren, und je bewußter Sie sich Ihrer Konstitution sowie der Möglichkeiten sind, in jedem Augenblick Entscheidungen für die Erhaltung Ihrer Gesundheit zu treffen, um so geringer ist die Gefahr, daß Sie krank werden.

Teil II

Die Anwendung der ayurvedischen Prinzipien

4

Wie wir unsere Gesundheit erhalten können

Ziel des Ayurveda ist, die Gesundheit gesunder Menschen zu erhalten und die Krankheiten kranker Menschen zu heilen. Teil III dieses Buches enthält Hunderte von Vorschlägen zur Behandlung von Krankheiten. Doch ist es wesentlich leichter, gesund zu bleiben, als eine Krankheit zu heilen. Noch schwieriger ist es, Störungen zu heilen, die bereits fortgeschrittene Stadien des Krankheitsprozesses erreicht haben. Deshalb mißt die ayurvedische Medizin der Prävention so großes Gewicht bei. Wir werden uns in diesem Kapitel mit einigen der grundlegenden Prinzipien und Ansätze beschäftigen, die im Ayurveda zur Erhaltung der Gesundheit empfohlen werden.

Gewahrsein

Der Schlüssel zur Erhaltung der Gesundheit ist *Gewahrsein*. Wenn Sie Ihre Konstitution kennen und aufmerksam beobachten, wie Ihr Geist, Ihr Körper und Ihre Emotionen auf die sich verändernden Bedingungen in Ihrer Umgebung sowie auf die zahlreichen Facetten Ihres Alltagslebens – beispielsweise auf die Nahrung, die Sie zu sich nehmen – reagieren, können Sie mit Hilfe dieser Informationen intelligente Entscheidungen treffen, die der Erhaltung Ihrer Gesundheit dienen.

Wie wir in Kapitel 3 gesehen haben, ist die Ursache die verborgene Wirkung und die Wirkung die offenbar gewordene Ursache, so wie ein Same den potentiellen Baum enthält und der Baum das Potential des Samens bekundet. Die Ursache zu behandeln bedeutet, die Wirkung zu behandeln und ihre Entfaltung zu verhindern. Wenn ein Kapha-Mensch im Frühling stets Kapha-Probleme hat – beispielsweise Heuschnupfen, Erkältungen, Kongestionen (Blutstauungen), Kopfschmerzen im Stirnbereich und Gewichtszunahme –, sollte der Betreffende auf seine Ernährung achten und alle Kapha erzeugenden Nahrungsmittel wie Weizen, Wassermelonen, Gurken, Joghurt, Käse, Konfekt, Eiscreme und kalte Getränke meiden. (Eis ist für Kapha-Menschen nicht gut, weil es bei ihnen Kongestionen hervorruft.)

Wenn wir die Krankheitsursachen kennen und die Prinzipien «Gleiches stärkt Gleiches» und «Gegensätze gleichen einander aus» verstehen, verfügen wir über alle Informationen, die wir brauchen, um unsere Gesundheit zu erhalten oder wiederherzustellen, einfach indem wir unsere Aufmerksamkeit in jedem Augenblick auf unser Verhalten konzentrieren.

Wenn ich bewußt lebe, kann ich beobachten, daß sich vor zwei Wochen nach dem Verzehr von Joghurt bei mir Blutandrang und später eine Erkältung entwickelte. Danach besserte sich mein Gesundheitszustand, und es ging mir ein paar Tage lang gut. Stehe ich dann später wieder einmal vor der Entscheidung, ob ich Joghurt essen soll oder nicht, erinnere ich mich an jenes Erlebnis, und mein Körper sagt mir: «Heh, als du das letztemal Joghurt gegessen hast, bist du anschließend krank geworden!» Wenn ich mir des Geschehens wirklich bewußt bin und ich meinem Körper zuhöre, sagt er mir: «Ich will keinen Joghurt.» Auf die Weisheit des Körpers, die körpereigene Intelligenz, zu hören ist Gewahrsein, eine der effektivsten Möglichkeiten, Krankheiten zu vermeiden.

Ein Gewahrsein der potentiellen Ursachen eines Ungleichgewichts und des eigenen Befindens in jedem Augenblick zu entwickeln ist der notwendige erste Schritt zur Erhaltung der Gesundheit. Als nächstes müssen wir dann Maßnahmen zur Verbesserung unseres Zustandes ergreifen.

Die Umstände verändern, die Störungen verursachen können

Wir sind zwar nicht in der Lage, das Wetter zu beeinflussen, aber wir können uns jeweils so kleiden, daß kalte Winde oder Regen oder die Hitze des Sommers die Doshas nicht nachteilig verstärken. Wetterwechsel sind eine der möglichen Ursachen für die Entstehung von Ungleichgewichtszuständen der Doshas. Windiges, kaltes und trockenes Wetter verstärkt das Vata-Dosha; heiß-feuchte Witterung provoziert Pitta; und kaltes, wolkiges und nasses Wetter hat eine Stärkung des Kapha-Dosha zur Folge. Sobald wir Wissen über unsere aktuelle Situation gesammelt haben und wir diese verstehen, müssen wir unser Verhalten darauf einstellen, indem wir beispielsweise einen Hut, einen Schal oder einen warmen Mantel anziehen oder direkte Sonnenbestrahlung meiden. Auf diese Weise verändern wir die Umstände, die andernfalls Beschwerden verursachen könnten.

Potentielle Krankheitsursachen und Ungleichgewichtszustände treten ständig sowohl in uns als auch außerhalb von uns auf. Das Wetter verändert sich, unsere Umgebung verändert sich, unsere Gedanken und Gefühle verändern sich, und streßerzeugende Situationen kommen und gehen. Wir müssen ständig versuchen, diesen Veränderungen auf eine Weise zu begegnen, die zu unserem Nutzen ist. In der *Bhagavad-Gita* heißt es: «Sachkundiges Handeln wird *yoga* genannt.»

Ich muß so klug sein, mir meine bisherige Lebensgeschichte zu vergegenwärtigen und aus ihr zu lernen. Wenn ich Garbanzo-Bohnen esse, bekomme ich Magenschmerzen; deshalb sollte ich sie *diesmal nicht* essen. Und wenn es nichts anderes als Garbanzo-Bohnen gibt, kann ich ihnen Kuminpulver, Ghee und ein paar Senfkörner hinzufügen, weil sie dadurch verträglicher werden. Die trockene, Vata stärkende Wirkung der Garbanzos wird durch das feuchte und ölige Ghee und durch wärmend wirkende Gewürze verändert.

Die ayurvedische Kochkunst ist ein wesentlicher Teil der ayurvedischen Heilmittelkunde. Das Hinzufügen bestimmter Gewürze verändert die Eigenschaften von Nahrungsmitteln und kann bewirken, daß eine eigentlich «verbotene» Speise, die normalerweise einen Ungleichgewichtszustand hervorrufen würde, bekömmlich wird. Beispielsweise vertragen manche Menschen Kartoffeln nicht. Diese fördern bei ihnen die Gasentwicklung und erzeugen Muskel- und Gelenkschmerzen. Doch wenn Sie die Schale von den Kartoffeln entfernen und sie mit Ghee und ein wenig Kurkuma (Gelbwurz), ein paar Senfkörnern, Kuminpulver und frischen Korianderblättern sautieren, werden die Vata stärkenden Eigenschaften der Kartoffeln geschwächt und letztere verträglicher. Man kann versuchen, auf die Ursachen von Beschwerden so einzuwirken, daß der Körper anders auf die betreffende Situation reagiert und die spezifische Ursache keine nachteilige Wirkung mehr hat.

Dieses Prinzip gilt auch für psychische Faktoren. Sicherlich ist Ihnen bekannt, daß das Anschauen von Filmen mit Gewaltszenen Menschen in innere Erregung versetzt und Alpträume verursacht. Gewaltdarstellungen stören das Gleichgewicht der Doshas und rufen Angst hervor. Sie haben dies bestimmt schon einmal bei sich selbst beobachtet. Wenn Sie das nächstemal «Gelegenheit» haben, sich Gewaltszenen anzuschauen, tun Sie dies einfach nicht.

Es geht letztendlich immer wieder um das gleiche zentrale Thema: Bewußtheit, Gewahrsein – herauszufinden, welche Rolle Sie selbst in einer konkreten Situation spielen, was Sie wissen und was Sie tun können.

Wiederherstellen des Gleichgewichts

Der erste Schritt zur Erhaltung der Gesundheit ist die Entwicklung eines Gewahrseins der potentiellen Krankheitsursachen, denn dies gibt Ihnen die Möglichkeit, dieselben zu meiden und intelligent mit ihnen umzugehen. Der zweite Schritt besteht darin, Maßnahmen zur Veränderung des Umgangs mit jenen Ursachen, die Sie nicht vermeiden können oder auf die Sie keinen Einfluß haben (beispielsweise das Wetter), in die Wege zu leiten. Der nächste Schritt muß sein, das Gleichgewicht wiederherzustellen, sobald es verlorengeht. Die wichtigste Methode zum Erreichen dieses Ziels ist die Anwendung entgegengesetzter Eigenschaften.

Wenn Ihnen kalt ist, können Sie eine warme Suppe essen oder etwas Warmes trinken. Wenn Sie erregt oder aufgebracht sind (beispielsweise weil Sie sich Gewaltszenen angeschaut haben, obwohl Sie sich über die schädliche Wirkung solcher Filme im klaren sind), können Sie sich hinsetzen und meditieren, um Ihren Geist und Ihre Emotionen zu beruhigen. Wenn Ihr Pitta-Dosha provoziert worden ist und Ihnen heiß wird, können Sie schwimmen oder eine süße, kühlend wirkende Frucht essen.

Dieses Prinzip wirkt so einfach und erscheint so selbstverständlich, daß man es im praktischen Alltagsleben leicht übersieht. Dennoch ist es äußerst wirksam. Sie werden feststellen, daß Sie mit seiner Hilfe schnell und mühelos das Gleichgewicht Ihres Geistes und Ihres Körpers wiederherstellen können.

Reinigungstechniken

Wir werden uns nun mit einer weiteren Art von Selbstheilungsmaßnahmen beschäftigen. Was können Sie tun, wenn Sie es versäumt haben, Ihr Gewahrsein so zu entwickeln, daß Sie in der Lage sind, die Ursachen von Störungen zu beseitigen oder zur Wiederherstellung des Gleichgewichts entgegengesetzte Eigenschaften anzuwenden, wenn eine Krankheit bereits ausbricht?

Das Prinzip der Gegensätze ist fast universell und in jeder Phase des Krankheitsprozesses gültig. Ist eine Krankheit jedoch schon ausgebrochen, reicht seine Anwendung nicht mehr aus. In diesem Fall müssen Maßnahmen zur Reinigung des Körpers vom Übermaß der Doshas und von angesammelten Giftstoffen ergriffen werden.

Wie wir gesehen haben, wird nach der Entstehung von Übermaßzuständen der Doshas durch inadäquate Ernährungsgewohnheiten, eine ungesunde Lebensweise, negative Emotionen und andere Faktoren zuerst Agni, das biologische Feuer des Körpers, das die Verdauung der Nahrung und die Assimilation der Nährstoffe steuert, beeinträchtigt. Ist Agni geschwächt oder gestört, wird die aufgenommene Nahrung unzureichend verdaut. Die unverdauten, vom Körper nicht absorbierten Nahrungspartikel sammeln sich dann im Magen-Darm-Trakt und verwandeln sich in jene toxische, klebrige Substanz, die Ama genannt wird. Im dritten Stadium des Krankheitsprozesses, der Phase der «Ausbreitung», verstopft Ama die Därme sowie andere Körperkanäle und dringt in die Blutbahn ein, von wo aus es die Körpergewebe infiltriert und dadurch Krankheiten hervorruft.

Somit ist Ama die Wurzel der Krankheiten. Das Vorhandensein von Ama im Körper ist als Erschöpfung oder als Gefühl der Schwere zu spüren. Ama kann Verstopfung, Verdauungsbeschwerden, Gasentwicklung und Durchfall sowie Mundgeruch, einen üblen Geschmack im Mund, Steifheitsgefühle im gesamten Körper und geistige Verwirrung bewirken. Das Vorhandensein von Ama ist am leichtesten an einem dicken Belag auf der Zunge zu erkennen.

Nach den Lehren des Ayurveda ist eine Krankheit im Grunde eine von Ama hervorgerufene Krise, durch die der Körper angesammeltes Gift zu eliminieren versucht. Somit besteht der Schlüssel zur Verhinderung von Krankheiten – wenn sich bereits Ama angesammelt hat – darin, dem Körper bei der Ausscheidung der abgelagerten Giftstoffe zu helfen.

Um Ama aus dem Körper zu entfernen, hat die ayurvedische Heilkunst viele Methoden der inneren Reinigung entwickelt. Eine von diesen, die im Westen wohl bekannteste, hat den Namen Panchakarma, was wörtlich übersetzt «fünf Handlungen» bedeutet – ein Programm, das fünf Reinigungsmethoden umfaßt. Panchakarma-Programme, die in ayurvedischen Behandlungszentren durchgeführt werden, umfassen Methoden zur Vorbereitung des Körpers auf die Ausscheidung der Giftstoffe, an die sich die eigentlichen Reinigungsmethoden anschließen.

Die erste vorbereitende Maßnahme besteht in einer inneren Ölanwendung. Dabei muß der Patient täglich eine bestimmte kleine Menge Ghee (gereinigtes Butterfett) zu sich nehmen. Das Ghee überzieht die inneren Kanäle des Körpers mit einem dünnen Film, wodurch der Abtransport des im tiefen Bindegewebe abgelagerten Ama erleichtert und das Festkleben dieser Abfallstoffe an den Kanälen verhindert wird. Auf diese Weise kann das Ama durch den Verdauungstrakt ausgeschieden werden. Diese Ghee-Behandlung wird je nach Zustand des Patienten drei bis fünf Tage oder noch länger fortgesetzt.

Darauf folgt eine äußere Ölanwendung in Form einer Öl-Massage (Snehana) und Schwitzen (Swedana). Der ganze Körper wird auf eine bestimmte Weise mit Öl einmassiert, um die Ausleitung der Giftstoffe in den Verdauungstrakt zu fördern. Außerdem wird durch diese Massage sowohl das oberflächliche als auch das tiefere Gewebe gelockert, um den Streß zu verringern und das Nervensystem zu nähren. Anschließend nimmt der Patient ein Dampfbad, um die Giftstoffe noch weiter zu lockern und ihre Ausleitung aus dem Körper durch den Magen-Darm-Trakt zu unterstützen.

Nachdem diese Beandlung drei bis sieben Tage lang fortgesetzt worden ist, sind die Doshas gut «gereift». Nun stellt der Arzt fest, ob der Patient bereit ist, die zu stark gewordenen Doshas und das angesammelte Ama auszuscheiden. Ist dies der Fall, wird ermittelt, welches der fünf Karmas (Handlungen) für die Elimination des Dosha-Übermaßes am besten geeignet ist. Dafür kommen folgende Methoden in Frage:

- therapeutisches Erbrechen (Vamana), um die Giftstoffe und übermäßiges Kapha aus dem Magen zu entfernen;
- Abführung (Virechana), um Ama und Pitta-Übermaß aus Dünndarm und Dickdarm, Nieren, Magen, Leber und Milz zu entfernen;
- medizinische Einläufe (Basti) zur Entfernung von Vata-Übermaß aus dem Dickdarm. Vata-Übermaß ist einer der Faktoren, die am häufigsten zum Ausbruch von Krankheiten führen. Wenn es uns gelingt, Vata mit Hilfe von Bastis unter Kontrolle zu bringen, haben wir damit eine der Hauptursachen der meisten Krankheiten ausgeschaltet.
- Nasya ist die Bezeichnung für die Einleitung von Heilmitteln durch die Nase. Dabei werden getrocknete und pulverisierte Kräuter oder Öle wie Ghee durch die Nase in den Körper gebracht. Dies unterstützt die Entfernung von Dosha-Ansammlungen im Kopf sowie im Bereich der Nebenhöhlen und der

Kehle und reinigt außerdem die Atmung.

- Rakta-Moksha, die Reinigung des Blutes, erfolgt traditionell auf zwei Weisen. Die eine ist der Aderlaß, wobei eine kleine Menge Blut aus einer Vene entnommen wird. Allerdings ist diese Heilmethode in einigen Ländern – etwa in den USA – verboten und wird deshalb auch nicht praktiziert. Die zweite Methode besteht in der Einnahme blutreinigend wirkender Kräuter wie Klette.

Panchakarma ist nicht das einzige Verfahren, das im Ayurveda benutzt wird, um Ama aus dem Körper zu entfernen. Je nach der Kraft des Patienten und nach der Schwere seiner Krankheit wird eine der beiden folgenden Methoden angewendet: Ist der Patient schwach und entkräftet und eine Krankheit sehr stark, wird das Mittel der Linderung und Befriedung (Shamanam) eingesetzt, wobei das Ama durch sanftere Reinigungsmethoden, unter anderem durch die Verwendung von Kräuterheilmitteln, entfernt wird. Ist der Patient stärker und die Krankheit weniger kompliziert und ernst, so ist Panchakarma die geeignete Methode.

WICHTIGE ANMERKUNG: Panchakarma ist ein hochwirksames Verfahren, das nur unter Anleitung von Fachkräften angewandt werden sollte, also nicht von Personen, die keine gründliche Ausbildung in der ayurvedischen Heilkunde erhalten haben. Panchakarma wird auf jeden Patienten individuell abgestimmt, wobei die spezifische Konstitution und der jeweilige Zustand berücksichtigt werden. Jede Behandlungsphase erfordert eine genaue Beobachtung durch einen kundigen Betreuer, und auch im Anschluß daran sollte eine Unterstützung angeboten werden.

Sollte man Ghee benutzen?

Der Gebrauch von Ghee für die innere Ölanwendung wird bei den meisten Menschen empfohlen. *Allerdings sollten Menschen mit hohen Cholesterin-, Triglycerid- und Zuckerwerten davon absehen. Suchen Sie deshalb vor Beginn einer solchen Behandlung zu Hause in jedem Fall einen Arzt auf, und lassen Sie Ihr Blut auf diese Faktoren hin untersuchen.*

Wenn die genannten Werte im Normalbereich liegen, ist die Ghee-Anwendung unproblematisch. Bei hohen Werten sollte statt Ghee Leinsamenöl benutzt werden, das ebenfalls gute Dienste leistet und außerdem Fettsäuren enthält, die den Cholesterinspiegel senken.

Nehmen Sie drei Tage lang dreimal täglich fünfzehn Minuten vor den Mahlzeiten zwei Eßlöffel Leinsamenöl ein.

Die einfache Reinigungsmethode für den Hausgebrauch

Sowohl für die regelmäßige Prävention (um die Ansammlung von Ama zu verhindern) als auch zur Behandlung spezifischer Gesundheitsstörungen ist Panchakarma äußerst empfehlenswert. Falls es in der Nähe Ihres Wohnortes kein Zentrum gibt, in dem Panchakarma-Behandlungen unter Aufsicht eines ausgebildeten ayurvedischen Arztes durchgeführt werden, können Sie auch selbständig zu Hause ein wirksames Reinigungsprogramm absolvieren.

Beginnen Sie mit einer inneren Ölanwendung. Nehmen Sie drei Tage in Folge morgens ca. 50 Gramm gewärmtes, flüssiges Ghee zu sich. (In Anhang 2 finden Sie eine Anleitung zur Herstellung von Ghee.) Vata-Menschen sollten Ghee mit einer Prise Steinsalz einnehmen. Pittas nehmen Ghee ohne jeden Zusatz. Kaphas sollten dem Ghee eine Prise Trikatu zufügen (ein Gemisch aus gleichen Mengen Ingwer, schwarzem Pfeffer und Pippali, dem indischen langen Pfeffer *[Piper longum]*).

Ghee macht die inneren Kanäle geschmeidiger, was erforderlich ist, damit Ama aus dem Tiefengewebe in den Verdauungstrakt zurückfließen und durch diesen ausgeschieden werden kann.

Nach dreitägiger innerer Ghee-Anwendung ist der Zeitpunkt für die äußere Ölanwendung gekommen. Bestreichen Sie während der nächsten fünf bis sieben Tage Ihren Körper vom Kopf bis zu den Zehen mit ca. 0,2 l Öl (kein erhitztes!), und massieren Sie dieses gut ein. Für Vata-Menschen eignet sich Sesamöl am besten, das schwer und wärmend ist. Pitta-Menschen sollten möglichst Sonnenblumenöl benutzen, das weniger wärmend wirkt. Und Kapha-Menschen sollten Maisöl wählen. Diese Ölmassage kann 15 bis 20 Minuten lang fortgesetzt werden.

Nachdem das Öl gut eingerieben und vom Körper aufgenommen worden ist, nehmen Sie ein heißes Bad oder duschen und waschen sich anschließend mit einer ayurvedischen Kräuterseife, beispielsweise Neem-Seife. Achten Sie dabei darauf, daß ein wenig Öl auf Ihrer Haut bleibt.

In den alten Lehrbüchern des Ayurveda wird empfohlen, etwas Kichererbsenmehl über die Haut zu reiben, um das Öl zu absorbieren und zu entfernen. Diese Methode erfüllt ihren Zweck ausgezeichnet, doch ist sie wohl eher für eine Kultur geeignet, in der Menschen im Freien zu baden pflegen. Wenn Sie heutzutage in westlichen Industrieländern Kichererbsenmehl benutzen, müssen Sie verhindern, daß das Gemisch aus Öl, Mehl und heißem Wasser, das sich zu einer zähen Masse verbindet, die Abwasserleitungen verstopft. Dies läßt sich eventuell durch längeres Nachspülen mit heißem Wasser unmittelbar nach dem Bad bewerkstelligen.

Während einer Selbstreinigungskur zu Hause sollten Sie jeden Abend nach dem Essen ½ bis 1 Teelöffel Triphala einnehmen. (Informationen über dieses Mittel finden Sie in Anhang 2, S. 370.) Fügen Sie dem Triphala-Pulver etwa eine halbe Tasse kochendes Wasser hinzu, und lassen Sie das Gemisch zehn Minuten stehen oder bis es auf Trinktemperatur abgekühlt ist. Abgesehen von seinen vielen heilenden und nährenden Eigenschaften ist Triphala ein mildes, aber sehr wirksames Abführmittel. Es hat die gleiche Wirkung wie eine stärkere Virechana-Behandlung, wirkt jedoch sanfter und über eine längere Zeitspanne. Triphala ist ein ungefährliches Mittel und kann problemlos über mehrere Monate benutzt werden.

Zur Abrundung Ihrer Panchakarma-Behandlung zu Hause sollten sie mindestens drei Tage lang nach dem Baden oder Duschen einen medizinischen Einlauf (Basti) machen. Benutzen Sie dazu Dashamula-Tee. Kochen Sie 1 Teelöffel der Kräutermischung mit Namen Dashamula in ca. ½ Liter Wasser, und benutzen Sie diese Flüssigkeit für den Einlauf. (Einzelheiten über Basti finden Sie in Anhang 3, S. 375.) Versuchen Sie, die Flüssigkeit so lange wie möglich im Körper zu behalten, und machen Sie sich keine Sorgen, wenn später nur wenig oder gar nichts davon wieder austritt. Bei bestimmten Menschen, insbesondere bei solchen mit Vata-Konstitution, kann der Dickdarm so trocken und entwässert sein, daß die eingefüllte Flüssigkeit vollständig absorbiert wird. Das ist jedoch völlig ungefährlich.

Snehana (innere und äußere Anwendung von Ghee und Öl), Swedana (Schwitzen durch heißes Duschen oder Baden) und Virechana (Reinigung) unter Verwendung von Triphala und anschließendem Basti unter Verwendung von Dashamula-Tee bilden insgesamt eine sehr wirksame Panchakarma-Kur, die Sie problemlos ohne fachkundige Aufsicht zu Hause durchführen können.

Während dieser ganzen Prozedur sollten Sie sich viel Ruhe gönnen und nur leichte Kost zu sich nehmen. Essen Sie vom vierten bis zum achten Tag nur Kit-

Plan für eine Panchakarma-Behandlung zu Hause

Tag	Öl intern	Öl extern & Bad	Basti	Diät
1	x			Ihre Dosha-Diät
2	x			Ihre Dosha-Diät
3	x			Ihre Dosha-Diät
4		x		Monodiät – Kitchari mit Koriander / Kumin / Fencheltee
5		x		Monodiät – Kitchari mit Koriander / Kumin / Fencheltee
6		x	x	Monodiät – Kitchari mit Koriander / Kumin / Fencheltee
7		x	x	Monodiät – Kitchari mit Koriander / Kumin / Fencheltee
8		x	x	Monodiät – Kitchari mit Koriander / Kumin / Fencheltee
9				Kitchari mit gedämpftem Gemüse

chari (gleiche Mengen Basmatireis und Mung-Dal, gekocht mit Kumin, Senfkörnern und Koriander unter Hinzufügung von 2 Teelöffeln Ghee). Kitchari ist ein sehr heilend wirkendes, ausgewogenes Nahrungsmittel, das eine ausgezeichnete Proteinkombination enthält, leicht verdaulich und für alle drei Doshas gut ist und außerdem reinigend wirkt.

Führen Sie diese einfache Reinigungskur am besten in der Übergangsperiode zwischen zwei Jahreszeiten durch. Übernehmen Sie so die Verantwortung für Ihre Gesundheit. Sowohl Ihr Denken als auch Ihre Gefühle werden sich dadurch in erstaunlichem Maße verändern, und Sie werden sich in Ihr Leben verlieben!

Verjüngung und Regeneration

Eine Panchakarma-Kur dient nicht nur der Wiederherstellung der Gesundheit sondern auch dazu, den Körper zu reinigen und so zu stärken, daß Sie in Zukunft nicht mehr erkranken und Sie sich eines langen Lebens bei guter Gesundheit erfreuen. In dieser Hinsicht kann Panchakarma als Vorbereitung auf Verjüngungsmaßnahmen angesehen werden. Wenn Sie Ihr Hemd färben wollen, tun Sie dies sicher nicht, solange es noch schmutzig ist, sondern Sie waschen es zuerst und färben es erst dann. Das Waschen entspricht dem Panchakarma-Entgiftungsprogramm, das Färben den Verjüngungs- und Revitalisierungsmaßnahmen.

Ayurvedische Verjüngungsmittel (Rasayanas) erneuern die Zellen und verlängern ihr Leben, und wenn die Zellen länger leben, lebt auch der betreffende Mensch länger. Rasayanas verleihen Kraft, Vitalität und Langlebigkeit und stärken außerdem Tonus, Energie und Immunabwehr. Die verschiedenen Agnis des Körpers werden dadurch widerstandsfähiger, und damit wird auch die Gesundheit insgesamt gefestigt.

Ein ausgezeichnetes Verjüngungsmittel für Vata-Menschen ist Ashwagandha. Nehmen Sie zweimal täglich (morgens und abends) 1 Teelöffel Ashwagandha in einer Tasse heißer Milch.

Für Pitta-Menschen ist das Verjüngungsmittel Shatavari besser geeignet. Nehmen Sie davon zweimal täglich 1 Teelöffel in einer Tasse warmer Milch. Kapha-Menschen können zum gleichen Zweck zweimal täglich 1 Teelöffel Punarnava in einer Tasse warmem Wasser einnehmen.

Außerdem sind verschiedene Kräutermischungen zu empfehlen, die zur Tonisierung des Körpers entwickelt wurden, beispielsweise die traditionelle Rezeptur Chyavanprash.

Zur zusätzlichen Unterstützung Ihrer Verjüngungsbemühungen können Sie sich nach Beendigung des Panchakarma-Reinigungsprogramms ein wenig Zeit nehmen, um Ihre Kraft zu stärken. Ganz gleich, ob Sie sich dafür ein Wochenende, eine Woche, einen Monat oder eine noch längere Zeitspanne gönnen, nutzen Sie diese Zeit in jedem Fall zum bewußten Ausruhen, zur Entspannung und zur Regeneration von Körper, Geist und Seele. Dazu die folgenden Empfehlungen.

- Gönnen Sie sich viel Ruhe.
- Leben Sie sexuell enthaltsam, um Ihre Vitalenergie zu stärken.

- Ernähren Sie sich entsprechend den Empfehlungen für Ihren Konstitutionstyp.
- Meditieren Sie regelmäßig, und machen Sie täglich Yoga-Übungen.

In Teil III werden noch viele zusätzliche Anregungen bezüglich verjüngend wirkender Kräuter, Nahrungsmittel und Tonika für alle Konstitutionstypen angegeben. Schauen Sie beispielsweise einmal unter den Stichwörtern «Libidoschwäche» und «Erschöpfung» nach.

Drei Warnungen für häusliche Panchakarma-Kuren

1. Panchakarma hat selbst in dieser relativ sanften «Heimversion» eine sehr starke Wirkung und sollte deshalb nur von Menschen durchgeführt werden, die nicht besonders geschwächt sind. Falls Sie unter Blutarmut leiden oder sich schwach fühlen, sollten Sie auch auf diese Version verzichten.
2. Wenn Sie schwanger sind, sollten Sie sich weder zu Hause noch in einer Klinik einer Panchakarma-Kur unterziehen.
3. Selbst bei dieser relativ harmlosen Form von Panchakarma kann das tiefe Bindegewebe anfangen, nicht nur angesammeltes Ama und überschüssiges Dosha zu eliminieren, sondern außerdem auch unaufgelöste frühere Emotionen wie Traurigkeit, Angst oder Wut zu reaktivieren. In diesem Fall sollten Sie sich einen beruhigend wirkenden Tee (siehe Rezept auf Seite 255) zubereiten und meditieren, wozu Sie jedes Ihnen bekannte Verfahren benutzen können oder die in Kapitel 7 beschriebene Meditation der leeren Schale. Noch Wochen oder sogar Monate nach dem Abschluß der Panchakarma-Kur können solche alten Emotionen auftreten.

Selbstachtung

Selbstachtung ist der Kern allen Heilens. Aufgrund der engen Verbindung von Geist und Körper entspricht unser Selbstwertgefühl der Selbstachtung unserer Zellen. Nach den Lehren des Ayurveda ist jede Zelle ein Zentrum der Intelligenz und des Gewahrseins und hat eine Empfindung ihrer selbst, die ihr hilft, ihr Überleben zu sichern. Diese Kraft enthält die Größe und Form der Zelle. Selbstachtung und Selbstvertrauen fördern die zellulare Intelligenz, was die Voraussetzung für die Erhaltung der Funktionsfähigkeit und Immunkraft der Zellen ist.

Die moderne westliche Wissenschaft ist gerade erst dabei, die Bedeutung der engen Verbindung von Geist und Körper zu erkennen, die im Ayurveda seit 5000 Jahren bekannt ist. Unser Selbstgefühl, unsere Einstellungen und Erkenntnisse und unsere Gefühle sind allesamt psychologische Ereignisse. Dies gilt auch für unsere Selbstachtung, die unsere Zellen und alle Aspekte unseres Körpers stärkt. Ein Mangel an Selbstvertrauen und Selbstliebe wirkt sich sehr nachteilig aus.

Krebs ist ein Beispiel für diesen Mangel. Krebszellen haben ihre Intelligenz verloren und wachsen, ohne auf die Erfordernisse des gesamten Körpers Rücksicht zu nehmen. Sie sind unregelmäßig und robust, und ihr isoliertes, egoistisches Selbstgefühl befindet sich im Konflikt mit dem Leben normaler, gesunder Zellen. Wenn Krebs entsteht, ist das so, als befänden sich die Krebszellen und die gesunden Zellen im Kriegszustand. Wenn die Selbstachtung der gesunden Zellen stark genug ist, können sie die Krebszellen besiegen und töten. Doch wenn unsere Selbstachtung oder unser Selbstwertgefühl zu schwach sind, gewinnen die Krebszellen die Oberhand über die gesunden Zellen.

Deshalb ist Selbstachtung für die Aufrechterhaltung der Immunität unverzichtbar. Wenn Sie sich selbst so lieben, wie Sie sind, werden Sie Selbstvertrauen entwikkeln, und dies wird Ihre Krankheiten heilen. Insofern ist die zelluläre Immunität oder die natürliche Widerstandskraft unseres Körpers von unserer Selbstachtung abhängig.

5

Lebensgestaltung nach ayurvedischen Prinzipien: Die beste Form der Prävention

Wie Sie Ihren Alltag gestalten, ist für Ihre Gesundheit und Ihre Lebensqualität entscheidend. Außerdem ist dies der Faktor, den Sie am besten zu beeinflussen vermögen. Sie können weder das Wetter noch Ihre genetischen Voraussetzungen verändern, doch was Sie Tag für Tag tun, wirkt auf Ihre Gesundheit, Ihre Vitalität und Ihre Widerstandskraft gegen Krankheiten entweder verstärkend oder schwächend ein. Ihre Entscheidungen darüber, was Sie essen, wieviel Sie essen, wie Sie auf andere reagieren, ob Sie Ihren Körper trainieren oder nicht, wie lange Sie abends aufbleiben und dergleichen, haben entscheidenden Einfluß auf Ihre körperliche Gesundheit.

Doch wie gestalten Sie Ihr Leben, die Rhythmen Ihres Alltagslebens? Sind für Sie immer noch die Gewohnheiten maßgebend, die Sie in Ihrer Kindheit und Jugend von Ihren Eltern übernommen haben? Sollten Sie den Zeitpunkt des Aufstehens am Morgen davon abhängig machen, wann Sie zur Arbeit gehen müssen, und sollten Sie das essen, was es in Fast-food-Geschäften gibt? Wenn Sie sich entschließen, auf Ihre Lebensgewohnheiten aktiv Einfluß zu nehmen und neue, gesündere Gepflogenheiten zu entwikkeln, von welchen Prinzipien sollten Sie sich dann leiten lassen?

Nach den Lehren des Ayurveda können Sie sich kein besseres Ziel setzen als das, Ihr Leben im Einklang mit Mutter Natur zu gestalten.

Im Einklang mit der Natur

Ayurveda ist in einer Zivilisation entstanden, die sich von unserer heutigen erheblich unterschied, in einer Welt, in der das Leben der Menschen eng mit der Natur verflochten war. Die großen natürlichen Rhythmen und Kräfte – der Wechsel von Tag und Nacht, der Zyklus der Jahreszeiten – beeinflussen uns alle ebenso wie die Abschnitte des menschlichen Lebens: Geburt und Wachstumszeit, Altern und Tod. Durch die Pflanzen, von denen wir uns ernähren, das Wasser, das wir trinken, und die Luft, die wir einatmen, sind wir unauflöslich mit der Natur verbunden.

Die Weisen, die die Lehren des Ayurveda entwickelten, waren sich dieser Zusammenhänge bewußt, und ihnen war klar, daß der Schlüssel zur Gesundheit darin liegt, einen Zustand der Harmonie mit der Natur zu erreichen. Deshalb basiert der im folgenden beschriebene ideale Tagesablauf im Sinne der ayurvedischen Lehren auf Strukturen der Natur.

Im Einklang mit der Natur zu leben bedeutet auch, sich im Einklang mit der *eigenen* Natur, Ihrer Konstitution oder Prakriti (was «Natur» bedeutet) zu befinden. Es bedeutet, der eigenen Natur, den eigenen körperlichen, geistigen und emotionalen Grundlagen, gerecht zu werden. Dazu müssen Sie Ihre Ernährung und Ihr Körpertraining, Ihre Schlafgewohnheiten und Ihre sexuelle Aktivität sowie Ihren Umgang mit klimatischen Verhältnissen allesamt an Ihrer Dosha-Konstitution, also an ihrer individuellen Natur, orientieren.

Im Einklang mit der Natur und ihren Gesetzen zu leben bedeutet, daß Sie unablässig Ihre innere Ökologie beeinflussen, indem Sie sich an die ständigen Veränderungen Ihrer Umgebung anpassen.

Alltags- und Lebensgestaltung nach ayurvedischen Prinzipien

Ein regelmäßiger Tagesrhythmus ist für die Erhaltung der Gesundheit und für die Weiterentwicklung von Körper, Geist und Bewußtsein unerläßlich, weil wir dadurch einen Zustand der Harmonie mit den Rhythmen der Natur erreichen. Eine solche Regelmäßigkeit versetzt unsere Konstitution in einen Zustand des Gleichgewichts und hilft uns, unsere biologische Uhr zu regulieren. Außerdem werden dadurch indirekt die Verdauung, die Aufnahme und Assimilation der Nahrung ebenso gefördert wie Selbstachtung, Disziplin, Friede, Glück und langes Leben.

Zu frühes oder zu spätes Aufwachen, undisziplinierte Eßgewohnheiten, zu langes Wachbleiben am Abend, beruflicher Streß und unregelmäßiger Stuhlgang sind einige der Angewohnheiten, die unser Leben in Unordnung bringen können. Regelmäßigkeit im Schlafen und im Wachen, in den Eß- und Ausscheidungsgewohnheiten sowie ganz generell ein regelmäßiger Tagesrhythmus bringen Disziplin in unser Leben und helfen uns, die Doshas in einem gesundheitsförderlichen Zustand zu erhalten.

Unser Körper ist eine Uhr – eigentlich sogar mehrere Uhren gleichzeitig. Nach den Lehren des Ayurveda erreicht die Funktion jedes Organs zu einer bestimmten Zeit ihr Optimum. Der Morgen ist die Zeit der Lunge, der Mittag die Zeit des Magens, was wir daran merken, daß wir uns hungrig fühlen. Der Nachmittag ist die Zeit der Leber, und am Spätnachmittag erreichen Dickdarm und Nieren den Gipfel ihrer Funktionsfähigkeit.

Diese biologische Uhr arbeitet im Einklang mit der Uhr der Doshas. Morgen (-dämmerung) und Abend(dämmerung) sind die Zeiten, zu denen der Einfluß von Vata am stärksten ist. Am frühen Morgen, ungefähr von 2.00 Uhr bis Sonnenaufgang, erzeugt Vata Bewegung, und die Menschen wachen auf und scheiden Abfallstoffe aus. Am Nachmittag, etwa von

14.00 Uhr bis Sonnenuntergang, vermittelt uns der Einfluß von Vata ein leichtes und aktives Gefühl.

Der frühe Morgen und der Abend sind Kapha-Zeiten. Von Sonnenaufgang bis etwa 10.00 Uhr vermittelt uns der Kapha-Einfluß ein frisches, aber auch ein wenig schweres Gefühl. Am Abend, etwa von 18.00 bis 22.00 Uhr, geleitet uns Kapha in eine Zeit kühlender Luft, der Trägheit und der abnehmenden Energie.

Mittag und Mitternacht sind Pitta-Zeiten. In der Mitte des Morgens geht Kapha allmählich in Pitta über, und gegen Mittag fühlen wir uns hungrig und bereit für das Mittagessen. Von 22.00 bis etwa 2.00 Uhr befindet sich Pitta abermals auf dem Gipfelpunkt, und in dieser Zeit wird die Nahrung verdaut.

Der tägliche Zyklus von Vata, Pitta und Kapha verläuft wie folgt:

6.00–10.00 Uhr = Kapha
10.00–14.00 Uhr = Pitta
14.00–18.00 Uhr = Vata
18.00–22.00 Uhr = Kapha
22.00– 2.00 Uhr = Pitta
2.00– 6.00 Uhr = Vata

Es gibt also eine Uhr der Doshas, die anzeigt, wann ein bestimmtes Dosha den Gipfel seiner Kraft erreicht, und eine biologische Uhr, die anzeigt, wann ein bestimmtes Organ den Gipfel seiner Funktionsfähigkeit erreicht. Aufgrund dieser beiden Uhren haben die ayurvedischen Weisen einen idealen Tagesablauf (Dinacharya) entwickelt, der versucht, die biologische Uhr, die Uhr der Doshas und die chronologische Zeit miteinander in Einklang zu bringen. Es folgen Beschreibungen der wichtigsten Elemente dieses Tagesrhythmus.

Stehen Sie früh auf

Es ist von Vorteil, vor Sonnenaufgang aufzuwachen. Zu dieser Tageszeit sind in der Natur reine Qualitäten aktiv, die die Pforten der Wahrnehmung erfrischen und dem Menschen Geistesfrieden bringen können.

Im Idealfall sollten diejenigen mit Vata-Konstitution etwa um 6.00 Uhr, Pitta-Menschen gegen 5.30 Uhr und Kaphas gegen 4.30 Uhr aufstehen. Ich möchte aber ausdrücklich betonen, daß dies der Idealfall ist. Versuchen Sie Ihr Bestes. Wenn es Ihnen gelingt, um 5.30 aufzuwachen, dann ist das sehr gut.

Schauen Sie unmittelbar nach dem Aufwachen einige Augenblicke auf Ihre Hände, und bewegen Sie dieselben anschließend sanft über Gesicht, Hals und Brust bis zur Taille hinab. Dadurch werden Sie wacher.

Sprechen Sie ein Gebet

Wir sollten den Tag beginnen, indem wir uns die Göttliche Wirklichkeit vergegenwärtigen, die unser Leben ist. Sie können dies auf die Weise tun, die Ihre Religion oder Ihre persönliche Erfahrung Ihnen vorschreiben. Sie können aber auch das folgende einfache Gebet benutzen:

Guter Gott, Du bist in mir,
in meinem Atem,
in jedem Vogel, jedem gewaltigen Berg.

Deine köstliche Berührung erreicht alles,
und ich bin in Deinem Schutz.
Ich danke Dir, o Gott,
für den wundervollen Tag, der vor mir liegt.
Möge mein Leben und das Leben aller,
die an diesem Tag um mich sind,
von Freude, Liebe, Frieden und
Mitgefühl geprägt sein.
Ich heile, und ich werde geheilt.

Waschen Sie Gesicht, Mund und Augen

Besprenkeln Sie Ihr Gesicht mehrmals mit kaltem Wasser; spülen Sie Ihren Mund aus, waschen Sie Ihre Augen mit kaltem Wasser, und massieren Sie die Augenlider, indem Sie sie sanft reiben. Blinzeln Sie siebenmal, und bewegen Sie die Augen anschließend in alle Richtungen: von Seite zu Seite, auf und ab, diagonal, im Uhrzeigersinn und im Gegenuhrzeigersinn. All dies trägt dazu bei, daß Sie sich wach und erfrischt fühlen. (In Teil III finden Sie unter dem Stichwort «Augenpflege nach ayurvedischen Prinzipien» weitere Informationen über Augenübungen und Augenwaschungen.)

Trinken Sie ein Glas Wasser

Trinken Sie ein Glas raumwarmes Wasser, möglichst aus einem Kupferbecher. (Füllen Sie den Becher am Vorabend, und lassen Sie das Wasser über Nacht darin stehen.) Ist das Wasser zu kalt, kann es Kapha-Störungen wie Erkältungen, Husten und Heiserkeit hervorrufen. Für Menschen mit Kapha- und Vata-Konstitution ist es besser, heißes Wasser zu trinken, für Pitta-Menschen hingegen ist lauwarmes Wasser am besten.

Dieses Wasser wird vom Körper nicht absorbiert, sondern es reinigt den Verdauungstrakt und spült die Nieren. Außerdem regt es die Darmperistaltik an, indem es insbesondere den absteigenden Dickdarm sowie die Ileozäkalklappe (Blinddarmklappe) stimuliert, wodurch ein regelmäßiger Stuhlgang unterstützt wird.

Es ist nicht empfehlenswert, den Tag mit Kaffee oder schwarzem Tee zu beginnen, weil beide die Nierenenergie schwächen, die Nebennieren zu stark stimulieren und die Tendenz zu Verstopfung fördern. Außerdem wird Kaffee- und Teekonsum schnell zur festen Gewohnheit.

Stuhlgang

Setzen (oder besser: hocken) Sie sich auf die Toilette, und entleeren Sie sich. Selbst wenn Sie keinen entsprechenden Drang verspüren, sollten Sie ein paar Minuten auf diese Weise unfokussiert sitzen. Wenn Sie dies jeden Tag tun, unmittelbar, nachdem Sie das warme Wasser getrunken haben, wird der morgendliche Stuhlgang für Sie zur Gewohnheit. (In Teil III finden Sie unter dem Stichwort «Verstopfung» Anregungen zur Förderung eines gesunden Stuhlgangs.)

Waschen Sie nach der Entleerung den After mit warmem Wasser, und reinigen Sie Ihre Hände anschließend mit einer milden Seife.

Reinigung der Zähne und der Zunge

Benutzen Sie für die Zahnreinigung eine weiche Zahnbürste und ein Kräuterpulver, das aus adstringierenden, scharfen und bitteren Kräutern besteht. (Weitere Anregungen finden Sie unter dem Stichwort «Zahn- und Zahnfleischpflege nach ayurvedischen Prinzipien» in Teil III.)

Kratzen Sie außerdem jeden Morgen den Belag von Ihrer Zunge. Dies ist ein wichtiger Teil der täglichen Hygiene, der Ihnen wertvolle Informationen über Ihren aktuellen Gesundheitszustand und über Ihre Lebensgewohnheiten liefern kann. Achten Sie darauf, wie stark der Belag auf Ihrer Zunge ist, und auf Ihren Atem. Wenn Sie die Pizza vom Vorabend noch riechen, ist sie noch nicht richtig verdaut. Starker Belag auf der Zunge bedeutet, daß sich in Ihrem Körper viel Ama (giftige Abfallstoffe) befindet. Vielleicht haben Sie zu spät gegessen, oder das Essen war schwer verdaulich.

Wenn sich Ama auf Ihrer Zunge befindet und Sie einen schlechten Mundgeruch haben, sollten Sie das Frühstück überschlagen, denn es ist nicht gut, erneut etwas zu essen, wenn Sie das Essen vom Vorabend noch nicht richtig verdaut haben.

Sie werden feststellen, daß die konsequente Einhaltung der morgendlichen Pflege- und Reinigungsaktivitäten Ihr Gewahrsein fördert. Auf diese Weise treten Sie zu Ihrem Körper in Kontakt und beobachten die Funktionsfähigkeit der einzelnen Körpersysteme, so daß Sie genau wissen, was in Ihrem Körper vor sich geht. Dieses Wissen gibt Ihnen die Möglichkeit, durch Veränderung Ihres Verhaltens Ihre Gesundheit zu verbessern.

Für die Reinigung der Zunge von Belag sollten Sie einen speziellen Zungenkratzer aus rostfreiem Stahl oder einen Löffel benutzen. Kratzen Sie sanft von hinten nach vorn, und zwar über die gesamte Zungenoberfläche (sieben- bis vierzehnmaliges Kratzen). Abgesehen von der Entfernung der Gift- und Abfallstoffe und Krankheitskeime von der Zunge wird durch das Kratzen auch eine indirekte Botschaft an alle inneren Organe übermittelt und das Verdauungsfeuer sowie die Produktion von Verdauungsenzymen stimuliert.

Mundspülungen

Um Zähne, Zahnfleisch und Kiefer zu stärken, die Stimme zu verbessern und Falten von den Wangen zu vertreiben, sollten Sie Ihren Mund zweimal täglich mit warmem Sesamöl spülen. Behalten Sie das Öl eine Weile im Mund, und bewegen Sie es kräftig darin herum. Spukken Sie es schließlich aus, und massieren Sie das Zahnfleisch mit dem Zeigefinger.

Nasentropfen (Nasya)

Träufeln Sie nun 3 bis 5 Tropfen warmes Ghee, Brahmi-Ghee oder Sesamöl in beide Nasenöffnungen. Dadurch werden die Nebenhöhlen gereinigt, und außerdem werden die Qualität der Stimme, die Sehfähigkeit und die geistige Klarheit verbessert. In trockenem Klima und während kalter Winter, in denen die Luft im Haus durch das Heizen sehr trocken ist, halten diese Nasentropfen die Nasengänge geschmeidig. (Weitere Informationen über Nasya finden Sie in Anhang 3, S. 377.)

Die Nase ist die Pforte zum Gehirn. Durch Nasentropfen wird Prana genährt und Bewußtsein und Intelligenz gefördert.

Ölmassage

Reiben Sie mit ca. 0,15 l warmem (jedoch nicht heißem) Öl Ihren Kopf und Ihren gesamten Körper ein. Sanftes Massieren der Kopfhaut mit Öl kann Ihnen einen glücklichen Tag bringen, Kopfschmerzen fernhalten und Haarausfall sowie das Grauwerden des Haars verlangsamen. Eine Ölmassage vor dem Zubettgehen wirkt sich positiv auf den Schlaf aus.

Ölmassagen verbessern den Blutkreislauf, beruhigen den Geist und verringern Vata-Übermaß. Außerdem wird dadurch die Haut am gesamten Körper weich, geschmeidig und heller.

Die besten Öle für die einzelnen Körpertypen

Für eine ayurvedische Ölmassage sollten Sie je nach Konstitutionstyp eines der folgenden Öle verwenden:

Vata = Sesamöl
Pitta = Sonnenblumenöl
Kapha = Maisöl

Baden

Baden oder duschen Sie nach der Ölmassage. Baden wirkt reinigend und erfrischend. Es beseitigt Erschöpfungszustände, stärkt Energie und Wachheit und fördert die Langlebigkeit. Tägliches Baden verleiht Ihrem Leben eine Qualität des Heiligen.

Körpertraining

Jeder Mensch sollte auf irgendeine Weise seinen Körper trainieren. Ein Spaziergang in der frischen Morgenluft und ein paar Yoga-Dehnübungen reichen meist völlig aus. Ein paar zusätzliche aerobische Übungen können je nach Prakriti ebenfalls positiv wirken.

Menschen mit Kapha-Konstitution, die einen stärkeren und schwereren Körper haben, können problemlos und mit Gewinn sehr anstrengende Körperübungen ausführen. Joggen, Fahrradfahren, Tennis, Aerobic, Wandern und Bergsteigen sind für sie sehr gut – allerdings steht dem entgegen, daß sie für derartige Anstrengungen gewöhnlich nicht besonders viel übrig haben. Menschen mit Pitta-Konstitution sollten ein mäßig anstrengendes Training wählen, wobei Schwimmen für sie besonders nützlich ist, weil es auf Pitta kühlend wirkt. Vata-Menschen sollten sich mit ruhigeren Trainingsarten wie Gehen, leichten Schwimmübungen oder Yoga-Asanas begnügen.

Generell empfiehlt die ayurvedische Heilkunst, man solle beim Körpertraining nur die Hälfte der eigenen Kraft einsetzen. Ein guter Anhaltspunkt ist, so lange zu trainieren, bis sich auf der Stirn, unter den Armen und an der Wirbelsäule Schweiß bildet. Von Überanstrengung hingegen wird grundsätzlich abgeraten.

Yoga-Dehnübungen werden allen drei Körpertypen empfohlen. Für Vata-Menschen ist insbesondere das Sonnengebet (zwölfmalige Wiederholung des gesamten Zyklus, wobei Sie sich abwärts sehr langsam bewegen sollten) von Nutzen. Der wichtigste Sitz von Vata im Körper ist der Beckenraum, und jede Übung, die die Beckenmuskulatur dehnt, wirkt auch ausgleichend auf Vata. Dazu zählen Vorwärtsbeugung, Rückwärtsbeugung, Drehung der Wirbelsäule, Schulterstand, Pflug, Kamel, Kobra, Heuschrecke, Katze und Kuh sowie Heben der Beine. Auch der Kopfstand, das halbe Rad und die Yoga-Mudra sind nützlich. (Bildliche Darstellungen der verschiedenen Yoga-Haltungen finden Sie in Anhang 4, S. 379.)

Hauptsitz von Pitta ist der Solarplexus. Deshalb sind Körperübungen, die die Muskeln um den Solarplexus dehnen, für Menschen mit Pitta-Konstitution besonders hilfreich; sie wirken auf Pitta ausgleichend. Dazu zählen die Yoga-Übungen Fisch, Boot, Kamel, Heuschrecke und Bogen. Menschen dieses Typs sollten außerdem das Mondgebet (sechzehn Wiederholungen des vollständigen Zyklus in mäßiger Geschwindigkeit) ausführen. Meiden sollten sie hingegen den Kopfstand, den Schulterstand, den Pflug und andere Yoga-Übungen, bei denen der Körper sich über dem Kopf befindet.

Der wichtigste Sitz von Kapha im Körper ist die Brust. Übungen, die die Lungenkaverne dehnen und die Blut- und Energiezirkulation in der Brust anregen, sind Menschen mit Kapha-Konstitution sehr zu empfehlen. Sie wirken auf Bronchialbeschwerden, Husten und andere Kapha-Krankheiten lindernd oder verhindern deren Entstehung. Für diesen Typ sind Yoga-Übungen wie Sonnengebet (zwölf Zyklen, schnell ausgeführt), Schulterstand, Pflug, Heuschrecke, Brükke, Pfau, Palme und Löwe besonders geeignet.

Pranayama

Nachdem Sie Ihre Übungen beendet haben, sollten Sie sich eine Weile still hinsetzen und ein paarmal tief atmen: zwölfmal abwechselnd durch die beiden Nasenöffnungen für Vata; sechzehnmalige kühlende Atmung (Shitali) für Pitta; und hundertmaliger Feueratem (Bhastrika) für Kapha. (Erläuterungen zur Ausführung dieser Atemübungen finden Sie in Kapitel 6, S. 99ff.)

Meditation

Beenden Sie Ihre Pranayama-Übung mit einer Meditation. Ganz gleich, an welchem Meditationssystem oder an welcher Technik Sie sich orientieren, praktizieren Sie diese(s) jetzt. Wenn Sie bisher nicht meditieren, können Sie die in Kapitel 7 beschriebene Meditationstechnik der leeren Schale ausprobieren. Sie werden feststellen, daß Meditation Ihnen Frieden und Ausgeglichenheit bringt.

Frühstück

Nun können Sie sich auf das Frühstück freuen! Generell sollten Sie in den heißen Monaten eher leichte Kost und bei kühlerer Witterung gehaltvollere Nahrung bevorzugen. Menschen mit Vata- und Pitta-Konstitution sollten zum Frühstück ein wenig essen, wohingegen Kapha-Menschen das Frühstück besser auslassen, weil Essen während der Kapha-Zeit das Kapha im Körper verstärkt. Folgen Sie grundsätzlich den Diätempfehlungen für die drei Doshas, die in Kapitel 8 erläutert werden.

Aufbruch zur Arbeit

Nach dem Frühstück beginnen Sie mit Ihrer Arbeit oder mit Ihren Studien, falls Sie Student sind. Achten Sie auf dem Weg zur Arbeit (oder zum Auto, zum Zug, zum Bus und von dort zu Ihrem Arbeitsplatz) auf jeden Schritt. Erhalten Sie Ihren meditativen Geisteszustand aufrecht. Wenn Sie Ihren Chef oder Ihre Kollegen ansehen, dann blicken Sie gleichzeitig nach innen. So wird Ihre Arbeit zur Meditation, und Sie werden andere mit Mitgefühl und größerem Gewahrsein anschauen.

Es ist besser, während der Arbeit keinen Tee und keinen Kaffee zu sich zu nehmen. Wenn Sie Durst haben, sollten Sie warmes Wasser oder, wenn Sie mögen, Fruchtsaft trinken.

Essenszeit

Gegen Mittag werden Sie wahrscheinlich ziemlich hungrig sein. Essen Sie eine Schale Suppe und etwas Salat oder Reis und Gemüse, wobei Sie den Empfehlungen für Ihren Konstitutionstyp folgen sollten. Und trinken Sie während des Essens nicht zuviel. Nehmen Sie ein Glas Wasser (möglichst warmes, aber auf keinen Fall eisgekühltes), und trinken Sie davon zwischen zwei Bissen einen Schluck. Ein wenig Wasser zu trinken verbessert die Verdauung.

Man kann auch eine Stunde vor dem Mittagessen ein Glas Wasser trinken, jedoch nicht unmittelbar danach, weil das die Verdauung verlangsamt und Ama erzeugt.

Essenszeiten für die einzelnen Doshas

	Vata	Pitta	Kapha
Frühstück	8.00	7.30	7.00
Mittagessen	11.00–12.00	12.00	12.00–13.00
Abendessen	18.00	18.00–19.00	19.00–20.00 Keine Snacks!

Sitzen und gehen Sie in aufrechter Haltung

Halten Sie Ihre Wirbelsäule aufrecht. Wenn Sie Ihren Rücken so halten, fließt die Energie aufwärts, und Ihr Gewahrsein bleibt wach. Ist die Wirbelsäule zusammengekrümmt, läßt sich das Gewahrsein nur schwer aufrechterhalten.

Machen Sie einen Spaziergang

Wenn Sie Ihre Arbeit für den Tag beendet haben, sollten Sie nach Hause gehen und möglichst allein und schweigend einen Spaziergang machen – im Wald, in einem Park oder am Ufer eines Flusses. Lauschen Sie dem Wasser, den Vögeln, dem Rascheln der Blätter, dem Bellen eines Hundes. Durch dieses Lauschen können Sie wieder in den meditativen Zustand eintreten.

Auf diese Weise wird jeder Tag zu einem Fest, zu etwas völlig Neuem. Deshalb ist ein regelmäßiger Tagesablauf so wichtig. Die Disziplin der Routine schafft Raum für Gewahrsein, Offenheit und Frische.

Abendessenszeit

Etwa um 18.00 Uhr (siehe die Tabelle «Essenszeiten für die einzelnen Doshas») sollten Sie zu Abend essen. Stellen Sie beim Essen nicht das Fernsehen an, sondern konzentrieren Sie sich ausschließlich auf die Nahrungsaufnahme. Wenn Sie Ihre Aufmerksamkeit völlig auf die Speisen und den Akt des Essens richten, wird diese Aktivität zur Meditation. Und wenn Sie mit Gewahrsein essen, essen Sie auch nicht zuviel, sondern genau die Menge, die Sie brauchen.

Es ist besser zu essen, solange die Sonne noch scheint. Spätabends zu essen verändert die Körperchemie. Dadurch wird der Schlaf gestört, und Sie fühlen sich am nächsten Morgen nicht ausgeruht. Wenn Sie gegen 18.00 Uhr essen, ist Ihr Magen gegen 21.00 wieder leer, und Sie können gut schlafen.

Nach dem Abendessen

Singen Sie beim Abwaschen des Geschirrs ein Lied. Seien Sie glücklich, und lächeln Sie.

Falls Sie Triphala (eine Kräutermischung, die stärkend und reinigend wirkt) einnehmen, sollten Sie dies eine Stunde nach dem Essen tun, und zwar ½ Teelöffel mit etwas warmem Wasser.

Anschließend können Sie, wenn Sie wollen, fernsehen, beispielsweise die Nachrichten. Es ist wichtig, darüber informiert zu sein, was in der Welt vor sich geht. Sie können auch eine Zeitschrift oder ein Buch lesen.

Vor dem Zubettgehen

Bevor Sie zu Bett gehen, sollten Sie zumindest ein paar Minuten in einer spirituellen Schrift lesen.

Und vergessen Sie nicht, einen Becher heiße Milch mit ein wenig Ingwer, Kardamom und Kurkuma zu trinken, denn das fördert einen gesunden Schlaf. Nach den Lehren des Ayurveda nährt diese Milch auch den Shukra-Dhatu, der für die Fortpflanzungsfähigkeit eine wichtige Rolle spielt.

Sie können auch Ihre Fußsohlen und Ihre Kopfhaut mit ein wenig Öl einreiben. Dies wirkt beruhigend und fördert einen erholsamen Schlaf.

Unmittelbar bevor Sie zu Bett gehen, sollten Sie ein paar Minuten lang meditieren. Setzen Sie sich ruhig hin, und beobachten Sie Ihren Atem. In den Pausen zwischen den einzelnen Atemzügen werden Sie jenem Nichtsein begegnen, das Energie und Intelligenz ist. Überlassen Sie es jener Intelligenz, sich mit Ihren Problemen zu beschäftigen. Wenn Sie so verfahren, beginnen und beenden Sie den Tag mit Meditation, und die Meditation wird Sie dann sogar während der Phase des Tiefschlafs begleiten.

Schlafzeiten

Menschen mit Vata-Konstitution sollten um 22.00 Uhr zu Bett gehen und auf der linken Körperseite schlafen. Pitta-Menschen sollten auf der rechten Körperseite schlafen und sich zwischen 22.00 und 23.00 Uhr zum Schlafen hinlegen. Die beste Schlafenszeit für Kaphas ist zwischen 23.00 Uhr und Mitternacht, und sie sollten auf der linken Seite schlafen.

Menschen mit Kapha-Konstitution schlafen im allgemeinen gern etwa neun Stunden, und sie haben das Gefühl, daß das gut für sie ist. Doch das ist eine Illusion. So langes Schlafen verlangsamt den Stoffwechsel, was zur Folge hat, daß man zunimmt. Am besten bleiben Sie bis 23.00 Uhr oder Mitternacht auf und stehen dann gegen 4.30 oder 5.00 Uhr wieder auf und machen einen Spaziergang. Durch diese kürzere Schlafzeit gewinnt ihr Körper eine leichtere Qualität, und sie fangen an abzunehmen.

Sex

Der Ayurveda gibt einige konkrete Empfehlungen zum adäquaten Umgang mit der Sexualität. Diese ist eine gewaltige kreative Kraft, die es Menschen ermöglicht, anderen gegenüber ihre Liebe und ihr Mitgefühl zum Ausdruck zu bringen. Außerdem kann Sex großes Vergnügen bereiten.

Auch bezüglich der Sexualität spielt der jeweilige Konstitutionstyp eine wichtige Rolle. Die Häufigkeit sexueller Aktivitäten, die den verschiedenen Konsti-

Ideale Aufsteh- und Schlafenszeiten

	Vata	Pitta	Kapha
Aufstehen	6.00	5.30	4.30
Zubettgehen	22.00	22.00–23.00	23.00–24.00

tutionstypen empfohlen wird, ist recht unterschiedlich. Kapha-Menschen mit ihrer starken Konstitution können zwei- bis dreimal wöchentlich sexuell verkehren, wohingegen Vata-Menschen geraten wird, dies höchstens ein- bis zweimal im Monat zu tun. Bei Pitta-Konstitution liegt die Empfehlung zwischen diesen beiden Richtgrößen, denn ihnen wird nahegelegt, sexuelle Kontakte auf eine Begegnung alle zwei Wochen zu beschränken.

Zu häufiger Sex verringert Ojas, die Vitalenergie des Körpers, wodurch der Betreffende geschwächt und anfällig für Krankheiten wird. Außerdem wird dadurch das Vata-Dosha verstärkt.

Um Ojas zu stärken, sollten Sie sich nach jedem Sexualverkehr massieren lassen. Auch nährende Getränke wie Mandelmilch sind in dieser Hinsicht sehr nützlich. (Das Rezept für Mandelmilch finden Sie auf Seite 322.) Die beste Zeit für Sex ist die zwischen 22.00 und 23.00 Uhr. Hingegen wird von sexuellem Verkehr am Morgen und während des Tages abgeraten.

Diese gesamte Tagesgestaltung ist sehr wichtig.

Ich schätze eine geregelte Lebensweise, die meine Säfte im Gleichgewicht hält und mir einen gesunden Schlaf ermöglicht, sehr hoch. Wenn es kalt ist, sollte man warme Getränke, während der Hundstage kalte bevorzugen. Alles sollte weder zuviel noch zuwenig sein. Verdaue, schlafe, vergnüge dich, und kümmere dich nicht um den Rest.

Voltaire

Präventivmaßnahmen im Rhythmus der Jahreszeiten

Die Jahreszeiten unterliegen ebenso wie die Tageszeiten Zyklen, in denen phasenweise Vata, Pitta oder Kapha vorherrscht. Wenn man während aller vier Jahreszeiten die Gesundheit erhalten will, so muß man in Harmonie mit diesen natürlichen Zyklen leben und sich durch Anpassung von Ernährung, Art und Dauer der Körperübungen, Kleidung und anderer Faktoren an die aktuelle Situation ständig auf die Veränderungen in der äußeren Umgebung einstellen. Die Anregungen, die in diesem Abschnitt gegeben werden, sollen Ihnen helfen, während des ganzen Jahres bei bestmöglicher Gesundheit zu bleiben.

Bedenken Sie bitte, daß sich die Jahreszeiten nicht allein aufgrund des Kalenders bestimmen lassen. Ayurveda ist ein naturheilkundliches System, was bedeutet, daß Sie beobachten müssen, was in der Natur geschieht. In verschiedenen geographischen Bereichen beginnen die einzelnen Jahreszeiten zu verschiedenen Zeitpunkten und haben unterschiedliche Charakteristika. Außerdem können an einem einzigen Tag alle vier Jahreszeiten präsent sein: Sonnenschein und singende Vögel erzeugen am Morgen eine frühlingshafte Atmosphäre; am Mittag läßt eine warme Brise sommerliche Gefühle aufkommen; nachmittags weckt kühler, trockener Wind herbstliche Empfindungen; und nach Einbruch der Dunkelheit herrscht eine winterliche Stimmung. Schauen Sie sich also die Natur so an, wie sie tatsächlich ist, und wenden Sie die jeweils adäquaten Prinzipien und Übungen an.

Empfehlungen für den Sommer

Der Sommer ist heiß, hell und scharf, die Jahreszeit von Pitta. Deshalb lautet die wichtigste Empfehlung für alle Menschen, insbesondere jedoch für diejenigen mit Pitta-Konstitution, für Kühle zu sorgen und dafür, daß Pitta nicht zu stark wird.

- Reiben Sie morgens vor dem Baden oder Duschen den ganzen Körper mit 0,15–0,2 l Kokos- oder Sonnenblumenöl ein. Kokosöl wirkt allgemein beruhigend und kühlend, und es beruhigt die Haut.
- Tragen Sie Kleidung aus Baumwolle oder Seide, die leicht ist, kühlend wirkt und es der Haut ermöglicht zu atmen. Weit geschnittene Kleidungsstücke sind am besten geeignet, weil sie kühlende Luft an den Körper heranlassen.
- Die besten Kleiderfarben bei heißer Witterung sind Weiß, Grau, Blau, Purpur und Grün. Meiden Sie hingegen Rot, Orange, Dunkelgelb und Schwarz, die Hitze absorbieren und zurückhalten und Pitta verstärken.
- Orientieren Sie sich an den in Kapitel 8 beschriebenen Ernährungsempfehlungen zur Befriedung von Pitta. Früchte, die sich für den Verzehr im Sommer besonders eignen, sind Äpfel, Birnen, Melonen und Pflaumen. Auch Wassermelonen und Limettensaft sind im Sommer zu empfehlen. Als sommerliche Kost sind Spargel, Brokkoli, Rosenkohl, Gurken-Raita und Basmatireis besonders geeignet. Kitchari aus Basmatireis und Mung-Dal mit ein wenig Ghee und geriebener Koskosnuß ergeben ein köstliches Mahl. Meiden Sie hingegen saure Früchte, Zitrusfrüchte sowie Rote Bete und Karotten, die allesamt erhitzend wirken. Auch auf Knoblauch, Zwiebeln, Chili, Tomaten, saure Sahne und stark gesalzene Käsesorten sollten Sie im Sommer verzichten. Essen Sie in dieser Jahreszeit mehr Salat als zu jeder anderen, da dieser kühlend wirkt; am besten ist es, dies zu Mittag zu tun. Wenn Sie Fleisch essen, so beschränken Sie sich auf einmal wöchentlichen Verzehr leichter Fleischsorten wie Huhn, Puter oder Shrimps. Meiden Sie hingegen rotes Fleisch, weil dieses erhitzend wirkt.
- Trinken Sie im Sommer kein heißes Wasser und auch keine anderen heißen Getränke. Raumtemperatur ist für Getränke am besten. Gekühlte und mit Eiswürfeln versetzte Getränke hingegen behindern die Verdauung und erzeugen Giftstoffe (Ama) im Körper, weshalb Sie diese möglichst zu keiner Jahreszeit trinken sollten.
- Ein sehr erfrischendes Getränk ist gekühltes Lassi. Mixen Sie 1 Teil Joghurt mit 4 Teilen Wasser 2–3 Minuten lang, bis eine cremige Flüssigkeit entstanden ist. Sie können vor dem Mixen 1/4 Teelöffel gerösteten Kumin in das Gemisch geben oder das Getränk leicht süßen und 1 Tropfen Rosenwasser hinzufügen, wenn Sie den süßen Geschmack bevorzugen. Ein Glas kühles Wasser mit dem Saft eines Viertels einer Limone und einer Prise Kuminpulver ist ebenfalls sehr erfrischend.
- Arbeit in einer heißen Küche provoziert Pitta. Wenn Sie kochen, sollten Sie dies am frühen Morgen oder am Abend

tun. Wenn jemand drei Tage nacheinander gekocht hat, sollten Sie diese Person am vierten Tag zum Essen in einem Restaurant einladen. Dadurch lassen sich Konflikte in einer Beziehung vermeiden.

- Falls Sie regelmäßig alkoholische Getränke konsumieren, sollten Sie Whisky, Brandy, Rum und Rotwein meiden, weil diese allesamt erhitzend wirken. Gegen ein kühles Bier an heißen Tagen ist nichts einzuwenden.
- Der Sommer ist eine Jahreszeit, in der die Energie generell sehr geschwächt wird. Deshalb kann in dieser Zeit ein kurzes Nickerchen während des Tages nicht schaden.
- Wenn Sie im Sommer im Freien arbeiten müssen, sollten Sie eine Kopfbedeckung mit einer breiten Krempe tragen.
- Tragen Sie während der hellsten Zeit des Tages draußen eine Sonnenbrille mit rauchgrauen oder grünen Linsen, jedoch keinesfalls mit roten, gelben oder gar blauen oder purpurfarbenen, weil diese die Augen schädigen.
- Arbeiten Sie wenn eben möglich im Haus. Schalten Sie im Auto, in Ihrem Büro und in Ihrer Wohnung die Klimaanlage ein.
- Legen Sie sich im Sommer grundsätzlich nie in die Sonne. Wenn es sehr heiß ist, sollten Sie keine Shorts und keine Hemden mit kurzen Ärmeln tragen, sondern lockere und leichte Kleidung, die Ihre Haut schützt. Insbesondere Menschen, die viele Muttermale haben, sollten sich nicht in die Sonne legen, weil dadurch ihr Pitta stark erhöht und Hautkrebs verursacht werden kann.
- Wenn Ihnen sehr warm ist, können Sie in einem kühlen See oder in einem Pool schwimmen und anschließend ein wenig mit Wasser verdünnten Fruchtsaft trinken.
- Meiden Sie anstrengende Körperübungen. Falls Sie es gewöhnt sind, lange Strecken zu laufen oder andere anstrengende Übungen auszuführen, sollten Sie dies am frühen Morgen tun, wenn es noch relativ kühl ist.
- Leichte Yoga-Übungen und zweimal täglich eine kurze Meditation sind zu empfehlen. Für den Sommer besonders geeignet sind unter anderem die Übungen Fisch, Kamel, Boot, Kobra, Kuh und Palme. Menschen mit Pitta-Konstitution sollten keinen Kopfstand oder Schulterstand ausführen, weil dies Pitta verstärken kann. Außerdem ist das Mondgebet (siehe die Illustrationen in Anhang 4) zu empfehlen.
- Führen Sie Shitali-Pranayama aus, eine kühlend wirkende Atemübung, die in Kapitel 6 beschrieben wird.
- Bestimmte Schmuckstücke und Edelsteine tragen ebenfalls zur Kühlung von Pitta bei. Dazu zählen eine Halskette aus Sandelholz, aus Jade oder echten Perlen, Amethystkristalle, Mondstein, Malachitkristalle und jede Art von Silberschmuck.
- Machen Sie am Abend nach dem Essen einen Spaziergang bei Mondlicht. Tragen Sie weiße Kleidung und weiße Schuhe, und stecken Sie sich weiße Blüten ins Haar, oder legen Sie sich eine Girlande aus weißen Blüten um den Hals.
- An Sommerabenden können Sie ein wenig später zu Bett gehen als sonst,

etwa um 23.00 Uhr oder gegen Mitternacht. Reiben Sie sich vor dem Zubettgehen ein wenig Kokosöl in Kopfhaut und Fußsohlen, weil dies eine kühlende Wirkung hat. Schlafen Sie auf der rechten Seite.

- Sandelholz, Jasmin- und Khusöl wirken kühlend und sind für den Sommer gut geeignete Düfte. Sie können auch ein paar Tropfen Sandelholzöl auf Ihr Kopfkissen träufeln, so daß der Sandelholzduft Sie die ganze Nacht begleitet.
- Sex sollten Sie im Sommer möglichst stark einschränken, weil er erhitzend wirkt und Pitta provoziert. Falls Sie dennoch nicht darauf verzichten wollen, sollten Sie die Zeit zwischen 21.00 und 22.00 Uhr abends wählen, wenn es kühler geworden ist und die Pitta-Zeit noch nicht begonnen hat.

Im Sommer läßt die Sonne die Feuchtigkeit aus der Erde verdunsten, wodurch die Atmosphäre heiße, trockene und scharfe Qualitäten annimmt, die zu einer Verstärkung von Pitta führen. Im Sommer sind süße, kalte, flüssige und fette Nahrungsmittel und Getränke vorteilhaft. Hingegen sollte man übermäßiges Körpertrainung und Sex, Alkohol und salzige, saure und scharfe Nahrungsmittel meiden. Erfreuen Sie sich im Sommer an Wäldern, Gärten, Blumen und kühlem Wasser, und schlafen Sie nachts wenn möglich im Freien auf dem Dach des Hauses, das durch die Strahlen des Mondes gekühlt wird.

Charaka-Samhita

Empfehlungen für den Herbst

Der Herbst ist trocken, leicht, kalt, windig, rauh und leer (die Bäume werfen ihre Blätter ab). Alle diese Eigenschaften provozieren das Vata-Dosha. Deshalb beziehen sich sämtliche Empfehlungen für den Herbst darauf, Vata zu befrieden.

- Wenn möglich sollten Sie gegen 5.00 Uhr aufstehen, wenn die Luft noch ruhig ist und die Vögel noch nicht aufgewacht sind. Zu dieser Tageszeit herrscht eine außergewöhnliche Ruhe und großer Frieden.
- Gute Yoga-Asanas für den Herbst sind Vorwärtsbeugung, Rückwärtsbeugung, Vajrasana (auf den Fersen sitzen), Drehung der Wirbelsäule, Kamel, Kobra, Kuh und Katze. Schulterstand und Kopfstand können ebenfalls in Maßen geübt werden. Außerdem sollten Sie mindestens zwölfmal den Übungszyklus des Sonnengebets ausführen. Die maximale Wiederholungszahl für diese Übung sollte der Zahl Ihrer Lebensjahre entsprechen; allerdings sollten Sie dieses Ziel allmählich, durch regelmäßige tägliche Übung ansteuern. Beenden Sie Ihre Yoga-Übungen mit Savasana, der Entspannungsposition.
- Im Anschluß an die Yoga-Übungen ist sanftes abwechselndes Atmen durch beide Nasenöffnungen zu empfehlen, und danach sollten Sie mindestens 10 bis 15 Minuten lang meditieren.
- Reiben Sie Ihren Körper jeden Morgen vor dem Baden oder Duschen von Kopf bis zu den Zehen mit 0,15–0,25 l Sesamöl ein. Dieses wirkt wärmend und schwer und hilft, das Vata-Gleichge-

wicht wiederherzustellen. Duschen Sie anschließend warm, wobei ein wenig von dem Öl auf der Haut verbleiben sollte.

- Gute Herbstfarben, die befriedend auf Vata wirken, sind Rot, Gelb und Orange. Auch Weiß kann nützlich sein.
- Nachdem Sie Ihre Yoga- und Meditationsübung abgeschlossen und geduscht oder gebadet haben, ist die Zeit für das Frühstück gekommen. Probieren Sie Haferschleim, Reiscreme, Weizencreme, Tapioca oder irgendein anderes Getreide aus, das beruhigend auf Vata wirkt. (Ausführliche Ernährungsempfehlungen finden Sie in Kapitel 8.) Zum Mittag- und Abendessen sind im Herbst und zum Ausgleich von Vata Tortillas, Chapatis, Basmatireis, Mung-Dal-Kitchari und gedünstetes Gemüse geeignet. Salat hingegen ist nicht zu empfehlen. Breiige Suppen und Eintöpfe sind gut, aber vergessen Sie in keinem Fall, etwas Ghee zu verwenden.
- Trinken Sie nach dem Abendessen keinen schwarzen Tee und keinen Kaffee. Probieren Sie einen Kräutertee aus, beispielsweise eine Mischung aus Kumin, Koriander und Fenchel (in gleichen Mengen) oder eine Mischung aus Ingwer, Zimt und Nelken.
- Fasten ist im Herbst nicht zu empfehlen, weil es zuviel Leichtigkeit und Leere erzeugt und dadurch Vata provoziert.
- Achten Sie darauf, daß Sie sowohl im Freien als auch im Haus warm genug angezogen sind. An einem windigen, stürmischen Tag sollten Sie Kopf und Ohren bedecken.
- Sehr aktive und anstrengende Körperübungen meiden Sie im Herbst besser; das gilt insbesondere für Menschen mit Vata-Konstitution.
- Vata-Menschen können sich im Herbst am Nachmittag ein kurzes Nickerchen gönnen.
- Versuchen Sie, um 22.00 Uhr ins Bett zu kommen.
- Trinken Sie im Herbst vor dem Zubettgehen eine Tasse warme Milch; dies fördert einen gesunden und natürlichen Schlaf. Erhitzen Sie die Milch, bis sie zu kochen und aufzuquellen beginnt, und lassen Sie sie anschließend so weit abkühlen, daß Sie eine angenehme Trinktemperatur hat. Sie können auch jeweils eine Prise Ingwer und Kardamom sowie eine winzige Prise Muskat hinzufügen. Diese Kräuter wirken wärmend und beruhigend, und sie helfen Ihnen sowohl, die Milch zu verdauen, als auch, sich zu entspannen.
- In der Übergangszeit vom Sommer zum Herbst hilft eine Panchakarma-Behandlung, Vata-Übermaß aus dem Körper zu entfernen. (Näheres hierzu in Kapitel 4.) Wenn sich eine solche Behandlung nicht in einer Ayurveda-Klinik durchführen läßt, können Sie die in Kapitel 4 beschriebene Reinigungskur für die häusliche Selbstbehandlung absolvieren. Eine wichtige Komponente dieses Verfahrens ist ein medizinischer Einlauf (Basti), der wie folgt durchgeführt wird:

  1. Kochen Sie 2 Eßlöffel Dashamula-Pulver 5 Minuten lang in ca. 0,6 l Wasser.
  2. Filtern Sie die Kräuter anschließend aus, und fügen Sie der Flüssigkeit ½ Tasse warmes Sesamöl hinzu.
  3. Wenn diese Mischung auf eine an-

genehme Trinktemperatur abgekühlt ist, können Sie sie für den Einlauf benutzen. Versuchen Sie, die Flüssigkeit etwa 30 Minuten im Darm zu behalten.

4. Nach einer halben Stunde oder nach einem kräftigen Stuhlgang füllen Sie noch einmal ½ Tasse warmes Sesamöl in Ihr Rektum und versuchen, das Öl mindestens 10 Minuten im Körper zu behalten.

Diese Prozedur macht den Dickdarm gleitfähiger, beruhigt Vata und beseitigt Streß aus dem Unterrücken- und Halsbereich. Sie können Basti im Herbst einmal wöchentlich anwenden, um Vata unter Kontrolle zu halten.

- In dieser Jahreszeit sollten Sie Lärm, laute Musik (wie Rock), schnelles Autofahren und zu starke sexuelle Aktivität in besonderem Maße meiden. Das gleiche gilt für Zug und kalten Wind. All dies verstärkt Vata.
- Ausgezeichnete Kräuter zur Befriedung des Vata-Dosha im Herbst sind Dashamula (ein Rezept, in dem insgesamt 10 Kräuter verwendet werden), Ashwagandha und Vidari.

Empfehlungen für den Winter

Im Winter ist der Himmel bewölkt, die Witterung kalt, feucht und schwer, und das Leben in der Stadt wird langsamer. Allgemein ist dies die Jahreszeit von Kapha. Insbesondere Menschen mit Kapha-Konstitution sollten in dieser Zeit alles tun, um Kapha zu befrieden. Allerdings sollten Menschen mit Vata-Konstitution sich klarmachen, daß an manchen Wintertagen gewisse Vata provozierende Qualitäten wie trocken, kalt, windig und klar vorherrschen.

- Im Winter gibt es keinen Grund, früh aufzustehen. Die für Sommer und Herbst empfohlene Aufstehzeit von 5.00 Uhr braucht dann nicht eingehalten zu werden. Wenn Sie nicht sehr früh zur Arbeit müssen, können Sie gegen 7.00 Uhr aufstehen.
- Nach dem Zähneputzen und Abkratzen der Zunge (Erläuterungen hierzu auf Seite 83) sollten Sie ein paar Yoga-Asanas ausführen, unter anderem das Sonnengebet. Besonders geeignet für den Winter sind außerdem Fisch, Heuschrecke, Boot, Bogen, Löwe und Kamel sowie Schulterstand und Kopfstand. Diese Übungen öffnen den Brustraum, dehnen den Hals, machen die Nebenhöhlen frei und lösen Kongestionszustände in der Brust auf.
- Im Anschluß an die Yoga-Übungen sollten Sie Atemübungen ausführen. Feueratem (Bhastrika) reinigt das Kapha-Dosha. Atmen Sie im Anschluß daran ein paar Minuten durch die rechte Nasenöffnung, weil das die Zirkulation und die Entwicklung von Hitze fördert. (Anweisungen hierzu in Kapitel 6.)
- Der Winter ist die Jahreszeit des Kapha-Dosha. Deshalb sollten Sie, dem langsamen und ruhigen Kapha entsprechend, nichts übereilen. Denken Sie daran, im Anschluß an Ihre Atemübungen stets eine Zeitlang stille Meditation zu üben.
- Tragen Sie nach der Meditation etwas warmes Sesamöl auf Ihren ganzen Körper auf, und duschen Sie danach warm.

Dies ist im Winter für alle Konstitutionstypen von Vorteil.

- Für das Frühstück im Winter eignen sich Haferschleim, Maisschleim, Gerstensuppe, Tapioka, Kitchari oder Poha (gekochte Reisflocken). Trinken Sie etwa eine Stunde danach einen Tee aus den folgenden Kräutern:
  ½ Teelöffel getrockneter Ingwer
  ½ Teelöffel Zimt
  1 Prise Muskatnuß
  Kochen Sie diese Kräuter 5 Minuten lang in einem Glas heißen Wassers, und trinken Sie den Tee anschließend. Er stärkt die Hitze und Pitta, verbessert die Zirkulation und eliminiert Schleim. Falls Sie jedoch ein Geschwür haben, sollten Sie diesen Tee nicht trinken, weil er dann zu erhitzend wirkt.
- Tragen Sie Kleidung in hellen, wärmenden Farben wie Rot und Orange.
- Tragen Sie im Winter draußen immer einen Hut. Mehr als 60 Prozent der Körperhitze gehen durch den Kopf verloren. Bedecken Sie auch Hals und Ohren.
- Essen Sie zu Mittag Kapha beruhigende Speisen und keinesfalls solche, die Vata verstärken. Weizenvollkornbrot, gedünstetes Gemüse und eine cremige Suppe mit viel Ghee und ein paar Croutons sind genau richtig.
- Wenn Sie gern Fleisch essen, so ist der Winter nach den Lehren des Ayurveda die richtige Zeit dafür, weil dann Agni (das Verdauungsfeuer) besonders stark ist. Huhn und Puter sind zu empfehlen.
- Obwohl sich insbesondere Menschen mit Pitta- und Vata-Konstitution im Sommer und Herbst ein Nickerchen am Nachmittag gönnen dürfen, sollte dies im Winter vermieden werden, weil dadurch Kapha gestärkt, die Aktivität des Stoffwechsels verringert und das Verdauungsfeuer geschwächt wird.
- Ayurveda empfiehlt, im Winter eine kleine Menge Rotwein zu trinken, weil dies Zirkulation und Verdauung fördert. Draksha (ayurvedischer Kräuterwein) ist hierfür besonders gut geeignet. Nehmen Sie 4 Teelöffel Draksha mit einer ebensogroßen Menge Wasser vor oder nach dem Abendessen.
- Wenn im Winter der Himmel mit Wolken bedeckt und es draußen grau ist, kommen leicht Einsamkeitsgefühle und Depressionen auf. Dem wirken Maßnahmen zur Befriedung von Kapha entgegen. Wenn möglich, sollten Sie sich im Winter nicht von Ihrer Frau, Ihrem Mann, Ihrem Freund oder Ihrer Freundin entfernen. Wenn es draußen kalt ist und Sie drinnen keine angenehme Gesellschaft haben, werden Sie sich gewiß einsam fühlen. Seien Sie glücklich, wenn Sie den Winter mit Ihrem Lebensgefährten zusammen verbringen können!
- Reiben Sie am Ende des Tages eine kleine Menge Sesamöl in Kopfhaut und Fußsohlen.
- Nach der ayurvedischen Tradition ist der Winter die richtige Jahreszeit für häufigeren Sex.
- Die besten Kräuter für den Winter sind Pippali, Süßholz, Ingwer, Punarnava, schwarzer Pfeffer und Kutki. Außerdem können Sie das Kräutertonikum Chyavanprash benutzen.
- Leichtes Fasten über ein oder zwei Tage ist im Winter in Ordnung, sofern Ihr

Verdauungsfeuer stark ist. Wenn Sie mögen, können Sie während der Fastentage ein wenig Apfelsaft oder Granatapfelsaft trinken.

- In der Übergangszeit zwischen Herbst und Winter sollten Menschen, die im Winter häufig Kapha-Probleme (Erkältungen, Husten, Grippe, Nebenhöhlenentzündungen und dergleichen) bekommen, in einer ayurvedischen Klinik unter Aufsicht eines ayurvedischen Arztes eine Panchakarma-Reinigung durchführen lassen, um ein Kapha-Übermaß zu beseitigen. Wenn Sie dies tun, werden Sie im Winter keine Probleme bekommen.

Empfehlungen für den Frühling

Der Frühling ist der König der Jahreszeiten. Im elften Kapitel der *Bhagavad-Gita* offenbart Krishna seine Attribute mit den folgenden Worten: «Ich bin die Seele im Körper, der Geist in den Sinnen, der Adler unter den Vögeln, der Löwe unter den Tieren. Unter allen Bäumen bin ich der heilige Bodhi-Baum, und unter den Jahreszeiten bin ich der Frühling.»

Im Frühling erwacht Mutter Erde und läßt alle Pflanzen sprießen. Die Energie bewegt sich aufwärts. Alles erblüht und entfaltet seine Farben- und Blätterpracht. Die Menschen fühlen sich voller Energie und Liebe und verspüren das Bedürfnis, in die Natur zu gehen. Dies ist die Jahreszeit des Feierns.

Die Qualitäten des Frühlings sind warm, feucht, sanft und ölig. Aufgrund der Wärme schmelzen die im Winter entstandenen Eis- und Schneemassen. Ebenso verflüssigt sich auch das im Körper angesammelte Kapha. Deshalb erkranken so viele Menschen im Frühling an Erkältungen, und da die Blüten ihren Duft verströmen und ihre Pollen freisetzen und dadurch Menschen mit Vata- und Pitta-Konstitution glücklich machen, bekommen viele Kapha-Menschen Heuschnupfen und Allergien.

So wie der Winteranfang einige Eigenschaften mit dem Herbst teilt, ähnelt der Frühlingsbeginn in vielerlei Hinsicht dem Winter, weshalb sich viele Empfehlungen für diese beiden Jahreszeiten gleichen. Beispielsweise wird auch für den Frühling dringend eine Panchakarma-Kur empfohlen, um den Körper von angesammeltem Kapha-Dosha zu reinigen und Allergien, Heuschnupfen, Erkältungen und Nebenhöhlenentzündungen zu vermeiden.

- Gute Kräuter für den Frühling sind unter anderem Ingwer, schwarzer Pfeffer, Pippali und ein Tee aus Kumin, Koriander und Fenchel zu gleichen Teilen. Sitopaladi, Punarnava und Sudarshan sind ebenfalls sehr zu empfehlen.
- Meiden Sie generell schwere, ölige Kost. Außerdem ist es besser, keine sauren, süßen und salzigen Nahrungsmittel zu essen, da diese Kapha provozieren. Meiden Sie auch Milchprodukte, und zwar insbesondere am Morgen. Verzichten Sie auf Eiscreme und kalte Getränke, die Kapha in besonderem Maße verstärken.
- Essen Sie bevorzugt bittere, scharfe und adstringierend wirkende Nahrungsmittel. Alle Leguminosen, beispielsweise getrocknete gelbe Erbsen, rote Linsen sowie Garbanzo- und Pinto-Bohnen

sind sehr zu empfehlen. Rettich, Spinat, Okra, Zwiebeln und Knoblauch können ebenso verwendet werden wie scharfe Gewürze, beispielsweise Ingwer, schwarzer Pfeffer, Cayennepfeffer und Chilis. (Übertreiben Sie den Konsum scharfer Gewürze jedoch nicht, wenn in Ihrer Konstitution Vata überwiegt, und insbesondere nicht, wenn Sie eine Pitta-Konstitution haben.) Trinken Sie nach jeder Mahlzeit einen Tee aus Ingwer, scharfem Pfeffer und Zimt.

- Verwenden Sie weniger Ghee und weniger Milchprodukte, jedoch mehr Honig, der erhitzend wirkt. Eine Tasse heißes Wasser mit einem Teelöffel Honig bringt im Frühling Kapha ins Gleichgewicht. (Kochen Sie Honig nie; er verstopft dann die subtilen Kanäle und wirkt im Körper wie ein Gift.) Sie können Ihre Mahlzeiten mit einem Glas frisch zubereitetem Lassi beenden. (Das Rezept dazu finden Sie auf Seite 90.)
- Falls Sie Fleisch essen, sollten Sie im Frühling Huhn, Puter, Kaninchen und Wild bevorzugen; hingegen sind Fisch, Krabben, Hummer und Ente in dieser Jahreszeit weniger empfehlenswert.
- Der Frühling ist eine gute Jahreszeit für eine Fastenkur, bei der Sie nur Apfel-, Granatapfel- und Beerensaft trinken.
- Stehen Sie früh auf, und machen Sie einen Morgenspaziergang. Auch das Sonnengebet und Kapha verringernde Yoga-Übungen wie Fisch, Boot, Bogen, Heuschrecke, Löwe und Kamel sowie Kopf- und/oder Schulterstand sind zu empfehlen. Bhastrika (Feueratem) und Atmen durch die rechte Nasenöffnung sind ebenfalls nützlich (siehe Kapitel 6).
- Da Schlaf während des Tages Kapha verstärkt, wird hiervon im Frühling abgeraten.

Wenn der Frühling fortschreitet und das Wetter wärmer wird, können Sie allmählich von den Empfehlungen zur Befriedung von Kapha zu den sommerlichen Ratschlägen zur Befriedung von Pitta übergehen. Da das Wetter zwischen kalt und warm wechselt, müssen Sie ohnehin jeden Tag sehr wachsam sein und Ihren gesunden Menschenverstand benutzen, um Ihr Gleichgewicht zu erhalten.

6

Atemtechniken

Prana ist die Brücke zwischen Körper, Geist und Bewußtsein und beinhaltet die ständige Bewegung des Gewahrseins. Er befördert das Gewahrsein zum Objekt unserer Wahrnehmung. Diese Bewegung des Gewahrseins durch Prana wird Aufmerksamkeit genannt. Die innere Bewegung von Prana ist die Bewegung des Empfindens, Denkens, Fühlens und der Emotion. So sind Prana und Geist zutiefst miteinander verbunden.

Die physische Manifestation von Prana ist der Atem. Zwischen Atem und Geist besteht eine enge Beziehung. Nach den Ayurveda-Lehren ist der Atem der körperliche Teil des Denkens und das Denken der psychische Teil des Atmens. Jeder Gedanke verändert den Rhythmus des Denkens. Ist ein Mensch glücklich und ruhig, atmet er rhythmisch. Wird er hingegen von Ängsten, Furcht oder Nervosität geplagt, ist seine Atmung unregelmäßig und stockend.

Die Rishis, vedische Seher der alten Zeit, haben diese enge Beziehung zwischen der Atmung und der Aktivität des Geistes entdeckt und die Kunst des Pranayama entwickelt. Pranayama ist *prana* plus *ayam*. *Ayam* bedeutet «kontrollieren», *prana* «Atem». Durch Kontrolle des Atems können wir die Aktivität des Geistes kontrollieren.

Das Geheimnis des Pranayama

Die Rishis entdeckten auch eine enge Beziehung zwischen dem rechten und dem linken Atemzyklus. Vielleicht ist Ihnen schon aufgefallen, daß Sie manchmal leichter durch die linke und zu anderen Zeiten leichter durch die rechte Nasenöffnung atmen können. Dieser Wechsel findet alle 45 bis 90 Minuten statt. Ebenso wie die rechte Seite unseres Körpers von der linken Seite des Gehirns gesteuert wird und umgekehrt, aktiviert die verstärkte Atmung durch die linke Nasenöffnung die rechte Hemisphäre des Gehirns und die verstärkte Atmung durch die rechte Nasenöffnung die linke Gehirnhälfte.

Die linke Gehirnhälfte wird mit männlicher Energie, die rechte mit weiblicher Energie assoziiert. Die linke Hemisphäre ist der Bereich des logischen Denkens, des Untersuchens und Forschens, der Aggressivität, des Wettbewerbs und des Urteilens. Immer wenn wir urteilen, forschen und ähnliches tun, dominiert unser rechter Atemzyklus, und unsere linke Gehirnhälfte ist aktiv. Wenn umgekehrt die rechte Hemisphäre aktiv ist, dominiert die weibliche Energie, die mit Liebe, Mitgefühl, Intuition, Kunst, Poesie und Religion in Verbindung gebracht wird. Wenn ein Künstler ein Bild malt oder ein Dichter ein Gedicht schreibt, benutzen beide einen Teil der rechten Gehirnhälfte. Und wenn ein Wissenschaftler in seinem Labor ein Problem untersucht und löst, benutzt er einen Teil seiner linken Hirnhälfte.

Das Geheimnis des Pranayama ist das Geheimnis des Umgangs mit der männlichen und der weiblichen Energie, die in unserem Nervensystem aktiv sind. Die Pranayama-Form, bei der abwechselnd durch die beiden Nasenöffnungen geatmet wird, führt beim Einatmen durch die linke Nasenöffnung der rechten Hirnhälfte und beim Einatmen durch die rechte Nasenöffnung der linken Gehirnhälfte Energie zu. Wenn Yogis diese Art von Atmung praktizieren, bringen sie dadurch ihre männliche und ihre weibliche Energie ins Gleichgewicht. Nachdem dies erreicht ist, erwacht die neutrale Energie, und der Betreffende erfährt reines Gewahrsein, das Brahman genannt wird.

Wenn wir Pranayama üben, werden unsere Nadis (die subtilen Kanäle des Nervensystems) gereinigt, wir bringen unseren Geist unter Kontrolle, und wir gelangen über die männlichen und weiblichen Energien hinaus zum reinen, nichtwählenden, passiven Gewahrsein.

Dies ist die Grundlage für Pranayama. Außerdem gibt es zahlreiche Pranayama-Arten: Übungen zur Erhitzung und Kühlung des Körpers, Atmung durch die rechte Nasenöffnung zur Stärkung der männlichen Energie, Atmung durch die linke Nasenöffnung zur Stärkung der weiblichen Energie, und vieles mehr.

Sechs Atemtechniken

Wechselatmung

Eine der einfachsten Atemübungen, die aber, wie bereits erläutert, nichtsdestoweniger sehr wirksam ist, ist die sogenannte Wechselatmung.

1. Sie sitzen bequem mit überkreuzten Beinen auf dem Boden und halten die Wirbelsäule aufrecht. Wenn Sie sich in dieser Haltung nicht wohl fühlen, können Sie an der Vorderkante eines Stuhls sitzen, wobei Sie die Füße flach auf den Boden stellen.
2. Schließen Sie die rechte Nasenöffnung mit dem rechten Daumen, und atmen Sie durch die linke Nasenöffnung ein. Atmen Sie in den Bauch, nicht in die Brust.
3. Halten Sie den Atem nach dem Einatmen einen Augenblick lang an.
4. Atmen Sie durch die rechte Nasenöffnung aus, während Sie die linke mit dem Ringfinger und dem kleinen Finger der rechten Hand verschließen.
5. Wiederholen Sie die Schritte 1 bis 3,

aber beginnen Sie diesmal, indem Sie durch die *rechte* Nasenöffnung einatmen (während Sie die linke Nasenöffnung mit dem Ringfinger und dem kleinen Finger der linken Hand verschließen).

Sie können nach dieser Methode 5 bis 10 Minuten lang atmen.

ANMERKUNG: Erlernen Sie diese Technik ebenso wie die übrigen in diesem Buch erwähnten möglichst unter Anleitung eines erfahrenen Lehrers.

Der kühlende Atem – Shitali-Pranayama

Formen Sie Ihre Zunge zu einer Röhre. Atmen Sie langsam durch diese Zungenröhre ein, schlucken Sie, und atmen Sie danach normal durch die Nase aus, wobei Sie den Mund geschlossen halten. Sie werden feststellen, daß die einströmende Luft Ihren Speichel, Ihre Zunge und die Schleimhäute im Mundraum kühlt.

Diese Form der Atmung ist nützlich für die Befriedung von Pitta. Sie verringert die Temperatur im Mundraum, kühlt den Speichel, hilft, den Durst zu stillen, und verbessert Verdauung, Nährstoffaufnahme und Assimilation. Shitali ist auch bei Bluthochdruck, Verbrennungen im Hals- oder Zungenbereich und bei einem brennenden Gefühl in den Augen sehr wirksam. Diese Atemtechnik wirkt kühlend auf den ganzen Körper.

Wenn Sie nicht in der Lage sind, Ihre Zunge zu einer Röhre zu formen, können Sie Shitali auch üben, indem Sie die Zähne zusammenbeißen und Ihre Zunge gegen die Zähne drücken. Die Luft wird dann durch die Zähne eingeatmet. Manche Menschen empfinden es als schmerzhaft, kühle Luft durch die Zähne zu ziehen. Wenn Sie die Zunge jedoch gegen die Zähne drücken, bleiben die Zähne dadurch warm, und Sie werden wahrscheinlich keine Schmerzen empfinden.

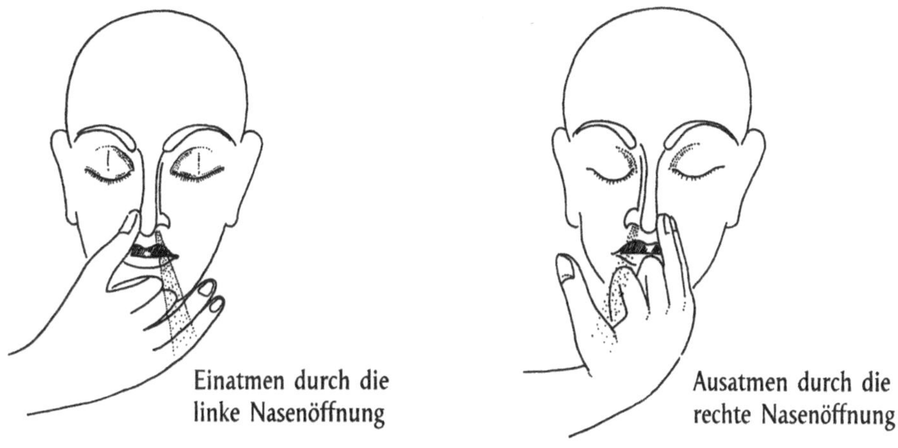

PRANAYAMA-WECHSELATMUNG

Der Feueratem – Bhastrika-Pranayama

Diese Atemübung stärkt die Vitalkapazität der Lunge, lindert Allergien und Asthma und macht die Lunge stark und gesund. Außerdem erhitzt sie den Körper.

Atmen Sie passiv (durch die Nase) ein, aber aktiv und mit *ein wenig* Kraftanwendung aus. Beginnen Sie langsam, und steigern Sie dann nach und nach die Geschwindigkeit. Stellen Sie sich vor, daß sich eine Dampflokomotive langsam in Bewegung setzt und allmählich an Fahrt gewinnt. Atmen Sie auf diese Weise etwa 30mal aus, und machen Sie dann eine Pause von einer Minute. Sie können dies bis zu fünfmal jeweils morgens und abends wiederholen.

Der summende Atem – Bhramari-Pranayama

Spannen Sie beim Einatmen den Kehldeckel an, so daß ein summender Ton entsteht. Beim Ausatmen ist dieser Klang lang und tief. Traditionell heißt es, das Einatmen gleiche dem Geräusch einer weiblichen Biene, wohingegen das Ausatmen dem Summen einer männlichen Biene ähneln soll.

Wenn es Ihnen schwerfällt, beim Einatmen ein Summen zu erzeugen, können Sie einfach ganz normal einatmen, tief in den Bauch atmen und dann beim Ausatmen das Summen ertönen lassen.

Bei der Ausführung des Bhramari-Pranayama sollte Ihre Zungenspitze leicht den rückwärtigen Bereich des Gaumens berühren. Achten Sie auch darauf, daß Sie die Zähne nicht gegeneinander pressen.

Durch Bhramari wird die Stimme me-

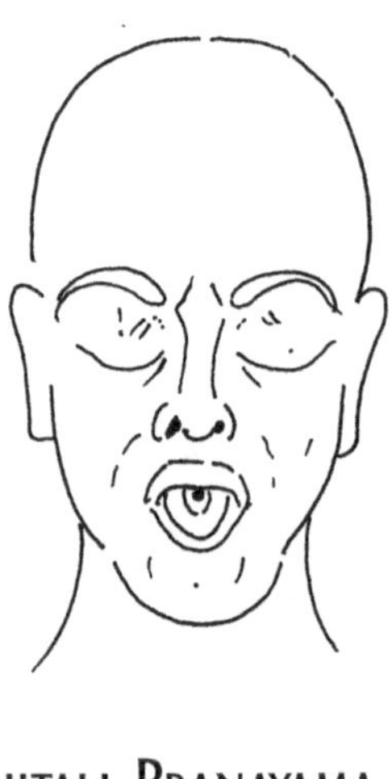

SHITALI-PRANAYAMA (KÜHLENDE ATMUNG)

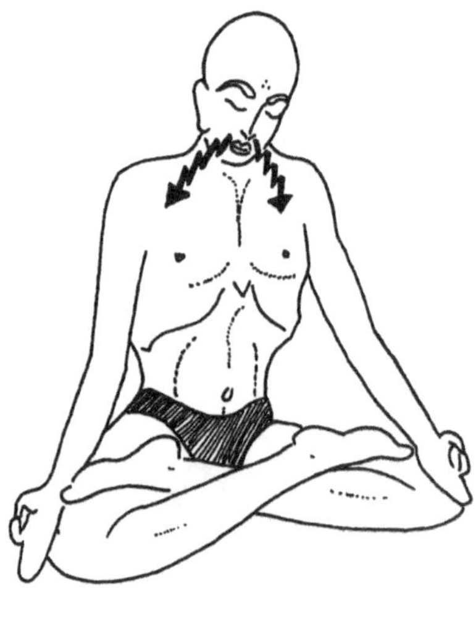

BHASTRIKA-PRANAYAMA (FEUERATEM)

lodiöser. Das Summen versetzt das Nervensystem in Schwingungen und ist eine Art Klangtherapie für das Gehirn. Außerdem ist es auch gut für die Schilddrüse, die Thymusdrüse und die Nebenschilddrüsen. Wiederholen Sie diese Übung zehnmal.

Der Siegesatem – Ujjayi-Pranayama

Sie sitzen entweder in der Vajrasana oder im Lotossitz, und Ihre Hände ruhen auf den Knien, wobei die Handflächen nach oben gerichtet sind. Halten Sie Kopf, Hals und Brust in gerader Linie. Senken Sie den Kopf ein wenig, wobei Sie ihn leicht nach hinten und abwärts in Richtung Brust ziehen. Konzentrieren Sie Ihr Gewahrsein auf den Kehlbereich.

Nun folgt der etwas schwierige Teil der Übung. Setzen Sie zu einer Schluckbewegung an, ohne jedoch tatsächlich zu schlucken, so daß die Luftröhre nach oben gezogen wird. Spannen Sie gleichzeitig den Kehldeckel an, so, als würden Sie tonlos den Buchstaben E «sprechen», wobei Sie langsam und tief in den Bauch atmen. Während die inhalierte Luft an der Kehle, der Luftröhre, dem Herzen und dem Zwerchfell vorüberströmt, erzeugt sie einen leisen, sanften Flüsterton.

Ujjayi-Pranayama vermittelt große Freude. Diese Übung beruhigt den Geist, entspannt die Zwischenrippenmuskeln und erzeugt tatsächlich ein siegreiches Gefühl. Ujjayi ist für alle drei Doshas von Nutzen, unterstützt die Wiederherstellung des konstitutionellen Gleichgewichts und fördert die Langlebigkeit. Wiederholen Sie diese Übung zwölfmal.

Atmung durch die rechte Nasenöffnung – Surya-Bhedi-Pranayama

Verschließen Sie die linke Nasenöffnung durch einen Stopfen aus Watte, so daß Sie nur durch die rechte Nasenöffnung atmen können, oder blockieren Sie sie sanft mit dem Ringfinger und dem kleinen Finger der rechten Hand. Setzen Sie sich dabei bequem hin, und atmen Sie nur durch die rechte Nasenöffnung ein und aus. Wiederholen Sie dies zehnmal.

7

Meditation und geistige Disziplin

Meditation ist eine Kunst, die es ermöglicht, Körper, Geist und Bewußtsein in einen Zustand der Harmonie zu versetzen. Ein Leben mit Meditation ist ein Aufblühen von Glückseligkeit und Schönheit. Leben ohne Meditation ist Streß, Verwirrung und Illusion.

In alten Zeiten wurde Meditation als eine Lebensweise angesehen. Tatsächlich unterscheidet sich Meditation nicht vom alltäglichen Leben; doch müssen wir, um sie zu erlernen, bestimmte Techniken, Methoden und Systeme studieren und üben. Wenn wir eine Form der Meditation geübt und gemeistert haben, begleitet uns diese Disziplin in jeder Situation unseres Lebens. Ganz gleich, welchem Meditationssystem und welchen Anweisungen eines Lehrers Sie folgen mögen, bitte beherzigen Sie diese.

Doch was ist Meditation und was nicht?

Meditation ist nicht identisch mit Konzentration. Wenn wir uns konzentrieren, engen wir unseren Geist ein, und ein eingeengter Geist ist ein begrenzter Geist. Wir brauchen diesen eingeengten, punktförmig ausgerichteten, konzentrierten Geist, um ein bestimmtes Thema zu durchdringen, um Probleme zu lösen, um eine Sprache zu erlernen oder um ein Flugzeug zu steuern. Wir benötigen ihn. Aber nicht in der Meditation.

Wenn wir uns konzentrieren, bauen wir eine Mauer des Widerstands auf, und indem wir unseren Geist unserer Kontrolle zu unterwerfen versuchen, verlieren wir Energie. Manche Menschen meditieren auf diese Weise eine Stunde lang, und wenn sie damit aufhören, fühlen Sie sich müde, weil sie während dieser ganzen Zeit unablässig gekämpft und alles negiert haben. Sie haben zu allen auftauchenden Gedanken und Wahrnehmungen nein gesagt und versucht, ihren Geist zu fokussieren.

Konzentration schließt alles aus, Meditation schließt alles ein. Meditation ist offenes, nicht wählendes Gewahrsein. Alles ist willkommen. Meditation sagt ja zu allem, wohingegen Konzentration zu allem nein sagt.

Konzentration ist Anstrengung. Und überall, wo Anstrengung ist, gibt es jemanden, der diese Anstrengung unternimmt. Dieses Subjekt der Anstrengung ist das Ich. Konzentration nährt das Ich, den Urheber der Anstrengung, und je stärker die Konzentration, um so manifester ist das Ich.

In der Meditation hingegen gibt es keine Anstrengung und niemanden, der sich anstrengt, sondern nur Freiheit. Sie sitzen einfach still da und hören allem zu, ob es der Ruf eines Vogels ist, der Schrei eines Kindes oder das Rascheln von Blättern. Jeder Klang ist willkommen. Welcher Klang es auch sein mag, gestatten Sie ihm, zu Ihnen zu kommen. Wenn Sie auf den Klang hören, werden Sie zum Zentrum und der Klang zur Peripherie, die auf Sie zukommt, um mit Ihnen zusammenzutreffen.

Indem Sie jeder Art von Klang ohne jedes Urteil, ohne Kritik und ohne Mögen oder Nichtmögen zuhören, werden Sie zum Zentrum, und alle Klänge kommen auf Sie zu und lösen sich in Sie hinein auf. Folgen Sie dem Klang. Lassen Sie ihn durch sich hindurchgehen. Leisten Sie ihm keinen Widerstand. Wenn Sie dies tun, tritt ein magisches Phänomen auf: Sie werden leer. Sie werden schweigende, reine Existenz.

Wenn eine Brise zu Ihnen kommt, so lassen Sie auch diese durch sich hindurchziehen. Keine Anstrengung, kein Widerstand. Denken Sie daran, daß Friede nicht das Gegenteil von Klang ist. Jeder Klang löst sich in Frieden auf. Sie sind jener Friede, und Klang kommt auf Sie zu und löst sich in Sie hinein auf.

Schauen Sie ein Objekt – einen Baum, eine Blume oder eine Mauer – an. In diesem Schauen liegt kein Wählen und kein Urteilen, sondern es ist nur nichtwählendes Beobachten.

Gewahrsein ist der Akt des Zuhörens, der Akt des Schauens. Weder Anstrengung noch Konzentration sind dazu erforderlich. Im Zustand des Gewahrseins, in der Meditation, manifestiert sich Konzentration von selbst. Sie wird Ihnen als Geschenk zuteil. Doch wenn Sie sich bewußt konzentrieren, wenn Sie bewußt wählen, entgeht Ihnen die Meditation.

Im erweiterten, leeren Bewußtsein kommt das Denken zum Stillstand, die Atmung wird ruhig, und wir existieren nur noch als reines Gewahrsein. Dieser Zustand ist durch große Freude, Schönheit und Liebe charakterisiert. Das individuelle Bewußtsein verschmilzt mit dem Kosmischen Bewußtsein, und wir gehen über Zeit und Denken hinaus.

In jenem Zustand spielt es keine Rolle, ob unsere Augen offen oder geschlossen sind. Der Zustand tritt auf wie eine Brise, ohne daß wir ihn eingeladen haben. Er ist unser wahres Wesen – Liebe, Glückseligkeit, Schönheit und Gewahrsein. In ihm gibt es keine Furcht, keine Depression, keine Angst, keine Sorgen und keinen Streß. Wir werden zu Zeugen von Ängsten, Sorgen und Streß, und es kommt zur Heilung.

Dies wird Disziplin genannt. Disziplin bedeutet Lernen, und jemand der lernt, ist ein Schüler. Wir alle müssen die Kunst der Disziplin erlernen. Disziplin heißt, alles an den ihm zukommenden Ort zu stellen. Das Denken hat seinen Ort, das Verlangen hat seinen Ort, die Arbeit hat ihren Ort, und die Pflicht hat ihren Ort. Disziplin bringt Harmonie in unser Leben. Deshalb gehören Disziplin und Meditation zusammen. Es gibt keine Meditation ohne Disziplin und keine Disziplin ohne Meditation. Beide sind eins. Der Geist in Meditation ist der Geist im Zustand der Disziplin.

Der sogenannte konzentrierte Geist versucht, Kontrolle auszuüben. Ein verwirrter Geist ist ein kontrollierender Geist. Hingegen ist ein Geist, der frei, wach und bewußt ist, glückselig. Dies ist der disziplinierte Geist. Disziplin ist jenes Parfum des Lebens, ohne das das Leben niemals zu einem Fest werden kann.

Beim Meditieren sollten Sie mit geradem Rücken sitzen. Nehmen Sie wenn möglich den Lotossitz ein (oder den halben Lotossitz, wenn das für Sie angenehmer ist). Falls beides für Sie zu unbequem ist, können Sie sich auf einen Stuhl setzen; aber halten Sie auch dann Ihre Wirbelsäule aufrecht.

Durch beharrliches Üben können Sie die Zeit, die Sie im Lotossitz zu verbringen vermögen, allmählich auf eine, zwei oder gar drei Stunden steigern. Und wenn Sie drei Stunden täglich auf die rechte Weise im Lotossitz verbringen, wird bald die Erleuchtung eintreten.

Der Lotossitz fördert die Öffnung des Herzens. Die Atmung wird ruhig, und das Denken wird automatisch langsamer und kommt schließlich ganz zum Stillstand. Über das Denken hinauszugehen bedeutet, das Leiden zu überwinden, weil Denken Leiden erzeugt.

Die Meditation der leeren Schale

Sie sitzen bequem und ruhig, und Ihre Hände ruhen mit nach oben gewandten Handflächen auf den Knien, so, als wären sie zwei leere Schalen. Öffnen Sie Ihren Mund leicht, und berühren Sie mit der Zunge das Gaumendach unmittelbar hinter der oberen Zahnreihe.

Richten Sie die Aufmerksamkeit zunächst auf Ihren Atem. Lassen Sie die Lunge atmen, ohne daß Sie sich dabei bewußt anstrengen. Beobachten Sie einfach die Bewegung Ihres Atems. Atmen Sie ein. Atmen Sie aus.

Beim Einatmen berührt die Luft die Innenwände der Nasengänge. Seien Sie sich dieses Atmens bewußt. Während des Ausatmens berührt die Luft die Nasengänge erneut. Die einströmende Luft fühlt sich kühl an, die ausströmende Luft ist warm. Versetzen Sie sich für den Bruchteil einer Sekunde in Ihre Nase: Sie sitzen in einem Nasengang und beobachten Ihren Atem: ein, aus, ein, aus. Lassen Sie die Lunge Ihre Arbeit tun, während Sie einfach dasitzen und beobachten, was geschieht.

Beginnen Sie nach fünf Minuten, dem Atem zu folgen. Wenn die Lunge einatmet, folgen Sie der Luft in die Nase, zur rückwärtigen Seite der Kehle, in die Luftröhre, die Lunge, das Herz, das Zwerchfell. Gehen Sie bis tief hinunter in den Bereich hinter Ihrem Nabel, wo Sie einen natürlichen Haltepunkt erreichen. Für einen Sekundenbruchteil kommt der Atem zum Stillstand. Bleiben Sie an jenem Punkt, wenn die Lunge ausatmet, und folgen Sie dem Atem dann wieder in entgegengesetzter Richtung: vom Nabel zum Zwerchfell, zum Herzen, zur Lunge, zur Luftröhre, zur Kehle, zurück zur Nase und dann aus dem Körper heraus.

Während des Ausatmens strömt die Luft aus dem Körper, bis sie einen Punkt etwa 25 cm vor der Nase erreicht, wo sich ein zweiter Haltepunkt befindet. Halten Sie auch dort einen Augenblick lang inne.

Die beiden Haltepunkte sind sehr wichtig. Der erste liegt hinter dem Nabel, der zweite außerhalb des Körpers im Raum. Ruht Ihr Gewahrsein in diesen beiden Punkten, bleibt die Zeit stehen, weil Zeit die Bewegung des Atems ist. Wenn der Atem zum Stillstand kommt, kommt auch der Geist zum Stillstand, denn der Geist ist die Bewegung des Atems. Wird der Geist ruhig, existieren Sie einfach, ohne Körper, ohne Geist, ohne Atem.

In diesem Augenblick werden Sie zu einer leeren Schale, und wenn Sie zu einer leeren Schale werden, werden Sie von den Lippen des Göttlichen berührt. Dann kommt Gott zu Ihnen, um Sie mit seiner Liebe zu erfüllen. Sie brauchen Gott nicht zu suchen, denn Gott sucht Sie. Seit unvordenklichen Zeiten sucht Gott eine leere Schale, die er mit seiner Liebe füllen kann. Doch alle Schalen sind mit Verlangen, Ehrgeiz, Geschäftigkeit, Wetteifern, Erfolg und Versagen gefüllt.

Sitzen Sie einfach ruhig da, und bleiben Sie in dem Innehalten. Dieses Innehalten ist eine Tür, durch die Sie treten und in den inneren Abgrund springen müssen. Nachdem Sie dies getan haben, werden Sie einen außergewöhnlichen Gleichmut empfinden, und Friede wird Sie umgeben.

Üben Sie diese Meditation jeden Morgen und jeden Abend 15 Minuten lang. Im Laufe der Tage, Wochen und Monate wird die Zeit, die Sie in jenen beiden Haltepunkten verbringen, allmählich länger werden, bis schließlich das Innere und das Äußere miteinander verschmelzen und alles in Ihnen geschieht.

ANMERKUNG: Wenn es Ihnen angenehmer ist, können Sie diese Meditation auch in vornübergeneigter Position üben.

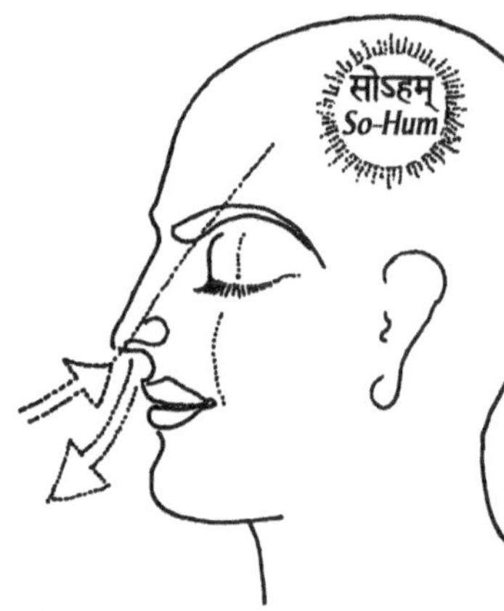

So-Hum-Meditation

Bei der So-Hum-Meditation sitzen wir still und beobachten unseren Atem so wie bei der Meditation der leeren Schale, doch lassen wir beim Einatmen den Klang «So» und beim Ausatmen den Klang «Hum» ertönen (jedoch tonlos, also keinesfalls hörbar).

Wenn Klang, Atem und Gewahrsein

zusammenkommen, wird all dies zu Licht. Wir wissen, daß jedes Atom Licht- und Hitzeenergie ausstrahlt. In dem Augenblick, in dem wir die Aufmerksamkeit auf unseren Atem richten und beginnen, gleichzeitig mit dem Atmen So-Hum zu empfinden, wird unser Atem zu einer Quantenwelle und strahlt Licht aus. Dieses Licht des Lebens kann im Bereich des Dritten Auges gesehen werden.

Einatmen – Inspiration – ist Leben; Ausatmen ist Sterben. Wenn ein Kind geboren wird, gelangt das Leben mit seinem ersten Atemzug als Inspiration zum Ausdruck. Wenn ein Mensch stirbt, sagen wir, der Betreffende habe seinen letzten Atemzug getan. Der Atem strömt dann aus ihm heraus.

Hum bedeutet «ich» oder «individuelle Existenz»; So bedeutet «Er, das Göttliche». Somit strömt im natürlichen Rhythmus der So-Hum-Meditation mit dem So Lebensenergie ein und mit dem Hum das Ich, unsere beschränkte Individualität, aus. Dies ist die Bedeutung der So-Hum-Meditation. Wenn wir So einatmen, atmen wir Leben ein. Und wenn wir Hum ausatmen, atmen wir Ich und Begrenztheit aus.

Wenn die So-Hum-Meditation richtig ausgeführt wird, bewirkt sie die Vereinigung des Individuums mit dem Kosmischen Bewußtsein. Wir gelangen dann über das Denken sowie über Zeit und Raum und über Ursache und Wirkung hinaus. Begrenzungen verschwinden, unser Bewußtsein wird leer, und in diesem Sich-Leeren wird es erweitert, und Friede und Freude kommen wie ein Segen auf uns herab.

Doppelspitzige Aufmerksamkeit (Das Bezeugen)

In der vedischen Wissenschaft wird das Bezeugen Samyak-Darshan genannt. Dies ist ein Prozeß des gleichzeitigen Nach-außen- und Nach-innen-Schauens.

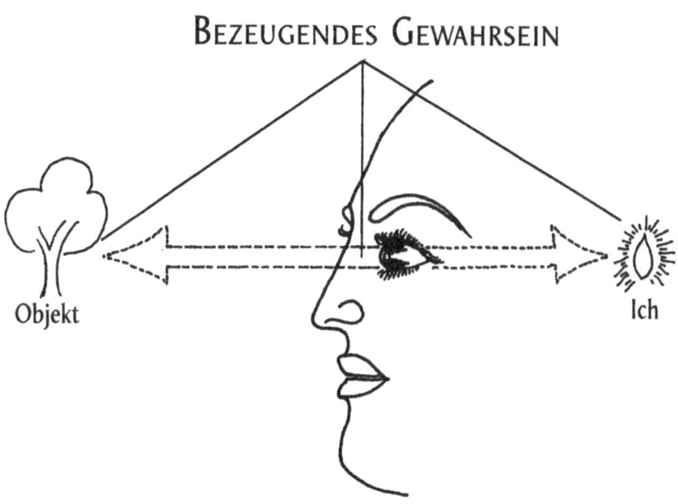

Wenn wir einen Baum, einen Stern, einen Berg oder eine Blume ansehen, strömt etwas aus unseren Augen heraus, berührt das Objekt und kommt dann wieder zu uns zurück. Das, was aus den Augen strömt, um das Objekt der Wahrnehmung zu berühren, nennen wir Aufmerksamkeit. Nach den Lehren des Ayurveda entsteht Aufmerksamkeit, wenn Prana nach außen strömt und die Schwingung des Gewahrseins zu dem Objekt befördert. Somit ist Aufmerksamkeit Gewahrsein plus Prana, Bewegung.

Ein Pfeil ist nach außen gerichtet und berührt das Objekt. Gleichzeitig sollte ein zweiter Pfeil der Aufmerksamkeit nach innen, auf das Zentrum in unserem Herzen, gerichtet sein, um den Beobachter zu beobachten. Wenn Sie zum Zeitpunkt des Sehens das äußere Objekt anschauen, sollten Sie gleichzeitig den Sehenden anschauen. Beobachten Sie den Beobachter. Wenn Sie dies tun, verschwindet letzterer. Das daraus resultierende Beobachten ohne einen Beobachter wird Bezeugen genannt. Durch dieses Bezeugen entwikkeln Sie Vertrautheit, eine Beziehung zum Objekt der Wahrnehmung.

8

Ayurvedische Ernährungsrichtlinien

Dieses Kapitel wird Ihnen helfen, sich so zu ernähren, daß Sie mit Hilfe der ayurvedischen Prinzipien in Ihrem Leben Gleichgewicht, Harmonie und Gesundheit aufrechterhalten können. Gesundheitsbewußte Menschen interessieren sich heute zunehmend dafür, welche Rolle eine gute Ernährung für die Heilung ihrer Beschwerden und für ihre Gesundheit spielen kann. Viele haben mittlerweile erkannt, daß eine adäquate Ernährung einen wichtigen Beitrag zur Erhaltung der Gesundheit leistet, wohingegen eine unzulängliche Ernährung häufig der Grund für gesundheitliche Probleme, Mangel an Vitalität und Anfälligkeit für Krankheiten ist.

Die ayurvedische Tradition hat viele Erkenntnisse darüber zusammengetragen, welche Nahrungsmittel bei bestimmten Menschen ausgleichend wirken können, wie man dieselben zubereitet, wie man Nahrungsmittelkombinationen vermeidet, die im Körper Giftstoffe erzeugen können, welche Eßgewohnheiten man kultivieren und welche man vermeiden sollte, um von der aufgenommenen Nahrung optimal zu profitieren. Alle diese Themen, mit Ausnahme spezifischer Anleitungen zur Zubereitung der Speisen, werden in diesem Kapitel erläutert.

Ernährungsempfehlungen für die verschiedenen Konstitutionstypen

Im Idealfall sollten Sie die Entscheidung darüber, was Sie essen, von Ihrem Wissen über Ihre Konstitution abhängig machen. Dazu ist ein Verständnis der Beziehung letzterer zu den Qualitäten verschiedener Arten von Nahrung wichtig, unter anderem auch die Frage, ob bestimmte Speisen das Gleichgewicht Ihrer Doshas positiv beeinflussen oder belasten. Weiterhin müssen die Geschmäcke verschiedener Nahrungsmittel berücksichtigt werden (mit denen wir uns später in diesem Kapitel beschäftigen) und die Frage, ob ihnen die Qualitäten schwer oder leicht, ölig oder trocken, flüssig oder fest eigen sind. Außerdem ist es wichtig zu wissen, ob bestimmte Nahrungsmittel kühlend oder erhitzend (*virya*) wirken und welche Auswirkungen sie haben, nachdem sie verdaut worden sind (*vipaka*).

Wenn Sie interessiert sind, können Sie sich intensiver mit der ayurvedischen Theorie beschäftigen, um die genannten Faktoren noch besser zu verstehen. Im übrigen werden letztere auch in den nachfolgenden Tabellen berücksichtigt, in denen Empfehlungen bezüglich dessen zusammengefaßt sind, für welchen Konstitutionstyp welche Nahrungsmittel zuträglich sind und welche nicht.

Zur Kategorisierung der Nahrungsmittel entsprechend ihrer Eignung für bestimmte Konstitutionstypen einige Anmerkungen:

- Nahrungsmittel, die mit «nein» markiert sind, verstärken das betreffende Dosha, wohingegen Nahrungsmittel, die mit «ja» gekennzeichnet sind, das Dosha befrieden oder ausgleichen. Bei der Planung Ihrer Ernährung sollten Sie Nahrungsmittel wählen, die das Gleichgewicht fördern, und solche meiden, die Ihre vorherrschenden Doshas oder das Dosha, das bei Ihnen zur Zeit verstärkt ist oder sich im Übermaß-Zustand befindet, provozieren.
- Die Richtlinien sind nicht als absolut verbindlich zu verstehen, sondern als Empfehlungen. Wenn sich ein bestimmtes Nahrungsmittel auf Ihrer «Nein»-Liste befindet, so bedeutet dies, daß Sie es möglichst oft meiden und höchstens gelegentlich in kleinen Mengen essen sollten, oder aber, daß Sie etwas tun sollten, um seine Auswirkungen zu verändern. Beispielsweise wirken Äpfel sehr provozierend auf Vata, wenn man sie roh ißt. Doch gekocht und warm verzehrt, mit ein wenig Ghee und mit wärmend wirkenden Gewürzen wie Kardamom oder Zimt, sind sie auch für Menschen mit Vata-Konstitution in geringen Mengen konsumierbar.
- Berücksichtigen Sie stets den Aspekt der Jahreszeiten. Der Sommer beispielsweise ist die Pitta-Jahreszeit, in der es insbesondere für Menschen mit einer Konstitution, in der Pitta überwiegt, nicht gut ist, zu häufig scharfe, stark gewürzte Speisen zu essen, weil dann ihr Pitta-Dosha zu stark wird. Ebenso sollte man im Herbst, wenn die Luft trocken und kühl und mehr Vata in der Atmosphäre ist, generell trockene Früchte, Salate, kalte Speisen und andere Vata provozierende Nahrungsmittel meiden; dies gilt natürlich insbesondere für Menschen mit Vata-Konstitution. Im Winter und zu Frühlingsanfang, der schweren, kalten und feuchten Kapha-Jahreszeit, sollte man vor allem auf kalte Speisen und Getränke, Eiscreme, Käse, Joghurt, Melonen und andere Kapha stärkende Nahrungsmittel verzichten.
- Für Menschen, in deren Konstitution zwei Doshas ungefähr gleich stark sind, ist die Auswahl von Nahrungsmitteln etwas schwieriger. So müssen beispielsweise diejenigen, bei denen Vata und Pitta dominieren, im Herbst und Winter Nahrungsmittel meiden, die Vata verstärken, wobei sie gleichzeitig darauf zu achten haben, daß sie Pitta nicht zu sehr stärken, und außerdem im Sommer den Konsum Pitta provozierender Speisen so gering wie möglich halten, ohne

jedoch Vata zu verstärken. Positiv ausgedrückt bedeutet dies, daß sie im Herbst Vata ausgleichende Nahrungsmittel und im Sommer Pitta befriedende Nahrungsmittel bevorzugen sollten.

Es folgen einige allgemeine Richtlinien für den Ausgleich der Doshas.

Vata

- 50 Prozent Vollkorngetreide in Form von gekochten Vollkornprodukten, Brot und Cracker;
- 20 Prozent Protein in Form von Eiern, Milchprodukten von hoher Qualität, Geflügel, Fisch, Meerestieren, Rindfleisch, Tofu, schwarzen und roten Linsen;
- 20–30 Prozent frisches Gemüse, wovon 10 Prozent frisches Obst sein können.

Pitta

- 50 Prozent Vollkorngetreide in Form von Vollkornweizenbrot, Zerealien und gekochtem Getreide;
- 20 Prozent Protein in Form von Hülsenfrüchten (mit Ausnahme von Linsen), Tofu, Tempeh, Hüttenkäse, Ricotta, frischer Milch, Eiweiß, Huhn und Puter (nur weißes Fleisch), Shrimps, Kaninchen und Wild;
- 20–30 Prozent Gemüse – wahlweise 10 Prozent davon frisches Obst.

Kapha

- 30–40 Prozent Vollkornprodukte wie Roggencracker, getrocknete Zerealien und gekochtes Getreide;
- 20 Prozent Protein wie Huhn, Puter, gekochte und pochierte Eier, eine kleine Menge Ziegenmilch und die meisten Hülsenfrüchte (einschließlich Garbanzos, Azukis, Pintos, schwarzen Bohnen, roten Linsen, weißen Bohnen, getrockneten Erbsen und Augenbohnen);
- 40–50 Prozent frisches Gemüse, wovon 10 Prozent frisches oder getrocknetes Obst ausmachen kann. Ein Salat täglich ist zu empfehlen.

Die sechs Geschmäcke

Geschmack ist wichtig und hat eine unmittelbare Wirkung auf die Doshas des Körpers. Nach den Lehren des Ayurveda hat jeder Nahrungsstoff (und auch jede Heilpflanze) einen bestimmten Geschmack. Wenn Sie die Geschmäcke individuell und kollektiv in den richtigen Mengenverhältnissen konsumieren, können Sie im Körper einen Gleichgewichtszustand herstellen.

Die Geschmacksknospen auf unserer Zunge sind in sechs Gruppen organisiert, die den vom Ayurveda definierten sechs Geschmäcken süß, sauer, salzig, bitter, scharf (stechend) und adstringierend (zusammenziehend) entsprechen. Diese sechs grundlegenden Geschmäcke werden von den fünf Elementen hergeleitet:

Erde + Wasser = süß
Erde + Feuer = sauer

Wasser + Feuer = salzig
Feuer + Luft = scharf (stechend)
Luft + Raum = bitter
Luft + Erde = adstringierend

Verschiedene Gruppen von Geschmacksknospen auf der Zunge nehmen die einzelnen Geschmäcke wahr und senden ein entsprechendes Signal zum Gehirn. Von dort gehen Botschaften aus, die nicht nur die Verdauung beeinflussen, sondern auch die Doshas und alle Zellen, Gewebe, Organe und Organsysteme des Körpers.

Süß

Der süße Geschmack kommt in Nahrungsmitteln wie Reis, Zucker, Milch, Weizen, Datteln und Ahornsirup vor. Die Eigenschaften süßer Speisen sind gewöhnlich ölig, kühlend und schwer. Der süße Geschmack stärkt die Essenz des Lebens. Bei mäßigem Konsum wirkt er sich auf den menschlichen Körper positiv aus, und er fördert das Wachstum aller sieben Dhatus (Plasma, Blut, Muskeln, Fett, Knochen, Mark und Nervengewebe sowie die Sexualflüssigkeiten). Bei richtigem Gebrauch fördern süße Nahrungsmittel Stärke und Langlebigkeit. Süßes verbessert die Qualität der Sinneswahrnehmung, des Teints und der Stimme sowie die Gesundheit der Haut und des Haars. Der süße Geschmack kann Durst und Empfindungen des Brennens lindern und kräftigend wirken. Außerdem fördert er die Stabilität.

Trotz all dieser guten Eigenschaften kann übermäßiger Konsum süßer Speisen viele Störungen hervorrufen, so neben einer Verstärkung von Kapha auch Erkältungen, Husten, Kongestion, Schwere, Appetitmangel, Trägheit und Fettleibigkeit. Außerdem können durch sie Kongestionszustände im Lymphsystem, Tumore, Ödeme, Diabetes und fibrozystische Veränderungen in der Brust entstehen.

Sauer

Der saure Geschmack ist in Nahrungsmitteln wie Zitrusfrüchten, saurer Sahne, Joghurt, Essig, Käse, Zitronen und Limonen, weißen Trauben und fermentierten Nahrungsmitteln zu finden. Die Qualitäten saurer Speisen sind flüssig, leicht, erhitzend und ölig. Bei mäßigem Konsum wirken sie erfrischend und schmecken köstlich, sie regen Appetit und Speichelfluß an, verbessern die Verdauung, stärken die Energie im Körper, nähren das Herz und erleuchten den Geist.

Übermäßiger Konsum saurer Nahrungsmittel hingegen kann exzessiven Durst, Hyperazidität (zu starke Magensäurebildung), Sodbrennen, Geschwüre im Magen-Darm-Trakt und Empfindlichkeit der Zähne zur Folge haben. Ihre Tendenz zur Fermentation kann eine toxische Wirkung auf das Blut haben und Probleme wie Hautentzündungen, Akne, Ekzeme, Furunkel und Psoriasis (Schuppenflechte) hervorrufen. Die heiße Qualität der sauren Nahrungsmittel kann zu einer Übersäuerung des Körpers führen und Brennen in der Kehle, in der Brust, im Bereich des Herzens, in der Harnblase und in der Harnröhre verursachen.

Salzig

Meersalz, Steinsalz und Kelp (eine Algenart) sind Beispiele für Nahrungsmittel mit einem salzigen Geschmack. Salz ist erhitzend, schwer und ölig. Bei mäßiger Verwendung verringert es Vata und stärkt Pitta und Kapha. Aufgrund seiner Affinität zum Element Wasser wirkt es verdauungsfördernd, und aufgrund seiner Verbindung zum Feuerelement lindert es Krämpfe und Schmerzen im Bereich des Dickdarms. In mäßigen Mengen konsumiert, fördert Salz das Wachstum und reguliert das Elektrolyt-Gleichgewicht des Wassers im Körper. Es regt die Speichelbildung an, verbessert die Farbe von Nahrungsmitteln und unterstützt die Prozesse der Verdauung, Absorption und Ausscheidung von Abfallstoffen.

Zu stark gesalzene Nahrung kann eine unzuträgliche Stärkung von Pitta und Kapha zur Folge haben, sie macht außerdem das Blut dick, verursacht Bluthochdruck und wirkt sich negativ auf Hautprobleme aus. Hitzegefühle, Ohnmächtigwerden, Runzelbildung und Kahlheit können auf übermäßigem Konsum salziger Speisen basieren. Außerdem kann Salz Wasserretention und Ödeme hervorrufen. Büschelweiser Haarausfall, Geschwüre, Blutungen, Hautausschläge und Hyperazidität können allesamt Folgen übermäßigen Salzkonsums sein.

Scharf (stechend)

Der scharfe Geschmack ist in verschiedenen Arten von Pfeffer (Cayenne, Chili, schwarzer Pfeffer) sowie in Zwiebeln, Rettichen, Knoblauch, Senf und Ingwer zu finden. Seine Eigenschaften sind leicht, trocknend und erhitzend. In Maßen konsumiert, verbessert er die Verdauung sowie die Nährstoffaufnahme und reinigt den Mund. Außerdem macht er die Nebenhöhlen frei, indem er die Produktion von Nasenschleim und Tränenflüssigkeit anregt. Der scharfe Geschmack unterstützt die Zirkulation, löst Blutklumpen auf, unterstützt die Ausscheidung von Abfallprodukten, tötet Krankheitserreger und Parasiten ab und fördert die Klarheit der Wahrnehmung.

Übermäßiger Konsum scharfer Nahrungsmittel hingegen kann negative Reaktionen wie die Abtötung von männlichen und weiblichen Keimzellen hervorrufen, was bei beiden Geschlechtern Zeugungsunfähigkeit zur Folge haben kann. Außerdem verursacht dieser Geschmack zuweilen brennende Empfindungen, Erstickungsgefühle, Ohnmachtsanfälle und Erschöpfungszustände und löst Hitze- und Durstempfindungen aus. Da der scharfe Geschmack Pitta verstärkt, kann er Durchfall, Sodbrennen und Übelkeit verursachen. Außerdem kann Scharfes aufgrund seiner Beziehung zu den Elementen Feuer und Wasser auch Vata verstärken, was zu Schwindelgefühlen, Zittern, Schlaflosigkeit und Schmerzen in den Beinmuskeln führen kann. Magen-Darm-Geschwüre, Asthma, Kolitis (Dickdarmentzündung) und Hautprobleme können ebenfalls durch übermäßigen Konsum scharfer Nahrungsmittel hervorgerufen werden.

ERNÄHRUNGSRICHTLINIEN FÜR DIE DREI GRUNDLEGENDEN KONSTITUTIONSTYPEN

Anmerkung: Die Empfehlungen in dieser Aufstellung sind allgemein gehalten. Modifikationen können erforderlich sein aufgrund von Nahrungsmittelallergien, der Stärke des Verdauungsfeuers (Agni), aus jahreszeitlichen Gründen und wegen des Vorherrschens oder des Übermaßes eines bzw. mehrerer Doshas. *in Maßen gestattet; **in seltenen Fällen gestattet.

	Vata		Pitta		Kapha	
	NEIN	JA	NEIN	JA	NEIN	JA
OBST	*Generell getrocknetes Obst*	*Generell süßes Obst*	*Generell saures Obst*	*Generell süßes Obst*	*Generell süßes und saures Obst*	*Generell adstringierendes Obst*
	Äpfel (roh)	Ananas	Ananas	Ananas (süß)	Ananas	Äpfel
	Backpflaumen (trocken)	Äpfel (gekocht)	Äpfel (sauer)	Äpfel (süß)	Apfelsinen	Apfelkompott
	Birnen	Apfelkompott	Apfelsinen (sauer)	Apfelkompott	Avocados	Aprikosen
	Cranberries	Apfelsinen	Aprikosen (sauer)	Apfelsinen (süße)	Bananen	Backpflaumen
	Datteln (trocken)	Aprikosen	Bananen	Aprikosen (süß)	Datteln	Beeren
	Feigen (trocken)	Avocados	Beeren (sauer)	Avocados	Feigen (frisch)	Birnen
	Granatäpfel	Backpflaumen (eingeweicht)	Cranberries	Backpflaumen	Grapefruit	Cranberries
	Persimonen	Bananen	Erdbeeren	Beeren (süß)	Kiwis	Erdbeeren*
	Rosinen	Beeren	Grapefruit	Birnen	Kokosnüsse	Feigen (getrocknet)
	Wassermelonen	Datteln (frisch)	Kirschen (sauer)	Datteln	Mangos**	Granatäpfel
		Erdbeeren	Kiwi**	Feigen	Melonen	Kirschen
		Feigen (frisch)	Mangos (grüne)	Granatäpfel	Papayas	Limetten*
		Grapefruit	Persimonen	Kirschen (süß)	Pflaumen	Persimonen
		Kirschen	Pfirsiche	Kokosnüsse	Rharbarber	Pfirsiche
		Kiwi		Limetten	Tamarinden	Rosinen
		Kokosnuß		Mangos (reife)	Wassermelonen	Trauben*

OBST *(Fortsetzung)*		Limetten Mangos Melonen Papayas Pfirsiche Pflaumen Rharbarber Rosinen (eingeweicht) Tamarinden Trauben Zitronen	Pflaumen (sauer) Rharbarber Tamarinden Trauben (grüne) Zitronen	Papayas* Pflaumen (süß) Rosinen Trauben (rote und blaue) Wassermelonen		Zitronen*
GEMÜSE	*Generell tiefgekühltes, rohes oder getrocknetes Gemüse*	*Das Gemüse sollte generell gekocht sein*	*Generell pikantes Gemüse*	*Generell süßes und bitteres Gemüse*	*Generell süßes und saftiges Gemüse*	*Generell pikantes und bitteres Gemüse*
	Artischocke Aubergine Blumenkohl (roh) Bittergurke Brokkoli Erbsen (roh) Grünkohl Kaktusfeige (Frucht u. Blätter) Kartoffeln	Blattsenf Blumenkohl* Brunnenkresse Daikon-Rettich* Erbsen (gekocht) Fenchel Grüne Bohnen Grüne Chilis Gurke Karotten	Aubergine** Blattsenf Daikon-Rettich Grüne Chilis Kaktusfeige (Frucht) Knoblauch Klettenwurzel Kohlrabi** Lauch (roh) Mais (frisch)** Meerrettich	Artischocke Blattsenf Blumenkohl Bittergurke Brokkoli Brunnenkresse Erbsen Fenchel Grüne Bohnen Grünkohl Gurke	Gurke Moschuskürbis Oliven, schwarze oder grüne Pastinake** Riesenkürbis Süßkartoffeln Taro Tomaten (roh) Zucchini	Artischocke Aubergine Blattsenf Blumenkohl Bittergurke Brokkoli Brunnenkresse Daikon-Rettich Erbsen Fenchel Gemüsekürbis Grüne Bohnen

	Vata		Pitta		Kapha	
	NEIN	JA	NEIN	JA	NEIN	JA
GEMÜSE *(Fortsetzung)*	Klettenwurzel	Keimlinge*	Oliven (grüne)	Kaktusfeige (Blätter)		Grüne Peperoni
	Kohlrabi	Knoblauch	Peperoni	Karotten (gekocht)		Grünkohl
	Kopfkohl (roh)	Kohlrübe	Radieschen (roh)	Karotten (roh)*		Kaktusfeige (Frucht und Blätter)
	Löwenzahn-blätter	Kopfkohl (gekocht)*	Rote-Bete-Blätter	Kartoffeln		Karotten
	Mais (frisch)**	Kopfsalat*	Rote-Bete (roh)	Keimlinge (nicht scharf)		Kartoffeln
	Meerrettich**	Koriander-blätter	Rübstiele	Kohlrübe		Keimlinge
	Oliven, grün	Kürbis	Spinat (gekocht)**	Kopfkohl		Klettenwurzel
	Paprika	Lauch	Spinat (roh)	Kopfsalat		Knoblauch
	Peperoni	Leafy Greens*	Tomaten	Korianderblätter		Kohlrübe
	Pilze	Okra	Speiserüben	Kürbis		Kopfkohl
	Rettich (roh)	Oliven (schwarz)	Zwiebeln (roh)	Lauch (gekocht)		Kopfsalat
	Rosenkohl	Pastinake		Leafy Greens		Korianderblätter
	Rote-Bete-Blätter**	Petersilie*		Löwenzahn-blätter		Lauch (gekocht)
	Rüben	Radieschen (gekocht)		Okra		Leafy Greens
	Sellerie	Rote Bete		Oliven, schwarze		Löwenzahnblätter
	Tomaten (gekocht)**	Rübstiele*		Paprika		Mais
	Weizengras-Sprossen	Spaghetti-Kürbis*		Pastinake		Meerrettich
	Zwiebeln (roh)	Spargel		Petersilie		Okra
		Spinat (gekocht)*		Pilze		Paprika
		Spinat (roh)*		Radieschen (gekocht)		Peperoni
				Rosenkohl		Petersilie
						Pilze
						Radieschen
						Rosenkohl

Gemüse *(Fortsetzung)*		Squash Süßkartoffeln Taro Topinambur* Zucchini Zwiebeln (gekocht)		Rote Bete (gekocht) Sellerie Spaghetti-Kürbis Spargel Squash Süßkartoffeln Taro Topinambur Weizengras-Sprossen Zucchini Zwiebeln (gekocht)		Rote Bete Rote-Bete-Blätter Rübstiele Sellerie Spaghetti-Kürbis* Spargel Speisekürbis Spinat Tomaten (gekocht) Topinambur Weizengras-Sprossen Zwiebeln
Getreide	Brot (mit Hefe) Buchweizen Couscous Cracker Dinkel Gerste Granola Haferflocken (trocken) Haferkleie Hirse Mais Müsli	Amaranth* Brot aus Weizensprossen (Essener) Durham-Mehl Haferflocken (gekocht) Pfannkuchen Quinoa Reis (alle Sorten) Seitan (Weizengluten-Fleisch)	Brot (mit Hefe) Buchweizen Haferflocken (trocken) Hirse Mais Müsli** Polenta** Quinoa Reis (braun)** Roggen	Amaranth Brot aus Weizensprossen (Essener) Couscous Cracker Dinkel Durham-Mehl Granola Haferflocken (gekocht) Haferkleie Nudeln	Brot (mit Hefe) Haferflocken (gekocht) Nudeln** Pfannkuchen Reis (braun, weiß) Reiswaffeln** Weizen	Amaranth Brot aus Weizensprossen (Essener) Buchweizen Couscous Cracker Durham-Mehl* Gerste Granola Haferflocken (trocken) Haferkleie

	Vata		Pitta		Kapha	
	NEIN	JA	NEIN	JA	NEIN	JA
GETREIDE *(Fortsetzung)*	Nudeln** Polenta** Reiswaffeln** Roggen Sago Tapioka Weizenkleie Zerealien (kalt, trocken oder gepufft)			Pfannkuchen Reis (Basmati, weißer, wilder) Reiswaffeln Sago Seitan (Weizen-gluten-Fleisch) Tapioka Weizen Weizenkleie Zerealien, trocken		Hirse Mais Müsli Polenta Quinoa* Reis (Basmati, wilder)* Roggen Sago Seitan (Weizen-gluten-Fleisch) Tapioka Weizenkleie Zerealien (kalt, trocken oder gepufft)
HÜLSEN-FRÜCHTE	Augenbohnen Azuki-Bohnen Erbsen (getrocknet) Kichererbsen Kidney-Bohnen Lima-Bohnen Linsen (braune)	Linsen (rote)* Mung-Bohnen Mung-Dal Sojakäse* Sojamilch* Sojasoße* Sojawürste* Tofu*	Miso Sojasoße Sojawürste Tur-Dal Urad-Dal	Augenbohnen Azuki-Bohnen Erbsen (getrocknet) Kichererbsen Kidney-Bohnen Lima-Bohnen	Kidney-Bohnen Miso Sojabohnen Sojakäse Sojamehl Sojapulver* Sojasoße	Augenbohnen Azuki-Bohnen Erbsen (getrocknet) Kichererbsen Kidney-Bohnen Lima-Bohnen

HÜLSEN-FRÜCHTE *(Fortsetzung)*	Miso** Perlbohnen Pinto-Bohnen Schwarze Bohnen Sojabohnen Sojamehl Sojapulver Tempeh Weiße Bohnen	Tur-Dal Urad-Dal		Linsen (braune und rote) Mung-Bohnen Mung-Dal Perlbohnen Pinto-Bohnen Schwarze Bohnen Sojabohnen Sojakäse Sojamehl* Sojamilch Sojapulver* Tempeh Weiße Bohnen	Tofu (kalt) Urad-Dal	Linsen (braune und rote) Mung-Bohnen* Mung-Dal* Perlbohnen Pinto-Bohnen Schwarze Bohnen Sojamilch Sojawürste* Tempeh Tofu (warm)* Tur-Dal Weiße Bohnen
MILCH-PRODUKTE	Joghurt (pur, gefroren oder Frucht-) Kuhmilch (Pulver) Ziegenmilch (Pulver)	*Die meisten Milchprodukte sind empfehlenswert!* Butter Buttermilch Ghee Hüttenkäse Joghurt (verdünnt und gewürzt)* Käse (hart)* Käse (weich)	Butter (gesalzen) Buttermilch Käse (hart)	Butter (ungesalzen) Ghee Hüttenkäse Joghurt (frisch hergestellt u. verdünnt) Käse (weich, nicht alt, ungesalzen) Kuhmilch Speiseeis Ziegenmilch	Butter (gesalzen)** Butter (ungesalzen) Joghurt (pur, gefroren oder Frucht-) Käse (weich und hart) Kuhmilch Saure Sahne Speiseeis	Buttermilch* Ghee* Hüttenkäse (aus entrahmter Ziegenmilch) Joghurt (verdünnt) Ziegenkäse (ungesalzen und nicht alt)* Ziegenmilch, entrahmt

	Vata		Pitta		Kapha	
	NEIN	JA	NEIN	JA	NEIN	JA
MILCH-PRODUKTE *(Fortsetzung)*		Kuhmilch Saure Sahne* Speiseeis* Ziegenkäse Ziegenmilch		Ziegenkäse (weich, ungesalzen)		
TIERISCHE PRODUKTE	Kaninchen Lamm Pute (weiß) Reh Schwein	Büffel Eier Ente Fisch (Süßwasser oder Meer) Garnelen Huhn (dunkel) Huhn (weiß)* Lachs Meeresfrüchte Pute (dunkel) Rind Sardinen Thunfisch	Eier (nur Dotter) Ente Fisch (Meer) Huhn (dunkel) Lachs Lamm Meeresfrüchte Pute (dunkel) Rind Sardinen Schwein Thunfisch	Büffel Eier (nur Albumin oder Eiweiß) Fisch (Süßwasser) Garnelen* Huhn (weiß) Kaninchen Pute (weiß) Reh	Büffel Ente Fisch (Meer) Huhn (dunkel) Lachs Lamm Meeresfrüchte Pute (dunkel) Rind Sardinen Schwein Thunfisch	Eier Fisch (Süßwasser) Garnelen Huhn (weiß) Kaninchen Pute (weiß) Reh
WÜRZMITTEL	Meerrettich Schokolade	Chilis* Chutney, Mango (süß oder scharf)	Chilis Chutney, Mango (scharf) Essig	Chutney, Mango (süß) Dulse* Hijiki*	Chutney, Mango (süß) Essig Gomasio	Chilis Chutney, Mango (scharf)

WÜRZMITTEL *(Fortsetzung)*		Dulse Essig Gomasio Hijiki Keimlinge* Kelp Ketchup Kombu Korianderblätter* Lauchzwiebel Lime Pickle Limette Mango Pickle Mayonnaise Meeresalgen Pickles Salz Schwarzer Pfeffer* Senf Sojasoße Tamari Zitrone	Gomasio Kelp Ketchup Lauchzwiebel Lime Pickle Mango Pickle Mayonnaise Meeresalgen Meerrettich Pickles Salz (im Übermaß) Schokolade Senf Sojasoße Zitrone	Keimlinge Kombu* Korianderblätter Limette* Schwarzer Pfeffer* Tamari*	Kelp Ketchup** Lime Pickle Limette Mango Pickle Mayonnaise Pickles Salz Schokolade Sojasoße Tamari	Dulse* Hijiki* Keimlinge Korianderblätter Lauchzwiebel Meeresalgen* Meerrettich Schwarzer Pfeffer Senf (ohne Essig) Zitrone*
NÜSSE	keine	*in Maßen:* Cashewnüsse Charole Erdnüsse Haselnüsse	Cashewnüsse Erdnüsse Haselnüsse Lambertsnüsse	Charole Kokosnüsse Mandeln (eingeweicht und gehäutet)	Cashewnüsse Erdnüsse Haselnüsse Kokosnüsse Lambertsnüsse	Charole

	Vata		Pitta		Kapha	
	NEIN	JA	NEIN	JA	NEIN	JA
Nüsse *(Fortsetzung)*	keine	*in Maßen:* Kokosnüsse Lambertsnüsse Macadamia-Nüsse Mandeln Paranüsse Pekannüsse Pinienkerne Pistazien Schwarznüsse Walnüsse	Macadamia-Nüsse Mandeln (mit Haut) Paranüsse Pekannüsse Pinienkerne Pistazien Schwarznüsse Walnüsse		Macadamia-Nüsse Mandeln (eingeweicht und gehäutet)** Paranüsse Pekannüsse Pinienkerne Pistazien Schwarznüsse Walnüsse	
Ölsaaten	Popcorn Psyllium**	Chia Flax Halva Kürbiskerne Sesamsaat Sonnenblumenkerne Tahin	Chia Sesamsaat Tahin	Flax Halva Kürbiskerne* Popcorn (gebuttert, ohne Salz) Psyllium Sonnenblumenkerne	Halva Psyllium** Sesamsaat Tahin	Chia Flax** Kürbiskerne* Popcorn (kein Salz, keine Butter) Sonnenblumenkerne*
Öle	Leinsamenöl	*für inneren und äußerlichen Gebrauch*	Aprikosenkernöl Distelöl	*für inneren und äußerlichen Gebrauch*	Aprikosenkernöl Avocadoöl	*für inneren und äußerlichen Gebrauch in*

Öle *(Fortsetzung)*		*(die geeignetsten stehen zuoberst):* Sesamöl Ghee Olivenöl *die meisten anderen Öle* *nur für äußerlichen Gebrauch:* Kokosöl Avocadoöl	Maiskeimöl Mandelöl Sesamöl	*(die geeignetsten stehen zuoberst):* Sonnenblumenöl Ghee Rapsöl Olivenöl Sojaöl Leinsamenöl Nachtkerzenöl Walnußöl *nur für äußerlichen Gebrauch:* Kokosöl Avocadoöl	Distelöl Kokosöl Leinsamenöl** Nachtkerzenöl Olivenöl Sesamöl (innerlich) Sojaöl Walnußöl	*kleinen Mengen (die geeignetsten stehen zuoberst):* Maiskeimöl Rapsöl Sesamöl (extern) Sonnenblumenöl Ghee Mandelöl
Getränke	Apfelsaft Backpflaumensaft** Birnensaft Cranberriesaft Eisgekühlte Getränke Eistee Gemischter Gemüsesaft Gemüsebouillon Granatapfelsaft Kaffee	Alkohol (Bier oder Wein)* Aloe-Vera-Saft Ananassaft Apfelwein Aprikosensaft Beerensaft (außer Cranberries)* Carob* Chai (gewürzte, heiße Milch) Getreidekaffee Grapefruitsaft	Alkohol (hochprozentig oder Wein)* Ananassaft Apfelwein Beerensaft (sauer) Cranberriesaft Eisgekühlte Getränke Eistee Grapefruitsaft Kaffee Kakao	Alkohol (Bier)* Aloe-Vera-Saft Apfelsaft Aprikosensaft Backpflaumensaft Beerensaft (süß) Birnensaft Carob Chai (gewürzte, heiße Milch)* Gemischter Gemüsesaft Gemüsebouillon	Alkohol (Bier, hochprozentig, süßer Wein) Eisgekühlte Getränke Eistee Grapefruitsaft Kaffee Kakao Kalte Milchgetränke Kirschsaft (sauer)	Alkohol (trockener Weiß- oder Rotwein) Aloe-Vera-Saft Ananassaft* Apfelsaft* Apfelwein Aprikosensaft Backpflaumensaft Beerensaft Birnensaft Carob

	Vata		Pitta		Kapha	
	NEIN	JA	NEIN	JA	NEIN	JA
GETRÄNKE *(Fortsetzung)*	Kakao	Karottensaft	Karottensaft	Getreidekaffee	Koffeinhaltige Getränke**	Chai (gewürzte, heiße Milch)*
	Kalte Milchgetränke	Kirschsaft	Kirschsaft (sauer)	Granatapfelsaft	Kohlensäurehaltige Getränke	Cranberriesaft
	Koffeinhaltige Getränke	Limonade	Koffeinhaltige Getränke	Kalte Milchgetränke	Limonade	Getreidekaffee
	Kohlensäurehaltige Getränke	Mandelmilch	Kohlensäurehaltige Getränke	Kirschsaft (süß)	Mandelmilch	Granatapfelsaft
	Schwarzer Tee	Mangosaft	Limonade	Mandelmilch	Misosuppe	Karottensaft
	Sojamilch (kalt)	Misosuppe	Papayasaft	Mangosaft	Orangensaft	Kirschsaft (süß)
	Tomatensaft**	Orangensaft	Saure Säfte	Misosuppe*	Papayasaft	Mangosaft
	Multivitaminsaft	Papayasaft	Tomatensaft	Orangensaft*	Reismilch	Pfirsichnektar
		Pfirsichnektar	Multivitaminsaft	Pfirsichnektar	Saure Säfte	Schwarzer Tee (gewürzt)
		Reismilch		Reismilch	Sojamilch (kalt)	Sojamilch (heiß und gut gewürzt)
		Saure Säfte		Schwarzer Tee	Tomatensaft	Traubensaft
		Sojamilch (heiß und gut gewürzt)*		Sojamilch	Multivitaminsaft	
		Traubensaft		Traubensaft		
	Kräutertees:	*Kräutertees:*	*Kräutertees:*	*Kräutertees:*	*Kräutertees:*	*Kräutertees:*
	Alfalfa**	Ajowan	Ajowan	Alfalfa	Eibisch	Alfalfa
	Basilikum**	Bancha	Basilikum**	Bancha	Hagebutte**	Bancha
	Borretsch*	Beinwell	Bockshornklee	Beinwell		Beinwell*
	Brennessel**	Chrysantemum*	Eukalyptus	Borretsch		Bockshornklee
	Brombeere	Eibisch	Ginseng	Brennessel		Brennessel
	Cornsilk	Erdbeere*	Hagebutte**	Brombeere		Brombeere
	Gerste**	Eukalyptus	Ingwer (getrocknet)	Eibisch		Erdbeere
	Ginseng	Fenchel	Mate	Erdbeere		Gerste
	Hibiskus	Haferstroh	Mormonentee	Fenchel		Ginseng*
	Hopfen**	Hagebutte		Gerste		Hibiskus

GETRÄNKE *(Fortsetzung)*	Jasmin**	Himbeere*	Nelke	Haferstroh	Himbeere
	Klette	Holunderblüten	Poleiminze	Hibiskus	Ingwer
	Löwenzahn	Ingwer (frisch)	Salbei	Himbeere	Jasmin
	Mate**	Kamille	Sassafras	Hopfen	Kamille
	Mormonentee	Katzenminze*	Wacholderbeere	Ingwer (frisch)	Klette
	Passionsblume**	Kukicha*	Weißdorn	Jasmin	Kukicha
	Roter Klee (Inkarnat)**	Lavendel	Ysop	Kamille	Lavendel
	Schafgarbe	Nelke	Zimt*	Katzenminze	Löwenzahn
	Veilchen**	Orangenschale		Klette	Mate
	Zimt**	Pfefferminze		Kukicha	Mormonentee
	Zitronenmelisse**	Poleiminze		Lavendel	Nelke
		Safran		Löwenzahn	Passionsblume
		Salbei		Passionsblume	Pfefferminze
		Sarsaparilla		Pfefferminze	Roter Klee
		Sassafras		Roter Klee	Sarsaparilla*
		Spearmint (grüne Minze)		Sarsaparilla	Sassafras
		Süßholz		Schafgarbe	Schafgarbe
		Wacholderbeere		Spearmint (grüne Minze)	Spearmint (grüne Minze)
		Weißdorn		Süßholz	Süßholz
		Wintergrün*		Veilchen	Wacholderbeere
		Zichorie		Wintergrün	Wintergrün
		Zitronengras		Zichorie	Ysop
				Zitronengras	Zichorie
				Zitronenmelisse**	Zimt
					Zitronengras
					Zitronenmelisse**

	Vata		Pitta		Kapha	
	NEIN	JA	NEIN	JA	NEIN	JA
GEWÜRZE	Kümmel	*Alle übrigen*	Ajowan	Basilikum	Salz	*Alle Gewürze sind*
		Gewürze sind	Anis	(frisch)		*empfehlenswert!*
		empfehlenswert!	Asa foetida	Bohnenkraut		Ajowan
		Ajowan	Basilikum	Curryblätter		Anis
		Anis	(getrocknet)	Dill		Asa foetida
		Asa foetida	Bockshornklee	Estragon*		Basilikum
		Basilikum	Bohnenkraut	Fenchel		Bockshornklee
		Bockshornklee*	Cayennepfeffer	Ingwer (frisch)		Bohnenkraut
		Bohnenkraut	Ingwer	Kardamom*		Cayennepfeffer
		Cayennepfeffer*	(getrocknet)	Koriander		Curryblätter
		Curryblätter	Knoblauch	Kreuzkümmel		Dill
		Dill	Lorbeerblätter	Kümmel*		Estragon
		Estragon	Majoran	Kurkuma		Fenchel*
		Fenchel	Mandelextrakt	Minze		Ingwer
		Ingwer	Mohnsaat	Neemblätter*		Kardamom
		Kardamom	Muskatblüte	Orangenschale*		Knoblauch
		Knoblauch	Muskatnuß	Petersilie		Koriander
		Koriander	Nelken	Pfefferminz		Kreuzkümmel
		Kreuzkümmel	Oregano	Safran		Kümmel
		Kurkuma	Paprika	Salz		Kurkuma
		Lorbeerblätter	Piment	Schwarzer		Lorbeerblätter
		Majoran	Pippali	Pfeffer*		Majoran
		Mandelextrakt	Rosmarin	Spearmint		Mandelextrakt
		Minze	Salbei	(grüne Minze)		Minze
		Mohnsaat	Salz	Vanille*		Mohnsaat
		Muskatblüte	Senfkörner	Wintergrünöl		Muskatblüte

Gewürze *(Fortsetzung)*		Muskatnuß Nelken Orangenschale Oregano Paprika Petersilie Pfefferminz Piment Pippali Rosmarin Safran Salz Schwarzer Pfeffer Senfkörner Spearmint (grüne Minze) Sternanis Thymian Vanille Wintergrünöl Zimt	Sternanis Thymian	Zimt		Muskatnuß Neemblätter Nelken Orangenschale Oregano Paprika Petersilie Pfefferminz Piment Pippali Rosmarin Safran Salbei Schwarzer Pfeffer Senfkörner Spearmint (grüne Minze) Sternanis Thymian Vanille* Wintergrünöl Zimt
Süssmittel	Ahornsirup** Weißer Zucker	Fruchtsaft-konzentrat Fructose Gerstenmalz Honig (roh)	Honig (roh und nicht bearbeitet) Jaggery Molasse	Ahornsirup Fruchtsaft-konzentrat Fructose Gerstensirup	Ahornsirup Fructose Gerstenmalz Gerstensirup Reissirup	Fruchtsaft-konzentrat Honig (roh und nicht bearbeitet)

	Vata		Pitta		Kapha	
	NEIN	JA	NEIN	JA	NEIN	JA
SÜSSMITTEL *(Fortsetzung)*		Honig (roh und nicht bearbeitet) Jaggery Molasse Reissirup Sucanat Turbinado	Weißer Zucker	Sucanat Turbinado	Molasse Reissirup Sucanat Turbinado Weißer Zucker	
NAHRUNGS-ERGÄNZUNGS-MITTEL	Bierhefe Gerstengras	Aloe-Vera-Saft* Aminosäuren Blue-Green-Algen Blütenpollen Gelee Royal *Minerale:* Calzium, Eisen, Kupfer, Zink Spirulina Vitamine A, B-Komplex, B_{12}, C, D und E	Aminosäuren Blütenpollen** Gelee Royal** *Minerale:* Eisen, Kupfer Vitamine A, B-Komplex, B_{12} und C	Aloe-Vera-Saft Bierhefe Blue-Green-Algen Gerstengras *Minerale:* Calzium, Magnesium, Zink Spirulina Vitamine D und E	*Minerale:* Kalium	Aloe-Vera-Saft Aminosäuren Bierhefe Blue-Green-Algen Blütenpollen Gelee Royal Gerstengras *Minerale:* Calzium, Eisen, Kupfer, Magnesium, Zink Spirulina Vitamine A, B-Komplex, B_{12}, C, D u. E

Bitter

Dieser Geschmack kommt in Kaffee, Bittermelone, Aloe Vera, Rhabarber und den Kräutern griechisches Heu, Gelbwurz, Löwenzahnwurzel und Sandelholz vor. Bitter ist der Geschmack, der in der Ernährung der Menschen in Nordamerika wie in der ganzen westlichen Welt weitgehend fehlt. Er ist in seinem Wesen kühl, leicht und trocken, stärkt Vata und schwächt Pitta und Kapha. Obwohl der bittere Geschmack isoliert nicht gerade besonders wohlschmeckend ist, verbessert er andere Geschmäcke. Außerdem wirkt er entgiftend, tötet Krankheitserreger ab und lindert Brennen, Jucken, Ohnmachtsanfälle und hartnäckige Hautprobleme. Weiterhin senkt er Fieber und stärkt die Festigkeit der Haut und der Muskeln. In kleinen Mengen konsumiert, verringert er oft die Gasbildung im Darm und wirkt anregend auf die Verdauung. Auf den Körper wirkt er allgemein trocknend, und er reduziert Fett, Knochenmark, Urin und Stuhl.

Übermäßiger Verzehr bitterer Nahrungsmittel kann Plasma, Blut, Muskeln, Fett, Knochenmark und Samen schwächen und die sexuelle Potenz stören. Extreme Trockenheit, Auszehrung und Müdigkeit können die Folge exzessiven Konsums bitterer Nahrungsmittel und Kräuter sein. Manchmal rufen sie sogar Benommenheit hervor, und es ist möglich, daß die Betroffenen das Bewußtsein verlieren.

Adstringierend (zusammenziehend)

Der adstringierende Geschmack ist in unreifen Bananen, Granatäpfeln, Kichererbsen, grünen Bohnen, getrockneten gelben Erbsen, Okra, Alfalfa-Sprossen und den Kräutern kanadische Gelbwurz, Kurkuma, Lotossamen und Arjuna sowie in Alaun enthalten. Seine Natur ist kühlend, trocknend und schwer, und er erzeugt eine trockene, erstickende Empfindung in der Kehle. In mäßigen Mengen konsumiert, beruhigt er Pitta und Kapha, doch verstärkt er Vata. Er unterstützt die Heilung von Geschwüren und bringt Blutungen zum Stillstand, indem er die Blutgerinnung fördert.

Wie sich die Geschmäcke auf die Doshas auswirken

Geschmack	Vata	Pitta	Kapha
süß	↓	↓	↑
sauer	↓	↑	↑
salzig	↓	↑	↑
scharf	↑	↑	↓
bitter	↑	↓	↓
adstringierend	↑	↓	↓

Übermäßiger Verzehr von Nahrungsmitteln und Kräutern mit adstringierendem Geschmack verursacht Trockenheit im Mund, Sprechschwierigkeiten und Verstopfung sowie Blähbauch, Herzkrämpfe und Behinderungen der Zirkulation. Außerdem kann der Sexualtrieb negativ beeinflußt und die Spermaproduktion gestört werden. Des weiteren können durch den adstringierenden Geschmack Auszehrung, Konvulsionen, Gesichtslähmungen und andere neuromuskuläre Vata-Störungen auftreten.

Die Auswirkungen der Geschmäcke auf die Doshas

Die Geschmäcke wirken sich wie folgt auf die Doshas aus:

Vata

Menschen mit Vata-Konstitution sollten übermäßigen Konsum bitterer, scharfer und adstringierender Nahrungsmittel und Kräuter vermeiden, weil diese das Element Luft stärken und die Gasbildung fördern. Nahrungsmittel und Kräuter mit süßem, saurem und salzigem Geschmack sind Menschen mit Vata-Konstitution zu empfehlen.

Pitta

Menschen mit Pitta-Konstitution sollten saure, salzige und scharfe Nahrungsmittel meiden, da diese das Feuer im Körper verstärken. Hingegen sind süße, bittere und adstringierende Speisen für sie vorteilhaft.

Kapha

Menschen mit Kapha-Konstitution sollten Nahrungsmittel mit süßem, saurem und salzigem Geschmack meiden, weil diese das Element Wasser im Körper stärken. Besser geeignet sind für sie Nahrungsmittel mit scharfem, bitterem und adstringierendem Geschmack.

Gesunde und ungesunde Eßgewohnheiten

Wie Sie essen, ist ebenso wichtig wie das, *was* Sie essen. Es folgen einige Anregungen zum gesunden Essen, an die sich eine Liste von Eßgewohnheiten anschließt, die man meiden sollte.

Eßgewohnheiten, die man kultivieren sollte

- Wählen Sie Nahrungsmittel, die Ihrer Konstitution entsprechen. Diese sind nahrhaft für Sie und verstärken Ihre Doshas nicht zu sehr.
- Wählen Sie Nahrungsmittel, die der jeweiligen Jahreszeit entsprechen.
- Essen Sie frische, *sattvische* Nahrung von der besten Qualität, die Sie sich leisten können.
- Essen Sie nur, wenn Sie sich hungrig fühlen.
- Trinken Sie nur, wenn Sie sich durstig fühlen. Wenn Sie hungrig sind und trinken, statt zu essen, löst die Flüssigkeit, die Sie aufnehmen, die Verdauungsenzyme auf und verringert das Verdauungsfeuer.

Heilkräuter und die sechs Geschmäcke

Der Geschmack eines Heilkrauts ist kein bloßer Zufall, sondern steht in Beziehung zu seinem therapeutischen Wert und hat sogar direkten Einfluß auf denselben. Deshalb werden ayurvedische Kräuter generell in einer Form eingenommen, die den Patienten zwingt, den Geschmack zu kosten, statt daß dieser durch eine Kapsel verborgen wird.

Es ist kein Problem, ein Heilkraut einzunehmen, das einen süßen, scharfen oder in anderer Hinsicht verlockenden Geschmack hat. Doch insbesondere in der westlichen Kultur mögen die meisten Menschen bittere und adstringierende Geschmäcke nicht, und wenn sie ein Mittel dieser Art einnehmen sollen, möchten sie es am liebsten in einer Kapsel herunterschlucken, ohne es schmecken zu müssen. Da der Magen nicht über Geschmacksknospen verfügt, werden die auf dem Geschmack basierenden Wirkungen und Vorteile bei dieser Form der Einnahme verringert, da sie nicht wahrgenommen werden. Wenn wir etwas essen, kommen wir in den Genuß der Auswirkung der Geschmäcke, weil wir kauen müssen; beim Verzehr von Kapseln hingegen bringen wir uns um die Wirkung des Geschmacks der eingenommenen Heilkräuter.

Einer der Gründe für die Verschreibung ayurvedischer Heilkräuter ist, daß dem Körper auf diese Weise die Geschmäcke zugeführt werden, die ihm fehlen. Das Kraut befördert den Geschmack und seine Wirkung in das Rasa-Dhatu (Plasma). Das Kräutermittel Triphala beispielsweise enthält alle Geschmäcke außer dem salzigen, und es stärkt jeweils den Geschmack, der dem Körper am meisten fehlt – bei Menschen des Westens gewöhnlich den bitteren. Deshalb empfinden viele Leute Triphala zunächst als bitter. Nachdem sie dieses Mittel eine Weile eingenommen haben und der bittere Geschmack in das Rasa-Dhatu aufgenommen worden ist, kann Triphala sauer oder süß schmecken.

In der ayurvedischen Medizin werden die meisten Kräuter nach dem in ihnen vorherrschenden Geschmack, ihrem sekundären Nachgeschmack und ihrem «potentiellen» Geschmack klassifiziert. Der Hauptgeschmack wirkt auf Rasa-Dhatu, der Nachgeschmack auf das Nervensystem, und der dritte Geschmack hat entweder eine erhitzende oder eine kühlende Wirkung.

Dies erklärt, warum es wichtig ist, beim Einnehmen ayurvedischer Medikamente die Wirkung des Geschmacks auf der Zunge zu spüren.

- Essen Sie generell im Sitzen, nicht im Stehen.
- Wenn Sie essen, dann *essen* Sie wirklich nur. Lesen Sie also nicht, sehen Sie nicht fern, und lassen Sie sich auch nicht durch ein Gespräch ablenken. Konzentrieren Sie sich auf das Essen.
- Kauen Sie jeden Bissen mindestens

32mal. Dadurch geben Sie den Verdauungsenzymen im Mund die Möglichkeit, ihre Aufgabe zu erfüllen.
- Essen Sie nicht zu hastig. Schlingen Sie das Essen nicht hinunter.
- Essen Sie nur soviel, daß Ihr Magen zu einem Drittel mit Nahrung und zu einem Drittel mit Wasser gefüllt ist. Das letzte Drittel sollte leer bleiben.
- Essen Sie bei einer Mahlzeit nicht mehr als das, was Sie in zwei zu Schalen geformten Händen halten könnten. Wenn Sie ständig mehr als diese Menge verzehren, wird Ihr Magen dauerhaft überdehnt und Sie verspüren ständig das Bedürfnis, mehr zu essen. Außerdem sammeln sich durch übermäßiges Essen im Verdauungstrakt Giftstoffe an.

LEBENSMITTEL	UNVERTRÄGLICH MIT
MILCH	BANANEN Fisch, Melonen, Joghurt, saurem Obst, Kitchari (Mung-Dal und Basmatireis), Hefebrot
JOGHURT	MILCH saurem Obst, Melonen, heißen Getränken – einschließlich Kaffee und Tee – Fisch, Mango (also auch kein Mango-Lassi), Stärke, Käse, Bananen
MELONE (Getrennt oder gar nicht essen!)	ALLEM, insbesondere mit: Getreide, Stärke, fritierten Speisen, Käse
EIER	MILCH Joghurt, Melonen, Käse, Obst, Kartoffeln
STÄRKE	BANANEN Eier, Milch, Datteln
HONIG (niemals kochen)	GHEE in gleicher Menge (nach Gewicht), Getreide
MAIS	Datteln, Rosinen, Bananen
ZITRONEN	Joghurt, Milch, Gurken, Tomaten
NACHTSCHATTEN-GEWÄCHSE (Kartoffeln, Tomaten, Auberginen)	Joghurt, Milch, Melonen, Gurken

Vor allem sollten Milchmixgetränke wie Bananen-Milchshakes gemieden werden. Auch Obstsalate aus verschiedenartigen Obstsorten sind unverträglich. Einige Mixgetränke, die nur aus Früchten bestehen, sind unbedenklich. Überprüfen Sie dies aber anhand der obigen Tabelle.

- Trinken Sie während der Mahlzeiten keine eisgekühlten Getränke und keine Fruchtsäfte, sondern besser zwischen den einzelnen Bissen ein wenig warmes Wasser.
- Honig sollte nie gekocht werden, weil dadurch seine Moleküle eine leimartige Konsistenz annehmen, sich an die Schleimhäute heften und die subtilen Kanäle verstopfen. Außerdem entstehen durch die Erhitzung Giftstoffe.

Ungesunde Eßgewohnheiten

- zuviel essen
- zu kurz nach einer reichhaltigen Mahlzeit erneut essen
- während einer Mahlzeit zuviel Wasser oder kein Wasser trinken
- während einer Mahlzeit oder zu irgendeinem anderen Zeitpunkt sehr kaltes Wasser trinken
- bei Verstopfung essen
- zur falschen Tageszeit essen, entweder zu früh oder zu spät (siehe Kapitel 5: «Lebensgestaltung nach ayurvedischen Prinzipien»)
- zuviel schwere und zuwenig leichte Nahrung zu sich nehmen
- während einer Mahlzeit Obst essen oder Fruchtsaft trinken
- ohne wirklichen Hunger essen
- beim Auftreten bestimmter Emotionen essen
- unverträgliche Kombinationen von Nahrungsmitteln (siehe die Tabelle auf Seite 134)
- Knabbern zwischen den Mahlzeiten

Unverträgliche Nahrungsmittelkombinationen

Die Regale der Apotheken, Reformhäuser und Geschäfte für gesunde Ernährung sind heutzutage angefüllt mit verdauungsfördernden Mitteln und Pillen gegen Verdauungsstörungen und Gasbildung. Wahrscheinlich entstehen die meisten dieser Magen-Darm-Probleme durch den Konsum unverträglicher Kombinationen verschiedener Nahrungsmittel.

Nach den Lehren des Ayurveda belasten bestimmte Nahrungsmittelkombinationen die normale Funktion des Verdauungsfeuers und stören das Gleichgewicht der Doshas. Unzuträgliche Kombinationen von Nahrungsmitteln können Verdauungsstörungen, Gärungs- und Fäulnisprozesse sowie Gasbildung begünstigen. Treten derartige Erscheinungen in Ihrem Verdauungssystem häufig oder längerfristig auf, können manifeste Krankheiten entstehen. Ein Beispiel hierfür ist, daß das Essen von Bananen in Kombination mit Milch Agni (das Verdauungsfeuer) schwächen und die Darmflora verändern kann, was die Entstehung von Giftstoffen begünstigen und Nebenhöhlenverstopfung, Erkältungen, Husten, Allergien und Ausschläge hervorrufen kann. Solche Störungen erzeugen Ama, den Giftstoff, der die meisten Beschwerden verursacht.

In der Tabelle auf Seite 134 sind einige (jedoch keineswegs alle) unverträglichen Nahrungsmittelkombinationen aufgeführt, die man unbedingt vermeiden sollte. Sie können die nachteilige Wirkung derselben verringern, indem Sie zum Kochen Gewürze und Kräuter verwenden. Ein starkes Verdauungsfeuer ist in vielen Fällen das wirksamste Mittel, um mit solchen Kombinationen fertig zu werden. Kauen Sie, um die Verdauung anzuregen, vor Mahlzeiten etwas frischen Ingwer, den Sie mit ein wenig Salz bestreuen und mit Limonensaft beträufeln.

Beachten Sie beim Lesen der Tabelle, daß zu den in der linken Spalte in Großbuchstaben stehenden Nahrungsmitteln die rechts in Großbuchstaben aufgeführten Nahrungsmittel am schlechtesten passen.

Nahrungsmittel und die drei Gunas

Die ayurvedische Tradition lehrt, daß Nahrung nicht nur der Erhaltung des Körpers dient, sondern auch den Geist und das Bewußtsein beeinflußt. Ebenso wie wir eine körperliche Konstitution (Vata-Pitta-Kapha) haben, besitzen wir auch eine geistige Konstitution, die durch die drei Gunas – Sattva, Rajas und Tamas – charakterisiert wird.

Nach der Schöpfungslehre der Sankhya-Philosophie sind Sattva, Rajas und Tamas universelle Qualitäten, die für die Erschaffung des Universums ebenso unverzichtbar sind wie für die Aufrechterhaltung der psychobiologischen Funktionen.

Aufgrund von Sattva bleiben wir bewußt und wachen jeden Morgen wieder auf. Aufgrund von Rajas bewegen sich unsere Gedanken, Gefühle und Emotionen auf kreative Weise. Aufgrund von Tamas werden wir müde, erschöpft und schwer; ohne Tamas gäbe es keinen Schlaf. Einer anderen Sichtweise folgend bringt Sattva Klarheit, fördert Rajas

Empfehlungen zum Konsum von Milch und Milchprodukten

Im Ayurveda werden Milch und Milchprodukte wie Ghee und frischer Joghurt als wichtige Bestandteile der Ernährung angesehen. Doch können durch den Pasteurisierungsprozeß, der Bakterien und andere potentiell schädliche Mikroorganismen abtötet, auch die für eine adäquate Verdauung erforderlichen Enzyme zerstört werden. Wird Milch längere Zeit erhitzt, etwa 15 bis 20 Minuten, werden die in ihr enthaltenen Enzyme mit Sicherheit vernichtet, was zur Folge hat, daß das darin enthaltene Kalzium sowie andere Nährstoffe vom Körper nicht aufgenommen werden können.

Wenn Milch nur gerade bis zum Siedepunkt erhitzt wird, werden ihre Enzyme nicht zerstört, und ihr Konsum fördert in geringerem Maße die Stärkung von Kapha. Am besten sollten Sie also biologisch einwandfreie, nicht pasteurisierte Milch aus geprüften Milchbetrieben konsumieren.

Allerdings sind pasteurisierte Milch aus dem Supermarkt und entsprechende Milchprodukte immer noch besser, als generell auf den Konsum von Milchprodukten zu verzichten.

Psychische Konstitutionstypen

Die indische Philosophie teilt die menschlichen Charaktere oder Temperamente entsprechend den drei Gunas – Tamas, Rajas und Sattva – in drei Grundtypen ein: den sattvischen, den rajasischen und den tamasischen. Wie in den klassischen Schriften des Ayurveda ausführlich beschrieben wird, unterscheiden sie sich in ihrer psychischen und moralischen Disposition sowie in ihren Reaktionen auf soziale, kulturelle und physische Umstände.

Sattvische Attribute sind Essenz, Realität, Bewußtsein, Reinheit und Klarheit der Wahrnehmung. Menschen, bei denen die sattvischen Eigenschaften vorherrschen, sind liebevoll, mitfühlend, religiös und reinen Geistes, der Wahrheit und der Rechtschaffenheit verpflichtet. Gewöhnlich haben sie gute Manieren, ein allgemein sehr positives Auftreten, und sie regen sich weder leicht auf, noch werden sie unversehens wütend. Trotz harter geistiger Arbeit sind sie kaum jemals geistig erschöpft und benötigen deshalb nur vier bis fünf Stunden Schlaf pro Nacht. Sie wirken frisch, wach, aufmerksam und strahlend. Weisheit, Glück und Freude sind ihnen eigen. Sie sind kreativ, bescheiden und ihren Lehrern gegenüber respektvoll. Sie ehren Gott und die Menschheit, und sie lieben alle Wesen. Sie kümmern sich um Menschen, Tiere und Pflanzen und respektieren alles Leben und die gesamte Existenz.

Rajasische Menschen sind liebevoll, ruhig und geduldig – zumindest solange dies ihren eigenen Interessen entspricht. Alle ihre Aktivitäten sind ich-zentriert und egoistisch. Höflich, freundlich und aufrichtig sind sie nur denjenigen gegenüber, die ihnen von Nutzen sind.

Alle Bewegung und Aktivität basiert auf Rajas, was ein Leben der sinnlichen Freude, der Lust und des Schmerzes, der Bemühung und der Ruhelosigkeit zur Folge hat. Menschen, bei denen rajasische Qualitäten vorherrschen, sind oft egoistisch, ehrgeizig, aggressiv, stolz und ambitioniert und versuchen, andere ihrer Kontrolle zu unterwerfen. Sie lieben Macht, Ansehen, eine gehobene Position und sind Perfektionisten. Gewöhnlich arbeiten sie sehr hart, doch fehlt es ihnen an der Fähigkeit, zu planen und eine klare Richtung einzuschlagen. Sie werden leicht wütend und eifersüchtig, sind sehr ehrgeizig und erleben nur selten Augenblicke der Freude. Sie leiden unter Angst vor dem Versagen, stehen ständig unter Streß, und ihre geistige Energie ist schnell erschöpft. Sie benötigen acht Stunden Schlaf.

Tamas charakterisiert Dunkelheit, Trägheit, Schwere und einen Hang zum Materialismus. Menschen mit *tamasischem* Charakter mangelt es oft an Intelligenz. Sie neigen zu Depressionen und Faulheit und schlafen sogar tagsüber zuviel. Schon die geringste geistige Anstrengung ermüdet sie. Sie bevorzugen berufliche Positionen mit wenig Verantwortung, sie essen, trinken und schlafen gern, und sie lieben Sex. Oft sind sie gierig, besitzergreifend, habsüchtig, leicht reizbar und anderen gegenüber nicht besonders rücksichtsvoll. Wenn es ihren Eigeninteressen zugute kommt, sind sie sogar bereit, anderen zu schaden.

Zwischen den drei Gunas besteht im Bewußtsein jedes Menschen eine Wechselbeziehung. Doch entscheidet das relative Vorherrschen von Sattva, Rajas oder Tamas über die psychische Konstitution eines bestimmten Menschen.

die Wahrnehmung und ermöglicht Tamas die konkrete Erfahrung.

Diese drei Qualitäten sind auch für die Funktionsfähigkeit jeder Zelle erforderlich. Sattva ist potentielle Energie, Rajas kinetische Energie und Tamas Trägheit. Die potentielle Energie in der Zelle ist Gewahrsein, das aufgrund der Rajas zugeordneten kinetischen Energie aktiv wird; anschließend wird die Zelle aufgrund der tamasischen Qualität träge. Die drei Qualitäten sind also absolut notwendig für die psychobiologischen Aktivitäten des menschlichen Körpers.

In der ayurvedischen Literatur werden Nahrungsmittel je nach den mentalen Qualitäten, die sie fördern, als sattvisch, rajasisch und tamasisch klassifiziert. Kurz gesagt, ist sattvische Nahrung leicht, gesund und fördert die Klarheit des Geistes; rajasische Nahrung ist verführerisch, verstärkt die Aktivität und die Erregung; tamasische Nahrung ist schwer und abstumpfend und verursacht Depressionen und viele andere Störungen.

Sattvische Nahrung ist leicht und gut verdaulich. Sie erzeugt Klarheit der Wahrnehmung, fördert Liebe und Mitgefühl sowie die Fähigkeit, zu vergeben und sich zu mäßigen. Zu den sattvischen Nahrungsmitteln zählen Früchte, gedünstetes Gemüse und frischer Gemüsesaft. Milch und Ghee sind sattvische Nahrungsmittel, die Ojas und die Vitalität von Prana stärken.

Rajasische Nahrungsmittel sind scharf, würzig und salzig. Sie wirken reizend, anregend und verführerisch – dies gilt beispielsweise für Salzgebäck und Kartoffelchips (sobald man die Hand einmal in die Tüte gesteckt hat, kann man mit dem Essen nicht mehr aufhören). Zu den rajasischen Nahrungsmitteln zählen auch gewisse stark gewürzte Speisen wie Pickles und Chutneys, die die Sinne stark anregen, den Geist in größere Erregung versetzen und ihn dadurch für Versuchungen anfällig machen. Wenn wir diese Dinge essen, wird unser Geist allmählich von Rajas dominiert, was bedeutet, daß er leicht wütend wird, Haß entwickelt und manipulativ wirkt.

Tamasische Nahrung ist schwer, wirkt abstumpfend und deprimierend und versetzt in tiefen Schlaf. Zu dieser Kategorie zählen alle roten Fleischarten wie Lamm, Schwein und Rind sowie alle festeren und fetteren Käsesorten. Alte und abgestandene Nahrung ist ebenfalls tamasisch.

Doch tritt die schwere, abstumpfende Wirkung von tamasischer Nahrung nur ein, wenn man sie im Übermaß zu sich nimmt. In Maßen gegessen, wirkt sie erdend und fördert die Stabilität. Wenn beispielsweise bei jemandem ein Rajas-Übermaß besteht – was bedeutet, daß der

Einteilung der Lebensmittel nach ihren Tamas-, Rajas- und Sattva-Qualitäten

	TAMASISCH	RAJASISCH	SATTVISCH
OBST	Avocado Wassermelone Pflaume Aprikose	saures Obst Apfel Banane Guave	Mango Granatapfel Kokosnuß Feige Pfirsich Birne
GETREIDE	Weizen brauner Reis	Hirse Mais Buchweizen	Reis Tapioka blauer Mais
GEMÜSE	Pilze Knoblauch Zwiebel Kürbis	Kartoffel Nachtschattengewächse Blumenkohl Brokkoli Spinat Tamarinde Pickles Winterkürbis	Süßkartoffel Salat Petersilie Rosenkohl gelber Kürbis
HÜLSENFRÜCHTE	Urad-Dal schwarze Bohnen Pinto-Bohnen	rote Linsen Toor-Dal Azuki-Bohnen	Mung-Bohnen gelbe Linsen Nierenbohnen Lima-Bohnen
MILCHPRODUKTE	Käse (hart, alt)	alte, saure Milch saure Sahne	Milch frischer, selbstgemachter Joghurt oder Käse
FLEISCH	Rind Lamm Schwein	Fisch Garnelen Huhn	

Geist des Betreffenden völlig überdreht und ungeerdet ist und daß dieser Mensch unter Schlafstörungen leidet –, kann ein wenig tamasische Nahrung die Erdung stärken und den Schlaf fördern.

Die Beziehung zwischen Gunas und Doshas

Studenten des Ayurveda fragen oft, ob ein Zusammenhang zwischen den drei Gunas und den drei Doshas besteht. Die Antwort lautet: Es gibt zwar keine direkte Entsprechung zwischen beiden, aber eine Beziehung.

Sattva ist in den Doshas in folgender Weise gegenwärtig:

1. in Pitta als Wissen und Verstehen;
2. in Vata als Klarheit und Leichtigkeit;
3. in Kapha als Vergeben und Liebe.

Tamas ist in den Doshas in folgender Weise gegenwärtig:

1. in Kapha: schwer, dumpf und schläfrig;
2. in Pitta als Aggressivität und Kampf um Vorrang;
3. in Vata nur in sehr geringem Maß, jedoch in Form von Verwirrung.

Rajas, aktiv und übertrieben, ist in Vata und in Pitta gegenwärtig, in Kapha jedoch praktisch nicht.

Vata besteht zu ungefähr 75 Prozent aus Rajas, zu 20 Prozent aus Sattva und zu 5 Prozent aus Tamas. Pitta besteht zu 50 Prozent oder mehr aus Sattva, zu 45 Prozent aus Rajas und bis zu 5 Prozent aus Tamas. Kapha besteht zu etwa 75 Prozent aus Tamas, zu 15 bis 20 Prozent aus Sattva und aus sehr wenig Rajas. In der folgenden Tabelle werden diese Beziehungen auf eine andere Weise dargestellt:

	Sattva	Rajas	Tamas
Vata	Klarheit Kreativität Leichtigkeit	Hyperaktivität Nervosität Angst Sorge Mangel an Erdung	Verwirrung Richtungslosigkeit Unentschlossenheit Traurigkeit Kummer
Pitta	Wissen Einsicht Verständnisvermögen Erkennen	Aggressivität Konkurrenz Macht Prestige	Wut Haß Neid Eifersucht
Kapha	Liebe Mitgefühl Bereitschaft zu vergeben	Anhaftung Gier Besitzstreben	tiefe Verwirrung Unbewußtheit Koma Depression

Sie verfügen nun über genügend Hintergrundinformationen, um von den in Teil II aufgeführten Heilmitteln und Empfehlungen profitieren zu können. Ich hoffe, daß Sie durch diese Einführung mit den Lehren des Ayurveda ein wenig vertraut geworden sind und daß Sie die beschriebenen Prinzipien und Übungen in Ihrem Alltagsleben umsetzen werden. Falls Sie dies tun, wird es Ihrer Gesundheit zugute kommen, und Ihr Leben wird in physischer, mentaler, emotionaler und spiritueller Hinsicht erblühen.

Teil III

Geheimnisse der ayurvedischen Selbstheilung: Eine Enzyklopädie der Krankheiten und Heilmittel

Zum Umgang mit dem lexikalischen Teil dieses Buches

Die alte ayurvedische Heilkunst betrachtet das Leben jedes einzelnen als ein unverwechselbares Ganzes. Für den ayurvedischen Arzt (*vaidya*) ist jeder Mensch ein unteilbares, vollständiges und einzigartiges Wesen. Gleichzeitig lehrt die vedische Philosophie, daß eine enge Beziehung zwischen dem Makrokosmos (dem Universum) und dem Mikrokosmos (dem einzelnen Menschen) besteht. Der Mensch ist unablässig Veränderungen ausgesetzt: Jahreszeiten, Ernährung, Lebensweise, Emotionen, die Arbeitssituation, die finanzielle Lage und die Beziehungen sind allesamt in ständigem Wechsel begriffen. Mit diesen Veränderungen wird jeder Mensch permanent konfrontiert. Um gesund zu bleiben oder zu werden, müssen wir alle genannten Faktoren berücksichtigen.

Wie Sie gelernt haben, kann eine Krankheit entstehen, wenn das Gleichgewicht der drei Doshas Vata, Pitta und Kapha gestört ist. Der Zweck des ayurvedischen Heilens ist nicht nur, die Symptome einer bestimmten Krankheit zu lindern, sondern es geht auch darum, die aus dem Gleichgewicht geratenen Faktoren wieder in einen Zustand der Harmonie zu versetzen.

Die ayurvedischen Heilmittel – ob es sich dabei um Kräuterheilmittel, bestimmte Arten der Ernährung und die Zufuhr spezieller Nährstoffe, um Yoga-Übungen, Reinigungsprozeduren oder Atemübungen handelt – dienen ganz generell dazu, die einer Krankheit zugrundeliegenden Ursachen, also nicht nur die Symptome, zu beseitigen. Natürlich muß in Notfällen und in lebensbedrohlichen Situationen sofort etwas Wirksames getan werden, so beispielsweise bei starken Asthmaanfällen, bei Herzschmerzen aufgrund einer Herzkrankheit oder bei hohem Fieber, das durch eine Infektion verursacht wird. Wird jedoch nichts zur Behebung der tieferen Krankheitsursachen unternommen, so wird das Problem später in der gleichen oder in anderer Form erneut auftauchen.

Die Komponenten ayurvedischer Heilung

Der ayurvedische Ansatz zur Wiederherstellung der Gesundheit wird Chikitsa («Krankheitsmanagement») genannt. Nach den traditionellen Lehren besteht er aus acht Komponenten. Wenn Sie einen Blick auf den Kasten auf Seite 147 werfen, werden Sie feststellen, daß Chikitsa ein vollständiges Heilungsprogramm ist, das mit dem Identifizieren und dem Eliminieren der tieferen Ursachen der Krankheit beginnt, dann zur Reinigung des Körpers übergeht und mit der Stärkung und Revitalisierung der betroffenen Organe, Gewebe und Systeme endet, wodurch ein erneutes Auftreten der Krankheit verhindert werden soll.

Wenn Sie krank sind, können Sie nur vollständig geheilt werden, sofern Sie die Verhaltensweisen verändern, durch welche die Krankheit entstanden ist. Unbesonnenheiten hinsichtlich der Ernährung, eine von Streß gekennzeichnete Lebensweise, ungelöste Probleme, zu geringes Körpertraining – dies sind einige der Faktoren, die an der Wurzel der meisten Krankheiten zu finden sind. Diese verursachenden Faktoren zu erkennen und zu eliminieren sind wichtige Schritte auf dem Weg zur Heilung. Wenn Sie einige der in diesem Buch empfohlenen Kräuterrezepturen einnehmen, jedoch Ihre schädlichen Lebensgewohnheiten nicht verändern, wird sich Ihr Zustand wahrscheinlich nicht dauerhaft oder nicht signifikant verbessern.

Deshalb habe ich bei den einzelnen Beschwerden nicht nur Medikamente angegeben, sondern außerdem auch zahlreiche andere Maßnahmen aufgeführt, die die Heilung unterstützen, beispielsweise bestimmte Yoga- und Atemübungen, spezielle Nahrungsmittel, die zu empfehlen sind oder gemieden werden sollten, sowie Massageöle, Tees, Heilpasten und viele andere Dinge, die die Heilung fördern. Außerdem finden Sie in Teil II dieses Buches Empfehlungen zur Ernährung und Gestaltung des Tagesablaufs, die Ihre Gesundheit und ein Leben im Einklang mit der Natur fördern. Bitte nutzen Sie diese Richtlinien im Rahmen Ihres eigenen ganzheitlichen Programms zur Verbesserung und Erhaltung Ihrer Gesundheit.

Die angeborenen Heilungsmechanismen Ihres Körpers sind ständig aktiv und versuchen, Ihre Gesundheit und Ihr inneres Gleichgewicht zu erhalten oder wiederherzustellen.

Die folgenden Punkte werden Ihnen helfen, den bestmöglichen Gebrauch von dieser Enzyklopädie ayurvedischer Heilkunst zu machen.

Diagnose und Behandlung

Ayurvedische Erste-Hilfe-Behandlungen sind wirksam, wenn zuvor eine sorgfältige Diagnose stattfindet, durch die festgestellt wird, ob es sich um eine durch Vata, Pitta oder Kapha bedingte Störung handelt. Eine Behandlung, die auf eine bestimmte Art von Störung ausgerichtet ist, ist in jedem Fall vorteilhaft.

Wenn Sie sich hingegen nicht die Zeit für eine sorgfältige Diagnose nehmen, kann die gewählte Behandlung nicht ad-

Ayurvedisches Krankheitsmanagement (Chikitsa)

Das traditionelle Programm ayurvedischer Heilung besteht aus acht wichtigen Komponenten:

1. Die Konstitution (Prakriti) des Kranken muß festgestellt werden.
2. Der aktuelle, veränderte Zustand der Doshas im Körper des Patienten (Vikriti) wird analysiert.
3. Die Ursache oder die Ursachen der Krankheit (beispielsweise Ernährung, Lebensweise, emotionale Muster, Qualität der Beziehungen, genetische Prädisposition usw.) werden ermittelt.
4. Als erstes wird die Ursache beseitigt.
5. Je nach Prakriti, Vikriti, Jahreszeit, Klima, Alter usw. wird ein der Situation entsprechender Plan (bezüglich Ernährung, Körpertraining, Pranayama usw.) entwickelt.
6. Ein Entgiftungsprozeß wird eingeleitet: entweder eine Linderung (Shamana) oder eine Elimination (Shodana, beispielsweise Panchakarma).
7. Verjüngungsmaßnahmen (Rasayana) für den gesamten Körper werden eingeleitet, um die Immunabwehr und bestimmte Organe und Gewebe zu stärken.
8. Ausgehend von dem Prinzip, daß gegensätzliche Eigenschaften einander ausgleichen, müssen Therapien, die a) dem provozierten Dosha und b) der Krankheit entgegenwirken, durchgeführt werden.

äquat sein, und infolgedessen werden Sie auch nicht das gewünschte Resultat erzielen. Bevor Sie sich also für eine bestimmte ayurvedische Behandlung entscheiden, sollten Sie sich genau mit den körperlichen Zeichen und Symptomen beschäftigen. Nur auf diese Weise können Sie herausfinden, ob es sich um eine durch Vata, Pitta oder Kapha bedingte Krankheit oder Störung handelt. Erst danach ist eine sinnvolle Entscheidung für eine der empfohlenen Behandlungen zu treffen.

In Fällen, in denen nicht erwähnt wird, ob es sich um eine durch Vata, Pitta oder Kapha bedingte Störung handelt, können Sie sich bedenkenlos an den allgemeinen Behandlungsempfehlungen für die betreffende Störung orientieren.

Eine Anmerkung zu Kräuterheilmitteln. Im Ayurveda wird eine riesige Zahl von Heilmitteln verwendet, darunter buchstäblich Tausende von Rezepturen, von denen viele ausschließlich pflanzliche Bestandteile enthalten. Ich habe versucht, für jede der im folgenden aufgeführten Störungen einige sehr einfache Heilmittel anzugeben, wobei es sich oft um gebräuchliche Küchenkräuter oder Hausmittel handelt, beispielsweise warme Bäder. Außerdem empfehle ich die Verwendung ayurvedischer Kräuter, die sich in den meisten Fällen leicht beschaffen lassen (siehe hierzu den Bezugsquellennachweis). Angaben darüber, wie Sie selbst Kräuterrezepturen zubereiten können, enthält Anhang 2.

Finden Sie heraus, was wirkt. Für jede Störung werden mehrere Behandlungsvorschläge gemacht. Niemand erwartet jedoch, daß Sie diese allesamt ausprobieren. Konzentrieren Sie sich auf das, was Ihnen zusagt, und beobachten Sie, wie es wirkt. Wenn das Problem dadurch gelöst wird, brauchen Sie die übrigen Verfahren nicht mehr auszuprobieren. Wenn Sie jedoch den Eindruck haben, daß die Methode, die Sie gewählt haben, nicht wirkt, sollten Sie eine andere versuchen. Jeder Mensch ist anders und reagiert auch anders auf diese Mittel.

Lassen Sie sich nicht entmutigen, wenn ein Heilmittel nicht wirkt. Bei der Selbstbehandlung nach ayurvedischen Prinzipien und mit entsprechenden Heilmitteln sollten Sie sich stets einen wichtigen therapeutischen Grundsatz vergegenwärtigen: Wenn Sie Ihr Problem beispielsweise als Vata-Störung diagnostiziert haben und daraufhin versuchen, es durch eine Reduzierung von Vata zu behandeln, jedoch irgendwann feststellen, daß infolge der Behandlung keine Besserung eintritt, sondern das Problem sogar eher noch verschlimmert wird, so liegt es nahe, daß Ihre Diagnose nicht völlig korrekt war.

Das ist jedoch kein Grund, fortan auf ayurvedische Heilmittel generell zu verzichten. Vielmehr sollten Sie in diesem Fall versuchen, entweder die für Pitta oder die für Kapha empfohlene Behandlung anzuwenden, je nachdem, welche von diesen Ihnen in Anbetracht Ihrer Symptome sinnvoller erscheint. Falls Sie in der ayurvedischen Diagnose ungeübt sind, haben Sie vielleicht ganz einfach einen Fehler gemacht. Bemühen Sie sich also um ein möglichst gutes Urteil, und versuchen Sie es noch einmal.

Manchmal liefert die Wirkung des zuerst gewählten Heilmittels einen Hinweis darauf, wie sich das Problem besser angehen läßt. Vielleicht haben Sie gedacht, dieses basiere auf Kapha-Übermaß, und daraufhin beschlossen, es mit einem erhitzend wirkenden Kräuterheilmittel wie Ingwer, Pfeffer oder Trikatu zu behandeln. Verschlimmert sich der Zustand daraufhin und es treten Symptome auf, die auf ein Pitta-Übermaß hindeuten, beispielsweise erhöhte Reizbarkeit und Hautausschlag, können Sie daraus schließen, daß dem Problem ein Pitta-Übermaß zugrunde gelegen haben könnte. Überprüfen Sie die Situation noch einmal gründlich, und entscheiden Sie sich dann für eine andere Behandlungsmethode.

Behandeln Sie die Störung, die Sie tatsächlich haben. Die meisten Gesundheitsstörungen und Krankheiten basieren auf der individuellen Konstitution. Häufig wird gesagt: «Die Prakriti zeigt die spezifische Anfälligkeit an.» Menschen mit Vata-Konstitution leiden gewöhnlich unter Problemen, die mit Vata zusammenhängen, Pitta-Menschen im allgemeinen unter Pitta-Problemen, und Kapha-Menschen unter Kapha-Krankheiten.

In einigen wenigen Fällen jedoch entspricht eine Krankheit, die sich manifestiert, nicht dem Konstitutionstyp des Betroffenen. Wenn beispielsweise in Ihrer Konstitution Pitta vorherrscht, Sie jedoch unter einer Vata-Störung wie Schlaflosigkeit oder Verstopfung leiden, kann der Grund jede beliebige Kombination von Vata verstärkenden Faktoren sein, beispielsweise eine Vata stärkende Ernährung, ein kaltes und trockenes Klima oder ein sehr unregelmäßiger Lebenswandel. Achten Sie also bei der Entscheidung über Behandlungsmaßnahmen darauf, daß Sie wirklich die für die Symptome Ihrer *Störung* empfohlenen Maßnahmen ergreifen, also nicht unbedingt diejenigen, die Ihrem Körpertyp entsprechen.

Wie lange man die Heilmittel einnehmen sollte. Generell sollten Heilmittel so lange benutzt werden, bis die Symptome verschwinden. Dies kann schon nach ein paar Tagen der Fall sein, aber auch einige Wochen oder gar Monate dauern. Die Heilungsdauer hängt von einigen wichtigen Faktoren ab, beispielsweise von der Schwere der Krankheit oder Störung, von der Länge ihres Bestehens und von der Stärke Ihrer Motivation, wieder gesund zu werden.

Stellen Sie zunächst fest, wie sehr Sie sich wünschen, gesund zu werden. Ist dieser Wunsch bei Ihnen sehr stark, und sind Sie dazu motiviert, entsprechende Resultate zu erzielen, so müssen Sie sich zunächst um die sorgfältige Einhaltung der empfohlenen ayurvedischen Behandlungsmaßnahmen bemühen. Gemäß dem Gesetz von Ursache und Wirkung (Karma) stellen sich die positiven Wirkungen hauptsächlich aufgrund Ihrer eigenen Handlungen ein. Deshalb müssen Sie sich zusätzlich zu der regelmäßigen Einnahme der Kräuter auch mit den Ursachen beschäftigen, die Ihrem Problem zugrunde liegen, indem Sie über Ihre Ernährung, Ihren Tagesablauf, Ihr Trainingsprogramm und dergleichen nachdenken. In vielen Fällen reicht das bloße Einnehmen von Kräuterheilmitteln ohne gleichzeitige Veränderung von Lebensgewohnheiten nicht aus, um die Verhaltensmuster, durch welche die Krankheit entstanden ist, außer Funktion zu setzen.

Wenn Sie unter einer schweren Störung leiden, Sie die in diesem Buch empfohlenen Behandlungsmaßnahmen durchführen und auch Ihre Lebensweise entsprechend umstellen, Ihre Symptome aber trotzdem weiterhin auftreten, müssen Sie einen Arzt aufsuchen und ihn um Hilfe bitten. Handelt es sich allerdings um ein chronisches Problem, ist es unrealistisch zu erwarten, daß dieses, wenn es bereits seit Jahren besteht, innerhalb einer Woche oder eines Monats verschwindet.

Bei der Entscheidung darüber, wie lange Sie die hier empfohlenen Heilmittel benutzen sollten, müssen Sie also Ihren eigenen gesunden Menschenverstand zu Rate ziehen. Und tun Sie gleich von Anfang an Ihr Bestes. Denn wenn Sie dies nicht tun und letztendlich die Resultate ausbleiben, die Sie sich erhofft haben, so werden Sie sich später wahrscheinlich fragen, ob Sie Ihre Sache nicht hätten besser machen können.

Jeder Krankheitsprozeß und jeder Heilungsprozeß in unserem Körper hat eine bestimmte Kraft, Geschwindigkeit und Dauer. Ebenso wie man eine Mango nicht dazu bringen kann, schneller zu reifen, weil sie einfach ihre Zeit braucht, muß man auch der vollständigen Beseitigung einer Krankheit die Zeit lassen, die sie benötigt, und man muß Geduld haben. Ayurveda ist keine Schnellheilungsmethode. Alles, was sich schnell durchführen läßt, löst das Problem nicht vollständig.

Warnhinweise

Ziehen Sie Ihren Arzt zu Rate. Einige der in diesem Buch aufgeführten Probleme sind sehr ernst zu nehmen und erfordern eine Betreuung durch einen ausgebildeten Arzt. Wenn es sich um einen leichten oder noch nicht vollständig zum Ausbruch gekommenen Fall handelt, ist es manchmal möglich, das Problem mittels der hier vorgestellten ayurvedischen Empfehlungen zu lösen. Dennoch sind diese Heilmittel kein Ersatz für eine Beratung durch einen Arzt.

Wenn Sie bereits wegen einer bestimmten Krankheit oder Störung in ärztlicher Behandlung sind, können Sie die ayurvedischen Heilmittel zusätzlich zu den von Ihrem Arzt angeordneten Maßnahmen anwenden. Allerdings sollten Sie dies nur mit Wissen und unter Aufsicht des Arztes tun.

Bitten Sie Ihren Arzt, genau zu verfolgen, ob sich Ihr Zustand verbessert. Im Laufe der Zeit werden Sie die Einnahme starker Medikamente möglicherweise verringern oder völlig aufgeben können. Dieser Fall kann eintreten, wenn es Ihnen gelingt, die Situation Ihres Körpers so weit zu verbessern, daß Ernährungsmaßnahmen, Körpertraining, Kräuterheilmittel und andere ayurvedische Methoden ausreichen, um die Störung unter Kontrolle zu halten oder völlig zu beseitigen.

Stellen Sie fest, wie schwerwiegend die Krankheit ist. Die meisten geringfügigen Verletzungen und Erkrankungen lassen sich allein durch Veränderungen der Lebensweise, Ernährungsumstellungen, Kräuter und einfache Yoga-Dehnübungen behandeln. In gewissen seltenen Fällen ist es jedoch unverzichtbar, die Hilfe eines qualifizierten Arztes in Anspruch zu nehmen oder ein Krankenhaus aufzusuchen.

Wenn beispielsweise ein Durchfall nur einen Tag oder ein paar Tage dauert, kann er zu Hause behandelt werden (siehe das Stichwort «Durchfall»). Leidet der Patient jedoch unter einem sehr starken, längere Zeit anhaltenden Durchfall und verliert große Mengen Wasser, so handelt es sich um eine schwere Störung, die einen Krankenhausaufenthalt erfordert. Eine häusliche oder ambulante Behandlung ist in einem solchen Fall nicht möglich, weil sofort mit einer intravenösen Ernährung begonnen werden muß.

Oder nehmen wir an, jemand hat hohes Fieber und stammelt unzusammenhängendes Zeug, wirkt, als befinde er sich im Delirium, und verliert das Bewußtsein. Dies ist eine sehr ernste Situation, die sofortige fachkundige Hilfe erfordert.

Achten Sie also stets auf die Schwere, die Intensität, die Hartnäckigkeit oder das wiederholte Auftreten von Störungen, und sorgen Sie für eine adäquate Behandlung. Und denken Sie daran: Wenn Sie kein Medizinprofi sind, kann es sein, daß

Sie Probleme nicht immer richtig erkennen. Suchen Sie deshalb im Zweifelsfall stets einen Arzt auf.

Ein Wort zu Süßholztee. In verschiedenen Fällen empfehle ich Süßholztee. Menschen, die unter Bluthochdruck leiden, können diesen Tee in Notfällen verwenden (beispielsweise um einen Asthmaanfall zu lindern – siehe das Stichwort «Asthma»); doch sollten sie dies nicht regelmäßig tun, weil dadurch Salz im Körper gebunden wird, das wiederum den Blutdruck erhöhen kann.

Krankheiten und Heilmittel von A bis Z

Akne

(siehe auch Hautpflege nach ayurvedischen Prinzipien)

Akne ist das Resultat eines Übermaßes von Pitta, wobei sich dieses Dosha unter der Haut bewegt und in Form von Pickeln zutage tritt. Die ayurvedische Medizin empfiehlt verschiedene natürliche Methoden zur Bekämpfung von Akne.

Für die Entstehung eines Pitta-Übermaßes gibt es zahlreiche Ursachen. Unter anderem kann es durch emotionalen Streß, durch prämenstruelle Veränderungen des Hormonspiegels und durch Einwirken bestimmter chemischer Stoffe oder eine zu starke Sonneneinstrahlung entstehen. Doch kann auch eine bakterielle Infektion der Grund sein. Die Ursache richtig zu erkennen ist wichtig, damit dieselbe adäquat behandelt oder, im Fall der Einwirkung von Chemikalien oder Sonnenlicht, einfach vermieden werden kann.

Folgen Sie einer Pitta befriedenden Diät. Weil Akne eine Pitta-Störung ist, besteht die erste Behandlungsmaßnahme darin, der in Kapitel 8 beschriebenen Diät zur Befriedung von Pitta zu folgen. Meiden Sie stark gewürzte und fermentierte Nahrungsmittel, Salz, Gebratenes und Zitrusfrüchte. Bevorzugen Sie statt dessen Nahrungsmittel wie Reis, Haferschleim und Apfelmus.

Kräuter zum Ausgleich von Pitta: Die folgende Kräutermischung eignet sich ausgezeichnet zur Befriedung eines Pitta-Übermaßes, das Akne verursacht.

Kutki
Guduchi
Shatavari

Stellen Sie ein Gemisch aus gleichen Anteilen dieser drei Kräuter her (Sie können mit jeweils 1 Teelöffel beginnen), und nehmen Sie 2–3mal täglich 1/4 Teelöffel davon nach den Mahlzeiten ein. Nehmen Sie das Pulver auf die Zunge, und spülen Sie es mit warmem Wasser hinunter.

- Einen nützlichen Tee können Sie aus den Küchengewürzen Kumin, Koriander und Fenchel zubereiten. Lassen Sie nach jeder Mahlzeit 1/3 Teelöffel von jedem dieser drei Kräuter 10 Minuten lang in heißem Wasser ziehen; gießen Sie die Flüssigkeit dann ab, und trinken Sie diesen Tee 3mal täglich.

Trinken Sie blaues Wasser: Füllen Sie eine klare Glasflasche oder einen Krug mit Wasser, und decken Sie das Gefäß mit blauem Transparentpapier ab (beispielsweise mit blauem Zellophan, das Sie in Geschäften für Künstlerbedarf kaufen können). Stellen Sie den Behälter dann etwa 2 Stunden in die Sonne. Trinken Sie täglich 1–3 Gläser (je ca. 0,2 l) davon. Das Wasser hat eine kühlende, beruhigende Wirkung. Ob Sie es glauben oder nicht, es wirkt tatsächlich!

Aloe-Vera-Saft: Sie können zur Behandlung von Akne 2mal täglich 1/2 Glas reinen Aloe-Vera-Saft trinken.

Reinigen Sie Ihren Dickdarm regelmäßig: Den Dickdarm regelmäßig zu reinigen ist sehr wichtig, damit die Giftstoffe aus dem Körper entfernt werden. Dies können Sie erreichen, indem Sie täglich vor dem Zubettgehen 1/2–1 Teelöffel Amalaki einnehmen (in Pulverform auf die Zunge) und mit warmem Wasser hinunterspülen.

Einreiben mit einer Melone: Reiben Sie die Haut vor dem Zubettgehen mit einer Melone ein, und lassen Sie den Melonensaft über Nacht auf der Haut. Die kühlende, Pitta verringernde Qualität der

Heilende Pasten für die Haut

Die im folgenden beschriebenen drei Pasten, die Akne verringern, können Sie selbst herstellen und auf Ihre Haut auftragen.

1. Mischen Sie 1 Teelöffel Kichererbsenmehl (in indischen Lebensmittelläden und in Geschäften für biologische Lebensmittel erhältlich) mit so viel Wasser, daß eine Paste entsteht, und waschen Sie damit Ihr Gesicht. Spülen Sie die Paste anschließend mit Wasser ab, und tragen Sie danach eine der beiden folgenden Pasten auf.
2. Mischen Sie Mandelpulver mit ein wenig Wasser, und tragen Sie die so entstandene Paste auf Ihr Gesicht auf. Lassen Sie sie antrocknen, lassen Sie sie bis zu einer halben Stunde auf die Haut einwirken, und spülen Sie sie dann ab. (Mandelmehl selbst in einer Kaffee- oder Nußmühle herstellen.)
3. Eine Paste aus Sandelholz- und Kurkuma-Pulver, vermischt mit Ziegenmilch, wirkt heilend auf die Haut. Nehmen Sie 1/4 Teelöffel Kurkuma- und 1/2 Teelöffel Sandelholzpulver, und fügen Sie so viel Ziegenmilch hinzu, daß eine Paste entsteht. Tragen Sie dieses Gemisch auf Ihre Haut auf.
   HINWEIS: Ihr Gesicht wird danach bis zu 5 Tage lang eine gelbe Farbe annehmen, doch wirkt dieses Mittel sehr lindernd auf Akne.

Melone wirkt bei Akne heilend. Außerdem macht dieses Hausmittel die Haut weich.

Yoga-Übungen: Bei Akne empfohlene Yoga-Asanas sind Löwe und die Sequenz mit Namen Mondgebet. (Abbildungen dieser Übungen finden Sie in Anhang 4.)

Atemübungen: Atmen Sie 5–10 Minuten lang ausschließlich durch die linke Nasenöffnung; dadurch wird Pitta verringert. (Dies wird Mondatem genannt und wirkt kühlend. Ausschließliches Atmen durch die rechte Nasenöffnung wird Sonnenatem genannt und wirkt erhitzend.) Dekken Sie einfach die rechte Nasenöffnung mit dem Daumen ab, und atmen Sie dann ganz normal durch die linke. Wenn diese blockiert ist, versuchen Sie nichts zu erzwingen, sondern probieren Sie es später noch einmal.

Entspannen Sie Ihr Gesicht: Reiben Sie Ihre Hände kräftig gegeneinander, um ein wenig Wärme zu erzeugen, und legen Sie sie dann ein paar Minuten lang auf Ihr Gesicht. Dies entspannt die Gesichtsmuskeln und verbessert die Blutversorgung des Gesichts.

Sie können die Hände auch so lange reiben, bis die Handflächen warm werden, und dann nur mit dem mittleren Teil der Handfläche sanft die Augenlider berühren. Unsere Augenlider sind stark elektrisch geladen; sie nehmen die Wärme auf und neutralisieren das Pitta-Übermaß unter der Haut, das in Form von Akne an der Hautoberfläche zutage tritt.

Visualisieren: Die eigentliche Ursache von Akne ist emotionaler Streß. Dieser kann sehr wirksam durch Visualisieren verringert werden. Schließen Sie die Augen, und visualisieren Sie, daß die Akne zurückgeht und schließlich ganz verschwindet – so als würden Sie mit den Geweben in Ihrer Haut, aus denen die Akne hervorbricht, kommunizieren. Diese Übung funktioniert!

Noch eine letzte Empfehlung: Vermeiden Sie es, zu häufig in den Spiegel zu schauen und sich dann wegen der Akne schlecht zu fühlen.

Allergien

(Siehe auch Nahrungsmittelallergien)

Nach der ayurvedischen Pathogenese (Samprapti) sind Allergien eine Reaktion der Doshas auf ein spezifisches Allergen wie Pollen, Staub oder chemische Stoffe, die in einem Teppich enthalten sind. Sie können aber auch durch jede andere starke Ausdünstung von Chemikalien hervorgerufen werden. Allergische Reaktionen werden unterteilt in solche des Vata-, des Pitta- und des Kapha-Typs.

- Für *Allergien des Vata-Typs* sind Blähsucht, Magenbeschwerden und manchmal sogar Darmkoliken charakteristisch. Eine Vata-Allergie kann zu plötzlichem Keuchhusten, Niesen, Kopfschmerzen, Ohrenklingen oder zu Schlaflosigkeit führen. So bekommen manche Menschen, wenn sie mit Staub oder Pollen in Kontakt geraten, plötzlich einen Hustenanfall. Der Grund hierfür ist eine Verengung des Bronchialbaums infolge eines Vata-Übermaßes.

Die Betroffenen können auch unter Schlaflosigkeit und anderen für Vata-Übermaß typischen Symptomen leiden.

- Bei einer *Allergie des Pitta-Typs* ist das Pitta-Dosha bereits verstärkt und unter der Haut präsent. Kommt ein Mensch, bei dem dies der Fall ist, mit einem Allergen in Kontakt, beispielsweise mit einem chemischen Stoff oder mit gewissen synthetischen Fasern, dringt Pitta aufgrund seiner heißen und scharfen Qualitäten durch die Kapillargefäße und verursacht Ausschlag, Jucken, Nesselsucht, allergische Hautentzündungen oder Ekzeme – die allesamt allergische Reaktionen des Pitta-Typs sind.
- *Kapha-Allergien* treten häufig im Frühling auf, wenn die Pollen der Pflanzen und Bäume die Luft erfüllen. Diese gelangen mit der Atemluft in die Nase und von dort in die Atemwege und reizen bei manchen Menschen die Schleimhäute, wodurch Heuschnupfen, Kongestionen, Husten, Nebenhöhleninfektionen und sogar Asthma entstehen können.

Um Allergien effektiv behandeln zu können, müssen wir zunächst feststellen, ob es sich um eine Allergie des Vata-, Pitta- oder Kapha-Typs handelt. Erst dann ist die sinnvolle Wahl einer Behandlungsstrategie möglich.

In den meisten Fällen – etwa 80 Prozent – läßt sich aufgrund der Konstitution (Prakriti) eines Menschen herausfinden, für welche Art von Allergie der Betreffende anfällig ist. Das bedeutet, daß gewöhnlich eine Entsprechung zwischen der Konstitution eines Menschen und der Art seiner allergischen Reaktion besteht. Wird die Konstitution von Pitta dominiert, so tritt bei dem Betreffenden mit hoher Wahrscheinlichkeit eine allergische Reaktion des Pitta-Typs auf, insbesondere, wenn aktuell (Vikriti) ein Pitta-Ungleichgewichtszustand besteht. Es kann aber auch beispielsweise bei einem Menschen mit Kapha-Konstitution aufgrund seiner Ernährung, bestimmter Umweltbedingungen, emotionaler Faktoren oder anderer Ursachen eine Vata-Störung vorliegen.

Behandlung von Vata-Allergien

Basti: Eines der wirksamsten Heilmittel zur Behandlung von Allergien des Vata-Typs ist ein Einlauf (Basti) mit Dashamula-Tee. Kochen Sie 1 Eßlöffel der Kräutermischung mit Namen Dashamula 5 Minuten lang in ca. 0,5 l Wasser. Lassen Sie die Flüssigkeit anschließend abkühlen, gießen Sie sie ab, und benutzen Sie die Flüssigkeit für einen Einlauf. (Umfassende Erläuterungen zur Durchführung eines solchen Einlaufs finden Sie in Anhang 3.) Vata-Symptome wie Hustenanfälle, Niesen, Trockenheit der Kehle, Trockenheit des Dickdarms, die zu Anschwellen, Verstopfung und Bauchbeschwerden führt, können durch diese Behandlungsmaßnahme sofort behoben werden.

Kräuterheilmittel: Die folgende Kräutermischung ist sehr wirksam:

1 Teil Ashwagandha
1 Teil Bala
1 Teil Vidari

Mischen Sie diese Kräuter in gleichen Mengenanteilen, und nehmen Sie 3mal täglich 1/4 Teelöffel des Pulvers mit warmem Wasser ein. Es wirkt lindernd auf Vata-Allergien.

- Zur Linderung von extrem starkem Keuchhusten können Sie eine Tasse Ingwer- oder Süßholztee trinken. Dazu kochen Sie einen Teelöffel des Mittels ca. 3 Minuten lang in 1 Tasse Wasser. Anschließend fügen Sie 5–10 Tropfen Mahanarayan-Öl hinzu, vermischen beides gut, und nehmen von der Flüssigkeit alle 10–15 Minuten jeweils einen Schluck. (Wenn Sie kein Mahanarayan-Öl haben, können Sie statt dessen auch 1/2 Teelöffel reines Ghee verwenden.)

Behandlung von Pitta-Allergien

Kräuterheilmittel: Das folgende Kräuterrezept wirkt beruhigend auf Pitta:

8 Teile Shatavari
1/2 Teil Kama-Dudha
1 Teil Guduchi
1/4 Teil Shanka-Bhasma

Nehmen Sie 2–3mal täglich 1/2 Teelöffel dieser Mischung nach den Mahlzeiten mit ein wenig warmem Wasser ein.

- Bei Ausschlag, Nesselfieber, Dermatitis oder Ekzemen können Sie Neem-Öl oder Tikta-Ghrita (bitteres Ghee) auf die Haut auftragen.

Blutreinigung: Die ayurvedische Heilkunst rät Menschen mit starkem Pitta, die im Sommer unter typischen Pitta-Problemen wie Sonnenbrand leiden, vor Beginn des Sommers einen Aderlaß (Rakta-Moksha) durchführen zu lassen. Obwohl diese Praxis zur Zeit in der westlichen Welt nicht besonders geschätzt wird, ist sie in Indien immer noch sehr beliebt, da sie sich als sehr wirksame Präventiv- und Heilmethode erwiesen hat. Wenn Sie heute in der westlichen Welt in den Genuß ihrer Wirkung kommen wollen, können Sie einer Blutbank etwa 1/4 Liter Blut spenden. Dies lindert Pitta-Störungen wie allergische Dermatitis und allergische Ekzeme.

- Ähnlich wirkt die folgende blutreinigende Kräutermischung:

  1 Teil Manjistha
  1 Teil Neem

  Nehmen Sie 3mal täglich 1/2 Teelöffel dieser Mischung nach den Mahlzeiten mit warmem Wasser ein. Das Mittel reinigt das Blut und wirkt heilend auf Allergien des Pitta-Typs.

- Das bekannte westliche Heilkraut Klette ist ebenfalls ein wirksames Blutreinigungsmittel. Sie können einen Tee aus 1/2 Teelöffel Klette pro Tasse kochenden Wassers zubereiten und davon 2–3mal täglich trinken.

Behandlung von Kapha-Allergien

Kräuterheilmittel: Kapha-Allergien äußern sich im allgemeinen in Form einer Kongestion im Bereich der Atemwege sowie von Husten, Erkältung, Asthma oder Heuschnupfen. Diese Beschwerden können Sie mit Hilfe des folgenden Kräuterrezepts lindern:

4 Teile Sitopaladi
4 Teile Yashti-Madhu
1/8 Teil Abrak-Bhasma

Nehmen Sie 3mal täglich ungefähr 1/4 Teelöffel dieser Mischung mit Honig ein.

Reinigungstherapie: Allergien des Kapha-Typs treten auf, wenn sich in Magen und Lunge ein Kapha-Übermaß ansammelt. Eine Möglichkeit, solche Kongestionen zu verringern, besteht in der Durchführung einer Reinigungstherapie (Virechana). Nehmen Sie dazu 2 oder 3 Tage lang 2–3mal täglich 1 Teelöffel Leinsamenöl (in Geschäften für biologische Lebensmittel erhältlich) ein. Dies ist ein sehr wirksames Mittel. Sie können aber auch Triphala (siehe weiter unten) benutzen.

Therapeutisches Erbrechen: Eine besonders wirksame ayurvedische Methode zur Entfernung von Kapha-Übermaß aus Magen und Atemsystem ist Vamana, das therapeutische Erbrechen. Menschen der westlichen Welt haben allerdings gewöhnlich eine starke, kulturell bedingte Voreingenommenheit gegen das Erbrechen, und viele fühlen sich bei dieser Prozedur äußerst unwohl. Sie erscheint ihnen nicht nur als körperlich abstoßend, sondern auch als in emotionaler Hinsicht äußerst schwer zu ertragen, da es aufgrund der körperlichen auch zu einer emotionalen Reinigung kommen kann. Wenn Sie also zu starken Emotionen neigen oder es Ihnen schwerfällt, mit denselben umzugehen, sollten Sie vielleicht besser von einer Vamana-Behandlung absehen.

Falls Sie jedoch einmal ausprobieren wollen, was sich dadurch erreichen läßt – und ich möchte noch einmal betonen, daß sie Kapha-Übermaß sehr wirksam zu eliminieren vermag –, müssen Sie soviel Süßholztee und Salzwasser trinken, wie Ihr Magen aufzunehmen vermag, und diese Flüssigkeit dann erbrechen und dadurch Ihren Magen wieder entleeren. Trinken Sie zunächst mehrere Tassen Süßholztee und anschließend einen halben Liter Wasser, das mit ungefähr 1 Teelöffel Salz gemischt ist. Trinken Sie soviel, wie Ihr Magen fassen kann, lösen Sie dann am hinteren Ende Ihrer Zunge den Brechreflex aus, und erbrechen Sie die Flüssigkeit.

> WICHTIGER HINWEIS: Wenn Sie unter Bluthochdruck, zu niedrigem Blutdruck, Hiatusbruch oder chronischen Herzproblemen leiden, sollten Sie von einer Vamana-Therapie grundsätzlich absehen.

Empfehlungen zur Heilung von Allergien jeder Art

Benutzen Sie Triphala: Bei allen drei Arten von Allergien kann man abends ½ Teelöffel Triphala einnehmen. (Eine Anleitung zur Herstellung von Triphala finden Sie in Anhang 2.) Triphala wirkt sowohl abführend als auch reinigend. Es besteht aus drei Kräutern: Amalaki, Bibhitaki und Haritaki. Haritaki wirkt auf das Vata-Dosha, Amalaki auf das Pitta-Dosha und Bibhitaki auf das Kapha-Dosha.

Veränderungen der Ernährung: Bei einer Vata-Allergie sollten Sie einer Vata befriedenden Ernährung, bei einer Pitta-Allergie einer Pitta befriedenden Ernährung und bei einer Kapha-Allergie einer Kapha reduzierenden Ernährung folgen. (Empfehlungen hierzu finden Sie in Kapitel 8.)

Meiden Sie unverträgliche Nahrungsmittelkombinationen: Menschen, die unter Allergien leiden, sollten keine unverträglichen Nahrungsmittelkombinationen wie Milch und Joghurt, Fleisch und Milchprodukte, Geflügel und Milchprodukte, Melone und Getreide oder Obst und Getreide wählen. Meiden Sie generell Milchmixgetränke wie Bananen-Milchshakes und ähnliches. Eine umfassendere Liste unverträglicher Nahrungsmittelkombinationen finden Sie auf Seite 134).

Meiden der Ursache: Bei den meisten Allergien sollte man versuchen, der unmittelbaren Ursache aus dem Weg zu gehen: dem Allergen. Menschen, die allergisch auf Katzen, Hunde, Haar, Pollen, Schimmelpilze und dergleichen reagieren, sollten diese Stoffe generell meiden. Versuchen Sie auch, sich von synthetischen Fasern wie Polyester und Rayon fernzuhalten, da diese oft Hautallergien des Pitta-Typs verursachen. Es ist ohnehin am besten, generell Kleidung aus Baumwolle zu tragen. Da industriell produzierte und verarbeitete Baumwolle jedoch gewöhnlich mit großen Mengen von Pestiziden belastet ist, sollten Sie sich überlegen, ob Sie sich dazu entschließen wollen, ausschließlich Kleidung aus nachweislich pestizidfreier oder zumindest pestizidarmer Baumwolle zu tragen – allerdings sind diese Kleidungsstücke gewöhnlich teurer als nach konventionellen Methoden hergestellte.

Fernhalten der Allergene: Normalerweise können Staubpartikel und andere Allergene ungehindert in die Atemorgane eindringen. Eine Möglichkeit, die negative Wirkung der zwangsläufig in den Körper eindringenden Allergene zu verringern, besteht darin, die Schleimhäute in der Nase mit Ghee zu befeuchten.

Benutzen Sie Neem-Öl: Eine andere Möglichkeit, die Wirkung von Umweltallergenen zu verringern oder ganz zu vermeiden, besteht darin, daß man die exponierten Teile des Körpers mit Neem-Öl bestreicht. Die desinfizierenden Eigenschaften des Neem, das sich in dem Öl auf der Haut befindet, minimieren den Kontakt mit dem Allergen.

Hinweis: Verwenden Sie Neem-Öl, das durch Kochen von Neem-Blättern in Sesamöl oder einer anderen Ölsorte hergestellt worden ist. Reiner Neem-Extrakt ist für diesen Zweck zu stark. Wenn Sie auch das auf die beschriebene Weise hergestellte Öl als zu stark empfinden und dieses bei Ihnen Jucken oder Brennen verursacht, können Sie es im Verhältnis 1 zu 1 mit Kokosöl vermischen.

Durch Meditation Streß reduzieren: Die meisten Allergien entstehen durch Streß. Dieser erzeugt im Körper einen Ungleichgewichtszustand. Die in Kapitel 7 beschriebene Meditation der leeren Schale hilft, das innere Gleichgewicht wiederherzustellen, und eignet sich deshalb auch zur Behandlung streßbedingter Allergien.

Yoga-Übungen: Die nützlichste Yoga-Asana bei Kapha- und Vata-Allergien ist das Sonnengebet. Bei Pitta-Allergien hingegen ist das Mondgebet die bessere Wahl. Bildliche Darstellungen der Yoga-Asanas finden Sie in Anhang 4.

Atemübungen: Wechselatmung durch jeweils eine Nasenöffnung ist ein wirksames Mittel zur Behandlung allergischer Symptome im Bereich der Atemwege, beispielsweise Heuschnupfen, Keuchen und Niesen. Der Feueratem (Bhastrika, siehe Kapitel 6) ist bei kongestionsfördernden Kapha-Allergien nützlich. Ujjayi-Pranayama stärkt die Immunabwehr und ist bei allen Allergiearten nützlich.

Alpträume

Alpträume treten bei Kindern bis zum Alter von 12 Jahren recht häufig auf, bei Erwachsenen hingegen seltener. Die wichtigsten Ursachen für Alpträume von Erwachsenen sind zum einen Ängste, Sorgen und andere psychische Belastungen und zum anderen zu reichliches Essen zu spät am Abend. Auch andere physische Faktoren können Alpträume verursachen, beispielsweise Nasenpolypen, Schlaf-Apnoe oder Nasenschorf – allesamt Faktoren, die die Atmung behindern. Immer wenn im Gehirn eines Menschen ein Mangel an Sauerstoff oder Prana entsteht, kann der Betroffene Alpträume bekommen. Sogar zuwenig frische Luft im Schlafzimmer kann die Ursache sein.

Behandlung von Alpträumen bei Kindern

Bei Kindern treten Alpträume hauptsächlich infolge psychischer Gründe auf: Furcht aufgrund beängstigender Bilder oder entsprechender Geschichten. Deshalb sollte die Phantasie eines Kindes nicht zu sehr durch belastende Bilder genährt werden. Beschäftigen Sie Kinder statt dessen mit kreativen Spielen. Lassen Sie nicht zu, daß sie sich im Fernsehen Horrorfilme anschauen oder daß sie beängstigende Geschichten lesen.

Im Zimmer eines Kindes sollte eine angenehme Atmosphäre herrschen und angenehme Musik zu hören sein. Glöckchen erzeugen einen schönen Klang, den Kinder mögen. Sie können dem Kind sagen: «Wenn ein Glöckchen da ist, kommen keine Monster.» Dann wird es friedlich schlafen.

Geben Sie dem Kind vor dem Zubettgehen eine kurze Ölmassage. Massieren Sie etwas Öl, am besten Brahmi- oder Bhringaraj-Öl in die Fußsohlen und die Kopfhaut ein. Dies wirkt entspannend. (In Anhang 2 finden Sie eine genaue Anleitung zur Herstellung von Kräuterölen.)

Manchmal treten Alpträume infolge von Bettnässen auf. Um dies zu verhindern, sollten Sie dafür sorgen, daß das Kind während der letzten zwei Stunden vor dem Zubettgehen nicht mehr viel trinkt. Ein Tee aus Kumin, Koriander und Fenchel (allerdings nicht zu kurz vor dem Schlafengehen!] kann Bettnässen verhindern.

Mittel gegen Alpträume für Erwachsene und Kinder

Beruhigungstee: Bereiten Sie aus gleichen Mengen der folgenden Zutaten einen Tee.

Jatamamsi
Brahmi
Ginkgo
Yashti-Madhu (Süßholzwurzel)

Eine Tasse dieses Tees (wozu Sie 1 Teelöffel der Kräutermischung in eine Tasse heißes Wasser geben) vor dem Zubettgehen getrunken, trägt zur Beruhigung von Geist und Körper bei. Dieser Tee ist für Kinder ebenso geeignet wie für Erwachsene.

- Einen Tee mit ähnlicher Wirkung können Sie aus gleichen Mengen von Jatamamsi und Shanka-Pushpi herstellen.

Kräuter zur Behandlung von Allergien: Wenn eine Allergie die Alpträume hervorruft, können Sie dieselbe mit Sitopaladi und Yashti-Madhu behandeln. Mischen Sie gleiche Mengen beider Zutaten, und nehmen Sie davon 2mal täglich 1/2 Teelöffel mit Honig. Für Kinder reicht 1/4 Teelöffel aus.

Jatamamsi: Wenn Sie ca. 25–50 Gramm Jatamamsi in ein Säckchen aus Seide einnähen und dieses unter Ihr Kopfkissen legen, wird sich der Duft sehr positiv auf Ihre Nachtruhe auswirken.

Nasya: Auch diese Behandlung ist bei Alpträumen nützlich. Träufeln Sie 2–3 Tropfen warmes Ghee oder ayurvedische Nasentropfen (wie Brahmi-Ghee) in jede Nasenöffnung, und ziehen Sie die Flüssigkeit in die Nasengänge hoch. (Näheres siehe Anhang 3.) Nasya ist auch bei Kindern sehr wirksam.

Essen Sie früh: Essen Sie vor 19.00 Uhr zu Abend. Zu spätes Essen kann Alpträume auslösen.

Verringern Sie Ihren Streß: Yoga-Asanas, regelmäßiges Körpertraining, Pranayama-Wechselatmung und Meditation am Morgen und Abend tragen zur Entspannung des Nervensystems und zur Reduzierung von Streß bei. (Instruktionen für Pranayama-Übungen finden Sie in Kapitel 6, solche für Meditation in Kapitel 7.)

Haben Ihre Träume Vata-, Pitta- oder Kapha-Charakter?

Wenn Sie Alpträume vermeiden wollen, ist es manchmal nützlich zu wissen, ob diese die Folge eines Ungleichgewichtszustandes in einem der drei Doshas sind, denn dann können Sie etwas zum Ausgleich des betreffenden Dosha tun. Dies läßt sich gewöhnlich durch Analysieren des Trauminhalts feststellen.

- *Vata-Träume* sind aktiv, überschäumend und sehr zahlreich, und der Träumende hat sie am nächsten Morgen häufig vergessen. Schrekken, Angst, rennen, springen, hoch im Himmel fliegen, tief hinunter in ein Tal fallen, Angriffe oder Verfolgungen, eingekerkert sein – dies sind die Inhalte typischer Vata-Träume.
- *Pitta-Träume* können sehr gewalttätig sein. Abgesehen von Themen wie Lehren, Studieren, Versuchen, ein Problem zu lösen, sowie Versagen bei einer Prüfung, kann es in ihnen auch um Feuer, Krieg, Atomwaffen, Kämpfen, Töten und Mord gehen.
- *Kapha-Träume* sind generell sanft und romantisch. Wasser spielt in ihnen eine ebenso wichtige Rolle wie Schwimmen im Meer. Gärten, Lotosblüten, Schwäne, Elefanten und das Essen von Zuckerwaren sind charakteristische Elemente. Ertrinken oder sich selbst als tot sehen sind «negative» Aspekte des für Kapha typischen Repertoires an Traumbildern.

Kristalle zu tragen oder Amethystkristalle an die vier Ecken des Betts zu legen kann ebenfalls nützlich sein. Sie können Ihrem Kind sagen: «Schau, ich habe diese Kristalle um dein Bett gelegt; das wird die Geister und Monster fernhalten.» Dann wird sich das Kind sicher fühlen und gut schlafen.

Die eigentliche Ursache für Alpträume ist falsches Denken: negative Phantasien, Einsamkeit, Isolation, Angst und gestörte Beziehungen. Deshalb sind Gebet, positives Denken, positive Affirmationen und positive Imagination bei diesem Problem die besten Heilmittel.

Anämie

Die moderne Medizin unterscheidet verschiedene Arten von Anämie: Eisenmangelanämie, perniziöse Anämie, Sichelzellenanämie, hypoproteinämische Anämie (Mangel an Protein im Blut) sowie gewisse Anämien infolge von Mangel an bestimmten Vitaminen wie B_{12} oder Folsäure. Irregulär auftretende Blutungen, beispielsweise starke Menstruationsblutungen, blutende Hämorrhoiden und Zahnfleischbluten, können aufgrund des damit verbundenen Blutverlustes ebenfalls zu Anämien führen. Immer wenn sich die moderne Medizin mit dem Problem der Anämie befaßt, überprüft sie alle diese verursachenden Faktoren.

Der Ayurveda geht an diese Frage anders heran. Zunächst unterscheidet die ayurvedische Medizin drei Arten von Anämien: entsprechend den drei Doshas einen Vata-, einen Pitta- und einen Kapha-

Typ. Dabei spielt es keine Rolle, ob ein Mensch unter Eisen- oder Folsäuremangel leidet. Wichtig ist vielmehr, wie die Anämie in einem konkreten Fall zum Ausdruck gelangt. Wie sich herausgestellt hat (siehe den Kasten auf Seite 165), gibt es durchaus eine Entsprechung zwischen der ayurvedischen Sicht der Anämien und der Sichtweise der modernen Medizin.

Verschiedene Arten von Anämie

- Bei einer Anämie vom Vata-Typ wirkt der Patient dünn, er hat eine trockene, rauhe und schuppige Haut, und seine Gelenke knacken häufig. Er oder sie wirkt abgemagert und bleich, leidet außerdem manchmal unter Kurzatmigkeit und Verstopfung und scheidet zuweilen teerschwarzen Stuhl aus.
- Bei Anämien des Pitta-Typs sind die Augen der Patienten leicht gelblich gefärbt, ihr Urin ist sehr dunkel, und ihr Stuhl ist dunkelbraun oder hat einen leichten Stich ins Gelbliche. Manchmal leiden sie unter Übelkeit oder unter Schmerzen im Bereich der Leber und/oder Milz. Benommenheit und Schwindelgefühle können ebenfalls auftreten, und die Betroffenen können sehr lichtempfindlich sein.
- Bei Anämien des Kapha-Typs treten oft Schwellungen (Ödeme) auf, und die Haut der Patienten fühlt sich kalt und feucht an und glänzt. Wegen der Neigung zu Ödemen kann es zu so starken Dehnungen der Haut kommen, daß die Spiegelung eines Fensters darauf zu sehen ist.

Durch sorgfältige Beobachtung läßt sich herausfinden, ob es sich in einem bestimmten Fall um eine Vata-, Pitta- oder Kapha-Allergie handelt. Durch Behandlung des entsprechenden Dosha und damit der eigentlichen Ursache kann man die Krankheit lindern.

Behandlung von Vata-Anämien

Bei einer Vata-Anämie empfiehlt die ayurvedische Medizin Tikta-Ghrita – bitteres Ghee (siehe Anhang 2). Die Einnahme 1 Teelöffels Tikta-Ghrita 5–10 Minuten vor dem Frühstück, dem Mittag- und dem Abendessen unterstützt die Blutbildung.

- Auch die folgende Kräutermischung ist von Nutzen:

  2 Teile Kaishore-Guggulu
  1/8 Teil Abrak-Bhasma
  5 Teile Ashvagandha
  5 Teile Dashamula

  Nehmen Sie 3mal täglich 1/2 Teelöffel dieser Mischung mit warmer Milch, um eine Anämie des Vata-Typs zu behandeln.

- Die vedische Literatur enthält ein spezielles Rezept für ein reinigend und entgiftend wirkendes Pflanzenheilmittel, das bei Anämien des Vata-Typs empfohlen wird. Es heißt Gandharva-Haritaki. Es handelt sich um Haritaki-Pulver, das in einer Eisenpfanne in Rizinusöl geröstet wird. Geben Sie 1 Teelöffel Rizinusöl in eine Eisenpfanne, und erhitzen Sie es auf dem Herd. Wenn das Öl warm genug ist, sautieren Sie 25 g Haritaki darin. Das Haritaki wird dadurch dick und verfärbt sich leicht ins Bräunliche. (Sie müssen es ständig umrühren.) Nehmen Sie ½ Teelöffel Gandharva-Haritaki vor dem Zubettgehen ein, und spülen Sie es mit etwas warmem Wasser hinunter. Nehmen Sie dieses Mittel 2 Monate lang ein oder so lange, bis der anämische Zustand behoben und Ihr Blut wieder normal geworden ist.

Hinweis: Dieses Mittel kann weichen Stuhl verursachen. Ist dies der Fall, sollten Sie die Dosis so weit reduzieren, daß das Problem verschwindet.

Behandlung von Pitta-Anämien

Zur Behandlung von Pitta-Anämien empfiehlt die ayurvedische Heilkunst Shatavari-Ghee. (Shatavari und Ghee werden zusammen gekocht. Instruktionen für die Zubereitung von mit Kräutern versetzten Ghees und Ölen finden Sie in Anhang 2.) Nehmen Sie 1 Teelöffel Shatavari-Ghee 3mal täglich vor dem Frühstück, dem Mittag- und dem Abendessen.

- Auch die folgende Kräuterrezeptur ist nützlich:

5 Teile Shatavari
3 Teile Brahmi
2 Teile Neem
⅛ Loha-Bhasma

Mischen Sie die Kräuter und nehmen Sie 3mal täglich ½ Teelöffel dieser Mischung mit 2 Eßlöffeln Aloe-Vera-Gel. Das Mittel ist für die Behandlung von Pitta-Anämien sehr nützlich.

Behandlung von Kapha-Anämien

Beim Auftreten von Schwellungen können Sie die folgende Kräuterrezeptur verwenden:

5 Teile Punarnava
3 Teile Gokshura
2 Teile Kutki

Nehmen Sie 2mal täglich ½ Teelöffel dieser Kräutermischung mit etwas warmem Wasser ein. Sie können das Pulver auch mit etwas Honig vermischen und es dann mit Wasser hinunterspülen.

Behandlungsmethoden für alle Arten von Anämie

Essen Sie eisenreiche Nahrungsmittel: Eisen fördert die Blutbildung. Deshalb werden in der ayurvedischen Medizin zur Behandlung der meisten Anämien eisenreiche Nahrungsmittel wie Rote Bete, Karotten, Trauben, Rosinen und Korinthen empfohlen. Feigen, Datteln und Dattelzucker sind ebenfalls gute Eisenquellen. Auch Granatapfel- und Moosbeerensaft können zur Blutbildung eingesetzt werden, und das gleiche gilt für eine Mischung aus Rote-Bete- und Karottensaft. (Eine maximale Wirkung erzielen

Sie, indem Sie dem Rote-Bete-und-Karottensaft eine Prise Kumin hinzufügen.) Da auch Chlorophyll viel Eisen enthält, empfiehlt die ayurvedische Medizin häufig den Konsum chlorophyllreicher Gemüse wie Spinat, Mangold und anderer frischer grüner Gemüsesorten.

Joghurt und Kurkuma: Essen Sie morgens und nachmittags, jedoch keinesfalls nach Sonnenuntergang, auf nüchternen Magen je einen Becher Joghurt mit bis zu 1 Teelöffel Kurkuma. Wenn Ihr Kapha-Dosha gestört ist, sollten Sie diese Speise nur mittags essen.

Blue-Green-Algen sind ebenfalls sehr nützlich, doch gilt dies in erster Linie für Pitta-Anämien. Weil sie viel Prana enthalten, sind sie für Menschen mit Vata-Konstitution weniger geeignet, da sie deren ohnehin hohen Erregungszustand noch weiter erhöhen. Auch für Menschen mit Kapha-Konstitution kann dieses Mittel von Vorteil sein.

Kupferwasser: Bei Menschen des Vata- und des Kapha-Typs kann Kupferwasser sehr positiv wirken. Füllen Sie einen Becher aus reinem Kupfer mit einer Tasse Wasser, lassen Sie dieses über Nacht in dem Behälter stehen, und trinken Sie es am nächsten Morgen (siehe Anhang 1).

Veränderungen der Ernährung und der Lebensweise: Diese Veränderungen sollten sich an den allgemeinen Empfehlungen für die verschiedenen Konstitutionstypen (für Ernährung, Körpertraining usw.) orientieren. Bei Vata-Problemen sollten Sie den Richtlinien für die Neutralisierung überschüssigen Vatas folgen. Bei einer Pitta-Anämie ist eine Pitta beruhigende Diät ratsam; und bei Anämien des Kapha-Typs sollten Sie die Empfehlungen zur Reduzierung von Kapha beherzigen.

Yoga-Übungen: Zu den Yoga-Asanas, die zur Behandlung von Anämien des Vata- und des Kapha-Typs geeignet sind, zählen die Heuschrecke, der Lotossitz sowie Schulterstand, Kopfstand und Pflug.

Entsprechung zwischen den Anämiearten des ayurvedischen und des westlichen Systems

Nach klinischen Erkenntnissen entsprechen die von der modernen westlichen Wissenschaft klassifizierten Arten von Anämie weitgehend den von der ayurvedischen Medizin beschriebenen. Beispielsweise wird die Pitta-Anämie mit Mononukleose und Hepatitis in Verbindung gebracht, und sie kann zu Leberproblemen führen. Eine Anämie aufgrund von Vitamin-B_{12}-Mangel wird ebenfalls mit Pitta assoziiert. Eine Kapha-Anämie kann zu einer hypoproteinämischen Anämie und zu Schwellungen führen, wohingegen sich die Anämie vom Vata-Typ mit Eisenmangel- und Folsäuremangel-Anämie in Verbindung bringen läßt. Der Ayurveda kann auch die von der modernen westlichen Medizin definierten Arten von Anämie behandeln.

Durch letztere wird das Blut in die lebenswichtigen Organe wie die Schilddrüse und Thymusdrüse und in den Kopf getrieben. Der Kopfstand ist bei Pitta-Anämien nicht zu empfehlen, doch sind in diesen Fällen Sonnengebet, Boot, Bogen und Brücke nützlich.

Atemübungen: Bei allen Arten von Anämie wird Surya-Pranayama (Atmung durch die rechte Nasenöffnung) empfohlen. Verschließen Sie die linke Nasenöffnung mit dem rechten Ringfinger, und atmen Sie nur durch die rechte Nasenöffnung. Diese Art zu atmen stimuliert die Leber, die bei der Produktion von Blut eine wichtige Rolle spielt.

Angina pectoris

Bei Angina pectoris (Brustschmerzen) handelt es sich um einen Zustand, der durch Kapha-Übermaß erzeugt wird. Angesammeltes Kapha blockiert den Fluß von Prana des Vata-Typs in die Koronararterien, was zur Folge hat, daß die Herzmuskeln nur unzulänglich mit Blut und Sauerstoff versorgt werden. Es handelt sich um eine Art lokaler Anämie, die manchmal sehr starke und beunruhigende Schmerzen zur Folge hat. Gewöhnlich beginnen diese am Brustbein in der Mitte der Brust, setzen sich von dort zur linken Schulter fort und verlaufen an der Innenseite des Oberarms zur Spitze des kleinen Fingers.

Kräuterheilmittel: Zur Heilung von Angina pectoris ist das folgende Kräuterheilmittel geeignet:

1/8 Teil Shringa-Bhasma
3 Teile Musta
3 Teile Arjuna

Nehmen Sie 2–3mal täglich 1/2 Teelöffel dieser Mischung mit warmem Wasser ein.

- Sie können auch jeweils 1/2 Tasse Milch und Wasser kochen, 1/2 Teelöffel Arjuna und zwei Prisen Safran hinzufügen und dieses Getränk 2–3mal täglich trinken. Das Mittel wirkt sowohl bei Brustschmerzen als auch bei Herzunruhe positiv.

Spezielle Kräuter: In Indien werden bei Angina pectoris oft bestimmte hochwirk-

Wann Sie einen Arzt aufsuchen sollten

Das Herz ist ein kostbares, lebenswichtiges Organ. Jedes Symptom, das mit dem Herzen zusammenhängt, kann eine Erkrankung des Herzens oder deren Entstehung anzeigen. Wenn Sie also irgendwelche Brustschmerzen bemerken, die mit Ihrem Herzen zusammenhängen könnten, sollten Sie unbedingt Ihren Arzt aufsuchen. Insbesondere wenn Sie schon nach einem geringeren Körpertraining Brustschmerzen bekommen – aber *nicht nur* dann – oder wenn die Schmerzen in Ihrer Brust länger als fünf Minuten anhalten, sollten Sie davon ausgehen, daß es sich um einen medizinischen Notfall handelt.

same Kräuter unter die Zunge gelegt, die sofortige Erleichterung bringen, so wie die moderne westliche Medizin Nitroglycerintabletten verwendet.

Eine heilend wirkende Paste: Man kann auch eine Paste lokal auf die Brust auftragen. Stellen Sie eine Paste aus Ingwerpulver (1 Teelöffel) und Shringa-Bhasma (nur eine Prise) her. Fügen Sie genügend warmes Wasser hinzu, und tragen Sie die Paste auf.

Hirschhorn: Diese Substanz können Sie in Geschäften für chinesische Kräuter und Heilmittel und in indischen Lebensmittelgeschäften bekommen. Produzieren Sie durch Zermahlen dieses Stoffs in einem Mörser ein wenig Paste. Wenn Sie diese auf die Brust auftragen, können Sie den Anginaschmerz augenblicklich lindern.

Goldwasser: Die 2–3malige tägliche Einnahme von 1 Teelöffel Goldwasser vor dem Essen ist ebenfalls empfehlenswert. (In Anhang 1 finden Sie eine Anleitung zur Herstellung von Goldwasser.)

Yoga-Übungen: Wenn Sie nicht unter akuten Anginaschmerzen leiden, können Sie die Blutzirkulation in den Koronargefäßen durch sanfte Yoga-Dehnübungen verbessern. Hierzu eignen sich die Übungen mit den Namen Kamel, Boot, Heuschrecke, Drehung der Wirbelsäule und Kobra. Diese Übungen entspannen die Koronararterien und verbessern die Blutversorgung des Herzens.

Angst

Angst geht oft mit Schlaflosigkeit und einem allgemeinen Gefühl der Furcht einher. Sie entsteht gewöhnlich durch ein Vata-Übermaß im Nervensystem. Deshalb müssen wir, um Angst zu heilen, Vata reduzieren.

Im folgenden sind einige wirksame ayurvedische Heilmittel zur Befriedung von Vata, zur Heilung von Angst und zur Verbesserung des Schlafs zusammengestellt.

Wann Sie einen Arzt aufsuchen sollten

Jeder Mensch leidet hin und wieder unter Sorgen und Ängsten. Doch wenn Sie über längere Zeit von starken Ängsten geplagt werden, oder wenn Ihre Ängste so stark werden, daß Sie dadurch in Ihren sozialen oder beruflichen Aktivitäten behindert werden, sollten Sie einen Arzt aufsuchen. In den folgenden drei Fällen ist ein Arztbesuch unverzichtbar:

1. Sie leiden chronisch unter starken Symptomen wie Kurzatmigkeit, Schmerzen oder Druckgefühlen in der Brust und Benommenheit in Verbindung mit starken Sorgen und Gefühlen innerer Anspannung.
2. Sie leiden unter Panikanfällen – kurzen, unerklärlichen Anfällen von starker Angst.
3. Sie meiden Menschen, Orte oder Situationen, um Angstgefühlen aus dem Weg zu gehen.

Beruhigungstee: Bereiten Sie einen Tee aus den folgenden Kräutern zu:

1 Teil Tagar oder Baldrian
1 Teil Musta

Lassen Sie ½ Teelöffel dieser Kräutermischung 5–10 Minuten lang in 1 Tasse (ca. 0,2 l) heißem Wasser ziehen, und trinken Sie diesen Tee dann.

Der Tee befriedet Vata und verringert Angst. Sie können ihn zweimal täglich trinken.

Entspannungsbad: Ein warmes Bad mit Ingwer und Backpulver hilft Ihnen, Angstgefühle zu überwinden. Geben Sie ⅓ Tasse Ingwer und ⅓ Tasse Backpulver in eine mit Wasser gefüllte Badewanne. Lassen Sie den Badezusatz 10–15 Minuten lang im Wasser ziehen.

Mandelmilch hilft, Angst zu überwinden. Legen Sie ca. 10 frische (nicht geröstete) Mandeln über Nacht in Wasser. Entfernen Sie am nächsten Morgen die Schale, und zerkleinern Sie die Mandeln in einem Mixer. Fügen Sie 1 Tasse warme Milch sowie eine Prise Ingwer und eine winzige Menge Muskatnuß und Safran hinzu, und mixen Sie alles gut.

Orangensaft: Bei Angstzuständen, die mit einer Beschleunigung des Herzschlags verbunden sind, kann ein Glas Orangensaft mit einem Teelöffel Honig und einer Prise Muskatnuß sehr positiv wirken.

Beruhigend wirkende Akupressurpunkte: Bilden Sie mit der linken Hand eine Faust, so daß die Finger in der Mitte der Handfläche ruhen. Suchen Sie den Punkt im «Herzen» der linken Handfläche, wo der Mittelfinger endet, und drücken Sie mit dem Daumen der rechten Hand eine Minute lang kräftig auf diesen Punkt. Dies wirkt beruhigend auf die angstverursachende Erregung von Prana.

Ayurvedische Ölmassage

Angstzustände lassen sich durch eine Ganzkörpermassage mit Öl sehr stark verringern. Hierzu sollten Menschen mit Vata-Konstitution Sesamöl, solche mit Pitta-Konstitution Sonnenblumen- oder Kokosöl und Kapha-Typen Maisöl benutzen. Reiben Sie ca. 0,2 l erwärmtes (kein heißes) Öl vom Kopf bis zu den Zehen in die Haut Ihres Körpers ein. Diese Massage sollte möglichst vor dem morgendlichen Bad ausgeführt werden, doch wenn Sie unter Angst oder Schlaflosigkeit leiden, können Sie sich dieselbe auch vor dem Zubettgehen geben.

Eine Kurzmassage ist ebenfalls sehr wirksam: Reiben Sie das für Ihre Konstitution empfohlene Öl in die Haut Ihrer Schädeldecke und in Ihre Fußsohlen ein.

Entspannungsposition: Legen Sie sich in der Yoga-Position mit Namen Savasana (Leichenposition) auf den Rücken, wobei sich Ihre Arme an den Körperseiten befinden.

Meditation zur Entspannung: Setzen Sie sich ruhig hin, und konzentrieren Sie Ihre Aufmerksamkeit auf die Oberfläche Ihres Kopfs, während Sie die So-Hum-Meditation (siehe Kapitel 7) ausführen.

Aphthen

Aphthen entstehen generell durch Schnitte oder Verletzungen im Mund. Wenn man scharfe, getrocknete oder harte Nahrungsmittel wie Popcorn, Maischips, Cracker oder trockenes Brot ißt oder nach dem Essen Fenchelsamen kaut, können diese aufgrund ihrer Härte und Kantenschärfe die Mundschleimhaut verletzen, und dadurch kann sich innerhalb von wenigen Tagen eine Aphthe bilden.

Menschen, die eine besonders harte Zahnbürste verwenden oder beim Zähneputzen besonders starken Druck ausüben, können dadurch die Schleimhäute reizen und so ebenfalls Aphthen provozieren. Manche Menschen beißen sich unabsichtlich im Schlaf oder sogar beim Kauen oder Reden auf die empfindlichen Gewebe ihrer Wangen oder Lippen. Dies passiert häufiger bei denjenigen, die unter einer schmerzhaften Verhärtung des Kiefergelenks leiden und deren Biß nicht ausgeglichen ist. Wenn der Speichel viel Pitta aufweist, können die Zähne aufgrund von Erosion besonders scharf sein, was ebenfalls die Tendenz zur Bildung von Aphthen verstärken kann.

Lokal wirksame Heilmittel

- Die einfachste ayurvedische Behandlung bei Aphthen ist die lokale Anwendung von Kurkuma und Honig. Mischen Sie einen Teelöffel Honig mit ¼ Teelöffel Kurkuma, und reiben Sie das Gemisch auf die Aphte. Das wird anfangs etwas brennen, doch heilt der erkrankte Bereich danach schnell.
- Spülen Sie Ihren Mund mehrmals täglich mit etwas Aloe-Vera-Saft aus.
- 2 Eßlöffel Aloe-Vera-Gel, 3mal täglich auf die Aphthe auftragen, können das Problem ebenfalls beheben.
- Sie können das Aloe-Vera-Gel auch mit Neem-Pulver mischen. Nehmen Sie dazu 1 Teelöffel des Gels und eine Prise Neem-Pulver, und tragen Sie das Gemisch direkt auf die Aphthe auf.
- Geben Sie 10 Tropfen Teebaumöl in ⅓ Tasse Wasser, und bewegen Sie die Flüssigkeit in Ihrem Mund umher. Die milde Lösung wirkt antiseptisch, trägt dadurch zur Verhinderung von Sekundärinfektionen ebenso wie zur Heilung der erkrankten Stelle bei.
- Ein weiteres ayurvedisches Heilmittel für die lokale Anwendung ist das Kraut Kama-Dudha. Mischen Sie ¼ Teelöffel davon mit einem Teelöffel frischer Sahne, und reiben Sie das Gemisch auf die Aphthe.

Heilmittel zur inneren Anwendung

- Generell sind Menschen mit Pitta-Übermaß für Aphthen anfälliger. Folgen Sie deshalb einer Pitta neutralisierenden Diät, und vermeiden Sie scharfe, stark gewürzte und fermentierte Nahrungsmittel (siehe Kapitel 8). Meiden Sie auch alkoholische Getränke, denn diese können Aphthen verstärken.

- Trinken Sie zwischen den Mahlzeiten ½ Glas Moosbeerensaft. Dies fördert die Heilung der Aphthe und lindert Brennen und Reizung.
- Nehmen Sie ein Gemisch aus ½ Teelöffel gemahlenem Kandiszucker und ½ Teelöffel Kumin-Pulver ein. Dies lindert den Schmerz und verringert die Entzündung der Mundschleimhaut.
- Manchmal tritt zusammen mit Aphthen entweder Durchfall oder Verstopfung auf. In solchen Fällen hilft 1 Tasse warme Milch mit ½ Teelöffel Pfeilwurzelmehl, die Verstopfung zu lindern. Bei Durchfall hingegen sollten Sie 1 Teelöffel Ghee mit ¼ Teelöffel Pfeilwurzelmehl einnehmen.

Appetitmangel

Appetitmangel wird durch Schwäche des Verdauungsfeuers (Jatharagni) hervorgerufen. Eine solche Schwäche kann durch eine Verlangsamung des Stoffwechsels entstehen, doch umgekehrt kann der Stoffwechsel auch durch ein schwaches Verdauungsfeuer verlangsamt werden. Letzteres hat nicht nur einen schlechten Appetit zur Folge, sondern auch Verdauungsstörungen, Blähsucht, die Ansammlung von Ama (Giftstoffen) im Verdauungstrakt, die Bildung eines starken Belags auf der Zunge und einen schlechten Mundgeruch. Auch Energiemangel ist eine verbreitete Begleiterscheinung.

Wie sich dieses Problem am effektivsten behandeln läßt, wird Sie vermutlich überraschen: Essen Sie nichts. Eine kurze Fastenperiode facht das Verdauungsfeuer an. Überschlagen Sie das Frühstück, und naschen Sie nichts zwischendurch. Gegen Mittag werden Sie dann wahrscheinlich wieder Appetit haben, hungrig sein und etwas essen wollen.

Appetitmangel entsteht häufig durch ständiges Naschen zwischen den Mahlzeiten in Verbindung mit dem Konsum kalter Getränke, die Agni schwächen. Um einer guten Verdauung und Ihrer langfristigen Gesundheit willen sollten Sie diese beiden schlechten Angewohnheiten so schnell wie möglich ablegen.

Wenn Sie nach Ihrer morgendlichen Fastenkur auch am Mittag noch nicht hungrig sind, können Sie etwas frischen Ingwer zu sich nehmen. Zerschneiden Sie ihn in kleine Stücke, träufeln Sie etwas Zitronensaft darauf, streuen Sie eine Prise Steinsalz darüber, und kauen Sie das Ganze. Dies facht Agni an und regt den Appetit an.

Appetitmangel kann auch emotionale Ursachen haben. Wenn das bei Ihnen der Fall ist, können Sie sich einen Tee aus Ingwer, Brahmi und Kamille zu gleichen Anteilen zubereiten. Geben Sie 1 Teelöffel dieser Mischung in je eine Tasse (ca. 0,2 l) Wasser, lassen Sie die Kräuter 5–10 Minuten lang ziehen, und trinken Sie den Tee dann.

Sie können auch jeden Abend vor dem Zubettgehen in 1 Tasse kochendes Wasser ½ Teelöffel Triphala geben und dann warten, bis die Flüssigkeit auf eine angenehme Trinktemperatur abgekühlt ist.

Diese einfachen Maßnahmen werden

Ihnen wahrscheinlich wieder zu einem gesunden Appetit verhelfen. Sollte dies danach immer noch nicht der Fall sein, ist ein Arztbesuch ratsam, da Appetitmangel auch ein Symptom für eine schwerere Krankheit sein kann.

Arthritis

Der Ayurveda unterscheidet drei Kategorien von Arthritis, die der Vata-, Pitta- und Kapha-Konstitution entsprechen. Zur adäquaten Behandlung dieses Problems muß zunächst festgestellt werden, um welche Art von Arthritis es sich handelt.

Die verschiedenen Arthritisarten

- Bei *Arthritis infolge von Vata-Übermaß* knacken und springen Ihre Gelenke. Sie werden dann trocken und sind nicht geschwollen, wie es der Fall sein kann, wenn dem Problem nicht Vata-Übermaß, sondern eine andere Ursache zugrunde liegt. Außerdem können sich Gelenke bei Berührung kalt anfühlen. Meist schmerzen sie auch bei Bewegung, und gewöhnlich gibt es einen besonders schmerzempfindlichen Punkt. Jogging, Springen, Trampolinspringen und andere anstrengende Arten von Körpertraining verschlimmern den Schmerz meist.
- Für eine *Arthritis des Pitta-Typs* ist typisch, daß sie mit Entzündungen einhergeht. Die Gelenke schwellen an und schmerzen sogar, wenn sie nicht bewegt werden. Oft sind sie gerötet und fühlen sich bei Berührung heiß an.
- Bei einer *Arthritis des Kapha-Typs* werden die betroffenen Gelenke außerdem steif, und sie schwellen an, doch fühlen sie sich eher kalt und feucht als heiß an. Ein wenig Bewegung verstärkt in diesem Fall den Schmerz nicht, sondern lindert ihn eher. Morgens ist er stärker, und nachdem der Patient sich ein wenig bewegt hat, wird der Schmerz erträglicher.

Behandlungsmöglichkeiten für alle Arten von Arthritis

Wie wir gleich sehen werden, wird jede dieser drei Arthritisarten auf eine andere Weise behandelt. In allen Fällen ist es jedoch wichtig zu wissen, daß jede Arthritis im Dickdarm beginnt.

Je nach Lebensweise, Ernährung und emotionalen Mustern eines Menschen gerät Vata, Pitta oder Kapha aus dem Gleichgewicht. Daraufhin verlangsamt das betroffene Dosha das Verdauungsfeuer (Agni), und es entsteht und sammelt sich ein giftiges und zähes Nebenprodukt einer unzulänglichen Verdauung mit Namen Ama.

Vata, das aktivste Dosha, befördert Ama in den Dickdarm, von wo aus es durch den gesamten Körper reist und sich im Knochengewebe (Asthi-Dhatu) und in den Gelenken ablagert. Dieser Prozeß löst die für Arthritis charakteristischen Steifheitsgefühle und Schmerzen aus.

Unser Ziel bei der Behandlung von Arthritis ist es deshalb, Ama aus den Gelenken zu entfernen, es wieder in den

Dickdarm zurückzuleiten und für die Ausscheidung dieser Giftstoffe aus dem Körper zu sorgen.

Deshalb sollte bei einer Arthritisbehandlung der Dickdarm regelmäßig gereinigt werden. Wenn Sie nicht mit Sicherheit wissen, ob es sich um Vata-, Pitta- oder Kapha-Arthritis handelt, können Sie die Reinigung durchführen, indem Sie abends 1 Teelöffel Triphala mit ½–1 Tasse (0,2 l) warmem Wasser trinken, da diese Behandlung bei allen drei Konstitutionstypen wirksam ist. Falls Sie definitiv wissen, um welche Arthritisart es sich handelt, können Sie bei einer Vata-Arthritis Haritaki, bei einer Pitta-Arthritis Amalaki und bei einer Kapha-Arthritis Bibhitaki einnehmen, und zwar jeweils ½–1 Teelöffel mit warmem Wasser.

Es folgen nun umfassendere Behandlungsempfehlungen für die einzelnen Arthritisarten.

Behandlung einer Vata-Arthritis

- Folgen Sie einer Diät zur Befriedung von Vata (siehe Kapitel 8). Bevorzugen Sie warme, leichtverdauliche Nahrung, und meiden Sie kalte Speisen und Getränke, auch Salate. Verzichten Sie außerdem auf Bohnen und getrocknete Getreidearten wie Gerste und Mais sowie auf alle Nachtschattengewächse, also Tomaten, Kartoffeln und Auberginen.
- Nehmen Sie 3mal täglich 1 Tablette Yogaraj-Guggulu.
- Tragen Sie Mahanarayan-Öl auf das betroffene Gelenk auf, nachdem Sie zuvor lokal feuchte Hitze darauf haben einwirken lassen. Nehmen wir an, Sie haben einen arthritischen Fußknöchel. Reiben Sie das Mahanarayan-Öl in die Haut des Knöchels ein, und baden Sie den Fuß dann in warmem bis erträglich heißem Wasser. Geben Sie einen «Teebeutel» brauner Senfkörner in das Wasser. Einen solchen Beutel können Sie selbst herstellen, indem Sie 2 Eßlöffel Senfkörner in ein Taschentuch oder ein Leinentuch einbinden.
- Nützliche Yoga-Übungen bei diesem Problem sind die Vorwärtsbeugung (nicht zu stark!), die Knie-Brust-Position, Maha-Mudra und die halbe Brükke. (Abbildungen von Yoga-Positionen finden Sie in Anhang 4.)

Behandlung einer Pitta-Arthritis

Pitta-Arthritis ist oft mit stärkeren Schmerzen und Entzündungen verbunden als die beiden anderen Arthritisarten.

- Halten Sie eine Diät ein, die der Befriedung von Pitta dient (siehe Kapitel 8). Meiden Sie insbesondere scharfe und stark gewürzte Speisen sowie Pickles, Spinat und Tomaten.
- Die folgenden ayurvedischen Kräutermischungen werden Ihnen helfen. Nehmen Sie 3mal täglich 1 Tablette Kaishore-Guggulu (350 mg) und 2mal täglich ½ Teelöffel Sudarshan, mit warmem Wasser heruntergespült.
- Äußerlich können Sie kühles Rizinus- oder Kokosöl auf den schmerzenden Bereich auftragen.

- Auftragen einer kühlenden Substanz, beispielsweise einer Paste aus Sandelholzpulver, wirkt beruhigend. Versetzen Sie dazu 1 Teelöffel Sandelholzpulver mit soviel Wasser, daß eine Paste entsteht. Streichen Sie diese sanft auf die betroffenen Gelenke.
- Wenn das Gelenk heiß und entzündet ist, können Sie die Schmerzen der Entzündung durch Auflegen eines Eisbeutels lindern.
- Nützliche Yoga-Übungen sind in diesem Fall Boot, Bogen, Kamel, Kuh und Heuschrecke sowie die unter dem Namen Mondgruß bekannte Übungsserie. (In Anhang 3 finden Sie Abbildungen von Yoga-Positionen.)
- Sie können auch Shitali-Pranayama ausführen, und zwar wie folgt: Formen Sie Ihre Zunge zu einer Röhre. Atmen Sie tief durch den Mund in den Bauch hinab. Halten Sie den Atem ein paar Sekunden lang an, und atmen Sie anschließend durch die Nase aus. Wiederholen Sie dies etwa 12mal. (Eine Illustration zu dieser Atemübung finden Sie in Kapitel 6.)

Behandlung einer Kapha-Arthritis

Arthritis wird dem Kapha-Dosha zugeordnet, wenn die betroffenen Gelenke schmerzen, angeschwollen und steif sind und sich bei Berührung kalt und feucht anfühlen.

- Folgen Sie der in Kapitel 8 zur Reduzierung von Kapha empfohlenen Diät. Meiden Sie insbesondere Milchprodukte und kalte Getränke.
- Ein hochwirksames Kräutermittel, das bei dieser Art von Arthritis heilsam wirkt, ist Punarnava-Guggulu – Tabletten zu je 250 mg. Nehmen Sie 3mal täglich eine dieser Tabletten.
- Äußerlich können Sie eine Paste aus Vacha-Pulver (Kalmuswurzel) auftragen. Vermischen Sie 1 Teelöffel dieses Pulvers mit soviel Wasser, daß eine Paste entsteht, und tragen Sie diese auf die betroffenen Gelenke auf.
- Falls sich Flüssigkeit im Gelenk sammelt, können Sie diesen Zustand mit einer Paste aus gleichen Mengen Punarnava-Pulver und Ingwerpulver behandeln. Mischen Sie je 1 Teelöffel beider Zutaten mit soviel Wasser, daß eine Paste entsteht, und tragen Sie diese auf das Gelenk auf.
- Zu den Yoga-Übungen, die bei Kapha-Arthritis nützlich sind, zählen Baum, Dreieck, Vorwärtsbeugung und Drehung der Wirbelsäule. (Bildliche Darstellungen wichtiger Yoga-Positionen finden Sie in Anhang 4.)

Rheumatoide Arthritis und Osteoarthritis

Abgesehen von der Klassifizierung verschiedener Arthritisarten entsprechend den drei Doshas Vata, Pitta und Kapha läßt sich diese Krankheit auch als rheumatoide Arthritis und als Osteoarthritis kategorisieren. Wenn Sie sicher sind, um welche dieser beiden Arthritisarten es sich in Ihrem Fall handelt, können Sie sich an den folgenden Behandlungsempfehlungen orientieren.

Bei rheumatoider Arthritis: Nehmen Sie 3mal täglich 1 Tablette Simhanada-Guggulu (350 mg) und 2mal täglich 1 Tablette Chitrak-Adhivati (200 mg).

- ¼ Teelöffel Yogaraj-Guggulu 3mal täglich mit ein wenig Wasser einzunehmen ist ebenfalls nützlich.
- Sie können auch 1 Tasse Ingwertee mit 2 Teelöffeln Rizinusöl trinken. Letzteres enthält natürliche Vorformen von Kortikosteroiden, die bei rheumatoider Arthritis die Entzündungsheilung fördern. Trinken Sie diesen Tee vor dem Zubettgehen. Sie müssen allerdings damit rechnen, daß das Rizinusöl eine abführende Wirkung hat.

Bei Osteoarthritis: Nehmen Sie 2mal täglich 1 Tablette Yogaraj-Guggulu. Abends können Sie zusätzlich ½ Teelöffel Gandharva-Haritaki (in Rizinusöl sautiertes Haritaki) mit warmem Wasser einnehmen. Wenn Sie kein Gandharva-Haritaki haben, können Sie auch jenen Ingwertee mit Rizinusöl trinken, der weiter oben beschrieben wurde.

Asthma und Keuchhusten

Typisch für Bronchialasthma sind plötzliche Anfälle von Kurzatmigkeit in Verbindung mit Keuchhusten. Wenn es nicht gelingt, einen solchen Anfall zu unterbrechen, können die Atemprobleme des Betroffenen immer stärker werden.

Allen asthmatischen Beschwerden liegt ein Kapha-Übermaß im Magen zugrunde. Von dort dringt dieses Dosha in die Lunge, die Luftröhre und die Bronchien ein. Das Kapha-Übermaß blockiert den natürlichen Fluß der Luft und erzeugt Spasmen im Bronchialbaum, wodurch die Asthmaanfälle und der Keuchhusten entstehen.

Die ayurvedische Asthmabehandlung zielt darauf ab, das in die Lunge und die Bronchien vorgedrungene Kapha wieder zurück in den Magen zu befördern, von wo aus es ausgeschieden werden kann.

Asthma kann durch Allergien, Erkältungen, Kongestion, Husten oder Heuschnupfen entstehen. Es kann durch Pollen, Hausstaub, Tierhaare, verschiedene Arten von Nahrungsmitteln oder Kapha-Übermaß im Körper hervorgerufen werden. Ungeachtet der Ursache ist es während eines Asthmaanfalls wichtig, sofort etwas gegen die Atembeschwerden und das asthmatische Keuchen zu unternehmen.

Kräuterheilmittel

Die folgenden Kräuterheilmittel können zur langfristigen Asthmaprävention regelmäßig eingenommen werden.

- Geben Sie 1 Teelöffel Zimt und ¼ Teelöffel Trikatu in eine Tasse kochendes Wasser, und rühren Sie gut um. Lassen Sie die Kräuter 10 Minuten lang ziehen, und fügen Sie 1 Teelöffel Honig hinzu, bevor Sie die Flüssigkeit trinken. Sie können dies 2mal täglich tun.
- Ein Tee, der zur einen Hälfte aus Süßholz und zur anderen aus Ingwer besteht, ist ebenfalls ein gutes Mittel für die Asthmaprävention. Nehmen Sie ½ Teelöffel des Kräutergemischs pro Tasse Wasser.

Wie Sie asthmatischen Keuchhusten sofort unterbinden können

Kochen Sie 1 Teelöffel Süßholzwurzel (Yashti-Madhu) einige Minuten lang in 1 Tasse Wasser, um einen Süßholztee zuzubereiten. Fügen Sie dem Tee kurz vor dem Trinken, falls vorhanden, 5–10 Tropfen Mahanarayan-Öl hinzu, oder nehmen Sie statt dessen ½ Teelöffel reines Ghee. Trinken Sie alle 5–10 Minuten einen Schluck davon.

Manchmal verursacht der Süßholztee Erbrechen. Dies ist jedoch positiv zu sehen, weil dadurch Kapha aus dem Körper ausgeschieden wird, die Spasmen in den Bronchialröhren gelindert werden und der Kranke sich danach gewöhnlich sofort bessert fühlt.

Wenn Sie für Asthma anfällig sind, können Sie diesen Süßholztee abgesehen von Notfällen auch täglich als Präventivmaßnahme trinken. Nur wenn Sie unter Bluthochdruck leiden, sollten Sie Süßholztee unbedingt meiden, weil er Salz im Körper zurückhält; zur Verhinderung akuter Asthmaanfälle können Sie ihn allerdings trotzdem trinken, nur nicht regelmäßig.

> HINWEIS: Bereiten Sie den Tee zu, sobald Sie spüren, daß sich ein Asthmaanfall ankündigt, beispielsweise wenn Sie eine Anspannung in der Brust oder irgendein anderes Warnzeichen bemerken, das Sie von früheren Asthmaanfällen her kennen. Warten Sie nicht so lange, bis Sie schon starke Atemprobleme haben.

Der zubereitete Tee behält 72 Stunden lang seine Wirkung.

- Sie können auch ½ Teelöffel Lorbeerblätter und ¼ Teelöffel Pippali mit 1 Teelöffel Honig vermischen und 2–3mal täglich einnehmen.
- Ein weiteres Heilmittel, das Kongestionen und starke Atembeschwerden lindern kann, besteht aus ¼ Tasse Zwiebelsaft, in die 1 Teelöffel Honig und ⅛ Teelöffel schwarzer Pfeffer hineingegeben werden. Dieses Mittel verschafft auch bei akuten Asthmaanfällen sofort Linderung.
- Die folgende Kräutermischung ist sowohl für die Prävention als auch für die sofortige Linderung von Asthmaanfällen nützlich:

  ½ Teelöffel Sitopaladi
  ½ Teelöffel Punarnava
  1 Prise Pippali
  1 Prise Abrak-Bhasma

Um einen Asthmaanfall sofort zu lindern, können Sie diese Mischung nach und nach mit Honig einnehmen. Falls Sie eine langfristige Einnahme beabsichtigen, sollten Sie dies nur einmal täglich tun.

- Sie können außerdem 2mal täglich $\frac{1}{3}$ Tasse Spinatsaft mit einer Prise Pippali trinken.

Drei Heilmittel aus Senfkörnern

Senfkörner wirken heilend auf das Bronchialsystem. Im folgenden werden drei Möglichkeiten beschrieben, wie Sie die erhitzende und heilende Kraft dieser kleinen Saaten nutzen können:

1. Reiben Sie sich ein wenig Öl von braunen Senfkörnern auf die Brust, um sich etwas Linderung zu verschaffen.
2. Bereiten Sie einen Tee, indem Sie gemahlene Senfkörner und Pippali (oder schwarzen Pfeffer, falls Sie Pippali nicht haben) vermischen. Lassen Sie $\frac{1}{4}$ Teelöffel dieser Mischung 10 Minuten lang in 1 Tasse heißem Wasser ziehen, und fügen Sie anschließend 1–2 Teelöffel Honig hinzu. Trinken Sie diesen Tee 2–3mal täglich oder, wenn Sie noch bessere Resultate erzielen wollen, während des ganzen Tages alle 15 Minuten.
3. Mischen Sie 1 Teelöffel Öl von braunen Senfkörnern mit 1 Teelöffel naturbelassenem Zucker. Nehmen Sie dieses Gemisch 2–3mal täglich auf nüchternen Magen ein.

Andere Methoden

Im Fall einer Infektion: Bei manchen Menschen ist eine Infektion, die sich von der Nase und den Nebenhöhlen abwärts ausbreitet, die Ursache für einen asthmatischen Keuchhusten. Falls das bei Ihnen so ist, können Sie die Störung behandeln, indem Sie sich 5–10 Tropfen warmes Ghee in beide Nasenlöcher träufeln.

Versuchen Sie, Allergene zu meiden: Wenn Ihr Asthma und Ihr Keuchen durch eine Nahrungsmittelallergie verursacht werden, sollten Sie die problematischen Nahrungsmittel vermeiden. Dies gilt auch für alle anderen Faktoren, die Ihre Beschwerden auslösen können, beispielsweise staubige Bücher, muffige Keller und bestimmte chemische Stoffe.

Potentiell gefährliche Nahrungsmittel: Meiden Sie die meisten Milchprodukte einschließlich aller Käsesorten, weiterhin fermentierte Nahrungsmittel und alle wasserbindenden Substanzen wie alles Salzige, Gurken und Thunfisch. Einige Menschen müssen auch Pilze, Erdnüsse, Walnüsse und andere Nußarten sowie Hefe meiden. Wenn die Betroffenen diesen Stoffen gegenüber besonders empfindlich sind, kann sehr schnell eine asthmatische Reaktion auftreten; bis dahin können aber auch mehrere Stunden vergehen.

Bei chronischem Bronchialasthma: Wenn Sie unter chronischem Bronchialasthma leiden, sollten Sie das folgende Heilmittel ausprobieren: Stecken Sie 7 Knoblauchzehen in eine geschälte Banane, und belassen Sie den Knoblauch über Nacht darin. Essen Sie am folgenden Morgen die Banane samt den Knoblauchzehen. Nehmen Sie danach eine Stunde lang nichts zu sich, und trinken Sie nach dieser Zeitspanne 1 Tasse heißes Wasser mit 1 Teelöffel Honig. Dies stärkt die Energie der Lunge und lindert asthmatischen Husten.

Wann Sie einen Arzt aufsuchen sollten

Asthma läßt sich mit Hilfe der hier beschriebenen ayurvedischen Heilmittel normalerweise erfolgreich behandeln. Falls Sie jedoch feststellen sollten, daß die Mittel, die bisher gewöhnlich Ihre Atemnot gelindert haben, nicht mehr wirken, oder wenn Sie außer Ihren Atemschwierigkeiten auch noch unter Schmerzen in der Brust leiden, Ihre Füße angeschwollen sind, Sie stark schwitzen und Sie schon früher Probleme mit dem Herzen gehabt haben, müssen Sie sofort einen Arzt aufsuchen.

Yoga-Übungen, die bei Asthma nützlich sind, sind Bogen und Kobra sowie Vajrasana, Schulterstand und Pflug. (Illustrationen wichtiger Yoga-Positionen finden Sie in Anhang 4.)

Augen, Überanstrengung

Siehe Augenpflege nach ayurvedischen Prinzipien

Augenpflege nach ayurvedischen Prinzipien

Der Ayurveda gibt eine Reihe von ausgezeichneten Empfehlungen zur Erhaltung der Stärke und Gesundheit Ihrer Augen.

Waschen mit kaltem Wasser: Frühmorgens, wenn Sie Ihr Gesicht waschen, sollten Sie Ihren Mund mit kaltem Wasser füllen und dann Ihre geöffneten Augen mit kaltem Wasser waschen. Nach traditioneller Anschauung dürfen Sie das Wasser, das Sie im Mund haben, weder hinunterschlucken noch ausspucken, sondern müssen es im Mund behalten, während Sie die Augen mit kaltem Wasser auswaschen. Dies hat eine doppelte kühlende Wirkung, sowohl von außen als auch von der Mundhöhle aus, wodurch die Augen erfrischt werden und ein glückliches Strahlen annehmen. (Falls es Ihnen lieber ist, können Sie statt dessen auch eine Augenschale benutzen.)

Ghee-Lampe: Eine traditionelle ayurvedische Methode, die Augen zu stärken und zu kühlen, besteht darin, in die Flamme einer Ghee-Lampe zu starren. Eine Ghee-Lampe können Sie selbst herstellen, indem Sie einen Baumwolldocht in eine kleine Schale stellen und dann Ghee in die Schale füllen. Der Docht muß unbedingt aus echter Baumwolle bestehen, weil eine synthetische Faser in kürzester Zeit vollständig verbrennt. Der Docht darf auch nicht zu dick sein. Träufeln Sie ein wenig Ghee auf seine Spitze, und zünden Sie ihn dann an.

Stellen Sie die Ghee-Lampe in einer Entfernung von etwa 70 bis 100 cm von Ihrem Sitzplatz auf, und starren Sie 2–3 Minuten in die Flamme, *ohne zu blinzeln.* Diese Prozedur verbessert die leuchtende Qualität (*tejas*) der Augen.

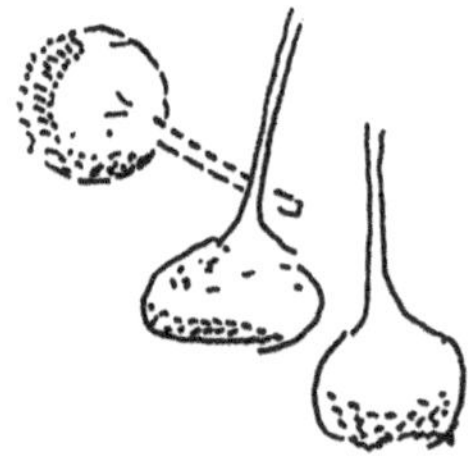

Baumwolldocht

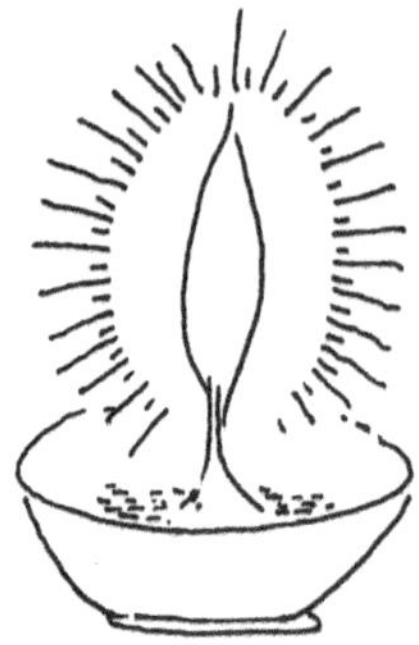

Ghee-Lampe

Sonnengebet: Eine weitere sehr wirksame Methode zur Stärkung der Augen ist die Ausführung der Yoga-Sequenz mit Namen Sonnengruß. Diesen Yoga-Zyklus 12mal auszuführen ist eine der besten

Ayurvedische Augenübungen

Die folgenden Übungen dienen der Stärkung Ihrer Augen.

- Blinzeln Sie zunächst mehrmals schnell, und bewegen Sie die geöffneten Augen anschließend nach dem folgenden Muster:
  auf und ab
  von einer Seite zur anderen Seite
  diagonal von oben links nach unten rechts
  diagonal von oben rechts nach unten links
  im Uhrzeigersinn im Kreis
  im Gegenuhrzeigersinn im Kreis
- Halten Sie die Arme vor dem Körper ausgestreckt. Schauen Sie auf die Spitze Ihres Zeigefingers, und bringen Sie die Finger allmählich in Ihre Nähe, wobei Sie ihnen mit den Augen folgen, bis die Finger das «Dritte Auge» zwischen den Augenbrauen berühren.
- Schauen Sie zuerst auf Ihre Nasenspitze und anschließend in Richtung Ihres Dritten Auges.
- Schließen Sie die Augen fest, und entspannen Sie sie anschließend.

Diese Übungen fördern die Durchblutung der Augenmuskulatur. Nachdem Sie damit fertig sind oder immer dann, wenn sich Ihre Augen müde oder überanstrengt anfühlen, können Sie die Handflächen ein paar Sekunden lang kräftig gegeneinander reiben, um etwas Wärme zu erzeugen, und dieselben dann *leicht* auf die Augen legen. Spüren Sie, wie beruhigend die Wärme wirkt! Belassen Sie die Hände 1–2 Minuten auf den Augen, damit sie diesen Kraft geben.

Übungen für den ganzen Körper, einschließlich der Augen (siehe Anhang 4).

Für Menschen mit Pitta-Konstitution

Die folgenden sechs Heilmittel sind besonders nützlich für Menschen mit Pitta-Konstitution, deren Augen häufiger brennen als die der anderen Konstitutionstypen.

Augenspülung mit Triphala: Kochen Sie 1 Teelöffel Triphala 3 Minuten lang in 1 Tasse Wasser. Lassen Sie den Tee anschließend abkühlen, und gießen Sie die Flüssigkeit durch ein drei- oder vierfach gefaltetes Leinentuch oder durch einen Kaffeefilter aus Papier ab, so daß kein Triphala-Partikel im Tee zurückbleibt. Waschen Sie die Augen dann in diesem Tee.

Heilung durch Rizinusöl: Träufeln Sie vor dem Zubettgehen 1 Tropfen reines Rizinusöl ohne Konservierungszusätze in jedes Auge. Massieren Sie außerdem einen Teelöffel dieses Öls in Ihre Fußsohlen ein. Am nächsten Morgen werden Sie merken, daß Ihre Augen sehr erfrischt sind!

Zur Beruhigung brennender Augen: Wenn Sie ein Brennen in den Augen spüren, können Sie vor dem Zubettgehen in beide Augen je 1 Tropfen lauwarmes, flüssiges Ghee träufeln. Dies macht die Lider und die Wimpern geschmeidiger, und außerdem beruhigt und stärkt das Mittel die Augen.

Rosenwasser: Sie können auch 3 Tropfen reines Rosenwasser in jedes Auge träufeln. Rosenwasser wirkt kühlend.

Eine Heilsalbe: Kollyrium wirkt sehr beruhigend auf die Augen. (Es ist in den meisten indischen Lebensmittelgeschäften erhältlich.) Es besteht aus Rizinusöl und natürlichem Kampfer. Es ist schwarz und wird häufig als Eye-Liner benutzt, ist aber tatsächlich medizinisch wirksam und gut für die Augen. Nehmen Sie eine kleine Menge der Salbe auf Ihren kleinen Finger. Achten Sie darauf, daß der Fingernagel kurz geschnitten ist. Ziehen Sie mit den Fingern der anderen Hand das untere Augenlid herunter, während Sie in einen Spiegel schauen und mit dem kleinen Finger, auf dem sich die Salbe befindet, diese auf die Innenseite des Augenlids auftragen.

Streß reduzieren: Bei Überanstrengung der Augen empfiehlt die ayurvedische Heilkunst auch, einen sterilisierten Wattebausch oder ein Stück Gaze in kühle Ziegenmilch zu tauchen und das getränkte Gewebe auf die geschlossenen Augen zu legen. Dies lindert den Streß und entspannt die Augen. (Falls Sie keine Ziegenmilch zur Verfügung haben, können Sie auch Kuhmilch benutzen; Ziegenmilch ist aber in jedem Fall vorzuziehen.)

Weitere Empfehlungen

Lesen Sie nur im Sitzen: Halten Sie beim Lesen die Wirbelsäule aufrecht. Vermeiden Sie es, im Liegen zu lesen.

Benutzen Sie einen entspiegelten Computerbildschirm: Wenn Sie viel am Computer arbeiten, sollten Sie unbedingt einen entspiegelten Bildschirm benutzen oder einen Schutzfilter vor dem Bildschirm befestigen, um Blendwirkungen zu verringern und dadurch Ihre Augen zu schonen.

Augenreizungen

(Siehe auch Augenpflege nach ayurvedischen Prinzipien)

Wenn Sie etwa 40 Jahre alt sind, wird Alochaka-Pitta (eine Unterart von Pitta, die mit dem Sehen in Verbindung gebracht wird) gewöhnlich schwächer, was ein häufigeres Auftreten von Augenreizungen zur Folge hat. Menschen, die täglich viele Stunden an einem Computer arbeiten oder die viel vor dem Fernseher sitzen oder oft ins Kino gehen, die viel Auto fahren, deren Augen durch ihre Arbeit stark belastet werden oder die in einer Stadt mit hoher Luftverschmutzung wohnen, stellen in diesem Alter häufig fest, daß ihre Augen oft gereizt und überanstrengt sind.

Die Reizung kann durch Trockenheit der Bindehaut entstehen (welche ihrerseits auf einem Vata-Übermaß basiert), oder sie kann mit starker Hyperazidität bzw. Pitta-Übermaß im Magen zusammenhängen. Da zwischen der Leber und den Augen eine enge Beziehung besteht, kann auch übermäßiges oder stagnierendes Pitta in der Leber die Ursache für die Störung sein. In jedem Fall ist es sehr wichtig, die Ursache genau zu identifizieren, weil dies die Voraussetzung für eine optimale Behandlung des Problems ist. Unabhängig davon sind die meisten im folgenden aufgeführten Heilmittel in allen Fällen nützlich.

Machen Sie eine Pause: Wenn Sie Ihre Augen beispielsweise durch Computerarbeit oder durch Autofahren sehr stark belasten, sollten Sie alle 1–2 Stunden ein paar Minuten lang Pause machen, damit sich Ihre Augen etwas ausruhen können.

Benutzen Sie einen Augenschutzschirm, um die negativen Einflüsse der elektromagnetischen Strahlung und der Blendwirkung des Bildschirms zu verringern.

Verändern Sie Ihren Fokus: Wenn Sie viel lesen, sollten Sie hin und wieder eine oder zwei Minuten innehalten und Ihren Blick auf ein weiter entferntes Objekt richten. Schließen Sie Ihr Buch jede halbe Stunde, und schauen Sie auf ein Objekt auf der anderen Seite des Raums, oder sehen Sie aus dem Fenster. Diese veränderte Nutzung der Augen wirkt erholsam und verhindert Augenreizungen.

Machen Sie eine Teepause: Wenn Sie eine für Ihre Augen sehr anstrengende Arbeit verrichten oder regelmäßig lange Zeit vor dem Computer sitzen, sollten Sie gelegentlich ein paar Minuten Pause machen und eine Tasse Tee trinken: Kamille, Beinwell, Pfefferminze oder auch schwarzen Tee. (In letzterem ist etwas Koffein enthalten, und er wirkt nicht so beruhigend wie die zuvor genannten drei Kräuter.) Dies wirkt entspannend und hilft Ihnen, die Augenreizung und die Belastung zu verringern.

Augentropfen aus Rosenwasser: Sie können auch eine Lösung aus Rosenwasser zubereiten. Nehmen Sie 0,15 l destilliertes oder gereinigtes Wasser, fügen Sie 5 Tropfen reines Rosenwasser hinzu, und spülen Sie mit dieser Lösung Ihre Augen. Benutzen Sie dazu eine Pipette, und achten Sie darauf, daß das Wasser weder zu kalt noch zu heiß ist. Diese Lösung beruhigt die Augen sofort.

Besprengen Sie Ihre Augen mit Wasser: Auch simples Waschen der Augen mit reinem Wasser ist nützlich. Wie beim Abspülen der Seife nach dem Waschen können Sie die Augen auch einfach mit Wasser abwaschen, wobei Sie sie einen Augenblick öffnen sollten, damit etwas Wasser in sie hineingelangt. Sie können aber auch eine spezielle Augenschale benutzen.

Das einfachste und beste Heilmittel bei Augenreizungen: Träufeln Sie vor dem Zubettgehen einen einzigen Tropfen reines Rizinusöl (ohne Konservierungsstoffe) in Ihre beiden Augen. Auch das Einreiben der Fußsohlen mit ein wenig Rizinusöl am Abend ist nützlich; allerdings müssen Sie dann im Bett ein Paar alte Socken anziehen, damit das Öl Ihre Bettwäsche nicht verschmutzt.

Bei blutunterlaufenen Augen: Wenn Ihre Augen gereizt und blutunterlaufen sind, können Sie ein Glas frischen Orangensaft mit 1/2 Teelöffel naturbelassenem Zucker und einer Prise Kumin trinken.

Zur Neutralisierung starker Azidität: Wenn übermäßige Säure und ein hohes Maß an Pitta in Ihrem Körper die Augenreizung zu verursachen scheinen, können Sie 2 Wochen lang 2mal täglich 1/2 Teelöffel Shatavari und eine Prise Shanka-Bhasma in ein wenig warmem Wasser einnehmen.

- Auch Aloe-Vera-Gel (2 Eßlöffel 3mal täglich) neutralisiert übermäßige Azidität.
- Wenn Sie meinen, daß ein Pitta-Übermaß die Ursache für Ihre Augenreizung sein könnte, sollten Sie 2 Wochen lang 2mal täglich 1/2 Teelöffel einer Mischung aus gleichen Teilen der Kräuter Shanka-Pushpi und Jatamamsi einnehmen.

Ausschlag und Nesselfieber

Hautausschläge deuten auf ein Übermaß von Pitta oder Hitze im Körper hin. Nach dem ayurvedischen Ansatz müssen in solchen Fällen Maßnahmen zur inneren und äußeren Kühlung ergriffen werden.

Um eine sofortige Linderung zu erzielen: Was auch immer die Ursache für einen Ausschlag sein mag, ob eine Allergie, ein Insektenstich oder irgend etwas anderes, in jedem Fall bringt Saft von frischen Korianderblättern (Cilantro) sofortige Linderung. Waschen Sie die Blätter, hacken Sie sie in Stücke, geben Sie sie zusammen mit 1/3 Tasse Wasser in einen Mixer, und mixen Sie das Ganze. Trinken Sie die Flüssigkeit, und tragen Sie die zurückbleibenden festeren Bestandteile direkt auf die erkrankten Hautstellen auf.

Heilmittel für die lokale Anwendung: Wenn die folgenden Mittel direkt auf die Haut aufgetragen werden, wirken sie beruhigend und heilend auf Ausschläge verschiedenster Art:

- Falls Sie eine frische Kokosnuß zur Verfügung haben, öffnen Sie diese und reiben die von Ausschlag befallene Hautpartie mit der Kokosmilch ein.
- Auch Melonen können bei Ausschlag kühlend wirken. Essen Sie ein wenig Melonenfleisch, und reiben Sie die zurückbleibende äußere Schicht des Fruchtfleisches (nicht die harte äußere Schale!) über Ihre Haut. Wenn es eine Wassermelone ist, essen Sie den roten Teil und reiben den weißen Teil des Fruchtfleischs über die Haut.
- Bei Ausschlag, Nesselfieber und anderen Beschwerden, die durch Pitta-Übermaß entstehen – beispielsweise Übelkeit –, können Sie 1 Teelöffel Koriander, ½ Teelöffel Kumin und 1 Teelöffel naturbelassenen Zucker in 1 Tasse heißer Milch ziehen lassen und dieses Getränk 1–2mal täglich trinken.
- Sie können auch eine Paste aus Sandelholz und Kurkumapulver, vermischt mit Ziegenmilch, auf die erkrankten Hautpartien auftragen. Das Rezept für diese Paste ist einfach:

  1 Teil Kurkuma
  2 Teile Sandelholzpulver

  Mischen Sie insgesamt ungefähr einen Teelöffel des Pulvers in diesem Verhältnis, fügen Sie soviel Ziegenmilch hinzu, daß eine Paste entsteht, und tragen Sie die Paste auf den erkrankten Bereich auf. Wenn Sie keine Ziegenmilch bekommen, können Sie zur Not auf Kuhmilch nehmen, doch Ziegenmilch ist wirksamer.

  WICHTIGER HINWEIS: Ihre Haut wird nach dieser Behandlung eine Weile gelb aussehen (bis zu 3–4 Tagen).

Heilmittel für die innere Anwendung: Das folgende Rezept fördert die Gesundheit Ihrer Haut von innen.

2 Teile Koriander
1 Teil Kumin
2 Teile naturbelassener Rohzucker

Lassen Sie ½ Teelöffel der Mischung in einer Tasse heißer Milch ziehen, und trinken Sie dieses Getränk 1–2mal täglich, bis der Ausschlag geheilt ist.

Bauchkrämpfe

(Siehe Muskelkrämpfe und Spasmen)

Bauchschmerzen

Bauchschmerzen können viele verschiedene Ursachen haben: Magensäure, Magenverstimmung infolge von Übersäuerung, Verstopfung, Essen der falschen Arten von Nahrung und sogar eine Vergiftung der Leber.

Um Bauchschmerzen adäquat und effektiv behandeln zu können, müssen wir zunächst schwerwiegende Ursachen wie Blinddarmentzündung, Darmkatarrh (Enteritis), Gastritis und Kolik ausschließen. Um die wahre Ursache Ihrer Bauchschmerzen herauszufinden, benötigen Sie möglicherweise die Hilfe eines Arztes. Für ganz gewöhnliche Bauchschmerzen hingegen empfiehlt die ayurvedische Medizin zahlreiche einfache, natürliche und äußerst wirksame Hausmittel.

Kräuterheilmittel

- Mischen Sie 1/3 Teelöffel Kuminpulver, eine Prise Hing (Asafoetida) und eine Prise Steinsalz. Kauen Sie diese Mischung gut, und spülen Sie mit warmem Wasser nach.
- Wenn die Bauchschmerzen in Verbindung mit Durchfall auftreten, können Sie Ihren Bauch im Bereich des Nabels mit ein wenig frischem Ingwersaft einreiben.
- Probieren Sie das ayurvedische Heilkraut Shankavati aus. Gewöhnlich ist es in Tablettenform erhältlich. Nehmen Sie von diesen Tabletten 2mal täglich eine, morgens und abends. Das wird die Bauchschmerzen beseitigen.
- Wenn Sie Shankavati nicht bekommen können, können Sie auch 2mal täglich nach Mahlzeiten je 1 Tablette Lasunadivati einnehmen.
- Ein weiteres sehr nützliches Mittel ist Ajwan (indischer Selleriesamen), das man gewöhnlich in indischen Lebensmittelgeschäften kaufen kann. Mischen Sie 1/2 Teelöffel davon mit 1/4 Teelöffel Natriumbikarbonat, kauen Sie die Mischung, und trinken Sie sie mit ein wenig warmem Wasser.
- Wenn dies Ihre Bauchschmerzen nicht lindert, dann mischen Sie etwas geröstete Kumin- und Koriandersamen, und kauen Sie ungefähr 1/2 Teelöffel dieser Mischung. (Rösten Sie die beiden Samenarten jeweils einzeln in einer schweren gußeisernen Pfanne, wobei Sie ständig umrühren müssen, damit sie nicht anbrennen. Mischen Sie sie erst nach dem getrennten Rösten.)
- Zur Linderung einer Magenverstimmung können Sie 1/4 Tasse frischen Zwiebelsaft mit 1/2 Teelöffel Honig und 1/2 Teelöffel schwarzem Pfeffer einnehmen.

Zwei Kräutertees

- Bereiten Sie einen Tee aus Kumin, Koriander und Fenchel zu. Mischen Sie diese drei Kräuter in gleichen Mengenanteilen, und nehmen Sie von dieser Mischung pro Tasse Wasser 1/2 Teelöffel. Trinken Sie 2–3mal täglich eine Tasse davon. Dies wird Ihre Bauchschmerzen lindern.
- Ein anderer Tee wird aus gleichen Mengen der bekannten westlichen Heilkräuter Engelwurz, Kamille und Beinwell zubereitet. Mischen Sie diese Zutaten, und lassen Sie ungefähr 1/2 Teelöffel der Mischung in heißem Wasser ziehen.

Wie Sie Bauchschmerzen vermeiden können

Meistens entstehen Bauchschmerzen durch Verdauungsbeschwerden und Schwächung des Verdauungsfeuers (Agni). Es folgen vier Möglichkeiten, Agni anzufachen:

- Eines der besten Kräuter zur Stärkung des Verdauungsfeuers ist Ingwer. Nehmen Sie vor jedem Essen ein wenig geriebenen oder gehackten Ingwer mit ein paar Tropfen Zitronensaft und einer Prise Salz zu sich, oder schneiden Sie einfach eine dünne Scheibe Ingwer ab, streuen Sie ein wenig Salz darauf, und essen Sie dies.
- Auch Ingwertee verstärkt das Magenfeuer und verringert Bauchschmerzen. Kochen Sie ein wenig frischen Ingwer (gerieben, gehackt oder in Scheiben geschnitten), oder benutzen Sie pulverisierten Ingwer, um daraus einen Tee zuzubereiten, und trinken Sie ihn 2–3mal täglich.
- Draksha, ayurvedischer Kräuterwein, facht, wenn Sie ihn vor dem Essen trinken, das Verdauungsfeuer an. Nehmen Sie 2–4 Eßlöffel davon, vermischt mit einer gleichgroßen Menge Wasser. Oder trinken Sie ein wenig Portwein oder eine andere Art von süßem Wein.
- Ein weiteres Mittel zur Verstärkung des Magenfeuers ist das Gewürz Lorbeer. Lassen Sie ½ Teelöffel zerbröseltes oder gemahlenes Lorbeerblatt 10 Minuten lang in einer Tasse heißen Wassers ziehen, so daß ein Tee entsteht. Fügen Sie eine Prise Kardamom hinzu, und trinken Sie den Tee nach dem Essen.

Weitere Heilmittel und Empfehlungen

Essen Sie leichte Kost. Wenn Sie Bauchschmerzen haben, sollten Sie keine schweren Mahlzeiten und insbesondere keine Hülsenfrüchte, kein Fleisch und keine schwereren Getreidesorten wie Weizen essen. Besser ist eine Kitchari-Diät, eine leichtverdauliche Kombination aus Reis und Dal. (Auf Seite 230 finden Sie ein einfaches Rezept für Kitchari.) Zwischen den Mahlzeiten können Sie etwas Fruchtsaft trinken.

Bei chronischer Magenverstimmung und häufigen Bauchschmerzen empfiehlt sich die folgende Kräutermischung:

1 Teil Trikatu
2 Teile Chitrak
1 Teil Kutki

Nehmen Sie davon vor den Mahlzeiten ¼ Teelöffel mit ein wenig Honig und frischem Ingwersaft ein. Wenn Sie keinen frischen Ingwer haben, können Sie auch nur Honig verwenden. Diese Mischung stärkt das Verdauungsfeuer.

Verzichten Sie eine Weile auf Körpertraining: Wenn Ihr Bauch in Aufruhr ist, sollten Sie sich ausruhen, etwas lesen und sich so gut wie möglich entspannen, bis die Störung überwunden ist. Auf Körpertraining, auch auf Yoga-Asanas, sollten Sie in dieser Situation verzichten.

Benommenheit

Siehe Ohnmacht und Schwindelgefühle

Bindehautentzündung

Eine Entzündung der Bindehaut ist ein Pitta-Problem. Die Augen sind dabei stark gerötet und sehr lichtempfindlich, und außerdem brennen sie und tränen stark. Die folgenden Heilmittel sind wegen ihrer starken Wirkung sehr zu empfehlen.

Korianderblätter: Tragen Sie fein zerkleinerte frische Korianderblätter auf die geschlossenen Augenlider auf. Außerdem zerkleinern Sie eine Handvoll frischer Korianderblätter mit 1/4–1/2 Tasse Wasser in einem Mixer, gießen die Flüssigkeit ab und streichen die zurückbleibenden festeren Bestandteile auf die geschlossenen Augenlider. Die Flüssigkeit zu trinken hat ebenfalls eine sehr positive Wirkung.

Augenspülung mit Koriandersamen: Lassen Sie 1 Teelöffel Koriandersamen mindestens 15 Minuten lang in 1 Tasse kochendem Wasser ziehen. Gießen Sie die Flüssigkeit dann sorgfältig ab, so daß keine festen Bestandteile der Samen darin zurückbleiben, und lassen Sie sie abkühlen, bevor Sie die geschlossenen Augen darin baden. (Machen Sie sich keine Sorgen, wenn ein wenig Flüssigkeit in die Augen gelangt.) Wichtig ist, daß die Flüssigkeit weder zu warm noch zu kalt auf die Augen gelangt.

Kompresse mit Ziegenmilch: Tauchen Sie einen sterilisierten Wattebausch in Ziegenmilch, und legen Sie ihn auf die Augen. Dadurch wird Pitta beruhigt, was bei einer Bindehautentzündung heilend wirkt.

Kräuterheilmittel: Innerlich können Sie eine Mischung aus gleichen Teilen von Kama-Dudha und Gulwel-Sattva verwenden. Nehmen Sie 1 Woche lang 2mal täglich 1/4 Teelöffel dieser Mischung mit warmem Wasser ein.

Wie man Bindehautentzündung bei Kindern heilen kann

Die beste Methode, Bindehautentzündung bei kleinen Kindern zu heilen, besteht darin, einen Tropfen Muttermilch in ihre Augen zu träufeln. Schon ein einziger Tropfen Milch der Mutter vermag die Erkrankung zu heilen.

Natürliche pflanzliche Antibiotika

- Stellen Sie eine Kurkuma-Lösung her, indem Sie etwas Kurkuma in ein paar Deziliter reinem Wasser ziehen lassen. Tauchen Sie ein Taschentuch in diese Lösung, und lassen Sie es anschließend trocknen. (Es färbt sich dadurch ziemlich gelb.) Streichen Sie damit über die erkrankten Augen. Die natürlichen antiseptischen und antibiotischen Eigenschaften von Kurkuma bekämpfen dann die Bakterien und fördern dadurch die Heilung.
- Pflanzliche Antibiotika sind auch bei innerlicher Einnahme sehr nützlich. Sie können eine Mischung aus den folgenden drei antibiotisch wirkenden Kräutern herstellen:

1 Teil Kurkuma
1 Teil Neem
1 Teil Manjistha

Nehmen Sie 2mal täglich nach den Mahlzeiten 1/2 Teelöffel von dieser Mischung mit warmem Wasser ein.

Wann Sie einen Arzt aufsuchen sollten

Wenn Ihre Bindehautentzündung nicht innerhalb von 3–4 Tagen abklingt, sollten Sie sofort einen Arzt aufsuchen.

Bisse und Stiche

Jeder Biß oder Stich eines Insekts kann eine lokale Pitta-Reizung unter der Haut auslösen. Solange das Insektengift in der Haut bleibt, kann es von Zeit zu Zeit allergische Reaktionen hervorrufen oder sogar einen Allergieschock, eine schwere Störung, bei der es zu einem Anschwellen des gesamten Körpers kommt, der Betroffene unter Atemlosigkeit leidet und ersticken kann. So harmlos Bisse und Stiche gewöhnlich erscheinen mögen, in manchen Fällen haben sie doch sehr ernste Folgen. Deshalb muß man ihnen mit äußerster Vorsicht begegnen.

Korianderblätter (Cilantro): Trinken Sie möglichst bald nach einem Insektenstich oder -biß etwas Saft aus frischen Korianderblättern (Cilantro). Geben Sie dazu eine Handvoll frischer Korianderblätter mit etwa 1/3 Tasse Wasser in einen Mixer, mixen Sie das Ganze gründlich, und passieren Sie die Flüssigkeit durch ein Sieb. Trinken Sie davon 3mal täglich 2 Teelöffel, und tragen Sie die nach dem Passieren zurückbleibenden festen Bestandteile im betroffenen Bereich auf die Haut auf. Dadurch wird sowohl das Jucken und Brennen als auch der durch den Stich oder Biß entstandene Ausschlag schnell beruhigt.

Kokosmilch: Man kann auch 1/3 Tasse Kokosmilch mit etwa 1/8 Teelöffel Kama-Dudha trinken. 2–3maliges Trinken dieser Mischung lindert die Reaktion des Körpers auf den Biß oder Stich.

Kokosnußasche: Dies ist ein weiteres faszinierendes Heilmittel. Nehmen Sie ein Stück getrocknete Kokosnuß, und zünden Sie es an. Es brennt wie Wachs. Lassen Sie etwa 1,5 cm davon abbrennen, und blasen Sie es dann aus. Dabei entsteht ein wenig Rauch. Nachdem der Rauch verflogen ist, wird ein teeriger schwarzer Rückstand sichtbar. Wenn Sie diesen direkt auf die Biß- oder Stichstelle auftragen, wird augenblicklich eine Linderung eintreten.

Warum wirkt dieses Mittel? Weil Kokosnüsse sowohl Antihistaminstoffe als auch natürliche Kortikosteroide enthalten.

Ebenso können Sie übrigens die Asche verwenden, die beim Verbrennen der äußeren Schale einer Koskosnuß entsteht.

Wenden Sie Neem-Öl oder Neem-Paste an: An der Biß- oder Stichstelle können Sie auch Neem-Öl oder eine Neem-Paste auftragen. Neem wirkt bei den meisten Insektengiften als Gegengift. Zur Herstellung einer Paste müssen Sie ein wenig Neem-Pulver mit etwas Wasser vermischen. Tragen Sie diese Paste auf die Haut auf, lassen Sie sie etwa 10–20 Minuten einwirken, und spülen Sie sie dann ab. Benutzen Sie keinen reinen Neem-Extrakt, sondern statt dessen besser ein durch Auskochen von Neem-Blättern in Sesamöl hergestelltes Öl. Neem-Öl ist gewöhnlich in Geschäften für biologische Produkte und in indischen Lebensmittelgeschäften erhältlich.

Eine Heilpaste aus ½ Teelöffel Sandelholzpulver und ½ Teelöffel Kurkuma wirkt beruhigend und heilend. Mischen Sie die beiden Zutaten unter Hinzufügung von Wasser zu einer Paste, und tragen Sie diese an der Biß- oder Stichstelle auf.

Zur Vorbeugung: Neem-Öl wird in Indien ebenso wie auf der ganzen Welt häufig zur Abwehr von Insektenstichen und -bissen benutzt. Es enthält eine natürliche chemische Substanz, die Insekten vertreibt. Reiben Sie ein wenig davon auf die nicht durch Kleider bedeckten Partien Ihrer Haut, bevor Sie ins Freie gehen.

Blasenprobleme

(Siehe auch Blasenschwäche)

Probleme mit der Blase und beim Urinieren können auf einen Blasenkatarrh (Zystitis) hinweisen, der beim Urinieren eine brennende Empfindung verursachen kann. Weitere Blasenprobleme sind häufiges Urinieren oder das Gegenteil, Urinstagnation oder -retention in der Blase, was zu einer Überdehnung der Blase führen kann. Außerdem kann beim Urinieren im Bereich der Blase ein Schmerz auftreten, eine Störung, der Harnzwang oder Strangurie genannt wird.

Urinverhaltung

In diesem Zustand ist die Blase sehr stark gefüllt, doch der Betreffende ist nicht in der Lage, Harn zu lassen. Der Grund kann eine Verengung der Harnröhre, eine Vergrößerung der Prostata oder ein Stein in der Harnröhre sein. Unabhängig von der spezifischen Ursache ist die Kur in jedem Fall einfach:

- Nehmen Sie zwei Handtücher (oder Schwämme), von denen Sie das eine in heißes Wasser und das andere in kühles Wasser tauchen. Legen Sie eines dieser beiden Tücher auf den Blasenbereich, und wechseln Sie jede Minute. Dieser ständige Wechsel zwischen heiß und kalt regt die Blase an und ermöglicht dadurch gewöhnlich recht bald problemloses Urinieren.
- Falls die Methode mit den abwechselnden heißen und kalten Umschlägen nicht den Erfolg bringt, der eigentlich zu erwarten ist, können Sie Punarnava-Paste (Punarnava-Pulver mit soviel Wasser, daß eine Paste entsteht) unmittelbar über der angeschwollenen Blase auf die Haut auftragen und dort etwa eine halbe Stunde lang einwirken lassen.
- Wenn die Retention auf einer Veren-

gung der Harnröhre oder einer Vergrößerung der Prostata basiert, können Sie das folgende Mittel benutzen:

4 Teile Punarnava-Guggulu
1 Teil Shilajit

Nehmen Sie 3mal täglich ½ Teelöffel dieser Mischung mit warmem Wasser ein. Dies weitet die Harnröhre oder entspannt die Prostata, wodurch der störungsfreie Fluß des Urins wieder ermöglicht wird.

Blasenkatarrh (Zystitis)

Ein Blasenkatarrh verursacht eine brennende Empfindung beim Urinieren. Zur Behandlung dieser Störung können Sie Koriandertee, Kumintee oder Fencheltee trinken. Eine weitere Möglichkeit ist, einen Tee aus gleichen Teilen der drei genannten Kräuter zuzubereiten. Kumin-Koriander-Fenchel-Tee wird im Ayurveda häufig zur Behandlung von Blasenreizungen benutzt.

Auch die folgende Kräutermischung kann bei Blasenkatarrh sehr wirksam sein:

5 Teile Punarnava
4 Teile Gokshura
3 Teile Musta

Nehmen Sie 2–3mal täglich ½ Teelöffel dieser Kräutermischung mit warmem Wasser ein.

Blasenatonie (Erschlaffen der Blasenmuskulatur)

Bei dieser Störung verliert der Schließmuskel der Blase seinen Tonus oder seine Kraft, und die Blase ist nicht mehr in der Lage, den Urinfluß völlig zuverlässig zu steuern. Diese Störung kommt bei Frauen häufiger vor als bei Männern. Bei einer Frau kann durch Niesen oder Husten unabsichtlich eine kleine Menge Urin ausfließen. Wenn Sie unter dieser Störung leiden, können Sie eine Handvoll weißer Sesamsaaten zusammen mit 1 Teelöffel Jaggery oder natürlichem, unraffiniertem braunen Zucker einnehmen, das Ganze gut kauen und es dann mit einem halben Glas Wasser hinunterspülen. Dieses sehr simple Heilmittel verbessert den Tonus der Blase. Nehmen Sie es 1–2mal täglich ein, bis sich der Zustand verbessert hat.

Weitere Informationen und Vorschläge finden Sie unter den Stichwörtern «Blasenschwäche» und «Prostataprobleme».

Blasenschwäche

Blasenschwäche ist hauptsächlich eine Vata-Störung, die durch eine Schwächung der Blasenmuskulatur und insbesondere des Schließmuskels der Blase verursacht wird. Wenn letzterer schwach wird und seine Aufgabe nicht mehr zuverlässig erfüllt, kann der Betroffene in mehr oder minder ausgeprägtem Maße die Kontrolle über seine Harnausscheidung verlieren.

Eine weitere Ursache für Inkontinenz, die insbesondere in der westlichen Welt eine Rolle spielt, scheint das häufige Aufsuchen von Toiletten zu sein. Manche Menschen gehen auf jede Toilette, die sie sehen, ganz gleich, ob dies wirklich dringend notwendig ist oder nicht. Offenbar denken sie (möglicherweise unbewußt): «Vielleicht habe ich dazu nicht mehr so bald die Möglichkeit.» Doch die Blasenmuskeln werden durch diese Angewohnheit geschwächt, und die Betreffenden verlieren die Fähigkeit, eine große Urinmenge zurückzuhalten und erst dann zu urinieren, wenn dies wirklich notwendig ist.

Blasenschwäche ist bei Frauen verbreiteter als bei Männern, weil die Harnröhre von Frauen ziemlich kurz ist. Wenn Frauen husten, niesen, etwas sehr Anstrengendes tun oder auch nur lachen, kann aus ihrer Blase ein wenig Urin austreten.

Diese Störung kann durch bestimmte Kräuter, einen regelmäßig durchgeführten Einlauf mit Öl und durch bestimmte Yoga-Übungen behoben werden.

Yoga

Ashwini-Mudra: Bei dieser Übung werden die Muskeln des Damms benutzt, um den Anus nach innen zu ziehen. Dabei werden die Gesäßmuskeln und gleichzeitig auch der Schließmuskel der Blase angespannt. Wiederholen Sie diese Übung 2- bis 3mal täglich jeweils 10- bis 12mal (im Sitzen).

Andere Yoga-Übungen: Auch das Sitzen in der Vajrasana-Haltung (siehe die Abbildung in Anhang 4) ist nützlich, und das gleiche gilt für Vorwärtsbeugung, Schulterstand und Pflug.

Kräuter

Bereiten Sie die folgende Mischung zu:

5 Teile Ashwagandha
3 Teile Bala
2 Teile Vidari

Nehmen Sie 2mal täglich ½ Teelöffel dieser Mischung mit warmem Wasser nach den Mahlzeiten ein.

- Essen Sie jeden Tag eine Handvoll weiße Sesamsaaten mit etwas Jaggery oder natürlichem braunen Zucker. Dies stärkt die Blase und trägt zur Behebung der Inkontinenz bei.

Weitere Heilmittel und Empfehlungen

Einlauf mit Sesamöl: Machen Sie einmal wöchentlich einen Einlauf (Basti) mit warmem Sesamöl (siehe Anhang 2). Führen Sie etwa eine Tasse Öl in das Rektum ein, und versuchen Sie, dieses mindestens 5–10 Minuten im Körper zu behalten. Wenn das Öl vorher herausläuft, so ist dies nicht tragisch. Ein Einlauf mit Sesamöl ist eine der wirksamsten Methoden, Vata zu befrieden.

Meiden Sie Alkohol und Koffein: Koffein wirkt harntreibend und verstärkt den Drang zu urinieren. Deshalb sind Harndrang und Inkontinenz unter Kaffeetrinkern und Konsumenten anderer koffeinhaltiger Getränke wie Tee oder Cola sehr verbreitet. Alkoholische Getränke fördern ebenfalls Blasenschwäche. Deshalb sollten

Sie Koffein und Alkohol meiden, wenn es Ihnen schwerfällt, Ihren Harnfluß zu kontrollieren.

Eine Vata befriedende Ernährung: Da Blasenschwäche hauptsächlich durch Vata-Übermaß entsteht, ist es in einem solchen Fall ratsam, einer Vata befriedenden Ernährung zu folgen. (Siehe hierzu die Ernährungsempfehlungen in Kapitel 8.)

Bluthochdruck

Ein gesundes Herz pumpt das Blut mit optimalem Druck durch Venen und Arterien. Manchmal jedoch steigt der Blutdruck aus Gründen verschiedener Art, und wenn dies passiert, besteht bei den Betroffenen ein höheres Risiko einer Herzerkrankung und eventuell auch eines Hirnschlags mit anschließender teilweiser Lähmung.

Der Blutdruck steigt an, wenn das Blut dickflüssiger wird, wenn es mit höherer Geschwindigkeit fließt und wenn durch Verringerung des Durchmessers der Blutgefäße eine Verengung entsteht.

Arten von Bluthochdruck

Aus ayurvedischer Sicht gibt es drei Arten von Bluthochdruck, wobei es sich hauptsächlich um Vata- und Pitta-Phänomene und nur in seltenen Fällen um Kapha-Störungen handelt.

Vata ist für die Verengung der Blutgefäße verantwortlich. Dies passiert häufig im vorgerückten Alter. Irgendwann um das 65. Lebensjahr werden die Wände der Blutgefäße häufig dicker und die Durchgänge enger, wodurch bei vielen Menschen eine Art von Bluthochdruck entsteht, die essentieller Bluthochdruck genannt wird. Diese Vata-Störung unterscheidet sich von jenen Arterienverengungen, zu denen es infolge von Fettablagerungen an den Arterienwänden kommt, einer Kapha-Störung.

Pitta ist dafür verantwortlich, daß das Blut mit größerer Kraft und mit höherer Geschwindigkeit fließt. Kapha wird mit einer erhöhten Viskosität (Dicke) des Blutes in Verbindung gebracht.

Körperlicher und emotionaler Streß, einschließlich Wut und Angst, verengt die Blutgefäße und kann zu einer zeitweiligen Erhöhung des Blutdrucks führen. Große Verantwortung oder sehr belastende Situationen wie Reden in der Öffentlichkeit können den Blutdruck zeitweilig stark ansteigen lassen. Es gibt sogar ein Phänomen, das «Weißer-Kittel-Syndrom» genannt wird: Bei manchen Menschen erzeugen Arztbesuche Angstgefühle und Streß, wodurch ihr Blutdruck steigt. Dieses sehr verbreitete und physiologisch einleuchtende Phänomen ist glücklicherweise nur ein zeitweiliges. *Bleibt* der Blutdruck jedoch hoch, so kann dies gefährlich werden.

Ernährungsempfehlungen bei Bluthochdruck

Verschiedene Nahrungsmittel können helfen, Bluthochdruck zu bekämpfen.

- Trinken Sie ein Glas Mangosaft und etwa eine Stunde später ½ Tasse warme

Wann Sie einen Arzt aufsuchen sollten

Wenn Bluthochdruck nur zeitweilig auftritt und mit klar identifizierbaren Streßsituationen zusammenhängt, reicht gewöhnlich ein wenig Ruhe und Entspannung zur Behebung des Problems aus. Auch längerfristiger Bluthochdruck braucht nicht unbedingt mit Medikamenten behandelt zu werden. Völlig natürliche Mittel wie Ernährung, Körpertraining, Kräuter, Meditation und Yoga, die allesamt keine negativen Nebenwirkungen haben, können völlig ausreichen, um das Problem aus der Welt zu schaffen.

Doch sollte Bluthochdruck stets von einem Arzt beobachtet werden, weil diese Störung lebensbedrohlich werden kann. Ich möchte deshalb ausdrücklich davor warnen, die im folgenden beschriebenen Heilmittel anstelle einer normalen ärztlichen Behandlung nach den Prinzipien der westlichen Medizin zu benutzen.

Vielmehr sollten Sie die aufgeführten ayurvedischen Methoden als Ergänzung der schulmedizinischen Betreuung durch Ihren Arzt ansehen und diese möglichst mit seinem Wissen und nur im Falle seiner Zustimmung einsetzen. Bitten Sie Ihren Arzt, genau zu verfolgen, ob sich Ihr Gesundheitszustand aufgrund der ayurvedischen Behandlung bessert. Wenn die natürlichen Heilmittel sich als wirksam erweisen, erübrigt sich im Laufe der Zeit allmählich die Notwendigkeit, Ihr Befinden ständig zu beobachten und Ihnen westliche Medikamente zu verschreiben. Zumindest kann die Dosis der Mittel dann allmählich immer weiter verringert werden.

Milch mit einer Prise Kardamom, einer Prise Muskatnuß und 1 Teelöffel Ghee. (HINWEIS: Wenn Ihr Cholesterinspiegel hoch ist, sollten Sie das Ghee weglassen.)

- Vermischen Sie Orangensaft und Kokosmilch im Verhältnis von 2 zu 1. Trinken Sie 2–3mal täglich ½–1 Tasse dieser Mischung.
- Geben Sie 1 Teelöffel Koriander und 1 Prise Kardamom in 1 Tasse frisch ausgepreßten Pfirsichsaft (also nicht in Saft aus der Dose). Trinken Sie diesen 2–3mal täglich als Mittel gegen Bluthochdruck.
- Essen Sie Wassermelone mit einer Prise Kardamom und einer Prise Koriander. Dies wirkt leicht harntreibend und reguliert außerdem den Blutdruck.
- Essen Sie etwas Gurken-Raita zu Ihren Mahlzeiten. Gurken sind ein gutes harntreibendes Mittel. Raita ist eine Zutat auf Joghurtbasis, die in der indischen Küche häufig benutzt wird. (Das Rezept finden Sie in dem Kasten auf Seite 192.)
- Mung-Dal-Suppe, die aus Mung Dal mit frischen Korianderblättern, Kumin und einer Prise Kurkuma hergestellt wird, ist Menschen, die unter Bluthochdruck leiden, sehr zu empfehlen.
- Honigwasser kann ebenfalls helfen. Fü-

gen Sie 1 Teelöffel Honig und 5–10 Tropfen Apfel-Cidre-Essig zu einem Glas heißem Wasser hinzu, und trinken Sie dieses am frühen Morgen. Das Getränk trägt zur Senkung des Cholesterinspiegels bei, hält außerdem die Gefäßerweiterung (Vasodilation) aufrecht und wirkt regulierend auf den Blutdruck.

Meiden Sie Pitta provozierende Nahrung: Menschen, die unter Bluthochdruck leiden, sollten kein Salz, keine fettreichen gebratenen Speisen und keine stark gewürzte Nahrung verzehren.

Kräuter zur Behandlung von Bluthochdruck

Die ayurvedische Heilkunst empfiehlt zur Behandlung von Bluthochdruck die folgende Kräutermischung:

1 Teil Punarnava
1 Teil Passionsblume
2 Teile Weißdornbeere

Lassen Sie ½ Teelöffel dieser Mischung 5–10 Minuten lang in einer Tasse heißen Wassers ziehen, und trinken Sie den Tee nach dem Mittag- und Abendessen.

Ein anderes ayurvedisches Kräuterrezept wirkt ebenfalls regulierend auf den Blutdruck:

2 Teile Jatamamsi
2 Teile Musta
1 Teil Tagar

Gurken-Raita

2 Gurken
3 Teelöffel Ghee
½ Teelöffel schwarze Senfkörner
½ Teelöffel Kumin-Saaten
1 Prise Hing
4 Curry-Blätter
1 Prise Cayennepfeffer oder
½ kleine Chili, gehackt
1 kleine Handvoll frischer Korianderblätter, gehackt
½ Tasse frischer Yoghurt

Häuten und zerreiben Sie die Gurken. Gießen Sie die Flüssigkeit möglichst vollständig ab.

Erhitzen Sie das Ghee in einer Bratpfanne bei mittlerer Hitze, und fügen Sie Senf, Kumin, Hing und die Curry-Blätter hinzu. Lassen Sie das Ganze einen Augenblick lang kochen, bis die Samenkörner zerspringen.

Geben Sie den Cayennepfeffer oder Chili und die Korianderblätter in die Pfanne, rütteln Sie dieselbe, und nehmen Sie sie von der Hitze.

Verrühren Sie in einer Schale den Joghurt mit den geriebenen Gurken.

Fügen Sie die gekühlten Gewürze zu der Joghurtmischung, vermischen Sie alles gut, und servieren Sie.

Die Menge reicht als Beilage für 4–6 Personen aus (1–2 Eßlöffel pro Person).

Die Mischung wird genau wie bei dem Mittel weiter oben verwendet: Lassen Sie ½ Teelöffel davon 5–10 Minuten in einer Tasse heißen Wassers ziehen, und trinken Sie die Flüssigkeit anschließend als Tee nach dem Mittag- und Abendessen.

Weitere Heilmittel und Empfehlungen

Halten Sie sich kühl: Alle Menschen, die unter Bluthochdruck leiden, sollten möglichst nicht in der heißen Sonne arbeiten, da dies die Bildung von Blutgerinseln im Gehirn fördern kann.

Magnetisiertes Wasser: Möglicherweise können Sie Ihren Blutdruck durch Trinken von magnetisiertem Wasser günstig beeinflussen. Stellen Sie ein Glas Wasser (möglichst wirklich in einem Glasbehälter) neben den Nordpol eines Magneten, und lassen Sie es 2 Stunden lang dort stehen. Trinken Sie 2mal täglich ein Glas magnetisiertes Wasser.

Wenn Wasser auf diese Weise magnetisch aufgeladen wird, wird seine harntreibende Wirkung verstärkt, was Bluthochdruck ebenso senkt wie einige häufig eingesetzte Medikamente, die im Grunde harntreibend (diuretisch) wirken.

Rudraksha: Legen Sie 1 oder 2 Rudraksha-Perlen über Nacht in ein Glas Wasser, und trinken Sie dieses am nächsten Tag. Es hat eine regulierende Wirkung auf den Blutdruck.

Meditation ist ein ausgezeichnetes Mittel zur Regulierung des Blutdrucks. (Anleitungen zu verschiedenen Meditationsmethoden finden Sie in Kapitel 7.) Mehrere wissenschaftliche Untersuchungen, die von den National Institutes of Health der amerikanischen Bundesregierung durchgeführt wurden, haben gezeigt, daß Meditation Bluthochdruck ebenso wirksam zu bekämpfen vermag wie Medikamente, wobei Meditation keine der negativen

Die positive Wirkung tiefer Entspannung bei Bluthochdruck

Anspannung und Streß erhöhen den Blutdruck. Eine wundervolle und sehr wirksame Möglichkeit, sich zu entspannen, ist die Ruheposition des Yoga, Savasana genannt.

Beruhigen Sie sich, und legen Sie sich flach auf den Rücken, wobei sich Ihre Arme an den beiden Körperseiten befinden. Verfolgen Sie das Fließen Ihres Atems. Sie werden feststellen, daß nach dem Ausatmen ein kurzer natürlicher Halt und nach dem Einatmen und vor dem nächsten Ausatmen ein weiterer derartiger Haltepunkt eintritt. Bleiben Sie während dieses Innehaltens ein paar Sekunden lang völlig ruhig. Diese Praxis verhilft Ihnen zu einer tiefen Entspannung und ist damit ein natürliches Gegenmittel bei Bluthochdruck. Bleiben Sie in der Savasana genannten Yoga-Position, und üben Sie die beruhigende Atmung etwa 10–15 Minuten lang.

Nebenwirkungen hat, die durch letztere häufig verursacht werden.

Atemübung: Sanft Shitali-Pranayama zu üben kann zur Regulierung des Blutdrucks beitragen. Formen Sie Ihre Zunge zu einer Röhre, und atmen Sie durch diese Röhre in den Bauch. Halten Sie den Atem dann ein paar Sekunden an, und atmen Sie anschließend durch die Nase wieder aus.

Yoga-Übungen, die zur Regulierung von Bluthochdruck geeignet sind, sind unter anderem Yoga-Mudra und der Mondgruß. (Siehe die Abbildungen in Anhang 4.)

Vorsicht beim Körpertraining und bei der Arbeit: Niemand, der unter erhöhtem Blutdruck leidet, sollte Kopfstand, Gewichtheben oder andere anstrengende Körperübungen praktizieren, ohne zuvor mit einem Arzt darüber gesprochen zu haben.

> WICHTIGER HINWEIS: Wie bereits weiter oben erwähnt, kann Bluthochdruck schwere Komplikationen nach sich ziehen. Obgleich die hier aufgeführten ayurvedischen Behandlungsempfehlungen sich seit langem bewährt haben und obwohl sie grundsätzlich ungefährlich und sehr wirksam sind, ist es in jedem Fall ratsam, sie nur bei gleichzeitiger sachkundiger Betreuung durch einen Arzt anzuwenden.

Blutungen, äußere

Normalerweise kommen Blutungen innerhalb von 5–6 Minuten nach einer Verletzung von selbst zum Stillstand. Das Blut gerinnt dann, die Blutung hört auf, und die Wunde wird verschlossen. In solchen Fällen – der großen Mehrheit – gibt es nicht viel zu tun, sofern die Verletzung nicht besonders groß und die Blutung nicht ungewöhnlich stark ist.

Manche Menschen bluten jedoch wesentlich länger, weil ihr Blut nicht schnell genug gerinnt. Wenn eine Blutung nicht in der normalen Zeitspanne zum Stillstand kommt, so ist das Blut des Betreffenden zu dünn. Obgleich dieses Problem gewöhnlich eine relativ simple und gutartige Ursache hat, kann ein Versagen der Blutgerinnung – oder plötzlich einsetzendes Bluten des Zahnfleischs oder von Wunden – auch ein frühes Anzeichen von Leukämie (Blutkrebs) sein, einer Pitta-Störung, die starke Blutungen unter der Haut verursacht.

Aus ayurvedischer Sicht ist ein Versagen der normalen Blutgerinnung bei Verletzungen und Wunden auf einen Ungleichgewichtszustand des Pitta-Dosha zurückzuführen. Pitta-Übermaß im Blut macht das Blut heiß, scharf und durchdringend und verhindert das Einsetzen der natürlichen Blutgerinnung. Die wichtigste Behandlungsmaßnahme ist deshalb, einer Pitta beruhigenden Ernährung zu folgen, Pitta beruhigende Kräuter einzunehmen sowie spezielle Kräuter, die Blutungen Einhalt zu gebieten vermögen.

Kälteanwendungen: Um äußere Blutungen zum Stillstand zu bringen, sollten Sie den betreffenden Körperbereich zunächst kühlen. Legen Sie etwas Eis entweder direkt auf die Haut, oder schlagen Sie es zuvor in ein Tuch ein. Dies regt die Blutgefäße dazu an, sich zu verengen, und bringt das Bluten zum Stillstand. Auch eine Tüte mit tiefgekühltem Gemüse aus der Gefriertruhe leistet im Notfall gute Dienste.

Wenden Sie Druck an: Andere bekannte und einfache Möglichkeiten, Blutungen zum Stillstand zu bringen, folgen hier.

1. Legen Sie eine Aderpresse an.
2. Wenden Sie direkt über dem blutenden Bereich Druck an.
3. Wenn die Blutung an einem Arm oder Bein auftritt, können Sie die betreffende Extremität höher als den restlichen Körper legen.

Aloe ist ebenfalls ein wirksames Mittel. Eine Prise Aloe-Pulver, zusammen mit ein wenig Kurkuma-Pulver zu einer Paste vermischt, bringt die meisten äußeren Blutungen sofort zum Stillstand. Auch Aloe-Vera-Gel ist in dieser Hinsicht sehr wirksam.

Adstringierend wirkende Kräuter: Auch andere adstringierend wirkende ayurvedische Kräuter wie Lodhra, Kushtha und Bilva vermögen Blutungen zum Stillstand zu bringen. Man benutzt sie entweder jeweils einzeln oder vermischt sie zu gleichen Teilen zu einer Paste, die man direkt auf die Wunde aufträgt. Diese Kräuter können bei ständigen Problemen mit Blutungen auch innerlich verwendet werden. Nehmen Sie in diesem Fall 2–3mal täglich 1/2 Teelöffel ein.

Baumwollasche: Bei äußeren Blutungen können Sie auch das folgende uralte simple Heilmittel mit Aussicht auf Erfolg einsetzen. Nehmen Sie einen kleinen sterilisierten Wattebausch aus Baumwolle, und verbrennen Sie diesen. (Es darf auf keinen Fall synthetisches Material sein, wie man es heute häufig findet, denn dieses ist völlig unwirksam.) Wenn die Baumwolle sich in schwarze Asche verwandelt hat, lassen Sie sie abkühlen, tragen sie dann auf die blutende Wunde auf und drücken auf dieselbe. Die Asche bleibt an der offenen Wunde haften und bringt die Blutung sofort zum Stillstand. Innerhalb weniger Tage wird sich Schorf bilden, und die Wunde wird danach völlig verheilen.

> HINWEIS: Entfernen Sie die Asche nicht, sondern lassen Sie sie auf der Wunde, damit eine Kruste entsteht, denn andernfalls öffnen Sie die Wunde wieder.

Trinken Sie kaltes Wasser: Oft lassen sich Blutungen durch bloßes Trinken von kaltem Wasser zum Stillstand bringen, da Kälte die Blutgefäße verengt.

Blutungen, innere

(Siehe auch Rektalblutungen)

Innere Blutungen treten bei Magengeschwüren, Hämatomen (mit Blut gefüllten Schwellungen) und Blutausscheidung durch die Harnröhre auf. Um innere Blutungen zum Stillstand zu bringen, können Sie eine Kräutermischung aus den folgenden ayurvedischen Kräutern herstellen:

Lodhra
Kushtha
Bilva

Mischen Sie diese Kräuter in gleichen Teilen, und nehmen Sie davon 2–3mal täglich ½ Teelöffel ein. Da alle drei Zutaten Blutungen zum Stillstand bringen, können Sie auch nur eine von ihnen verwenden, wenn die anderen beiden nicht zu bekommen sind. Allerdings ist die Mischung aller drei am wirksamsten.

Menschen mit Pitta-Konstitution ziehen sich häufiger Verletzungen zu. Ihre Blutgefäße sind dünn und werden leichter beschädigt. Pitta-Menschen können innere Blutungen verhindern, indem sie die genannten drei ayurvedischen Kräuter, Lodhra, Kushtha und Bilva, einnehmen. Mischen Sie dieselben in gleichen Anteilen, und nehmen Sie 2–3mal täglich ½ Teelöffel der Mischung mit warmem Wasser, solange das Problem besteht.

Kurkuma-Paste: Bei Verletzungen werden manchmal Blutgefäße beschädigt, wodurch große mit Blut gefüllte Schwellungen entstehen können, die Hämatome genannt werden. Um die innere Blutung zum Stillstand zu bringen und ein solches Hämatom zu heilen, können Sie eine Paste aus 2 Teelöffeln Kurkuma-Pulver, 1 Teelöffel Sandelholzpulver und einer Prise Alum-Pulver herstellen. (Mischen Sie die Zutaten, und bereiten Sie mit ein wenig Wasser eine Paste daraus.) Nachdem Sie die Paste auf die Haut aufgetragen haben, üben Sie ein wenig Druck auf das Hämatom aus.

Wann Sie einen Arzt aufsuchen sollten

Das Vorkommen von Blut im Urin und Stuhl kann ein Zeichen für eine schwere Krankheit, etwa der Nieren oder Krebs, sein. Beim Auftreten derartiger Symptome sollte eine gründlichere Untersuchung durch einen Arzt erfolgen.

Safranmilch vermag innere Blutungen ebenfalls zum Stillstand zu bringen. Trinken Sie eine Tasse warme Milch, in die Sie ½ Teelöffel Kurkuma-Pulver und eine Prise Safran gegeben haben.

Säfte aus Cranberries oder Granatäpfeln sind ebenfalls nützlich, wenn es darum geht, innere Blutungen zum Stillstand zu bringen.

Brustentzündungen

Brustentzündungen deuten im allgemeinen auf Hormonstörungen, Kongestionszustände des Lymphsystems oder das prämenstruelle Syndrom hin. Das körperliche Unbehagen kann aber auch mit einem emotionalen Faktor wie Traurigkeit zusammenhängen. Es folgen einige Vorschläge für eine wirksame Selbstbehandlung.

Sanfte Massage: Nehmen Sie 1 Teelöffel warmes Rizinusöl, und massieren Sie die Brust sanft von innen nach außen, also vom Brustbein in Richtung Achselhöhle, sowohl unterhalb als auch um die Brustwarze und zu den Seiten hin. Diese sanfte Massage vermag, wenn sie vor dem morgendlichen Bad und vor dem Zubettgehen ausgeführt wird, die Beschwerden zu lindern.

Kräuter zur Behandlung von Wasserretention: Auch Wasserretention kann Brustentzündungen verursachen. Die Brüste werden dann empfindlich, schwellen an, und der BH wird eng. Zur Verringerung der Schwellung können Sie die folgende Kräutermischung benutzen:

1 Teil Punarnava
1 Teil Shatavari
1 Teil Musta

Geben Sie ½ Teelöffel dieser Mischung in 1 Tasse heißen Wassers, und trinken Sie diesen Tee. Wenn Sie die Brüste anschließend wie oben beschrieben massieren, wird eine erhebliche Verbesserung eintreten. Sie können den Tee 2mal täglich trinken, bis die Empfindlichkeit völlig verschwunden ist.

Noch eine wirksame Kräutermischung: Empfindliche oder entzündete Brüste können auch mit der folgenden Kräutermischung behandelt werden.

2 Teile Jatamamsi
3 Teile Shatavari
3 Teile Tagar

Wenn Babys Verstopfung haben

Wenn in Indien ein Baby, das noch gestillt wird, an Verstopfung leidet, trägt die Mutter ein paar Tropfen Rizinusöl auf die Brustwarzen auf. Trinkt das Baby dann wieder Muttermilch, gelangt ein Teil des Rizinusöls zusammen mit der Milch in seinen Verdauungstrakt und die Verstopfung wird auf eine sanfte Weise aufgelöst.

Mischen Sie die Kräuter im obigen Verhältnis, und geben Sie ½ Teelöffel davon in ein Glas heißes Wasser, so daß ein Tee entsteht. Lassen Sie die Kräuter 5–10 Minuten lang ziehen, und trinken Sie die Flüssigkeit anschließend. Sie können diesen Tee 2mal täglich trinken, bis die Entzündung oder Empfindlichkeit abgeklungen ist.

> HINWEIS: Benutzen Sie niemals über längere Zeit einen zu engen BH. Der Druck, der dadurch erzeugt wird, behindert die Zirkulation, wodurch die Atmung des Brustgewebes eingeschränkt wird. Verwenden Sie lieber einen BH aus Baumwolle, in dem die Brust besser atmen kann.

Bursitis

Siehe Schleimbeutelentzündung

Cholesterin

Ein hoher Cholesterinspiegel beinhaltet, daß die Menge der Lipide (Fette) im Blut erhöht ist. Dies ist eine Stoffwechselstörung. Menschen, deren Leber nur schlecht funktioniert oder deren Schilddrüse in ihrer Aktivität eingeschränkt ist, die in der Vergangenheit Kortikosteroide eingenommen haben oder deren Ernährung Kapha erheblich verstärkt, scheinen für einen hohen Cholesterinspiegel besonders anfällig zu sein.

Ihr Cholesterinspiegel sollte unter 200 liegen. Ein Wert zwischen 160 und 190 ist normal, doch wenn der Wert bei 200 oder darüber liegt, ist dies ein Anlaß zur Sorge, da ein hohes Maß an Cholesterin im Blut Plaqueablagerungen an den Arterienwänden erzeugt, was Arteriosklerose, kardiovaskuläre Störungen, Bluthochdruck, Schlaganfälle und Herzprobleme zur Folge haben kann.

Es gibt zwei Arten von Cholesterin, nämlich HDL (High-Density Lipoprotein), das sogenannte «gute» Cholesterin, und LDL (Low-Density Lipoprotein), den eigentlichen Übeltäter. Forscher sagen heute, wichtiger als der Gesamtcholesterinspiegel sei das Verhältnis zwischen der Gesamtcholesterinmenge und dem HDL-Anteil: dieser Wert wird allgemein als Ausgangspunkt für die Voraussage künftiger Herz-Kreislauf-Probleme und anderer gesundheitlicher Störungen angesehen.

Um einen hohen Cholesterinspiegel zu verringern und um zu verhindern, daß derselbe noch weiter ansteigt, sollten Sie die nachfolgenden Empfehlungen beherzigen.

Achten Sie auf Ihre Ernährung: Folgen Sie grundsätzlich einer Kapha befriedenden Diät (siehe Kapitel 8). Meiden Sie fettreiche gebratene Speisen. Auch auf Käse sowie Milch und Joghurt mit hohem Fettgehalt sollten Sie grundsätzlich verzichten. Beschränken Sie den Konsum von Süßigkeiten, von kalten Speisen und Getränken auf ein Minimum. Benutzen Sie zum Kochen Knoblauch und Zwiebeln.

Trainieren Sie regelmäßig Ihren Körper: Gehen Sie von Montag bis Freitag jeden Tag mindestens eine halbe Stunde zu Fuß. Außerdem sollten Sie mindestens 3mal pro Woche schwimmen oder irgendeine Art Aerobic praktizieren.

Sie können Ihren Cholesterinspiegel durch eine grundlegende Umstellung Ihrer Ernährung und durch ausreichendes Körpertraining unter Kontrolle bringen. Doch läßt sich dieses Ziel auch noch mit Hilfe vieler anderer Maßnahmen erreichen.

Kräuter, die Cholesterin bekämpfen: Knoblauch ist das wirksamste Mittel gegen einen hohen Cholesterinspiegel. Mischen Sie 1 frische, feingehackte Knoblauchzehe mit ½ Teelöffel geriebener Ingwerwurzel und ½ Teelöffel Zitronensaft, und essen Sie dies vor jeder Mahlzeit.

- Trinken Sie einen Tee aus 1 Teelöffel Zimt und ¼ Teelöffel der Kräutermischung Trikatu. Lassen Sie die Zutaten 10 Minuten lang in einer Tasse Wasser ziehen, fügen Sie dann 1 Teelöffel Honig hinzu, und trinken Sie diesen Tee 2mal täglich.

- Wenn Sie 2–3mal täglich ½ Teelöffel Trikatu mit 1 Teelöffel Honig zu sich nehmen, so wird dadurch Ama und Kapha-Übermaß verbrannt, und auch der Cholesterinspiegel wird reguliert.
- Die folgende Kräutermischung kann Ihnen helfen, einen hohen Cholesterinspiegel unter Kontrolle zu bringen

  3 Teile Kutki
  3 Teile Chitrak
  ¼ Teil Shilajit

  Nehmen Sie 2mal täglich ½ Teelöffel dieser Mischung mit Honig und heißem Wasser ein.

- Nehmen Sie 3mal täglich 1 Tablette (200 mg) Triphala-Guggulu.
- Ein weiteres Kräutermittel, das sich bei der Bekämpfung eines hohen Cholesterinspiegels als erstaunlich wirksam erwiesen hat, ist Chitrak-Adhivati. Nehmen Sie je 1 Tablette (200 mg) davon nach dem Mittag- und dem Abendessen. Dies wird zur Normalisierung Ihres Cholesterinspiegels erheblich beitragen.

Heißes Wasser und Honig: Trinken Sie frühmorgens 1 Tasse heißes Wasser, in das Sie 1 Teelöffel Honig gegeben haben. Dies hilft, Fett aus Ihrem Körper zu «kratzen» und das Cholesterin zu reduzieren. Wenn Sie dem Getränk außerdem 1 Teelöffel Zitronensaft oder 10 Tropfen Apfel-Cidre-Essig hinzufügen, wird es noch wirksamer.

Nahrungsmittel, die Cholesterin verringern: Abgesehen von der Vermeidung fettreicher Nahrung fördert der Konsum bestimmter Nahrungsmittel die Verringerung des Cholesterins im Körper. Dazu zählen Qinoa, Hirse und Haferschleim. Es liegen auch Untersuchungen vor, denen zufolge Äpfel, Grapefruits und Mandeln zur Senkung des Cholesterinspiegels beitragen.

Yoga-Übungen, die zur Verringerung des Cholesterins im Körper beitragen, sind unter anderem Sonnengebet, Schulterstand, Pfau, Kobra, Drehung der Wirbelsäule, Heuschrecke und Lotos.

Atemübung: Die unter dem Namen Feueratem (Bhastrika) bekannte Übung ist bei diesem Problem ebenfalls nützlich. (Eine Erklärung dazu finden Sie in Kapitel 6.)

Chronische Darmreizung (Irritable Bowel Syndrome – IBS)

Nach den Lehren des Ayurveda entsteht eine chronische Darmreizung, wenn das Vata-Dosha Pitta in den Dickdarm treibt. Um dies zu beheben, können Sie die folgende Kräutermischung einnehmen:

1 Teil Shatavari
⅛ Teil Kama-Dudha
⅛ Teil Shanka-Bhasma
2 Teile Pfeilwurzelmehl

Nehmen Sie mehrmals täglich unmittelbar nach dem Essen ½ Teelöffel dieser Mischung mit ein wenig warmem Wasser ein.

- Sie können auch 1 Stunde nach dem Abendessen 1 Teelöffel Sat-Isabgol (Psyllium-Hülsen) mit 1/2 Tasse frischen Joghurt zu sich nehmen.
- Ein weiteres einfaches Heilmittel können Sie herstellen, indem Sie 1 Teelöffel Leinsamen in einer Tasse Wasser kochen, so daß ein Tee entsteht, den Sie vor dem Zubettgehen trinken.
- In bestimmten chronischen Fällen dieser Störung empfiehlt die ayurvedische Heilkunde, 1/2–1 Tasse warmes Sesamöl in das Rektum einzuführen. Bei der Durchführung eines solchen Einlaufs sollten Sie versuchen, die eingeführte Flüssigkeit etwa 5 Minuten lang im Körper zu behalten. Sobald der Dickdarm durch das Sesamöl gut eingefettet ist, verschwindet die Darmreizung. Sie können diesen Einlauf mit Öl (Basti) nötigenfalls 1–2mal wöchentlich durchführen. (Nähere Informationen über Basti finden Sie in Anhang 3.)

Chronische Erschöpfung (Chronic Fatigue Syndrome - CFS)

Siehe Erschöpfung und chronische Erschöpfung

Darmkrämpfe

Bei Darmkrämpfen können Sie die unter dem Stichwort «Chronische Darmreizung» angegebenen Heilmittel verwenden. Außerdem ist die folgende Kräutermischung empfehlenswert:

4 Teile Shatavari
1/8 Teil Hingwastak-Churna
1/4 Teil Ajwan
1 Teil Chitrak

Nehmen Sie 3mal täglich 1/4 Teelöffel dieser Mischung mit warmem Wasser nach den Mahlzeiten ein.

Depression

Wichtiger Hinweis: Depression ist eine ernste Erkrankung, die von einem ausgebildeten Arzt betreut werden sollte. Leichte Fälle lassen sich manchmal durch die im folgenden aufgeführten ayurvedischen Heilmittel vollständig heilen; doch ist auf die Überwachung durch einen Arzt nie völlig zu verzichten.

Wenn Sie sich wegen Depression in ärztlicher Behandlung befinden, können Sie die hier beschriebenen ayurvedischen Heilmittel zusätzlich zu den von Ihrem Arzt empfohlenen Maßnahmen einsetzen. Dies sollte aber nur mit Wissen und Zustimmung Ihres Arztes und unter dessen Aufsicht geschehen.

Bitten Sie Ihren Arzt, genau zu beobachten, ob Sie Fortschritte in Richtung einer Heilung machen. Möglicherweise können Sie den Konsum starker Medikamente im Laufe der Zeit reduzieren, sofern es gelingt, das innere Gleichgewicht Ihres Körpers so weit wiederherzustellen, daß eine adäquate Ernährung, regelmäßiges Körpertraining und andere ayurvedische Behandlungsmaßnahmen zur Kontrolle und Überwindung der Depression ausreichen.

Klinische Depression ist mehr als nur eine gedrückte oder schlechte Stimmung. Zu den Symptomen dieser Krankheit zählen der Verlust des Interesses an Freunden und alltäglichen Aktivitäten; Schlafstörungen wie beispielsweise Schlaflosigkeit, frühes Aufwachen am Morgen oder die Tendenz, zu lange zu schlafen; Angstzustände, Reizbarkeit oder Rastlosigkeit; Energiemangel und Erschöpfungsgefühle; Appetitmangel und Gewichtsverlust oder aber das Gegenteil: Eßsucht und Gewichtszunahme; Libidoschwäche; Gefühle der Wertlosigkeit, Schuld, Hoffnungslosigkeit und Hilflosigkeit; häufige Weinanfälle und Selbstmordgedanken.

Wie die ayurvedische Heilkunde die Entstehungsgeschichte einer Depression interpretiert, ist zu komplex, als daß es sich an dieser Stelle beschreiben ließe. Kurz gefaßt könnte man sagen, daß aufgrund bestimmter Ursachen Vata aus dem Dickdarm, Pitta aus dem Dünndarm oder Kapha aus dem Magen in die allgemeine Zirkulation eindringt und sich im Nervensystem niederläßt, wodurch die normale Funktionsfähigkeit des Geistes und des Nervensystems gestört und die Depression verursacht wird.

Die so entstandene Depression kann Vata-, Pitta- oder Kapha-Charakter haben. Jede dieser drei Arten von Depression wird auf eine andere Weise behandelt, wobei der erste Schritt in allen Fällen darin besteht, sich auf eine Vata, Pitta oder Kapha befriedende Ernährung umzustellen (siehe Kapitel 8). Dies ist ein Faktor, den Sie in keinem Fall übersehen dürfen!

Vata-Depression

Eine Vata-Depression wird gewöhnlich mit Angst, Nervosität und Schlaflosigkeit assoziiert. Die folgenden Heilmittel für den Hausgebrauch können zur Auflösung einer leichten Vata-Depression entscheidend beitragen:

- Trinken Sie Dashamula-Tee. Lassen Sie 1 Teelöffel des Krauts Dashamula in 1 Tasse heißen Wassers ziehen, und trinken Sie den Tee anschließend. Wiederholen Sie dies 2mal täglich.
- Bereiten Sie einen Tee aus gleichen Teilen Ashwagandha und Brahmi zu (jeweils ungefähr 1/3 Teelöffel), indem Sie das Pulver etwa 10 Minuten in einer Tasse Wasser ziehen lassen und diese Menge etwa 2–3mal täglich trinken.
- Ein weiteres Hausmittel gegen Depression ist ein Tee aus Tulsi (Breitkrautigem Basilikum) und Salbei. Geben Sie 1/4 Teelöffel Tulsi und 1/2 Teelöffel Salbei in eine Tasse heißes Wasser, und trinken Sie diesen Tee zweimal täglich.
- Nasentropfen aus warmem Sesamöl (3–5 Tropfen in jede Nasenöffnung) wirken ebenfalls sehr lindernd bei Depression (siehe Anhang 3). Wiederholen Sie diese Nasya-Behandlung jeden Morgen und Abend bei leerem Magen.
- Reiben Sie die Schädeldecke und die Fußsohlen mit Sesamöl ein. Dies wirkt beruhigend auf Vata und heilend bei Vata-Depression.
- Ein psychischer Faktor, der Vata-Depressionen aufrechterhält, ist Einsamkeit. Versuchen Sie, mehr Zeit mit anderen Menschen zu verbringen; dies

trägt zur Beseitigung der Depression bei.

Pitta-Depression

Diese Art von Depression wird gewöhnlich mit Wut oder mit Angst vor Versagen, mit Verlust der Kontrolle oder mit dem Begehen von Fehlern in Verbindung gebracht. Oft treten bei den Betroffenen Selbstmordgedanken auf. Es handelt sich um ein sehr ernstes Problem, bei dem in jedem Fall ein Arzt aufgesucht werden sollte.

Natürlich gibt es gelegentlich auch schwache Formen von Pitta-Depression, die beispielsweise durch Mißerfolg bei einer Prüfung, durch das Ausbleiben einer beruflichen Beförderung oder andere Ereignisse hervorgerufen werden. Ein Mensch mit Pitta-Konstitution kann geradezu erfolgssüchtig sein, und wenn dann der so dringend herbeigesehnte Erfolg nicht eintritt, entsteht leicht eine Depression. Doch hält diese Art von Depression gewöhnlich nicht lange an und ist nicht besonders schwer.

Menschen mit Pitta-Konstitution sind besonders anfällig für die sogenannte Winterdepression (Seasonal Affective Disorder – SAD), eine sehr leichte Form von Depression.

Bei allen Arten von Pitta-Depression können die folgenden einfachen, aber sehr wirksamen Heilmittel nützlich sein:

- Reiben Sie vor dem Zubettgehen etwas Kokos- oder Sonnenblumenkernöl in Ihre Kopfhaut und Ihre Fußsohlen ein.
- Trinken Sie 2–3mal täglich Gotu-Kola oder Brahmi-Tee oder Ginkgo-Tee. Geben Sie dazu ½ Teelöffel der Kräuter in eine Tasse heißen Wassers.
- Vermischen Sie gleiche Mengen der folgenden drei Kräuter:

  Brahmi
  Jatamamsi
  Shatavari

  Geben Sie ½ bis 1 Teelöffel dieser Mischung in warmes Wasser, und trinken Sie dies 2–3mal täglich als Tee.

- Träufeln Sie sich 2mal täglich auf leeren Magen 3–5 Brahmi-Ghee-Nasentropfen in beide Nasenöffnungen.
- Meditieren Sie. Eine kurze Meditation ist der Heilung von Pitta-Depression sehr förderlich. In Kapitel 7 finden Sie detaillierte Anleitungen zur Meditation.

Kapha-Depression

Kapha-Depression erzeugt eine Empfindung geistiger Schwere und ist mit einem übermäßigen Schlafbedürfnis, Gewichtszunahme, Schläfrigkeit und einem allgemein sehr ekelhaften Gefühl verbunden. Die folgenden natürlichen Heilmittel können bei dieser Art von Depression erhebliche Linderung verschaffen:

- Fasten Sie 3–4 Tage lang, und trinken Sie in dieser Zeit nur Apfelsaft. Dies vermag die Empfindung der Schwere, die für eine Kapha-Depression typisch ist, in erstaunlichem Maße zu lindern.

- Verstärken Sie Ihr Körpertraining.
- Trinken Sie 2mal täglich Ingwertee, wozu Sie ½–1 Teelöffel Ingwerpulver in heißem Wasser ziehen lassen.

Wann Sie einen Arzt aufsuchen sollten

Wenn Ihre Depression nach der Anwendung der hier beschriebenen ayurvedischen Hausmittel nicht bald zurückgeht, sollten Sie unbedingt einen Arzt aufsuchen.

- Bereiten Sie die folgende Kräutermischung zu:

  2 Teile Sarasvati
  3 Teile Punarnava
  3 Teile Chitrak

  Nehmen Sie 3mal täglich ½ Teelöffel des Pulvers unter die Zunge, und spülen Sie es später mit warmem Wasser hinunter.

- Träufeln Sie 2mal täglich 5 Tropfen Punarnava-Ghee in die beiden Nasenöffnungen. (In Anhang 2 finden Sie detaillierte Anweisungen dazu, wie Sie selbst medizinische Ghees und Öle zubereiten können.)
- Sonnengruß (12 Wiederholungen des vollständigen Zyklus täglich), Schulterstand und Pflug sind die bei Depression empfohlenen Yoga-Asanas. Außerdem können Sie die Maha-Mudra ausführen. Außerdem werden der Bogen und Vajrasana (Sitzen auf den Fersen) empfohlen. (Bildliche Darstellungen von Yoga-Asanas finden Sie in Anhang 4.)
- Die Atemübung mit Namen Ujjayi-Pranayama wird ebenfalls zur Heilung von Kapha-Depressionen empfohlen. (Die Anleitung hierzu finden Sie in Kapitel 6.)

Diabetes

Diabetes ist eine Kapha-Störung des Stoffwechsels, bei welcher durch eine Schwächung der Funktion von Agni (Verdauungsfeuer) eine Tendenz zu einem hohen Blutzuckerspiegel entsteht. Zur Bekämpfung eines hohen Blutzuckerspiegels benutzt die ayurvedische Heilkunde die folgende Kräutermischung:

1 Teil Guduchi
1 Teil Shardunika
1 Teil Kutki
2 Teile Punarnava

Nehmen Sie 2–3mal täglich ½ Teelöffel von dieser Mischung mit warmem Wasser ein.

- Ein anderes einfaches und sehr wirksames pflanzliches Heilmittel zur Bekämpfung eines hohen Blutzuckerspiegels ist Kurkuma. Füllen Sie eine leere Kapsel (Größe 00) für die Einnahme von Heilkräutern (in Apotheken und bestimmten Versandgeschäften erhältlich) mit Kurkuma, und nehmen Sie 3mal täglich einige Minuten vor den Mahlzeiten 2 dieser Kapseln ein. Sie

können dieses Behandlungsprogramm bis zu einem Monat lang fortsetzen und dann Ihren Zustand erneut überprüfen. Klinische Untersuchungen deuten darauf hin, daß Menschen, die insulinabhängig sind, bei dieser Behandlung erheblich weniger Insulin benötigen, und daß es dadurch in vielen Fällen möglich ist, den Diabetes unter Kontrolle zu bringen.
- Den Blutzuckerspiegel können Sie auch durch Einnahme von 1/2 Teelöffel gemahlenen Lorbeerblättern und 1/2 Teelöffel Kurkuma, vermischt mit 1 Eßlöffel Aloe-Vera-Gel, behandeln. Nehmen Sie diese Mischung 2mal täglich vor dem Mittag- und dem Abendessen ein.

Ernährung: Um Kapha zu reduzieren, sollten Sie einer Kapha befriedenden Diät folgen (siehe Kapitel 8) und insbesondere übermäßigen Konsum von Süßigkeiten, Kohlehydraten und Milchprodukten vermeiden. Erhöhen Sie hingegen den Konsum von frischem Gemüse und von Bitterkräutern.

Kupferwasser: Geben Sie eine Tasse Wasser über Nacht in einen Kupferbehälter, und trinken Sie das Wasser am folgenden Morgen.

Yoga-Übungen: Bei Diabetes werden die folgenden Yoga-Übungen empfohlen: Sonnengruß, Pfau, Heuschrecke, Heben der Beine und Knie-Brust-Position. Auch Wechselatmung durch jeweils eine der beiden Nasenöffnungen ist nützlich. (Darstellungen der genannten Yoga-Übungen finden Sie in Anhang 4, Anleitungen zu dieser und anderen Pranayama-Übungen in Kapitel 6.)

Dickdarmentzündung

Siehe Kolitis

Durchfall (Diarrhöe)

(Siehe auch Durchfall bei Babys)

Generell tritt Durchfall auf, wenn das Verdauungsfeuer (Agni) geschwächt ist. Dadurch werden Aufnahme und Assimilation der Nährstoffe verringert, und die unverdauten Nahrungsbestandteile werden als flüssiger, wäßriger Stuhl ausgeschieden. Zur Linderung oder Beseitigung von Durchfall versucht die ayurvedische Heilkunst, Agni zu stärken und das im jeweiligen Fall übermäßige Dosha – gewöhnlich ist es Pitta – zu befrieden.

Verdauungsstörungen, Nervosität sowie das Essen unzuträglicher Speisen oder Nahrungsmittelkombinationen können ebenfalls Durchfall hervorrufen.

Befrieden von Pitta

Die erste Maßnahme gegen Durchfall besteht darin, den Pitta-Anteil in der Ernährung zu reduzieren. Orientieren Sie sich dazu an den in Kapitel 8 beschriebenen Empfehlungen für eine Pitta befriedende Ernährung, und meiden Sie insbesondere stark gewürzte und fermentierte Nahrungsmittel.

Wann Sie einen Arzt aufsuchen sollten

Wenn keine schwere Krankheit besteht, läßt sich Durchfall gewöhnlich leicht heilen. Da diese Störung aber auch ein Symptom für ein ernsteres Leiden sein kann, sollten Sie einen Arzt aufsuchen, wenn die hier beschriebenen Heilmethoden das Problem nicht innerhalb von 2–3 Tagen zu beheben vermögen.

Vier Heilmethoden mit Hilfe bestimmter Nahrungsmittel

- Kochen Sie 1–2 Äpfel, bis sie breiig sind, und fügen Sie dann 1 Teelöffel Ghee, eine Prise Kardamom und eine Prise Muskatnuß hinzu. Essen Sie dieses Mus langsam. Es ist köstlich und bringt Durchfall augenblicklich zum Stillstand.
- Falls Sie keine Äpfel haben, können Sie auch Bananen verwenden; allerdings müssen Sie diese zuerst kochen. Schneiden Sie 1 oder 2 reife Bananen in Stükke, und fügen Sie ihnen – ebenso wie bei der vorigen Empfehlung den Äpfeln – 1 Teelöffel warmes Ghee und je eine Prise Kardamom und Muskatnuß hinzu. Bananen sind reich an Kalium, das den Stuhl festigt.
- Ein weiteres wirksames Heilmittel gegen Durchfall ist gekochter Reis mit Joghurt. Nehmen Sie ungefähr eine Tasse gekochten Basmatireis, fügen Sie diesem 1 Eßlöffel Ghee und 3–4 Eßlöffel frischen Joghurt hinzu, vermischen Sie die Zutaten gut, und essen Sie die Heilspeise.
- Ein weiteres Heilmittel, in dem Joghurt verwendet wird, besteht aus einer Mischung von gleichen Teilen Joghurt und Wasser (jeweils etwa ½ Tasse) und ungefähr ⅛ Teelöffel frischem, geriebenem Ingwer. Trinken Sie diese Flüssigkeit.

Kräuterheilmittel

- Mischen Sie ca. ½ Teelöffel Ingwerpulver mit 1 Teelöffel natürlichem Rohzucker, und kauen Sie dieses Gemisch mit etwas warmem Wasser. Nehmen Sie es 2–3 Tage lang jeweils 2–3mal täglich ein.
- Ein anderes einfaches Heilmittel besteht aus folgenden Zutaten:

  1 Teelöffel Ghee
  ¼ Teelöffel Muskatnuß
  ¼ Teelöffel Ingwerpulver
  1 Teelöffel natürlicher Zucker

  Mischen Sie diese Zutaten, und nehmen Sie davon ebenso wie von der weiter oben beschriebenen Ingwer-Zukker-Mischung 2–3 Tage lang jeweils 2–3mal täglich etwa ½ Teelöffel.

- Bei akutem Durchfall können Sie ½ Teelöffel Fenchelpulver mit ½ Teelöffel Ingwerpulver mischen und von diesem Gemisch 2–3mal täglich etwas kauen.
- Versuchen Sie, eine Tasse heißen schwarzen Kaffee mit etwas Zitronensaft (ca. 10 Tropfen) und einer Prise Kardamom oder Muskatnuß zu trinken.

- Falls Ihr Durchfall eine Folge von Pitta-Übermaß zu sein scheint, können Sie die folgende Kräutermischung benutzen:

  ½ Teelöffel Shatavari
  ½ Teelöffel Pfeilwurzelmehl

  Mischen Sie die Zutaten, und nehmen Sie das Ergebnis 2–3mal täglich mit ½ Glas warmem Wasser zu sich.

- Sie können einen durch Pitta bedingten Durchfall auch mit Sat-Isabgol (Psyllium-Schalen) behandeln. Das mag Ihnen merkwürdig erscheinen, weil Psyllium häufig als Abführmittel benutzt wird. Doch besteht bei einem Pitta-Durchfall im Magen-Darm-Trakt ein Pitta-Übermaß, das die Darmwände reizt, wodurch der Durchfall entsteht. Nehmen Sie deshalb vor dem Zubettgehen 1 Teelöffel Sat-Isabgol, vermischt mit einer Tasse frischem Joghurt. Dieses Mittel absorbiert das überschüssige Pitta, festigt den Stuhl und beseitigt dadurch den Durchfall. Verwenden Sie hierzu aber unbedingt frischen Joghurt.

Starken Flüssigkeitsverlust vermeiden

Durchfall verursacht manchmal starken Flüssigkeitsverlust. Um dies zu verhindern, können Sie einem ½ Liter raumwarmem Wasser 1 Teelöffel naturbelassenen Zucker, 1 Teelöffel Zitronensaft und eine Prise Salz hinzufügen und dies den ganzen Tag über trinken.

Hinweis: Wenn der Durchfall länger als drei Tage anhält, sollten Sie einen Arzt aufsuchen.

Durchfall bei Babys

Wenn Babys, die von ihren Müttern noch gestillt werden, unter Durchfall leiden, kann die Ernährung der Mutter der Grund dafür sein. Ißt die Mutter beispielsweise zu alt gewordene Essensreste oder schwerverdauliche Speisen, wird die Muttermilch für das Kind unverträglicher. Generell empfiehlt die ayurvedische Heilkunst Müttern von Babys, die im Alter von sechs Monaten oder früher Durchfall bekommen, eine Pitta befriedende Ernährung.

An Apple a Day ...: Durchfall bei Babys kann man normalerweise erfolgreich behandeln, indem man dem Kind gekochten Apfel zu essen gibt. Entfernen Sie Schale und Kerne, kochen Sie den Apfel, und fügen Sie ½ Teelöffel Ghee, eine Prise Kardamom und eine kleine Prise Ingwer hinzu. Rühren Sie gut um und lassen das Ganze bis auf Raumtemperatur abkühlen.

Vorschlag: Sie können Ihrem Kind dieses Apfelmus in einer normalen Babyflasche zu essen geben. Schneiden Sie mit einer sauberen Schere die Spitze des Gummisaugers ab, damit die Öffnung groß genug ist, um das Mus durchzulassen.

Molke ist eine natürliche Quelle für Laktobakterien. Da Durchfall bei einem Baby häufig durch eine Veränderung der Magen-Darm-Flora entsteht, müßte deren Normalisierung durch den Konsum von Molke begünstigt werden. Außerdem ist Molke auch eine gute Kalium- und Kalziumquelle, Minerale, die beide den Stuhl festigen.

Bringen Sie 1 Tasse Milch zum Kochen. Wenn Sie gerade zu kochen beginnt, pressen Sie etwa ½ Teelöffel Zitronensaft in den Topf. Die Milch gerinnt dann. Filtern Sie die dicken Bestandteile aus, indem Sie das Ganze durch ein Leinentuch oder ein Sieb gießen.

Der zurückbleibende wäßrige Teil ist die Molke. Geben Sie dem Kind alle 10–15 Minuten etwa 4–5 Teelöffel Molke. Dies müßte den Durchfall bald beheben.

(Der dicke, feste Teil ist ein köstlicher Frischkäse, der in Indien Paneer genannt und in der indischen Küche häufig verwendet wird. Kosten Sie ihn!)

Ein einfaches Kräuterheilmittel gegen Durchfall ist eine Mischung aus 1 Teelöffel Honig, ½ Teelöffel Ghee, 1 Prise Muskatnuß und 1 Prise Safran.

Mohnsamen-Porridge: Sie können für Ihr Kind auch ein Porridge aus Mohnsamen zubereiten. Bringen Sie ½ Tasse Milch und ½ Tasse Wasser zum Kochen, und fügen Sie dann etwa 1 Teelöffel Mohnsamen hinzu. Die Samen quellen auf, werden weich und ergeben ein köstliches, leichtverdauliches Porridge, das Durchfall häufig zu stoppen vermag. Außerdem wird Ihr Kind danach gut schlafen.

Wann Sie einen Arzt aufsuchen sollten

Wenn Ihr Kind Durchfall hat, sollten Sie es sehr genau beobachten. Wird der Stuhlgang seltener und der Stuhl fester und kompakter, bessert sich der Zustand des Kindes. Bleibt der Stuhl jedoch wäßrig, hat das Baby mehrmals täglich Stuhlgang und sind seine Augen eingesunken, sind seine Lippen trocken und wirkt es schläfrig, so sind dies Warnzeichen, die auf einen zu starken Flüssigkeitsverlust hindeuten. Falls dieses ernst zu nehmende Problem auftritt, sollten Sie umgehend einen Arzt aufsuchen.

Kalzium: Babys können auch Durchfall bekommen, wenn sie zahnen. Zähne sind nach den Lehren des Ayurveda ein Nebenprodukt von Asthi-Dhatu, der Knochenbildung. Wenn bei einem Baby die Zähne zu wachsen beginnen – dies gilt insbesondere für die Schneidezähne –, wird das Vata-Dosha des Asthi-Dhatu provoziert, das Verdauungsfeuer wird geschwächt, und infolgedessen kann Durchfall auftreten. Im beschriebenen Fall benötigt das Baby mehr Kalzium. Dieses können Sie ihm in der für Kinder korrekten Dosierung als Nahrungsergänzungsstoff geben.

Ejakulationsstörungen

Siehe Vorzeitige Ejakulation

Erkältungen und Grippe

Viele Menschen erkranken im Winter oder im Frühjahr an einer Erkältung oder an Grippe. Die Symptome sind uns allen nur zu bekannt: Nasenlaufen, Husten, Kongestion, Kopfschmerzen, Muskelschmerzen und manchmal Fieber.

Nach der ayurvedischen Theorie sind Erkältungen Kapha-Störungen. Der Körper baut ein Übermaß an kühlen und feuchten Kapha-Qualitäten auf, was zu Kongestion und einer laufenden Nase führt. Gleichzeitig kann auch ein Vata-Übermaß bestehen. Dadurch wird das Verdauungsfeuer (Agni) geschwächt, und Frösteln, Appetitmangel und/oder Verdauungsbeschwerden sind die Folge.

Ingwer-Heilmittel

Das beste Heilmittel gegen Erkältungen ist Ingwer. Es folgen einige einfache Hausmittel, in denen Ingwer Verwendung findet. Diese lindern die typischen Erkältungssymptome und beschleunigen die vollständige Genesung.

- Mischen Sie die folgenden Kräuter:

  1 Teil Ingwer
  1 Teil Zimt
  2 Teile Zitronengras

  Lassen Sie 1 Teelöffel dieser Mischung etwa 10 Minuten in 1 Tasse heißen Wassers ziehen. Gießen Sie die Flüssigkeit dann ab, und süßen Sie mit Honig, wenn Sie wollen. Trinken Sie diesen köstlichen Tee mehrmals täglich. Er wird Ihnen helfen, Erkältung, Kongestion und Grippe zu heilen.

- Ein weiteres ausgezeichnetes Heilmittel ist ein Tee aus Ingwer, Kardamom und Zimt. Das Rezept lautet wie folgt:

  2 Teile Ingwer
  3 Teile Zimt
  1 Prise Kardamom

  Lassen Sie 1 Teelöffel dieser Mischung in einer Tasse heißen Wassers 10–15 Minuten lang ziehen. Wenn der Tee etwas abgekühlt ist, können Sie nach Belieben ca. ½–1 Teelöffel Honig hinzufügen.

- Kochen Sie 1 Teelöffel Ingwer oder ein paar Eukalyptusblätter in einem ½ l Wasser. Stellen Sie anschließend die Hitzequelle ab, legen Sie sich ein Handtuch über den Kopf, und inhalieren Sie den heißen Dampf. Dadurch wird die Kongestion gelindert, und Sie werden sich danach wesentlich besser fühlen. Auch Dampf ohne jeden Kräuterzusatz ist nützlich.

Weitere Kräuterheilmittel

- Nehmen Sie 2–3mal täglich ½ Teelöffel Fenchelsamenpulver, vermischt mit 1 Teelöffel naturbelassenem Zucker ein.
- Bei einer Erkältung mit Husten und Kongestion können Sie ½ Teelöffel Zimt mit 1 Teelöffel Honig mischen und diese Mischung 2–3mal täglich zu sich nehmen. (Weitere Anregungen zur

Behandlung von Husten finden Sie unter dem Stichwort «Husten».)

- Bei Grippe können Sie einen Tee aus 1 Teelöffel Tulsi (Breitkrautigem Basilikum) in 1 Tasse Wasser zubereiten. Lassen Sie das Ganze nur 1 Minute kochen, und trinken Sie die Flüssigkeit dann.
- Es folgt ein ayurvedisches Kräuterrezept, das bei Erkältungen empfohlen wird:

  1 Teil Sitopaladi
  1 Teil Maha-Sudarshan-Churna

  Mischen Sie diese Kräuter in gleichen Anteilen, und nehmen Sie 2–3mal täglich 1/4 Teelöffel davon mit 1 Teelöffel Honig nach dem Essen.

- Auch die westliche Kräuterheilkunde kennt einige sehr nützliche Kräuter zur Behandlung von Erkältungen. Probieren Sie die folgende Mischung aus:

  1 Teil Echinacea
  1 Teil Gelbwurz
  2 Teile Zimt

  Nehmen Sie 2mal täglich 1/4 Teelöffel dieser Mischung mit Honig.

VORSICHT: Nehmen Sie niemals gleichzeitig Ingwer und Aspirin ein, denn beide verdünnen das Blut. Deshalb sollten Sie Ingwertee oder andere Heilmittel, die Ingwer enthalten, entweder zwei Stunden vor oder zwei Stunden nach der Einnahme von Aspirin zu sich nehmen.

Weitere Heilmittel und Empfehlungen

Vitamin C ist bei Erkältung und Grippe sehr zu empfehlen.

Natürliche Nasentropfen: Träufeln Sie morgens und abends 3–5 Tropfen flüssiges Ghee in beide Nasenöffnungen. Dadurch werden die Nasengänge geschmeidiger, und die bei Erkältungen auftretenden Reizungen sowie das Niesen werden gelindert.

Heißes Wasser mehrmals täglich zu trinken ist eine ausgezeichnete Methode zur Entfernung von Giftstoffen aus dem Körper und zur Beschleunigung der Genesung von einer Erkältung.

Meiden Sie Milchprodukte wie Joghurt, Hüttenkäse und Milch sowie alle kalten Getränke.

Gönnen Sie sich Ruhe: Ruhe ist sehr wichtig für die Heilung. Gönnen Sie sich soviel Ruhe wie möglich, und lesen und entspannen Sie sich in dieser Zeit.

Nur leichtes Körpertraining: Während einer Erkältung sollten Sie anstrengende Körperübungen meiden, weil diese bewirken können, daß sich die Erkältung in der Brust festsetzt. Die Yoga-Sequenz mit Namen Sonnengruß (Surya-Namaskar) ist in diesem Fall nützlich. Außerdem helfen Übungen wie Schulterstand, Kopfstand (etwa 1 Minute lang) sowie die Vorwärtsbeugung, den Ausfluß von Schleim aus der inneren Nasenöffnung zu verhindern und die Flüssigkeit durch die Nase abzuleiten.

Atemübung: Der Feueratem kann helfen, die Erkältung auszubrennen. Atmen Sie dabei normal und passiv ein, jedoch kräftig aus, und wiederholen Sie dies mehrere Male. Diese Atemübung treibt den Schleim aus dem Atemsystem. Ausführliche Erläuterungen zu dieser Übung finden Sie in Kapitel 6.

- Eine weitere nützliche Atemübung ist die Wechselatmung durch beide Nasenöffnungen ohne Anhalten des Atems. Auch diese Übung trägt zur Auflösung von Kongestionen bei (siehe Kapitel 6).

Prävention: Als Präventionsmaßnahme können Sie Amalaki einnehmen. Dies ist ein Rasayana (verjüngendes Tonikum) und eine gute Quelle für Vitamin C und Eisen. Nehmen Sie jeden Abend 1 Teelöffel Amalaki mit warmem Wasser als Vorbeugung gegen Erkältungen.

Falls Sie abends Triphala einnehmen, nehmen Sie damit ohnehin schon regelmäßig Amalaki zu sich, denn letzteres ist eines der drei Kräuter, aus denen Triphala (zusammen mit Haritaki und Bibhitaki) besteht. In diesem Fall sollte nicht noch zusätzlich Amalaki eingenommen werden, weil dadurch Durchfall hervorgerufen werden kann.

Erschöpfung und chronische Erschöpfung

Erschöpfung ist ein körperlicher und geistiger Streßzustand, der allerdings nicht immer durch Überarbeitung entsteht. Manche Menschen fühlen sich erschöpft, weil sie *nicht genug* tun – weil sie nicht intensiv genug arbeiten. Bei ihnen kann Erschöpfung durch Langeweile oder durch Motivationsmangel auftreten.

Solche Patienten habe ich manchmal gebeten, spazierenzugehen oder irgendeine körperliche Arbeit zu verrichten, um die Erschöpfung zu überwinden und ihr Energieniveau zu steigern. Als erstes muß also festgestellt werden, ob die Müdigkeit oder Erschöpfung durch zu intensive körperliche Arbeit oder durch zuviel Müßiggang entstanden ist.

Erschöpfung kann durch ein zu schwaches Verdauungsfeuer, durch Leberschwäche, durch eine Schwächung der Energie der Nebennieren oder durch Anämie hervorgerufen werden. Auch das Epstein-Barr-Virus erzeugt eine Form von chronischer Erschöpfung (CFS), die mit einem stagnierenden Pitta-Übermaß in der Leber zusammenhängt. Menschen, die in ihrem Leben einmal an infektuöser Mononukleose erkrankt sind, fühlen sich manchmal sehr erschöpft und müde.

Es folgen ein paar Behandlungsempfehlungen für Erschöpfungszustände verschiedenster Ursache.

Erschöpfung nach Körpertraining oder harter körperlicher Arbeit: Trinken Sie ein Glas frischen Orangensaft mit einer Prise Steinsalz. Diesem Getränk 10 Tropfen frischen Zitronensaft hinzuzufügen trägt zur Befriedung von Pitta bei.

- Trinken Sie 1–2mal täglich 1 Tasse Ginseng- oder Ashwagandha-Tee.

Erschöpfung bei Anämie: Wenn die Erschöpfung durch Anämie verursacht wird, sollten Sie letztere durch Konsum blutbildender Nahrungsmittel wie Granatapfelsaft, Trauben und/oder Traubensaft, Rote-Bete- bzw. Rote-Bete-Karotten-Saft oder mit den Kräutern Abrak-Bhasma und Loha-Bhasma behandeln. (Weitere Behandlungsempfehlungen finden Sie unter dem Stichwort «Anämie».)

Erschöpfung bei Epstein-Barr-Virus: Wenn die Erschöpfung durch das Epstein-Barr-Virus verursacht wird, sollte sie als Pitta-Störung behandelt werden.

- Orientieren Sie sich an den Ernährungsempfehlungen zur Befriedung von Pitta (siehe Kapitel 8).
- Benutzen Sie die folgende Kräuterrezeptur:

  5 Teile Shatavari
  4 Teile Bala
  3 Teile Vidari
  1/4 Teil Kama-Dudha

  Nehmen Sie 2–3mal täglich 1/2 Teelöffel dieser Mischung mit 1 Teelöffel Shatavari-Ghee. Dieses Mittel stärkt die Leber und fördert die Heilung chronischer Erschöpfung (Chronic Fatigue Syndrome – CFS). (Das Rezept zur Herstellung von Shatavari-Ghee finden Sie in Anhang 2.)

Stärkung des Verdauungsfeuers

Wenn Ihr Verdaungsfeuer (Agni) schwach ist und Ihre Verdauung ebenfalls, werden die in Ihrer Nahrung enthaltenen Nährstoffe schlecht absorbiert und assimiliert. Und wenn Ihr Körper aus der Nahrung nicht genügend Nährstoffe bezieht, steht Ihnen natürlich weniger Energie zur Verfügung.

- Eine der besten Möglichkeiten, Agni anzufachen, besteht darin, vor jeder Mahlzeit etwas Ingwer zu essen. Hakken oder reiben Sie ein wenig frischen Ingwer sehr fein, fügen Sie ein paar Tropfen Zitronensaft und eine Prise Salz hinzu, und kauen Sie das Gemisch. Oder schneiden Sie eine dünne Scheibe frischen Ingwer ab, streuen etwas Salz darauf, und kauen Sie dies.
- Meiden Sie insbesondere während der Mahlzeiten oder danach kalte und eisgekühlte Getränke. Sie behindern Agni und verringern die Effektivität der Verdauung. Trinken Sie während der Mahlzeiten warmes Wasser in kleinen Schlucken.
- Nehmen Sie 2mal täglich (nach dem Mittag- oder dem Abendessen) eine Tablette (200 mg) Chitrak-Adivati ein. Dies stärkt das Verdauungsfeuer und beseitigt die Erschöpfung.
- Weitere Tips zur Stärkung des Verdauungsfeuers finden Sie unter dem Stichwort «Verdauungsstörungen».

Yoga-Übungen und Pranayama: Wechselatmung durch beide Nasenöffnungen und sanfte Yoga-Dehnübungen können positiv auf das Verdauungsfeuer wirken und es

Wann Sie einen Arzt aufsuchen sollten

Ungewohnte Anstrengungen, Streß, Schlafmangel und noch eine Reihe anderer Faktoren können bewirken, daß man sehr müde und erschöpft ist. Doch wenn Sie die zur Behandlung von Erschöpfungszuständen empfohlenen ayurvedischen Heilmittel mehrere Wochen lang benutzt haben und dann immer noch unter unerklärlichen Erschöpfungsgefühlen leiden oder wenn Sie sich weiterhin ungewöhnlich teilnahmslos, lethargisch und Ihrer Energie beraubt fühlen, könnte der Grund hierfür eine ernstere Krankheit sein. Erschöpfung ist ein Symptom vieler Krankheiten, unter anderem von Anämie, Lungenkrankheiten, Diabetes, Hepatitis, Mononukleose, Schilddrüsenerkrankungen und Krebs. Außerdem könnte es sein, daß Sie unter chronischer Erschöpfung (CFS) leiden. Suchen Sie also bei länger anhaltender Erschöpfung, die trotz Anwendung der obengenannten Behandlungsmethoden nicht verschwindet, einen Arzt auf.

anfachen. In Anhang 4 und Kapitel 6 finden Sie Beschreibungen und Abbildungen von Yoga- und Atemübungen. Sofern es sich nicht um eine Folge von Müßiggang handelt, empfiehlt die ayurvedische Heilkunde bei Erschöpfung keine Körperübungen, weil durch diese Ojas verbrannt wird und das Erschöpfungsgefühl noch verstärkt werden kann.

Aufbau von Kraft und Stärkung der Energie

Die folgenden heilend wirkenden Nahrungsmittel liefern dem Körper zusätzliche Nährstoffe und stärken ihn dadurch.

Datteln: Legen Sie 10 frische Datteln in einen Litertopf mit Ghee. Fügen Sie 1 Teelöffel Ingwer, 1/8 Teelöffel Kardamom und eine Prise Safran hinzu. Decken Sie den Behälter ab, und lassen Sie ihn mindestens 2 Wochen an einem warmen Ort stehen. Essen Sie danach jeden Tag morgens eine der Datteln. Ob Sie es glauben oder nicht, die Datteln schmecken nach dieser Behandlung köstlich, und sie wirken als Heilmittel bei Anämie, Libidoschwäche und chronischer Erschöpfung.

Ein einfacher herzustellendes Tonikum, bei dem Datteln eine Rolle spielen, ist das folgende Getränk: Legen Sie 5 frische Datteln über Nacht in ein Glas Wasser. Zerkleinern Sie die Datteln am nächsten Morgen in einem Mixer, und trinken Sie die Flüssigkeit. Dies wird Ihre Energie und Vitalität stärken. (Entfernen Sie die Stiele, bevor Sie die Früchte in den Mixer geben!)

Mangos: Essen Sie täglich eine reife Mango, und trinken Sie etwa eine Stunde danach 1 Tasse warme Milch mit 1 Teelöffel Ghee. Auch dies stärkt die Vitalität.

Eine Variante besteht darin, 1 Glas frischen Mangosaft und 1 Stunde später

½ Tasse warme Milch mit 1 Prise Kardamom, 1 Prise Muskatnuß und 1 Teelöffel Ghee zu trinken.

Eßstörungen

(Siehe auch Eßsucht und Fettleibigkeit)

Hinweis: Die ayurvedischen Empfehlungen zu diesem und verwandten Stichwörtern können Ihnen helfen, Eßstörungen zu behandeln. Zu deren vollständiger Heilung jedoch ist häufig eine psychologische Behandlung erforderlich.

Arten von Eßstörungen

Bulimie und Heißhunger: Fast jeder Mensch ißt hin und wieder einmal etwas zwischen den Mahlzeiten. Doch wenn Sie häufig weiteressen, obwohl Sie schon satt sind, kann es sein, daß Sie unter einer jener Störungen leiden, die Bulimie und Heißhunger genannt werden.

Bulimiker essen exzessiv und lösen dann künstlich Erbrechen aus, um nicht zuzunehmen, wohingegen diejenigen, die unter Heißhunger leiden, das Problem nicht durch Erbrechen wieder aus der Welt zu schaffen versuchen. Heißhunger kann zu Fettleibigkeit führen, und Bulimie kann Stoffwechselstörungen nach sich ziehen.

Eßsucht jeder Art ist in den meisten Fällen eine Folge psychischer oder emotionaler Faktoren wie geringer Selbstachtung, Angst und Traurigkeit. Um diese Emotionen zu kompensieren, essen Menschen zuviel.

Anorexie (Magersucht): *Anorexia nervosa* ist ein großes Problem, unter dem gewöhnlich junge Frauen leiden, die Angst davor haben, zu dick zu werden, und die deshalb absichtlich hungern. Die eigentliche Ursache von Anorexie ist oft eine Depression.

Empfohlene Heilmittel

Es folgen einige Empfehlungen, die Ihnen helfen sollen, die genannten Eßstörungen effektiv zu behandeln. Umfassendere Behandlungsmöglichkeiten finden Sie unter den Stichwörtern «Eßsucht» und «Fettleibigkeit».

Ernähren Sie sich fettarm: Meiden Sie fette gebratene Speisen sowie Käse, Joghurt, zu große Mengen von Kohlehydraten und Eiscreme. Diese Nahrungsmittel stärken Kapha, erhöhen das Gewicht und können Fettleibigkeit zur Folge haben.

Essen Sie scharf gewürzte Speisen: Fügen Sie den Speisen beim Kochen Garam-Masala, Chili, Cayennepfeffer, Kurkuma, Kumin und dergleichen hinzu. Diese Gewürze verbrennen Ama, den Stoff, der die Eßsucht verursacht.

Essen Sie 2–3mal täglich, keinesfalls öfter. Essen Sie zum Frühstück, zu Mittag und zu Abend, jedoch niemals zwischen diesen Mahlzeiten. Hören Sie sich beim Essen angenehme und leise Musik an, beispielsweise klassische indische Musik. Wählen Sie eine sanfte, liebevolle Raga. Meiden Sie hingegen beim Essen lauten und aggressiven Jazz und Rock, weil diese Musik Körper und Nervensystem zu stark anregt, was zur Folge hat, daß Sie das Bedürfnis verspüren, mehr zu essen.

Lakritze: Wenn Sie unbedingt etwas zwischendurch essen wollen, können Sie Lakritze wählen, ein leicht harntreibendes Mittel, das Kapha verringert. Oder essen Sie eine Handvoll Rosinen.

Kräutertee: Die emotionale Komponente von Eßstörungen können Sie durch Trinken von Kräutertee behandeln. Dazu eignen sich insbesondere Kamille und Beinwell sowie die ayurvedischen Kräuter Brahmi oder Jatamamsi. Alle genannten Kräuter eignen sich auch jeweils einzeln für diesen Zweck, doch vermag eine Mischung aus gleichen Mengen aller genannten Kräuter besonders wirksam Streß zu verringern und Emotionen auszugleichen. Geben Sie ½–1 Teelöffel der Kräutermischung in kochendes Wasser, und lassen Sie sie 10 Minuten lang darin ziehen.

> HINWEIS: Obwohl Jatamamsi- und Brahmi-Tee bei Depression helfen können, sollte unbedingt eine Beratung durch einen Psychiater oder Psychotherapeuten erfolgen.

Ölmassage: Reiben Sie abends vor dem Zubettgehen etwas Bhringaraj-Öl in Fußsohlen und Kopfhaut ein. Das hilft Ihnen, sich zu entspannen, und fördert Ihren Schlaf. Auch eine leichte Massage mit ein wenig Öl am Morgen hilft Ihnen, mit Streß fertig zu werden.

Yoga-Übungen: Gute Yoga-Asanas für Eßstörungen sind unter anderem Bogen, Boot, Pfau und Hahn. Die Löwen-Position wirkt sich ebenfalls sehr günstig auf Streß aus (siehe Anhang 4).

Atemübungen und Meditation: Ujjayi-Pranayama und die So-Hum-Meditation sind bei dieser Art von Problemen sehr nützlich (siehe die Kapitel 6 und 7).

Eßsucht

(Siehe auch Eßstörungen und Fettleibigkeit)

Aufgrund harter Arbeit, insbesondere körperlicher Arbeit, müssen manche Menschen große Nahrungsmengen zu sich nehmen, um die Energie in ihrem Körper zu regenerieren. Gelegentlich kann dadurch Eßsucht entstehen. Doch beruht diese Störung in den meisten Fällen auf emotionalen Faktoren, mit denen wir uns nun beschäftigen werden.

Nahrungsmittel nähren den Körper; Liebe nährt die Seele. Wenn Menschen mit guten Freunden oder nahen Verwandten zusammen sind, kann es sein, daß sie vor lauter Freude zu essen vergessen. Sie verspüren kein Bedürfnis nach Speisen, weil sie eine höhere Art von Nahrung – Liebe – erhalten.

Doch wenn ein Mensch diese Liebe nicht bekommt oder dieses Glück nie erlebt, vereinsamt er oder hat das Gefühl, abgelehnt oder nicht geliebt zu werden.

Essen kann zu einem Ersatz für Liebe werden. Somit ist Essensaufnahme zur Unterdrückung von Gefühlen der Einsamkeit, Trauer oder Depression die emotionale oder psychische Ursache für Eßsucht. Nach statistischen Erkenntnissen kommt Eßsucht bei Frauen häufiger vor als bei Männern.

Aus der Perspektive der ayurvedischen Heilkunst betrachtet, stimuliert Vata Jatharagni, das Feuer des Magens, und durch diese Stimulation wird der Magen aktiviert. Da die Stimulation als Hunger erfahren wird, essen die betreffenden Menschen mehr.

Es gibt viele Möglichkeiten, das Problem der Eßsucht zu behandeln, und mit ein wenig Bemühung läßt es sich auch überwinden.

Bringen Sie Ihre Gefühle zum Ausdruck: Zunächst müssen Sie Ihr Einsamkeitsempfinden und das Gefühl, nicht geliebt zu werden, loslassen. Schreiben Sie über Ihre Gefühle. Bringen Sie sie zum Ausdruck. Dadurch wird die im Solarplexus blockierte Energie befreit, wodurch wiederum der emotionale Hunger nachläßt.

Meditation und Atemübungen: Setzen Sie sich jedesmal, wenn Sie emotionalen Hunger verspüren, ruhig hin, und konzentrieren Sie Ihre Aufmerksamkeit auf den Atem. Oder üben Sie 10–15 Minuten lang die So-Hum-Meditation (siehe Kapitel 7).

Shitali-Pranayama, wobei die Zunge zu einer Röhre geformt und durch diese in den Bauch eingeatmet wird, ist ebenfalls sehr nützlich. (Siehe Kapitel 6.)

- Sie können auch 12mal tief atmen und anschließend ein Glas warmes Wasser trinken. Dies trägt zur Auflösung des emotionalen Hungers und damit zur Vermeidung übermäßigen Essens bei.

Yoga-Übungen wie Mondgruß, Kamel, Kobra und Drehung der Wirbelsäule können Ihnen helfen, eine Eßsucht, die aufgrund emotionaler Faktoren entstanden ist, unter Kontrolle zu bringen (siehe Anhang 4).

Halten Sie sich von den Dingen fern, für die Sie eine Schwäche haben: Machen Sie jedesmal, wenn Sie ein starkes Verlangen nach etwas Eßbarem verspüren, einen schnellen 20minütigen Spaziergang in frischer Luft. Dies verringert das Verlangen.

Essen Sie leichte Kost: Wenn Sie unbedingt etwas essen zu müssen glauben, sollten Sie etwas Leichtes wählen. Probieren Sie es einmal mit Crackern, Zerealien oder Getreide wie Hirse oder Roggen. Oder trinken Sie etwas Fruchtsaft. Ernähren Sie sich generell fettarm. (Empfehlungen für die Kapha-Diät finden Sie in Kapitel 8.) Wenn Sie dies beherzigen, können Sie Ihrem Gefühl, etwas essen zu müssen, gerecht werden, doch verhindert die leichte Kost andererseits, daß Sie zunehmen oder Fett ansetzen.

Versuchen Sie es mit Bananen: Essen Sie eine reife Banane, nachdem Sie dieselbe zerschnitten und mit 1 Teelöffel Ghee und einer Prise Kardamom versetzt haben. Dies wirkt befriedend auf emotional bedingte obsessive Eßgewohnheiten.

Prüfen Sie Ihren Hunger: Wenn Sie hungrig sind, können Sie mit Hilfe der folgenden Methode feststellen, ob Ihr Hungergefühl emotional bedingt oder ein echtes biologisches Bedürfnis nach Nahrung ist. Trinken Sie etwas Süßholz-, Kamillen- oder Pfefferminztee. Ein emotional bedingtes Hungergefühl vermag der warme, beruhigend wirkende Tee zu besänftigen, und Sie werden sich danach besser fühlen. Sind Sie hingegen tatsächlich physiologisch hungrig und brauchen etwas zu essen, kann der Tee Ihren Appetit nicht verringern.

Bei Schilddrüsenüberfunktion: Wenn Ihre Eßsucht durch Schilddrüsenüberfunktion – also durch eine Stoffwechselstörung – bedingt ist, empfiehlt die ayurvedische Heilkunde Kaishore-Guggulu. Diese Kräutermischung wirkt regulierend auf den Stoffwechsel und beruhigt die überaktive Schilddrüse.

Trinken Sie Brahmi-Milch: Wenn Sie sich hungrig fühlen, können Sie 1 Tasse warme Milch trinken, die Sie zuvor mit ½ Teelöffel Brahmi aufgekocht haben. Dies verhindert, daß Sie zuviel essen.

Wenn Sie bereits zuviel gegessen haben, können Sie 1 Teelöffel Koriandersamen und 1 Teelöffel Fenchelsamen in einer schweren Eisenpfanne ohne jedes Öl rösten. (Rühren Sie ständig um, damit die Samenkörner nicht anbrennen.) Fügen Sie eine Prise Salz hinzu, lassen Sie die Mischung abkühlen, und essen Sie sie. Sie regt die Verdauung an.

Ein weiteres Hilfsmittel bei Verdauungsstörungen, die durch übermäßiges Essen bedingt ist, besteht darin, eine Tasse Wasser zu trinken, in die Sie zuvor den Saft einer halben Zitrone gegeben haben. Fügen Sie der Flüssigkeit kurz vor dem Trinken 1 Prise Backpulver hinzu, rühren Sie dann kurz um, und trinken Sie schnell.

Fettleibigkeit

Fettleibigkeit ist eine Störung, bei der ein Mensch starkes Übergewicht entwickelt und sich unter dem Kinn, an der Brust sowie an Bauch, Gesäß und Oberschenkeln des Betreffenden große Mengen Körperfett ablagern. Zwar ist Fettleibigkeit an sich keine schwere Krankheit, doch kann sie die Lebenszeit erheblich verkürzen, die Leistungsfähigkeit stark verringern und die Gefahr einer Erkrankung an Diabetes, Bluthochdruck, Libidoschwäche und Arthritis vergrößern. Letztlich verringert Fettleibigkeit die Freude am Leben.

Fettleibigkeit ist großenteils eine Folge der sozioökonomischen Probleme einer Überflußgesellschaft. Ein Leben in materiellem Wohlstand, sitzende Arbeit und Bewegungsmangel sind die wichtigsten Faktoren, die zur Entstehung von Fettleibigkeit führen. Aus ayurvedischer Sicht sind die Hauptursachen für die Entstehung dieser Störung zu reichliches Essen, zu langes Sitzen und generell eine zu wenig aktive Lebensweise.

Fettleibigkeit ist eine Kapha-Störung. Bei Fettleibigen ist das Magenfeuer stark, jedoch das Zellfeuer in den Geweben relativ schwach. Alle Kalorien, die ein Mensch konsumiert, aber nicht benötigt, werden nicht verbrannt, sondern in Fettgewebe umgewandelt, wodurch Übergewicht und Fettleibigkeit entstehen.

Es gibt jedoch noch zahlreiche andere Ursachen von Fettleibigkeit. Gewisse erbliche Eigenarten des endokrinen Systems, beispielsweise eine übermäßige Produktion von Wachstumshormonen, können zur Entstehung der Störung beitragen. Schwangere essen manchmal zuviel, und es gelingt ihnen dann nach der Schwangerschaft oft nicht, das zugelegte Gewicht wieder zu verlieren. Auch Streß kann häufig emotional bedingtes Essen zur Folge haben, wodurch es zu einer beträchtlichen Gewichtszunahme kommen kann. Häufiges Essen zwischen den Mahlzeiten ist der Erhaltung eines normalen Gewichts ebenfalls nicht gerade förderlich. Bestimmte Medikamente, beispielsweise Kortikosteroide und orale Verhütungsmittel, können den Stoffwechsel verändern und zu einer starken Gewichtszunahme führen, und das gleiche kann Insulin bewirken. Süchte, wozu auch regelmäßiger Alkohol- und Zigarettenkonsum zu rechnen sind, werden ebenfalls als Ursachen von Fettleibigkeit bezeichnet. Der Hauptfaktor ist jedoch in den meisten Fällen zu reichliches Essen in Verbindung mit ungenügendem Körpertraining.

Regelmäßiger Konsum kalter Getränke und fetter gebratener Speisen sowie von Milchprodukten wie Käse, Joghurt und Eiscreme und schließlich auch übermäßiger Konsum von Zucker und Kohlehydraten können allesamt Gründe für Fettleibigkeit sein.

Achten Sie auf Ihre Ernährung: Der erste Schritt bei der Behandlung von Fettleibigkeit besteht darin, sich genau Rechenschaft darüber zu geben, was man ißt. Orientieren Sie sich an der in Kapitel 8 beschriebenen Kapha befriedenden Ernährung. Vermeiden Sie es, regelmäßig kalte Getränke und fette gebratene Speisen zu sich zu nehmen. Essen Sie möglichst wenig Milchprodukte wie Käse, Joghurt und Eiscreme. Hingegen sollten Sie regelmäßig Salat (aber keine sehr fetten Salatsoßen!) und Bohnen verzehren. Trinken Sie statt eiskalter Getränke heißes Wasser. Fettleibige hassen heißes Wasser im allgemeinen, sie sollten es aber trotzdem trinken, entweder pur oder in Form von Kräutertee wie Ingwer-, Pfefferminz- und Zimttee.

Wenn Sie gern Fleisch essen, können Sie einmal im Monat etwas Fisch oder Huhn verzehren, aber keinesfalls Rind, Lamm oder Schwein.

Trainieren Sie Ihren Körper in ausreichendem Maß: Sie sollten Ihren Körper regelmäßig trainieren. Ein täglicher Spaziergang von mindestens einer halben Stunde Dauer ist das unverzichtbare Minimum. Hinzu sollte ein aerobisches Training wie leichtes Joggen kommen. Obwohl Fettleibige Joggen hassen, sollten sie zumindest schnell gehen und dabei in beiden Händen ca. 1 kg schwere Gewichte (Hanteln) tragen. Auch Schwimmen ist eine gute Körperübung.

Zur Verringerung des Körpergewichts können Sie auch Gewichte heben. Fangen Sie mit leichten Gewichten von bis zu 2 kg an. Dies fördert die Verbrennung des abgelagerten Fetts. Ein weiterer Vorteil eines solchen Trainings ist, daß das Muskelgewebe, das sich dadurch aufbaut, Fett schneller verbrennt als Fettgewebe.

Um abzunehmen, müssen Sie eine simple Arithmetik verstehen: Wenn Sie mehr Kalorien aufnehmen, als Sie verbrennen, nehmen Sie zu. Folglich müssen Sie, um abzunehmen, mehr Kalorien verbrennen, als Sie aufnehmen. Daraus ergeben sich zwei praktische Konsequenzen: Einerseits müssen Sie die Kalorienaufnahme verringern und andererseits den Kalorienverbrauch durch Körpertraining erhöhen. Orientieren Sie sich an der in Kapitel 8 beschriebenen Kapha reduzierenden Diät, und steigern Sie Ihre Trainingsaktivitäten jeden Tag.

Was Sie nach dem Körpertraining beachten müssen: Unmittelbar nach dem Training fühlen sich Menschen mit Kapha-Konstitution gewöhnlich hungrig und durstig. Sie verspüren dann das Bedürfnis, ins nächste Restaurant zu gehen, um etwas Kaltes zu trinken oder etwas zu essen. Da kalte Getränke jedoch den Stoffwechsel verlangsamen, wird der durch das Training erlangte Vorteil auf diese Weise gleich wieder zunichte gemacht. Und daß es kontraproduktiv ist, gleich nach dem Training etwas zu essen, ist uns allen wohl ohnehin klar. Deshalb sollten Übergewichtige und Fettleibige nach dem Körpertraining Snacks ebenso wie kaltes Wasser und andere kalte Getränke meiden und statt dessen heiße Getränke, beispielsweise Kräutertees, bevorzugen.

Nehmen Sie Ihre größte Mahlzeit früh am Tag zu sich: Nach den Lehren des Ayurveda sollten Fettleibige das Frühstück völlig auslassen (höchstens etwas Kräutertee trinken) und ihre größte Mahlzeit zu Mittag essen. Ihr Abendessen sollte sehr leicht sein. Und vor allem sollten sie zwischen den beiden Mahlzeiten nichts essen.

Wenn Sie es nicht schaffen, das Frühstück auszulassen, sollten Sie es zu Ihrer Hauptmahlzeit machen und dann nur noch ein sehr leichtes Mittag- und Abendessen zu sich nehmen oder, noch besser, das Abendessen ganz auslassen.

Geben Sie den Konsum von Alkohol und Tabak auf: Der Konsum dieser Stoffe, der weitgehend auf emotionalen Gewohnheiten basiert, stimuliert Jataragni (das Magenfeuer) in unangenehmer Weise und ruft ein Hungergefühl hervor.

Hören Sie Musik: Hören Sie während des Essens leise und sanfte Musik, und kauen Sie häufiger, so daß Mäßigkeit beim Essen für Sie allmählich zur Gewohnheit wird.

Wann Sie einen Arzt aufsuchen sollten

Wenn Sie sehr schwer sind, Ihren Körper seit langem nicht trainiert haben und insbesondere wenn Sie über 40 sind, *müssen* Sie einen Arzt aufsuchen, bevor Sie mit einem Trainingsprogramm beginnen, das anstrengender ist als bloßes Gehen.

Lernen Sie, sich selbst zu lieben: Die meisten Fettleibigen lieben sich selbst nicht. Dies ist ein wichtiger Punkt, weil zwischen Nahrung und Liebe eine tiefe Beziehung besteht. Essen ist Nahrung für den Körper, Liebe Nahrung für die Seele. Wenn ein Mensch sich in einer Beziehung nicht genügend geliebt fühlt, versucht er häufig, sein Bedürfnis nach Liebe durch verstärktes Essen zu befriedigen und es zum Ersatz für die Liebe, die ihm fehlt, zu machen. Wenn eine Frau ihren Mann oder ein Mann seine Frau vermißt, beginnt die Partei, die den Mangel empfindet, häufig verstärkt zu essen.

Fettleibige hassen ihr Äußeres. Sie schauen sich nur sehr ungern im Spiegel an, weil ihnen das, was sie darin sehen, nicht gefällt. Menschen, die ihren Körper hassen, werden ängstlich und machen sich Sorgen. Sie verspüren dann oft plötzlich ein körperliches Hungergefühl und unterliegen dem Zwang, unbedingt etwas essen zu müssen. Doch dies ist kein echter physiologischer, sondern emotionaler Hunger. (Ausführliche Erläuterungen zum Problem des emotional bedingten Essens finden Sie unter den Stichwörtern «Eßstörungen» und «Eßsucht».)

Wenn Sie lernen wollen, sich so zu lieben, wie Sie sind, kann Ihnen vielleicht die folgende Methode helfen: Gehen Sie ins Badezimmer, entkleiden Sie sich völlig oder bis auf die Unterhose, und schauen Sie sich die Person, die Sie sehen, in einem körperhohen Spiegel genau an. Beginnen Sie mit dem Kopf, und fahren Sie dann mit Augen, Wangen, Lippen, Hals, Brust, Bauch und so weiter fort.

Schauen Sie aber nicht nur Ihr Abbild im Spiegel an, sondern gleichzeitig auch in Ihr Inneres hinein. Fragen Sie sich: Liebe ich meine Augen? Liebe ich meine Nase? Mag ich meine Lippen und meine Brust?

Wenn Sie so gleichzeitig nach außen in den Spiegel und nach innen auf Ihren eigenen inneren Beobachter schauen, werden zwei Dinge geschehen: Erstens werden Sie allmählich eine Ahnung davon entwickeln, was Sie abgesehen von Ihrem Körper sonst noch sind – daß Sie etwas Höheres, Edleres, Größeres und Schöneres sind, reine Existenz. Und zweitens wird dieser Prozeß auch dazu führen, daß Sie sich selbst stärker akzeptieren, und Sie werden mehr Liebe zu sich selbst empfinden. Schauen Sie sich also im Spiegel an, und lieben Sie die Person, die Sie sehen.

Wichtig für die Entwicklung der Selbstliebe ist auch, daß Sie aufhören, sich selbst zu beurteilen, sich mit anderen zu vergleichen und sich zu kritisieren. Sie sind ein einzigartiges und göttliches Wesen. Mit dem Urteilen, Kritisieren und Vergleichen aufzuhören ist der Anfang der Selbstliebe.

Diese beiden Übungen werden Ihnen mit Sicherheit helfen.

Trinken Sie heißes Wasser mit Honig: Wenn Sie Hunger verspüren, können Sie ein Glas heißes Wasser mit 1 Teelöffel Honig und 10 Tropfen Zitronensaft trinken. Dies ist ein guter Ersatz für Essen und wird Ihnen helfen, Fett abzubauen.

Nützliche Kräutermittel: Das folgende Kräuterrezept wird Ihnen helfen, abzunehmen.

3 Teile Kutki
3 Teile Chitrak
2 Teile Shilajit
5 Teile Punarnava

Nehmen Sie 2mal täglich vor den Mahlzeiten ½ Teelöffel dieser Mischung mit einem Teelöffel Honig ein.

- Nehmen Sie außerdem 3mal täglich nach den Mahlzeiten gleichzeitig je 1 Tablette der folgenden Kräuter mit warmem Wasser ein: Triphala-Guggulu, Chitrak-Adhivati, Punarnava-Guggulu.
- Nützlich ist weiterhin, jeden Abend Triphala einzunehmen. Gießen Sie mindestens 1 Stunde nach dem Essen 1 Tasse kochendes Wasser über ½–1 Teelöffel Triphala, lassen Sie die Kräuter etwa 10 Minuten im Wasser ziehen, und trinken Sie die Flüssigkeit.

Snacks, die Sie sich erlauben können: Wenn Sie zwischen den Mahlzeiten etwas essen wollen, können Sie Rosinen wählen, die eine leicht abführende Wirkung haben. Essen Sie keine Maischips, denn diese sind salzig und sehr fett und haben außerdem den Nachteil, daß man gewöhnlich weiterißt, solange noch etwas davon da ist. Auch Popcorn sollten Sie meiden. Hingegen können Sie Staudensellerie- und Karottenstückchen essen.

Benutzen Sie zum Kochen scharfe Gewürze: In der Kapha befriedenden Diät werden viele Gewürze verwendet, beispielsweise Kumin, Koriander, Fenchel, Kardamom, Ingwer, Zimt und Garam-Masala. Diese verstärken das Magenfeuer. (Details dieser Kapha-Diät finden Sie in Kapitel 8.)

Essen Sie in Gesellschaft: Essen Sie möglichst zusammen mit Freunden, am besten mit dünnen Menschen und mit solchen, die gute Eßgewohnheiten haben! In ihrer Gesellschaft werden Sie sich glücklich fühlen. Aber hüten Sie sich davor, Vergleiche anzustellen und zu denken: «All meine Freunde sind dünn, nur ich bin pummelig.» Suchen Sie die Gesellschaft dünner Menschen, und beteiligen Sie sich an ihren Aktivitäten. Dies wird Ihnen helfen, Ihr Gewicht zu verringern.

Nützliche Yoga-Übungen: Bestimmte sanfte Yoga-Asanas, beispielsweise Palme und Dreieck, sind bei Fettleibigkeit nützlich. Sie können sich auch, während Sie auf dem Boden sitzen, so weit vorbeugen, wie es für Sie angenehm ist, wobei das Ziel ist, daß Sie irgendwann mit dem Kopf die Knie berühren können. (Sie müssen auf dieses Ziel durch Übung allmählich hinarbeiten.) Fisch, Kamel, Kobra und Kuh sind einfache Übungen. Versuchen Sie jedoch nicht, dieselben gleich von Anfang an richtig auszuführen. (Siehe Abbildungen der Yoga-Positionen in Anhang 4.)

Atmen Sie das Fett weg: Der Feueratem (Bhastrika-Pranayama) beschleunigt die Fettverbrennung Ihres Körpers. Auch die Atmung durch die rechte Nasenöffnung (Surya-Bhedi) ist sehr nützlich (siehe Kapitel 6).

Machen Sie tagsüber kein Nickerchen: Fettleibige Menschen halten gern eine

Siesta. Das ist jedoch nicht empfehlenswert. Vermeiden Sie es, tagsüber zu schlafen, weil dadurch Agni (der Stoffwechsel) verlangsamt und das Kapha-Dosha erhöht wird. Besser ist es, harte körperliche Arbeit zu verrichten und nicht so oft und lange fernzusehen. Gewöhnlich sitzen Fettleibige wie angewachsen auf der Couch vor dem Fernseher und trinken stark zuckerhaltige Getränke.

Wenn Sie die obigen Empfehlungen beherzigen, können Sie mit Sicherheit die Kontrolle über Ihr Gewichtsproblem erlangen. Versuchen Sie aber nicht, in kurzer Zeit sehr viel abzunehmen. Dies führt fast nie zu einer langfristigen Verbesserung. Kapha-Menschen sind bekannt für ihre Entschlossenheit und die Fähigkeit, stetige und anhaltende Erfolge zu erzielen. Entwickeln Sie also Ausdauer. Dann wird Ihnen zu gegebener Zeit Erfolg beschieden sein.

Fibrozystische Brusterkrankung

Nach den ayurvedischen Prinzipien ist die fibrozystische Brusterkrankung eine Kapha-Störung. Übermäßiges Kapha sammelt sich an, was zu Kongestion, Vergrößerung und Empfindlichkeit der Brüste sowie der Entwicklung von fibrozystischem Gewebe führt.

Sanfte Massage: Um die Ansammlung von Kapha zu verringern, können Sie 1 Teelöffel warmes Rizinusöl auf die Brüste auftragen und dieselben dann sanft von innen nach außen massieren, also vom Brustbein aus in Richtung der Achselhöhlen. Führen Sie diese sanfte Massage aus, bevor Sie eine warme Dusche nehmen. Sie können die Brüste auch während des Duschens mit Seife massieren, wobei die Bewegungen ebenfalls vom Zentrum des Brustkorbs aus nach außen erfolgen sollten.

Durch diese Art von Massage wird die Durchblutung des Brustgewebes und der Abfluß der Lymphflüssigkeit zu den Achselhöhlen hin verbessert. So können fibrozystische Veränderungen auf ein Minimum beschränkt werden.

Die Massage verringert auch die Empfindlichkeit der Brüste. (Weitere Empfehlungen finden Sie unter dem Stichwort «Brustentzündung».)

Wirksame Kräuterheilmittel: Zur Vorbeugung gegen fibrozystische Brusterkrankungen dient das folgende Kräuterrezept:

2 Teile Kutki
2 Teile Chitrak
5 Teile Punarnava

Diese Kräutermischung (½ Teelöffel 2mal täglich) hilft, jene Kapha-Ansammlung in der Brust zu vermeiden, durch die fibrozystisches Gewebe entsteht.

Kapha verringernde Ernährung: Da fibrozystische Brusterkrankungen durch ein Kapha-Übermaß hervorgerufen werden, ist es in jedem Fall ratsam, der Kapha reduzierenden Diät zu folgen. Meiden Sie Milchprodukte, kalte Speisen und Getränke, rotes Fleisch, Weizen und alles

Süße mit Ausnahme von Honig (Genauere Angaben zu dieser Art der Ernährung finden Sie in Kapitel 8.)

Yoga-Übungen: Tägliches Üben von Yoga-Positionen ist ebenfalls nützlich. In diesem Fall sind Heuschrecke, Bogen, Boot, Drehung der Wirbelsäule und Schulterstand besonders zu empfehlen. (Abbildungen der Yoga-Positionen finden Sie in Anhang 4.)

Fieber

Fieber ist ein Merkmal dafür, daß sich Giftstoffe (Ama) in der Zirkulation des Körpers befinden. Im Gegensatz zu einer verbreiteten Ansicht ist Fieber kein Zeichen für eine Infektion. Manchmal besteht bei Fieber tatsächlich eine Infektion, doch tritt es meist aufgrund von Giftstoffen im Rasa-Dhatu, dem wichtigsten Vitalgewebe des Körpers (siehe Seite 48) auf. Nachdem die Giftstoffe ausgeschieden sind, läßt das Fieber nach.

Essen Sie nichts: Eine alte Spruchweisheit lautet: «Füttere eine Erkältung, und laß ein Fieber hungern.» Tatsächlich ist die erste Maßnahme, die die ayurvedische Heilkunde bei Fieber empfiehlt, zu fasten. Bei akutem Fieber wird striktes Fasten (weder Essens- noch Flüssigkeitsaufnahme) angeraten, sofern der Patient stark genug ist. Ist der Kranke geschwächt, ist es besser, wenn er Wasser, irgendeine Art von Fruchtsaft oder einen der weiter unten empfohlenen Kräutertees trinkt, beispielsweise aus Tulsi oder Zitronengras. *Trinken Sie in keinem Fall Milch,* denn diese verschlimmert das Fieber und ruft Durchfall hervor.

Abgesehen von einer Fastenkur sind bei Fieber die folgenden Behandlungsmethoden von Nutzen.

Wann Sie einen Arzt aufsuchen sollten

Fieber zeigt an, daß Ihr Körper mit Giftstoffen und/oder einer Infektion kämpft und daß er sich zu heilen und zu reinigen versucht. Gewöhnlich verschwindet das Fieber, wenn die Heilung abgeschlossen ist. Doch folgende Situationen erfordern es, einen Arzt zu Rate zu ziehen:

- jedes Fieber bei einem Baby unter 4 Monaten
- Fieber von mehr als 40 Grad Celsius bei Erwachsenen
- Fieber von mehr als 38,5 Grad Celsius bei Menschen, die älter als 60 Jahre sind
- Fieber, das länger als 3 Tage anhält
- Fieber, das mit starken Herzschmerzen und einem steifen Nacken einhergeht
- jedes Fieber bei Menschen, die an einer chronischen Krankheit wie einer Herzkrankheit, Diabetes oder einer Erkrankung der Atemwege leiden.

In jedem der genannten Fälle sollte sofort ein Arzt aufgesucht werden.

Kräuterheilmittel

Das einfachste Kräuterheilmittel zur Behandlung von Fieber ist Saft aus frischen Korianderblättern (Cilantro-Saft). Geben Sie eine Handvoll frischer Korianderblätter mit ca. 1/8 Tasse Wasser in einen Mixer, mixen Sie gründlich, und trennen Sie die Flüssigkeit von der festeren Masse. Nehmen Sie 3mal täglich 2 Teelöffel von der zurückbleibenden Flüssigkeit ein. Dies senkt das Fieber.

- Ein wirksamer Kräutertee gegen Fieber besteht aus den folgenden Zutaten in gleichen Mengenanteilen:

  Zitronengras
  Tulsi
  Fenchel

  Nehmen Sie für jede Tasse Tee 1 Teelöffel dieser Mischung, lassen Sie diese etwa 10 Minuten im kochenden Wasser ziehen, gießen Sie die Flüssigkeit anschließend ab, und trinken Sie sie. Der Tee regt zum Schwitzen an, wodurch die Körpertemperatur gesenkt wird.

- Ein anderes ausgezeichnetes Mittel zur Senkung von Fieber ist der folgende Tee:

  2 Teile Koriander
  2 Teile Zimt
  1 Teil Ingwer

  Lassen Sie 1 Teelöffel dieser Mischung 10 Minuten in einer Tasse heißen Wassers ziehen, und trinken Sie den Tee dann. Dies können Sie in Abständen von einigen Stunden wiederholen, bis das Fieber zurückgeht.

- Der folgende fiebersenkende Tee besteht aus drei Haushaltskräutern:

  Kuminsamen
  Koriandersamen
  Fenchelsamen

  Vermischen Sie gleiche Mengen dieser Zutaten, geben Sie 1 Teelöffel dieser Mischung in eine Tasse kochendes Wasser, lassen Sie die Kräuter 10 Minuten lang ziehen, gießen Sie die Flüssigkeit ab, und trinken Sie den Tee.

Weitere Heilmittel und Empfehlungen

Traubensaft mit Kräutern: Trauben wirken kühlend. Geben Sie in ein Glas Traubensaft 1/2 Teelöfel Kumin, 1/2 Teelöffel Fenchel und 1/2 Teelöffel Sandelholzpulver, und trinken Sie das Gemisch. Auch dieses Mittel wirkt fiebersenkend.

Vermeiden Sie kalte Getränke: Wenn Sie Fieber haben, sollten Sie möglichst nichts Kaltes trinken, sondern besser den oben erwähnten Tee aus Zitronengras, Tulsi und Fenchel oder einen der anderen vorgeschlagenen Kräutertees. Jede Tasse Tee facht das Verdauungsfeuer (Agni) des Körpers an und verbrennt die Giftstoffe (Ama). Noch einmal sei darauf hingewiesen, daß Fieber ein Zeichen für eine Ansammlung von Giftstoffen (Ama) im Körper ist. Sobald diese verbrannt sind, normalisiert sich die Körpertemperatur wieder.

Wenn Sie sehr hohes Fieber haben

Wenn die Temperatur Ihres Körpers sehr hoch ist, können Sie eine Schüssel mit kaltem Wasser füllen, in das Sie 1 Teelöffel Salz geben. Falten Sie zwei saubere Tücher (beispielsweise Stofftaschentücher), tauchen Sie sie in das Wasser, und legen Sie dann eines davon auf Ihre Stirn und das andere auf Ihren Nabel. Wiederholen Sie dies so oft, wie es Ihnen notwendig erscheint. Ihre Körpertemperatur wird dann schnell sinken.

Falls Sie sich in einer ayurvedischen Apotheke Maha-Sudarshan-Churna besorgen können, sollten Sie davon 2mal täglich ½ Teelöffel mit warmem Wasser einnehmen. Dieses Mittel senkt jede Art von Fieber.

Bei einem Menschen mit Pitta-Konstitution, der Fieber bekommt, besteht die Gefahr von Fieberkrämpfen. Um dem vorzubeugen, sollten Sie die oben beschriebene Prozedur leicht abwandeln. Reiben Sie eine Zwiebel, und hüllen Sie die Hälfte des Geriebenen in eines der feuchten Taschentücher, die andere Hälfte in das andere. Legen Sie die beiden Tücher auf Stirn und Nabel.

Der Nabel ist der Sitz von Pitta, und die Zwiebel absorbiert Pitta. Dem so Behandelten treten Tränen in die Augen, die Krämpfe hören auf, und die erhöhte Körpertemperatur sinkt. Vermag diese Behandlungsmethode das Fieber nicht zu senken, sollten Sie einen Arzt aufsuchen.

Bleiben Sie zu Hause: Bei Fieber sollten Sie sowohl von Körpertraining als auch von Reisen absehen. Falls Sie während einer Reise Fieber bekommen, sollten Sie soweit wie möglich den obigen Empfehlungen folgen und Maha-Sudarshan-Churna (½ Teelöffel mit ein wenig warmem Wasser) einnehmen.

Bei chronischem Fieber können Sie einen Tee aus 1 Teelöffel Tulsi in 1 Tasse heißem Wasser zubereiten. Fügen Sie außerdem ¼ Teelöffel schwarzen Pfeffer und 1 Teelöffel Honig hinzu, und trinken Sie dieses Getränk 2–3mal täglich.

- Ein anderes ausgezeichnetes Mittel zur Senkung von chronischem Fieber ist ½ Teelöffel Maha-Sudarshana-Churna, gemischt mit 1 Teelöffel Tikta-Ghrita (bitterem Ghee). Nehmen Sie dieses Mittel 3mal täglich auf leeren Magen.

Finger- und Zehennägel, Brüchigkeit

Die Nägel der Finger und Zehen werden im Ayurveda als Nebenprodukte der Knochenbildung (Asthi-Dhatu) angesehen. Deshalb wird zur Gesunderhaltung der Finger- und Zehennägel eine adäquate Ernährung zum Aufbau starker Knochen als unverzichtbar betrachtet. Wenn Sie nicht genügend Kalzium und Magnesium aufnehmen oder diese Minerale nicht richtig assimilieren, werden Ihre Nägel brüchig und rauh, sie reißen, und es können sich Furchen darauf bilden. Diese Symptome zeigen mit Sicherheit einen Nährstoffmangel im Knochengewebe an.

Zur Stärkung der Knochen und Nägel können Sie Ihrem Körper Kalzium, Magnesium und Zink in Form von rezeptfrei erhältlichen Tabletten zuführen. Dabei sollte die tägliche Dosis der drei genannten Minerale ungefähr die folgende Höhe haben:

Kalzium	1200 mg
Magnesium	600 mg
Zink	60 mg

Die beste Wirkung erzielen Sie, wenn Sie die Minerale vor dem Zubettgehen einnehmen. Auch ein Multimineralpräparat ist nützlich.

Es kann auch sein, daß Ihr Körper zwar genügend Minerale zur Verfügung hat, aber Giftstoffe im Darm deren vollständige Aufnahme verhindern. Wenn Sie regelmäßig Kalzium, Magnesium und Zink in Tablettenform einnehmen und Ihre Nägel trotzdem brüchig sind, so zeigt dies, daß Sie die Minerale nicht absorbieren. Der Grund ist eine starke Ansammlung von Giftstoffen (Ama) im Dickdarm.

Eine ungefährliche und einfache Möglichkeit, den Dickdarm von Ama zu reinigen, besteht in der regelmäßigen Einnahme des Kräuterpräparats Triphala (siehe Anhang 2). Lassen Sie etwa ½ Teelöffel davon in ½–1 Tasse warmem Wasser ziehen, gießen Sie die Flüssigkeit nach einer Weile ab, und trinken Sie sie. Sie können dies abends vor dem Zubettgehen tun oder das Pulver über Nacht in kaltem Wasser ziehen lassen und es am nächsten Morgen unmittelbar nach dem Aufstehen trinken. Dadurch wird Ama allmählich ausgeschieden.

Eine weitere Möglichkeit, Wachstum und Stärke der Nägel zu fördern, besteht darin, jeden Tag eine Handvoll weiße Sesamsaaten zu essen. Diese Menge enthält etwa 1200 mg Kalzium und Magnesium.

Auch die 2malige tägliche Einnahme der ayurvedischen Kräuter Ashwagandha oder Shatavari (in beiden Fällen ½ Teelöffel) in einer Tasse heißer Milch kann das Brüchigwerden der Nägel verhindern.

Aerobische Körperübungen wie Schwimmen, Joggen, Tanzen oder die Yoga-Sequenz mit Namen Sonnengebet (siehe Abbildung in Anhang 4) sind ebenfalls nützlich. Durch Körpertraining wird die Durchblutung und dadurch auch die Beförderung der Mineralstoffe in das Nagelbett verbessert.

Weil die Nägel mit dem Knochengewebe (Asthi-Dhatu) verbunden sind, ist es nützlich, Asthi zu stärken. Wenn Sie 2mal täglich, nach dem Mittag- und dem Abendessen, Triphala-Guggulu-Tabletten (200 mg) einnehmen, stärkt auch dies die Finger- und Zehennägel.

Bei manchen Menschen treten Brüchigkeit der Nägel und Knochenabbau gleichzeitig auf. Insbesondere bei Frauen in der Zeit der Menopause können brüchige Nägel auf eine Schwäche von Asthi-Dhatu hindeuten. Deshalb sollten

Sie sich, wenn Sie merken, daß Ihre Nägel brüchig werden, auf eine beginnende Osteoporose hin untersuchen lassen.

Frigidität

Siehe Libidoschwäche

Fußpilz

Menschen mit Kapha-Pitta-Konstitution, die viel schwitzen, sind besonders anfällig für Fußpilz. Dabei handelt es sich um eine juckende, entzündliche Erkrankung der Bereiche zwischen den Zehen, wobei oft gleichzeitig die Fußsohlen stark schwitzen.

Fußpilz läßt sich mit Hilfe ayurvedischer Heilmittel erfolgreich behandeln. Reinigen Sie den befallenen Bereich zunächst mit einem mit Teebaumöl beträufelten Baumwolltuch. Dieses natürliche antiseptische Öl ist mittlerweile in allen Geschäften für biologische Nahrungsmittel erhältlich.

Mischen Sie 1 Teelöffel Aloe-Vera-Gel mit ½ Teelöffel Kurkuma, und tragen Sie etwas von dieser Mischung auf die befallenen Bereiche auf. Seien Sie aber ein wenig vorsichtig: Das Mittel färbt Haut und Socken intensiv gelb! Wenn Sie es abends vor dem Zubettgehen auftragen, besteht die Gefahr, daß Ihre Bettwäsche gelb wird. Dies können Sie verhindern, indem Sie ein paar alte Socken anziehen. Führen Sie diese Behandlung 2mal täglich durch, und setzen Sie sie über mindestens zwei Wochen fort.

Eine andere Möglichkeit ist, die Füße mit Neem-Seife zu waschen. Trocknen Sie sie anschließend gründlich mit einem Fön oder mit einem weichen Handtuch ab, und tragen Sie dann etwas Neem-Öl (ca. ¼ Teelöffel) vermischt mit ca. 10 Tropfen Teebaumöl auf. Verwenden Sie zum Auftragen ein Baumwolltuch.

Wenn Sie Fußpilz haben oder anfällig dafür sind, sollten Sie fermentierte Nahrungsmittel und Zucker meiden.

Gallensteine

Gallensteine sind eine Kapha-Störung, die mit Schilddrüsenunterfunktion und einer Verlangsamung des Stoffwechsels in Verbindung gebracht wird. Gallensteine entstehen, wenn es in der Gallenblase zu einer Stagnation der Galle (Gallenflüssigkeit) kommt. Die Galle wird dick, sammelt sich an, verklumpt und verwandelt sich allmählich in einen Gallenstein.

Die Entstehung von Gallensteinen zu verhindern und letztere zu behandeln, wenn sie bereits existieren, sind zwei völlig unterschiedliche Behandlungsziele. Wir werden uns zunächst mit dem beschäftigen, was zu tun ist, wenn sich schon Gallensteine gebildet haben.

Linderung der Schmerzen: Generell sind Gallensteine nicht schmerzhaft. Sie bleiben lange in der Gallenblase, ohne irgendwelche Schmerzen zu verursachen; gewöhnlich bemerken die Betroffenen gar nicht, daß sie existieren. Schmerzen treten erst auf, wenn die Gallenblase versucht, die Steine durch den Gallengang zu entfernen.

Um die damit verbundenen Schmerzen zu lindern, können Sie eine Packung mit warmem Rizinusöl auf Ihren Bauch legen. Rizinusöl erzeugt eine langsam wirkende, anhaltende Hitze, die beruhigt und heilt. Wärmen Sie 3 Eßlöffel Rizinusöl an, und tränken Sie ein Taschentuch oder ein anderes weiches Stück Stoff damit, so daß es sich gleichmäßig in dem Gewebe verteilt. Legen Sie diese Kompresse auf Ihren Bauch an die Stelle oberhalb der Gallenblase (auf der rechten Seite des Bauches, oberhalb des Nabels und unterhalb der Rippen). Falls Sie eine Wärmflasche haben, können Sie diese auf die Kompresse legen, um sie warm zu halten. (Elektrische Heizkissen hingegen sind nicht zu empfehlen.)

Bei akuten Anfällen: Eine akute Gallenkolik können Sie mit der folgenden Kräutermischung behandeln:

4 Teile Musta
3 Teile Trikatu
6 Teile Guduchi

Nehmen Sie 1/4 Teelöffel dieser Mischung 2–3mal täglich mit Honig ein. Dies lindert den Schmerz und den gesamten Verlauf der Gallenkolik.

Leberspülung zur Ausscheidung von Gallensteinen: Wenn der Schmerz vorüber ist, können Sie eine Leberspülung vornehmen, um den Gallenstein auszuwaschen. Dies sollte jedoch unterbleiben, wenn es sich um einen großen Stein handelt. *Deshalb muß vor dieser Behandlung unbedingt eine Ultraschalluntersuchung vorgenommen werden, die Auskunft über die genaue Größe des Gallensteins gibt, und Sie sollten Ihren Arzt darüber informieren, daß Sie die hier beschriebene Behandlung durchzuführen beabsichtigen.* Wenn es sich um einen kleinen, erst kürzlich entstandenen Stein handelt, ist die Behandlung sinnvoll. Ist der Stein hingegen ziemlich groß (3–4 mm Durchmesser), sollten Sie von einer Leberspülung absehen.

Vermischen Sie 0,25 l Olivenöl mit der halben Menge Zitronensaft, einer feingehackten frischen Knoblauchzehe und 1/4 Teelöffel Cayennepfeffer. Trinken Sie diese Mischung frühmorgens (gegen 6.00 Uhr) vollständig auf nüchternen Magen. Essen Sie danach mindestens bis zum Mittag nichts. Wenn Sie Durst bekommen, können Sie heißes Wasser mit ein wenig Zitronensaft trinken.

Diese Behandlung ist für die Gallenblase ein Schock. Sie zieht sich daraufhin zusammen und befördert den Gallenstein in den Zwölffingerdarm.

Nehmen Sie am Abend des gleichen Tages 1/2 Teelöffel Triphala mit warmem Wasser ein. Am nächsten Tag wird ihr Stuhl eine grünliche Masse enthalten. Dies sind die Gallensteinkristalle in teilweise verflüssigter Form.

Wann Sie einen Arzt aufsuchen sollten

WICHTIGER HINWEIS: Diese Leberspülung sollte *nur* mit Zustimmung und unter Aufsicht eines ayurvedischen Arztes durchgeführt werden. Andernfalls besteht das Risiko, die Gallenblase zu schädigen, und es könnten gefährliche Komplikationen auftreten.

Präventivmaßnahmen zur Verhinderung von Gallensteinbildung: Um die Entstehung von Gallensteinen zu verhindern, muß man sowohl die Funktion der Schilddrüse als auch die des Stoffwechsels verbessern. In den meisten Fällen hat das folgende Rezept die gewünschte Wirkung:

5 Teile Punarnava
4 Teile Shatavari
2 Teile Kutki
2 Teile Chitrak
3 Teile Musta
1/4 Teil Shilajit

Wenn Sie von diesem Mittel 2–3 Monate lang 3mal täglich 1/4 Teelöffel mit Honig einnehmen, vermag es die Bildung von Gallensteinen zu verhindern.

Yoga-Übungen: Verschiedene Yoga-Asanas wirken der Entstehung von Gallensteinen entgegen. Bogen, Pfau, Drehung der Wirbelsäule und Narayan-Position (Liegen auf der linken Seite) helfen, die Gallenblase zu leeren. (Abbildungen von Yoga-Positionen finden Sie in Anhang 4.) Die genannten Übungen verbessern die Zirkulation in der Gallenblase und verhindern die Bildung von Kristallen.

Ernährung: Meiden Sie Tiefkühlkost, Milchprodukte wie Joghurt und Käse sowie alle fetten Speisen, insbesondere tierisches Fett und jede Art von gesättigten Fettsäuren. Diese beschleunigen die Verfestigung der Galle und damit die Entstehung von Gallensteinen.

Gasbildung und Blähungen

Jeder Mensch leidet gelegentlich unter Blähungen. Bei uns allen bildet sich von Zeit zu Zeit im Darm Gas.

Für diese Störung sind wir aus verschiedenen Gründen anfällig. Erstens ist der Dickdarm der Hauptsitz des Vata-Dosha, das aus Äther und Luft gewonnen wird. Wenn Vata im Darm verstärkt wird – was durch Vata verstärkende Nahrung, kalte Witterung, Angst, Schlaflosigkeit und andere Faktoren bedingt sein kann –, entstehen in unserem Körper Gase. Und jedesmal wenn wir irgend etwas essen, schlucken wir eine kleine Menge Luft hinunter, wodurch Vata ebenfalls verstärkt wird. Weiterhin durchläuft alles, was wir essen, einen leichten Fermentationsprozeß, bei dem Gase entstehen. Diese Gase, die sich in verschiedenen Darmabschnitten bilden können, erzeugen Blähungen, Unbehagen und Schmerzen.

Es folgen einige Empfehlungen zur Behandlung dieser Störung.

Ingwer: Reiben Sie eine frische Ingwerwurzel, bis Sie ungefähr 1 Teelöffel Ingwermasse haben, und fügen Sie dieser 1 Teelöffel Zitronensaft hinzu. Nehmen Sie das Gemisch unmittelbar nach dem Essen ein.

Zitronensaft: Eine andere einfache Methode zur Einschränkung der Gasbildung besteht darin, 1 Teelöffel Zitronensaft und 1/2 Teelöffel Backsoda in 1 Tasse kaltes Wasser zu geben. Die besten Resultate erzielen Sie, wenn Sie diese Mischung unmittelbar nach den Mahlzeiten schnell trinken. (Dadurch entsteht Kohlendioxid, das die Verdauung fördert.)

Ein Heilmittel aus Kumin-, Fenchel- und Selleriesamen: Bereiten Sie eine Mischung aus gerösteten Kumin-, Fenchel- und Ajwan-Samen (indische Selleriesamen) in gleichen Menschen zu. (Die Beschreibung einer Methode zum Rösten von Saaten finden Sie auf Seite 283.) Nehmen Sie nach jeder Mahlzeit etwa ½–1 Teelöffel davon ein, kauen Sie die Samen gut, und spülen Sie sie zusammen mit ⅓ Tasse Wasser hinunter.

Kohletabletten: Ein anderes einfaches Heilmittel sind Kohletabletten, die Sie in jeder Apotheke ohne Rezept kaufen können. Schlucken Sie zwei dieser Tabletten nach dem Mittag- und dem Abendessen. Die Holzkohle absorbiert die Gase und macht dadurch Ihnen selbst und Ihren Mitmenschen das Leben etwas angenehmer.

Kräutertabletten: Die ayurvedische Heilkunst empfiehlt bei verstärkter Gasbildung außerdem die Kräuter Shankavati und Lasunadivati. Diese sind außerdem auch bei Magenschmerzen nützlich. Sie bekommen Sie in ayurvedischen Apotheken. Nehmen Sie 5 Tage lang abends je 1 Tablette ein.

Ernährungsempfehlungen: Da Gasbildung hauptsächlich eine Vata-Störung ist, vermag eine Vata befriedende Ernährung ihre Entstehung zu verhindern. Meiden Sie rohe Nahrung, kalte Speisen und Getränke und die meisten Bohnenarten. (Nähere Informationen über eine adäquate Ernährung finden Sie in Kapitel 8). Da fermentierte Nahrungsmittel ebenfalls die Gasbildung im Darm fördern, sollte man auf dieselben völlig verzichten.

Triphala: Nützlich ist es auch, das Kräuterpräparat Triphala einzunehmen. Geben Sie abends vor dem Zubettgehen ½–1 Teelöffel Triphala in eine Tasse kochendheißes Wasser, lassen Sie das Kräuterpulver 5–10 Minuten darin ziehen, und trinken Sie die Flüssigkeit anschließend.

Gedächtnisstörungen

Jeder Mensch hat hin und wieder Schwierigkeiten, sich an Dinge zu erinnern. Namen, Daten oder andere Informationen zu vergessen, obwohl man das Gefühl hat, daß die betreffende Erinnerung in greifbarer Nähe liegt, kann sehr frustrierend sein. Manchmal vergessen Menschen sogar, wo sie ihr Auto geparkt oder ihre Schlüssel hingelegt haben. Solche Erfahrungen machen wir alle im Laufe unseres Lebens. Ein Extremfall ist jene schwere Form von Vergeßlichkeit, die Alzheimersche Krankheit genannt wird und bei der die Betroffenen sich oft nicht mehr an ihre Frau, ihren Mann, ihre Kinder, ihre Freunde oder an andere Familienmitglieder erinnern können.

Gedächtnisstörungen sind häufig die Folge einer unzureichenden Nährstoffversorgung des Gehirns. Außerdem wird das Gedächtnis in vielen Fällen mit fortschreitendem Alter generell schlechter. Da Alkohol Gehirnzellen zerstört, kommen Gedächtnisstörungen bei Alkoholikern sehr häufig vor. Sie können aber auch durch den Konsum von Drogen wie LSD, Marihuana und Kokain hervorgerufen werden. Alle diese Faktoren können das Gehirngewebe schädigen und dadurch das Gedächtnis beeinträchtigen.

Nach den Lehren des Ayurveda werden Erinnerungen auf jenem empfindlichen Film der Gehirnzellen, die von Kapha geprägt sind, aufgezeichnet. Die Erinnerungen werden später bei Bedarf mit Hilfe von Vata reaktiviert. Die meisten Gedächtnisprobleme basieren entweder auf einer Kapha-Stagnation oder auf einer übermäßigen Stärke des Vata-Dosha, das von leichter, luftiger und sogar raumhafter Qualität ist. Um die Gedächtnisfunktion zu verbessern, müssen wir also Vata und Kapha unter Kontrolle bringen. Pitta hingegen ist scharf und durchdringend und unterstützt ein gutes Gedächtnis.

Die folgenden Empfehlungen werden Ihnen helfen, Ihr Erinnerungsvermögen zu verbessern und Gedächtnisverlust zu verhindern.

Nahrungsmittel, die die Gedächtnisleistung verbessern

Karotten, die Karotin enthalten, beeinflussen die Gedächtnisleistung sehr positiv. Außerdem stärken Sie Pitta, wodurch die Erinnerung geschärft wird. Trinken Sie Karotten- oder Rote-Bete-Saft. Beide regen die Blutbildung an und verbessern die Gedächtnisfunktion.

Fasten mit Kitchari: Kitchari ist ein einfaches und doch nahrhaftes Gericht, das im wesentlichen aus 50 Prozent Basmatireis und 50 Prozent gelbem Mung-Dal besteht, wobei gewöhnlich zur Geschmacksverfeinerung noch einige Gewürze hinzugefügt werden. Eine fünftägige Fastenkur, bei der nichts weiter als Kitchari und ein paar gehackte frische Korianderblätter gegessen werden, reinigt den ganzen Körper und fördert die Gedächtnisleistung.

Obstfasten: Ein 3–5tägiges Obstfasten, verbunden mit der Einnahme von Triphala am Abend (½ Teelöffel 5–10 Minuten in einer Tasse heißem Wasser ziehen lassen), aktiviert das Nervensystem und verbessert die Fähigkeit des Gehirns,

Einfaches Kitchari-Rezept

1 Tasse Basmatireis
1 Tasse Mung-Dal
1 kleine Handvoll frische Korianderblätter, fein gehackt
6 Tassen Wasser

Waschen Sie den Reis und das Mung-Dal zweimal mit viel Wasser. Wenn genügend Zeit ist, können Sie letzteres vor dem Kochen ein paar Stunden einweichen, damit es verdaulicher wird.

Geben Sie Reis, Dal und frische Korianderblätter in das Wasser.

Bringen Sie das Ganze zum Kochen, und lassen Sie es 5 Minuten ohne Deckel im Topf kochen, wobei Sie gelegentlich umrühren.

Stellen Sie die Hitze auf niedrig, und schließen Sie den Topf, wobei Sie einen Spaltbreit offenlassen. Lassen Sie die Zutaten kochen, bis sie weich sind. Dies dauert ungefähr 25–30 Minuten.

die Erinnerungsspeicher gründlich zu durchforschen.

WICHTIGER HINWEIS: Vom Obstfasten sollten Menschen, die eine Tendenz zur Hypoglykämie (Unterzuckerung) haben, absehen.
Die folgenden Früchte werden für das Fasten empfohlen:

- Menschen mit Vata-Konstitution:
  Papayas, Pflaumen, Mangos
- Menschen mit Pitta-Konstitution:
  Trauben, Granatäpfel, Äpfel
- Menschen mit Kapha-Konstitution:
  Äpfel, Cranberries, Granatäpfel

Weitere nützliche Nahrungsmittel, die helfen, die Gedächtnisleistung zu verbessern, sind Süßkartoffel, Tapioka, Okra (wird häufig als Gehirntonikum eingesetzt) und Spinat, der Pitta fördert und das Gedächtnis stimuliert. Nahrungsmittel, die traditionell als überwiegend sattvisch angesehen werden, sind unter anderem frische Früchte und Gemüse, Mandeln, Orangen, Ghee und Milch. Besonders schlecht für das Gedächtnis ist rotes Fleisch. Alle, die unter Gedächtnisstörungen leiden, sollten es strikt meiden.

Kräuter, die die Gedächtnisleistung verbessern

- Ginkgo und Gotu-Kola werden seit einiger Zeit als Mittel zur Verbesserung der Gedächtnisleistung empfohlen, und sie stehen zu Recht in diesem Ruf. Beide weiten die Blutgefäße im Gehirn, verbessern die Durchblutung in diesem Bereich und sind gute Gedächtnistonika.
- Im Ayurveda werden bestimmte Kräuter als Medhya-Kräuter bezeichnet. Medhya bedeutet «das, was das Gedächtnis verbessert». Das wichtigste unter diesen ist Brahmi (das Gotu-Kola ähnlich ist). Auch Jatamamsi, Bhringaraj und Shanka-Pushpi sind für Gehirn und Gedächtnis sehr nützlich. Sie können aus diesen Kräutern sowohl jeweils separat als auch aus einer gleichteiligen Mischung aller vier einen Tee zubereiten:

  Brahmi
  Jatamamsi
  Bhringaraj
  Shanka-Pushpi

Lassen Sie 1 Teelöffel der Kräuter 10 Minuten lang in 1 Tasse heißem Wasser ziehen, und trinken Sie die Flüssigkeit dann morgens und abends auf nüchternen Magen. Diesen Tee sollten Sie 1 Monat lang trinken, um die Blutzufuhr zum Gehirn und dessen Durchblutung zu verbessern und Gedächtnisstörungen zu beseitigen. Wenn Sie den Eindruck haben, daß die Kräuter bei Ihnen eine positive Wirkung haben, können Sie über eine beliebig lange Zeitspanne mit der Einnahme fortfahren.

- Trinken sie vor dem Zubettgehen Brahmi-Milch – wozu ½ Teelöffel Brahmi ein paar Minuten lang in 1 Tasse Milch gekocht wird. Dieses Mittel wird Ihr Gedächtnis in erstaunlichem Maße verbessern. Durch eine Prise Safran wird die positive Wirkung noch verstärkt. Sie können Brahmi-Milch einen Monat lang täglich trinken und bei positiver Wirkung beliebig lange damit fortfahren.

- 1 Teelöffel Brahmi-Ghee, 5–10 Minuten vor dem Frühstück und dem Mittagessen eingenommen, ist bei diesem Problem ebenfalls nützlich.
- Auch zu empfehlen ist die 2–3mal tägliche Einnahme von 1 Teelöffel Aloe-Vera-Gel mit einer Prise schwarzem Pfeffer und 1/4 Teelöffel Bhringaraj-Pulver.

Praktische Tips zur Verbesserung des Gedächtnisses

Schreiben Sie auf, was Sie nicht vergessen wollen: Schreiben Sie sich wichtige Informationen stets auf, um sie später zur Hand zu haben. Dann können Sie dieselben immer wieder durchlesen, um sie sich zu merken. Und wenn Sie sich eine Liste von den Dingen machen, die Sie einkaufen wollen, werden Sie nie die Milch oder die Bananen vergessen.

Entwickeln Sie eine poetische Einstellung: Denken Sie in Reimen und Rhythmen. Die mündlichen Überlieferungen Indiens und anderer Länder erfolgen dadurch, daß riesige Mengen von Wissen in Reimform und in einem bestimmten Versmaß (Rhythmus) auswendiggelernt werden.

Assoziieren Sie: Benutzen Sie Ihre Assoziationsfähigkeit, um Ihre Gedächtnisleistung zu verbessern. Wenn jemand Ihnen seinen Namen sagt, können Sie versuchen, diesen mit etwas zu assoziieren, das Ihnen vertraut ist. Sie können sogar ein Bild mit dem betreffenden Klang assoziieren.

Meditation über Vergeßlichkeit: Es gibt eine alte vedische Methode, die helfen soll, eine vergessene Erinnerung wiederzufinden: Wenn Sie etwas vergessen, setzen Sie sich einfach ruhig hin und verweilen im Zustand der Vergeßlichkeit. Atmen sie in die Vergeßlichkeit hinein, und versuchen Sie, die Erinnerung zu reaktivieren. Irgendwann ist sie plötzlich wieder zugänglich!

Weitere Heilmittel

Körpertraining: Tägliches Gehen, insbesondere schnelles Gehen, falls Sie dazu in der Lage sind, verbessert die Zirkulation und stärkt die Gedächtnisleistung. Gehen Sie 5mal pro Woche (von Montag bis Freitag) eine halbe Stunde.

Yoga-Übungen können bei diesem Problem ebenfalls nützlich sein; dies gilt insbesondere für die Übungen, bei denen sich der Kopf unten befindet (Schulterstand, Kopfstand, Pflug und Kamel), weil diese die Durchblutung des Gehirns fördern. Bogen und Kobra sind ebenfalls nützlich, und das gleiche gilt für Savasana, die Ruheposition des Yoga. Außerdem können Sie den Übungszyklus mit Namen Sonnengebet 12mal täglich wiederholen.

Ölmassage: Reiben Sie Brahmi-Öl in die Fußsohlen und in die Schädeldecke ein. Dies stimuliert die Nervenrezeptoren unter der Haut, die daraufhin Botschaften an die Gehirnzellen senden, welche unter anderem das Gedächtnis aktivieren.

Nasya: Die Nase ist die Pforte zu Gehirn und Gedächtnis. 5 Tropfen angewärmtes Brahmi-Ghee in beide Nasenöffnungen zu träufeln kann die Gedächtnisleistung verbessern. (In Anhang 2 finden Sie eine genauere Anleitung zur Herstellung von medizinischen Ölen und Ghees).

Pranayama: Wechselatmung durch beide Nasenöffnungen verbessert die Durchblutung des Gehirns (siehe Kapitel 6).

Meditation verbessert das Erinnerungsvermögen: Gedächtnisstörungen können durch Streß, Angst und Sorgen verursacht werden. Regelmäßige Meditation lindert Streß. Probieren Sie die Meditation der leeren Schale oder die So-Hum-Meditation aus, die beide in Kapitel 7 erläutert werden.

Meiden Sie toxische Substanzen: Menschen, die Gedächtnisprobleme haben, sollten Alkohol und Marihuana meiden. Außerdem sollte man auf Drogen, die direkt auf das Gehirn wirken, wie LSD, generell verzichten. Auch Zigarettenrauchen kann das Gedächtnis nachteilig beeinflussen, da das Nikotin die Blutgefäße im Gehirn verengt und dadurch die Gehirnzellen schädigt. Bestimmte wissenschaftliche Untersuchungen deuten darauf hin, daß einige verschreibungspflichtige Medikamente, so beispielsweise Valium, ebenfalls das Gedächtnis in schwerwiegender Weise stören können.

Gehörverlust

Das Hören wird von einem Aspekt von Vata mit Namen Prana-Vata beherrscht. Bei älteren Menschen ist Prana-Vata häufig beeinträchtigt, wodurch ein Zustand entsteht, der Leitungsschwerhörigkeit oder nervöse Schwerhörigkeit genannt wird: Die Betroffenen hören nicht mehr gut, weil ihre Nerven geschwächt sind.

Zur Verbesserung des Hörvermögens können sie die folgenden natürlichen Heilmittel ausprobieren.

Nehmen Sie Yogaraj-Guggulu: Diese spezielle Mischung ayurvedischer Kräuter befriedet das Vata-Dosha und stärkt geschwächte Nerven. Nehmen Sie 2–3mal täglich nach den Mahlzeiten 200 mg dieser Kräutermischung mit warmem Wasser. Yogaraj-Guggulu können Sie in Kapselform von vielen Vertreibern ayurvedischer Kräuterheilmittel beziehen (Bezugsquellen im Anhang).

Ernährung: Meiden Sie Vata stärkende Nahrungsmittel wie Popcorn, Maischips, Bohnen, rohes Gemüse und kalte Getränke. (Eine genaue Anleitung für eine Vata befriedende Ernährung finden Sie in Kapitel 8).

Meiden Sie kaltes Bier.

Knoblauchöl: Gießen Sie 1 Eßlöffel Sesamöl in eine kleine Pfanne, und geben Sie eine feingehackte Knoblauchzehe hinzu. Erhitzen Sie das Ganze, bis der Knoblauch braun wird, und lassen Sie die Pfanne dann abkühlen. Pressen Sie während des Erhitzens den Knoblauch in das Öl. Dieses nimmt dann die heilenden Eigenschaften des Knoblauchs auf. Das Resultat dieses Prozesses, das einen wundervollen Geruch hat, wird Knoblauchöl genannt. Träufeln Sie 5–10 (körperwarme) Tropfen davon in Ihr Ohr. Dies verbessert die Funktion des Hörnervs.

HINWEIS: Öl sollte nur dann ins Ohr geträufelt werden, wenn keine Entzündung besteht.

Yoga-Übungen: Die folgenden Yoga-Übungen können die Hörfähigkeit verbessern: Löwe, Kamel, Kobra und Kuh (siehe Anhang 4). Wechselatmung durch die beiden Nasenöffnungen kann bei diesem Problem ebenfalls nützlich sein (siehe Kapitel 6).

Wann Sie einen Arzt aufsuchen sollten

Die ayurvedische Medizin empfiehlt verschiedene Behandlungsmethoden zur Verbesserung der Hörfähigkeit oder zur Verzögerung des Gehörverlustes. Doch wenn trotz der Anwendung dieser Verfahren die Hörfähigkeit nach einigen Monaten nicht besser wird oder wenn Sie sogar noch schlechter hören können als vorher, sollten Sie einen Arzt zu Rate ziehen.

Geschwüre

Geschwüre, schmerzhafte eitrige Entzündungen der Haut und der darunterliegenden Gewebe, können viele Ursachen haben. Sie können durch chronische Verstopfung oder durch ein Pitta-Übermaß im Blut ebenso entstehen wie durch eine Überschwemmung der Leber mit Giftstoffen. Da wiederholtes Auftreten von Geschwüren ein Zeichen von Diabetes sein kann, sollten Sie in einem solchen Fall Ihren Blutzuckerspiegel überprüfen lassen.

Paste aus Neem-Pulver: Tragen Sie auf die betroffene Hautpartie eine Paste aus Neem-Pulver oder etwas Neem-Öl auf. Die Paste ist in jedem Fall vorzuziehen. Um sie herzustellen, vermischen Sie ein wenig Neem-Pulver mit warmem Wasser.

Waschung mit Triphala: Waschen Sie den betroffenen Bereich mit Triphala-Tee. Kochen Sie 1 Teelöffel Triphala in 1 Tasse (0,2 l) Wasser. Kühlen und waschen Sie Ihr Gesicht oder andere betroffene Bereiche mit diesem Tee, und lassen Sie ihn auf der Haut trocknen. (Informationen zu Triphala finden Sie in Anhang 2.)

Bei Diabetes: Wenn in Ihrer Familie Diabetesfälle vorgekommen sind und bei Ihnen häufiger Geschwüre auftreten, sollten Sie das folgende Kräuterheilmittel benutzen:

1 Teil Neem
1 Teil Kurkuma
½ Teil Kutki

Nehmen Sie 2–3mal täglich ½ Teelöffel dieser Mischung mit warmem Waser zu sich. Dies beeinflußt die grundlegende Ursache des Geschwürs. Setzen Sie diese Behandlung fort, bis das Geschwür verschwindet.

Bei chronischer Verstopfung: Wenn das Geschwür durch chronische Verstopfung entstanden ist, können Sie das Problem durch einen Einlauf (Basti) mit Dashamula-Tee behandeln. Kochen Sie 1 Eßlöffel Dashamula-Pulver 5 Minuten lang in ½ Liter Wasser. Lassen Sie die Flüssigkeit abkühlen, passieren Sie sie durch ein Sieb, und benutzen Sie sie für einen Einlauf.

Nehmen Sie außerdem abends ½ Teelöffel des Krauts Amalaki oder der Kräutermischung Triphala ein. Geben Sie Triphala in eine Tasse heißen Wassers, lassen Sie die Kräuter 5–10 Minuten lang ziehen, und trinken Sie sie dann. Diese Reinigung hilft, Pitta-Übermaß aus dem blutbildenden System zu entfernen, denn dies ist die Ursache für die Entstehung von Geschwüren. Sie können Triphala oder Amalaki über unbegrenzte Zeit einnehmen, auch wenn das Geschwür geheilt ist, weil diese Kräuter Präventivmittel sind und außerdem das gesundheitliche Allgemeinbefinden positiv beeinflussen.

Eine kühlend wirkende Heilpaste: Tragen Sie eine Paste aus rotem Sandelholz- und Kurkuma-Pulver lokal auf. Benutzen Sie jeweils ½ Teelöffel der beiden Zutaten, und vermischen Sie sie mit warmem Wasser zu einer Paste.

Bringen Sie das Geschwür zum Aufbrechen: Legen Sie einen Umschlag aus gekochten Zwiebeln auf das Geschwür, oder tragen Sie eine Paste aus Ingwerpulver und Kurkuma (je ½ Teelöffel) direkt darauf auf, um das Aufbrechen des Geschwürs zu provozieren.

Mittel zur Reinigung der Leber: Ein Geschwür kann sich zu einem Abszeß entwickeln, wenn es durch eine Infektion der Talgdrüsen entstanden ist (eine Pitta-Störung). Es entzündet sich dann, schwillt an und wird rot. Der Zustand bessert sich, wenn Sie ein Mittel zur Reinigung der Leber einnehmen.

Ein einfaches und sehr wirksames Reinigungsmittel für die Leber ist Aloe-Vera-Gel. Nehmen Sie 3mal täglich 2 Eßlöffel davon ein.

Sie können auch die folgende ayurvedische Rezeptur ausprobieren:

3 Teile Shanka-Pushpi
2 Teile Kutki
⅛ Teil Gulwel-Sattva

Nehmen Sie 3mal täglich 1 Teelöffel dieser Mischung mit warmem Wasser ein.

Grauer Star (Linsentrübung)

Grauer Star ist eine Kapha-Störung. Kapha-Moleküle sammeln sich in der Linse des Auges und beeinträchtigen deren Transparenz. Wenn die Krankheit weiter fortschreitet, wird die Sicht immer verschwommener. Generell sind Diabetiker anfällig für grauen Star; dies gilt auch für jugendliche Diabetiker, obwohl diese Krankheit ansonsten in erster Linie bei älteren Menschen auftritt.

Ein wirksames Kräuterbad für die Augen: Wenn Ihr Augenarzt bei Ihnen Anzeichen für beginnenden grauen Star entdeckt hat, kann die folgende Augenspülung mit Triphala-Tee helfen, die Kapha-Moleküle, die den grauen Star verursachen, aufzulösen.

Kochen Sie 1 Teelöffel Triphala 2–3 Minuten lang in einer Tasse Wasser. Lassen Sie den Tee abkühlen, und passieren Sie ihn durch ein doppelt oder dreifach geschlagenes Leinentuch, so daß kein einziger fester Partikel von Triphala in der Flüssigkeit verbleibt. Waschen Sie dann Ihre geöffneten Augen mit dem Triphala-Tee. Sie können diese Prozedur 2–3mal wiederholen, je nachdem, wie Sie damit zurechtkommen und wieviel Tee tatsächlich in das Auge gelangt ist.

Um die Klarheit der Linse zu erhalten und auch in Zukunft die Entstehung einer Trübung zu verhindern, können Sie Ihre Augen morgens und abends vor dem Zubettgehen mit Triphala waschen. Wenn Sie dies einen Monat lang regelmäßig fortsetzen und sich die Behandlung in dieser Zeit als wirksam erweist, können Sie unbegrenzt lange damit fortfahren. Dadurch wird der Prozeß der Entstehung von grauem Star aufgehalten.

Rizinusöl als Augentropfen: Ein Tropfen reines Rizinusöl (ohne Konservierungsstoffe), vor dem Zubettgehen in das Auge geträufelt, macht Hornhaut und Bindehaut geschmeidig und hilft, Kapha-Moleküle aus der Linse zu entfernen. So kann die Entstehung von Linsentrübungen verhindert werden.

Kräuterheilmittel: Die dritte Behandlungsmöglichkeit besteht darin, die folgende Kräutermischung einzunehmen:

5 Teile Punarnava
3 Teile Shatavari
3 Teile Brahmi

Nehmen Sie als Präventivmaßnahme gegen grauen Star 2mal täglich ½ Teelöffel dieser Kräutermischung mit warmem Wasser. Ebenso wie das Triphala-Augenbad können Sie auch dieses Mittel so lange anwenden, wie Sie wollen.

Grippe

Siehe Erkältung und Grippe

Grüner Star (Glaukom)

Steigender Augeninnendruck aufgrund einer Ansammlung von Kapha-Dosha im Glaskörper (der viskosen Flüssigkeit im Augapfel) wird Glaukom genannt. Wenn an einem Auge grüner Star entsteht, ist bei einer Palpatation (Betastung) eine Anspannung im betreffenden Auge zu erkennen. Wird der Druck in diesem Auge sehr stark, können auch Kopfschmerzen auftreten. Ein Glaukom kann zu einem schwerwiegenden Problem werden und letztlich zum Erblinden führen. Man muß also in dieser Hinsicht sehr wachsam sein.

Bei Menschen, die bei ihrer Arbeit

oder beim Körpertraining schwere Gewichte heben oder sich anderweitig sehr stark körperlich anstrengen, die einen hohen Cholesterin- oder Triglyceridspiegel haben oder die unter Diabetes oder Nikotinvergiftung infolge von Rauchen leiden, tendiert der Augeninnendruck dazu zuzunehmen, so daß grüner Star entstehen kann.

Wenn anläßlich einer ärztlichen Untersuchung festgestellt wird, daß der Augendruck bei Ihnen höher als normal ist, kann es nützlich sein, eines der folgenden Heilmittel auszuprobieren.

Ein Kräuterheilmittel: In den Anfangsphasen der Entstehung eines Glaukoms behandelt die ayurvedische Heilkunst das Problem mit Hilfe des folgenden Kräuterrezepts, das zur Verringerung des Drucks im Auge beiträgt:

5 Teile Punarnava
3 Teile Jatamamsi
3 Teile Shanka-Pushpi

Kochen Sie 1 Teelöffel dieser Kräutermischung einige Minuten in einer Tasse Wasser, so daß ein Tee entsteht, und trinken Sie diesen zweimal täglich.

Augenbad mit Triphala-Tee: Um die Spannung im Auge zu verringern, können Sie den Augapfel in Triphala-Tee baden. Dies lindert den Druck im Auge. Kochen Sie ½ Teelöffel Triphala 2 Minuten lang in 1 Tasse Wasser, passieren Sie die Flüssigkeit sorgfältig durch ein doppelt oder dreifach gefaltetes Leinentuch oder durch einen Kaffeefilter, so daß keine Kräuterpartikel darin zurückbleiben, lassen Sie den Tee abkühlen, und baden Sie das Auge darin. (Weitere Informationen über Triphala finden Sie in Anhang 2).

Behandeln Sie die Ursache des Problems: Außerdem muß die Ursache für das Glaukom gefunden und behandelt werden. Wenn es sich um Diabetes handelt, folgen Sie am besten den Empfehlungen unter dem Stichwort «Diabetes». Ist Bluthochdruck die Ursache, sollten Sie versuchen, den Blutdruck zu normalisieren (Empfehlungen hierzu unter dem Stichwort «Bluthochdruck»). Ist Ihr Triglycerid- und Cholesterinspiegel sehr hoch, müssen Sie diesen unter Kontrolle bringen (Empfehlungen hierzu unter dem Stichwort «Cholesterin»).

Reduzieren von Kapha: Folgen Sie einer Kapha befriedenden Diät. Meiden Sie insbesondere Kaffee, weißen Zucker und Milchprodukte.

Vorsicht beim Körpertraining: Meiden Sie strikt sehr anstrengende Körperübungen wie das Heben schwerer Gewichte. Beim Ausführen von Yoga-Übungen sollten Sie insbesondere auf Kopfstand und Schulterstand verzichten sowie auf andere Übungen, bei denen der Kopf nach unten hängt.

Haarpflege

Im Ayurveda werden Haare (ebenso wie Zehen- und Fingernägel) als Nebenprodukte der Knochenbildung angesehen. Das für den Aufbau der Knochen zuständige Gewebe (Asthi-Dhatu) produziert auch das Haar. (Eine ausführliche Erklärung der Dhatus finden Sie auf Seite 48).

Deshalb ist für ein gesundes Haarwachstum eine adäquate Ernährung der Knochen erforderlich. Wenn Ihr Körper beispielsweise Kalzium und Magnesium nicht richtig absorbiert, leiden darunter nicht nur Ihre Knochen, sondern auch Ihr Haar kann spröde werden, es kann Spliß entstehen, das Haar kann leicht brechen und sogar anfangen auszufallen.

Wenn infolge schlechter Aufnahme der genannten Minerale Ihr Haar nicht gesund ist, so kann dies als Warnzeichen dafür angesehen werden, daß in naher Zukunft auch die Gesundheit der Knochen beeinträchtigt werden könnte oder dies eventuell sogar schon der Fall ist. Der Zustand Ihres Haars (sowie Ihrer Nägel) ist also ein guter Indikator für die Gesundheit Ihrer Knochen.

Die folgenden ayurvedischen Ratschläge werden Ihnen helfen, die Vitalität und den Glanz Ihres Haars zu erhalten.

Adäquate Ernährung: Ob das Haar gesund bleibt, hängt zunächst einmal von einer adäquaten Ernährung ab. Milchprodukte wie Käse, Milch und frisch zubereiteter Joghurt sind gut für die Knochen und für das Haar, und dies gilt auch für weißen Rettich und Daikon (japanischen Rettich). Kokosnuß, gekochte Äpfel und Kohl sind in diesem Zusammenhang ebenfalls sehr nützlich.

Nehmen Sie ein Multimineralpräparat ein: Sie können den Zustand Ihres Haars verbessern (und auch Ihre Knochen stärken), indem Sie Kalzium, Magnesium, Zink und andere Minerale in Form eines Multimineralpräparats einnehmen. Dies sollte enthalten:

1200 mg Kalzium
600 mg Magnesium
60 mg Zink

Sesamsaaten: Essen Sie jeden Morgen eine Handvoll weißer Sesamsaaten. Diese Menge enthält etwa 1200 mg Kalzium und Magnesium und fördert ein gesundes Haarwachstum.

Kalziumzufuhr durch Kokosmilch: Kokosmilch, den «Saft» der frischen Kokosnuß, zu trinken hilft ebenfalls, dem Körper das für ein gesundes Haarwachstum erforderliche Kalzium zur Verfügung zu stellen. Trinken Sie ½ Tasse Kokosmilch täglich. Sie können auch das Fleisch der Kokosnuß mit Wasser in einem Mixer zu einer «Milch» verarbeiten. Dies ist ebenfalls nützlich, jedoch nur die zweitbeste Möglichkeit.

> HINWEIS: Wenn Ihr Cholesterinspiegel sehr hoch ist, sollten Sie nicht soviel Kokosfleisch essen, da dieses eine große Menge gesättigter Fettsäuren enthält, die den Cholesterinspiegel steigen lassen.

Stimulieren Sie Ihr Haar, indem Sie es kämmen: Kämmen Sie Ihr Haar sanft, und zwar ein wenig gegen den Strich, also entgegen seinem natürlichen Fall. Dies verbessert die Durchblutung an der Haarwurzel, und dadurch wird auch das Haar gesünder.

Hingegen sollten Sie kräftiges Bürsten des Haars vermeiden.

Ölmassage zur Gesunderhaltung und Pflege des Haars

Ein wenig Öl in die Kopfhaut einzureiben hat einen positiven Einfluß auf das Haar. Amla-, Bhringaraj- und Brahmi-Öl wirken alle kühlend, sie fördern das gesunde Wachstum des Haars und helfen, seinen Glanz zu erhalten. Diese Öle eignen sich für alle Konstitutionstypen. (Eine Anleitung zu ihrer Herstellung finden Sie in Anhang 2.)

Massieren Sie vor dem Zubettgehen 2 Teelöffel des Öls in Ihre *Kopfhaut*, also nicht so sehr ins Haar. Sanftes Massieren der Kopfhaut verbessert die Durchblutung an der Haarwurzel und dadurch auch die Versorgung des Haars mit nährenden Mineralien, die die Haarwurzeln stärken.

Gießen Sie das Öl zunächst in einen kleinen Teller. (Wenn Sie wollen, können Sie es ein wenig anwärmen). Tauchen Sie die Fingerspitzen in das Öl, und führen Sie die Finger durch das Haar möglichst direkt zur Kopfhaut. Massieren Sie diese sanft vom Zentrum der Schädeldecke zu den Ohren hin. Zu ungestümes oder zu schnelles Auftragen des Öls kann die Haarwurzeln schädigen.

Yoga-Übungen, die dem Haar nützen: Bestimmte Yoga-Übungen lindern den Druck und die Anspannung im Halsbereich, wodurch wiederum die Durchblutung der Kopfhaut verbessert wird. Zu diesen Übungen zählen Schulterstand, Kamel, Kobra und Kuh sowie die Drehung der Wirbelsäule.

Hinweis: Empfehlungen zur Bekämpfung von Haarausfall finden Sie unter dem Stichwort «Kahlheit».

Hämorrhoiden

Nach den Lehren des Ayurveda gibt es zwei grundlegende Arten von Hämorrhoiden, die mit Vata- und Pitta-Störungen assoziiert werden.

- Vata-Hämorrhoiden sind klein, trocken und von unregelmäßiger Form; sie können in Verbindung mit Fissuren oder Rissen des Anus auftreten. Vata-Hämorrhoiden können aktiv werden, wenn der Betreffende Antibiotika einnimmt, viel Fahrrad fährt oder andere Arten von Körpertraining betreibt.
- Hämmorrhoiden des Pitta-Typs werden häufig rot, entzünden sich und bluten. Sie sehen manchmal wie purpurfarbene Trauben aus und schmerzen bei Berührung, manchmal sogar sehr. Wenn Sie aufplatzen, bluten Sie stark.

Außerdem gibt es Kapha-Hämorrhoiden, die wie grüne Trauben aussehen. Sie bluten nicht, und gewöhnlich bereiten sie dem Betroffenen keine Probleme. Deshalb werden wir uns hier nicht mit ihnen beschäftigen.

Wir können auch zwischen «inneren» und «äußeren» Hämorrhoiden unterscheiden. Innere Hämorrhoiden gehören gewöhnlich dem Kapha-Typ an und ähneln eher Polypen. Sie sind nicht schmerzhaft und im allgemeinen unproblematisch.

In den meisten Fällen lassen sich Hämorrhoiden durch eine ayurvedische Behandlung vollständig heilen. Doch um eine adäquate Behandlung zu ermöglichen, muß zunächst der Unterschied zwischen den beiden grundlegenden problematischen Typen erläutert werden.

Effektive Behandlung von Vata-Hämorrhoiden

- Ein Mensch mit Vata-Hämorrhoiden sollte einer Vata befriedenden Diät folgen. Besonders wichtig ist es für ihn, sich von Gemüsesorten fernzuhalten, die zu den Nachtschattengewächsen zählen, also von Kartoffeln, Tomaten und Auberginen, denn sie alle verschlimmern Hämorrhoiden.
- Nehmen Sie 3mal täglich 1 Tablette Triphala-Guggulu ein.
- Ein weiteres nützliches Kräuterrezept zur Behandlung von Hämorrhoiden des Vata-Typs ist eine Kombination der folgenden Kräuter:

  1/8 Teil Hingwastak
  2 Teile Dashamula

  Nehmen Sie 3mal täglich 1/2 Teelöffel dieser Mischung mit warmem Wasser.

- Es ist wichtig, für einen weichen Stuhl zu sorgen, weil harter Stuhl die Hämorrhoiden reizt. Dazu können Sie abends 1 Teelöffel Sat-Isabgol (Psyllium-Hülsen) mit einem Glas warmer Milch einnehmen.
- Eine andere Möglichkeit, den Stuhl weich zu halten, besteht darin, abends vor dem Zubettgehen 1 Teelöffel Triphala-Pulver mit warmem Wasser einzunehmen.
- Bereiten Sie eine Packung aus warmem Rizinus- oder Sesamöl vor, und setzen Sie sich eine Zeitlang darauf. Beide Öle wirken wärmend, und Rizinusöl erzeugt eine langsam wirkende Hitze, die beruhigt und heilt. Wärmen Sie ca. 3 Eßlöffel Öl auf, und gießen Sie es auf ein Taschentuch oder einen anderen weichen Stoff, wobei Sie das Öl gleichmäßig auf dem Tuch verteilen oder das Tuch mit dem Öl tränken.

Wirksame Behandlungsmaßnahmen bei Pitta-Hämorrhoiden

- Bei Pitta-Hämorrhoiden besteht die erste Behandlungsmaßnahme darin, einer Pitta befriedenden Diät zu folgen und insbesondere stark gewürzte und fermentierte Nahrungsmittel zu meiden (siehe Kapitel 8).
- Hämorrhoiden, die aktiv werden, sich entzünden und zu bluten anfangen, sollte man mit Hilfe der folgenden Kräutermischung behandeln:

  1 Teil Guduchi
  2 Teile Neem
  1/8 Teil Kama-Dudha

Nehmen Sie 2mal täglich ½ Teelöffel dieser Mischung mit warmem Wasser.

- Wenn Sie aufgrund der Hämorrhoiden Rektalblutungen haben, können Sie zwischen den Mahlzeiten etwas Cranberry- und Granatapfelsaft trinken. (Mischen Sie beides halb und halb). Dieser Saft stoppt die Blutung.
- Lokal können Sie Kokosöl auftragen, das gegen die Entzündung und die Reizung sowie das Bluten wirkt.
- Wie im Fall der Vata-Hämorrhoiden ist es auch hier wichtig, dafür zu sorgen, daß der Stuhl weich bleibt, um eine Verschlimmerung des Zustands zu verhindern. Dies können Sie erreichen, indem Sie abends ½–1 Teelöffel Amalaki mit kaltem Wasser einnehmen. Eine Alternative ist 1 Teelöffel Sat-Isabgol (Psyllium-Schalen) mit einem Glas warmer Milch.
- Lassen Sie 1 Teelöffel Triphala über Nacht in einem Glas Wasser ziehen, und trinken Sie diesen Tee am nächsten Morgen nach dem Zähneputzen.

Allgemeine Empfehlungen

- Alle Arten von Hämorrhoiden können Sie mit Aloe-Vera-Saft positiv beeinflussen. Trinken Sie 3mal täglich ½ Tasse des reinen Safts.
- Sie können auch eine Prise Ingwer zu 1 Eßlöffel Aloe-Vera-Gel hinzufügen und diese Mischung 2mal täglich einnehmen.
- Trinken Sie 2mal täglich 1 Tasse Karottensaft, gemischt mit 2 Teelöffeln Saft aus frischen Korianderblättern auf leeren Magen.
- Äußerlich können Sie eine Mischung aus ½ Teelöffel Kurkuma und 1 Teelöffel Ghee vor dem Zubettgehen direkt auf die Hämorrhoiden auftragen. (Bedenken Sie aber, daß die gelbe Farbe des Kurkuma auf Kleidung und Bettwäsche abfärbt).
- Waschen Sie nach jedem Stuhlgang, statt Toilettenpapier zu benutzen, den After mit warmem Wasser aus, und tragen Sie anschließend etwas Rizinusöl auf die Hämorrhoiden auf. Das trokkene Toilettenpapier kann die empfindliche Schleimhaut reizen und den Zustand der Hämorrhoiden verschlimmern. Außerdem können durch das Reiben mit Toilettenpapier Reste des Stuhls auf die Hämorrhoiden gelangen und Komplikationen hervorrufen.

Hautpflege nach ayurvedischen Prinzipien

Die ayurvedische Heilkunst gibt viele wundervolle Anregungen zur Erhaltung der Gesundheit und Schönheit der Haut. Einige von diesen sind im folgenden aufgeführt. Andere finden Sie ebenso wie Heilmittel für verschiedene Hautprobleme unter den Stichwörtern «Akne», «Schuppen», «Hauttrockenheit», «Ausschlag und Nesselfieber» sowie anderen.

Die folgenden Empfehlungen werden Ihnen helfen, Ihre Haut gesund, strahlend und schön zu erhalten.

Ölmassage: Eine tägliche Ganzkörpermassage mit Öl ist zur Erhaltung der Gesundheit und Schönheit der Haut sehr empfehlenswert. Wenn Sie eine von Vata dominierte Konstitution haben oder unter einer Vata-Störung leiden, sollten Sie für die Ölmassage Sesamöl benutzen. Wenn Sie eine Pitta-Konstitution haben oder unter einer Pitta-Störung leiden, ist Sonnenblumenöl für Sie geeigneter. Sollten Sie eine Kapha-Konstitution haben oder unter einer Kapha-Störung leiden, ist Mais- oder Canolaöl für Sie die beste Wahl. Eine sanfte Ölmassage erhält die Schönheit und Straffheit der Haut.

Kurkuma: Um Ihre Haut gesund und schön zu erhalten, können Sie täglich eine mit Kurkuma gefüllte Kräuterkapsel einnehmen. Nach der ayurvedischen Überlieferung bekommt das Kind einer Schwangeren, die regelmäßig Kurkuma einnimmt, eine wundervolle Haut.

Sorgen Sie dafür, daß Ihre Nahrung genug Eisen enthält: Wenn Ihre Haut bleich wirkt, kann dies ein Zeichen für Anämie sein. Trinken Sie in diesem Fall etwas Karottensaft, und essen Sie gekochte Rote Beete. Dadurch wird Ihrem Körper natürliches Eisen zugeführt, und auch die Farbe Ihrer Haut wird intensiver. (Weitere Anregungen zu diesem Thema finden Sie unter dem Stichwort «Anämie».)

Lassen Sie etwas Sonne an sich heran: Tragen Sie das für Ihren Konstitutionstyp geeignete Öl auf Ihre Haut auf (Sesamöl bei Vata-Konstitution, Kokos- oder Sonnenblumenöl bei Pitta-Konstitution, Maisöl bei Kapha-Konstitution), und legen Sie sich eine kurze Zeitspanne in die Sonne – 10–15 Minuten, im Höchstfall ½ Stunde. Dadurch werden die Durchblutung und der Tonus der Haut verbessert.

WICHTIGER HINWEIS: Sonnenbäder sollten entweder vor Mittag oder am späten Nachmittag (nach 15.00 Uhr) genommen werden, weil in diesen Zeiten die Sonneneinstrahlung nicht so stark ist. Da in großen Höhen die Gefahr eines Sonnenbrandes größer ist, sollten Sie Kontakt mit der Sonne in den Bergen soweit wie möglich einschränken.

Benutzen Sie mit Kräutern versetzte Öle: Eine wundervolle Gesichts-Lotion ist Neem-Öl oder Brahmi-Öl. Diese können Menschen aller Konstitutionstypen auf ihr Gesicht auftragen.

Shikakai-Schampon: Benutzen Sie zum Waschen der Haare ein Schampon, in dem das Kraut Shikakai enthalten ist.

Neem-Seife: Benutzen Sie zum Baden Neem- oder Sandelholz-Seife.

Gehen Sie mit Seife sparsam um: Generell ist es ratsam, die Haut nur 1–2mal pro Woche mit Seife in Berührung kommen zu lassen, also nicht regelmäßig jeden Tag. In tropischen Ländern, in denen die Menschen viel schwitzen und wo der Schweiß große Mengen von Salzen und Mineralen enthält, die der Haut entzogen werden, ist ein tägliches Bad mit Seife unvermeidlich. Hingegen ist in kälteren Ländern, wo die Menschen normalerweise nicht so stark schwitzen, so häufiges Baden meist nicht erforderlich.

Natürlich hängt die Notwendigkeit häufigen Badens auch von der Arbeit ab, die ein Mensch verrichtet. Wenn Sie körperlich hart arbeiten und dabei viel schwitzen, müssen Sie sich häufiger mit Seife waschen. Um jedoch die Weichheit und den Glanz der Haut zu erhalten, sollten Sie darauf achten, daß die Absonderungen der Talgdrüsen nicht völlig von der Haut entfernt werden, damit der leicht ölige Charakter der Haut erhalten bleibt. Durch täglichen Kontakt der Haut

Face-Lifting selbst gemacht

Sie können selbst Ihr Gesicht massieren und ein Face-Lifting durchführen, indem Sie vom Kinn bis zur Stirn sanften Druck anwenden.

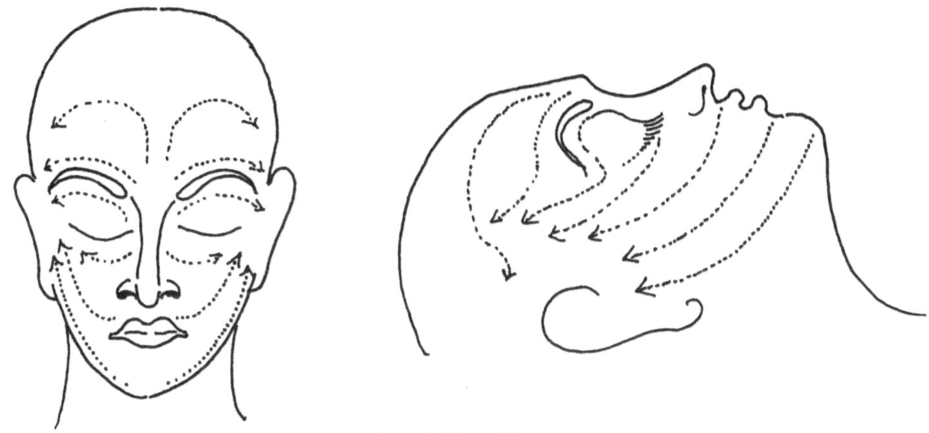

Face-Lifting-Massage

Führen Sie Ihre beiden Zeigefinger und Daumen zusammen. Setzen Sie die Zeigefinger zwischen Unterlippe und Kinn auf die Gesichtshaut und die beiden Daumen direkt unter das Kinn. Üben Sie dann mit Ihren Zeigefingern leichten Druck aus, und fahren Sie am Kiefer entlang, wobei die beiden Daumen folgen. Wenn Sie die Ohren erreicht haben, bewegen Sie die Finger vor diesen her und lassen die Daumen schleifen. Bewegen Sie sich weiter aufwärts, bis die Daumen sich direkt hinter dem Schläfenbereich, über den Ohren, befinden. Dort befindet sich auch ein Marma-Punkt. Üben Sie auf diesen etwa 30 Sekunden lang mit einer anhebenden Bewegung leichten Druck aus. Dies stimuliert die Nerven, welche die Gesichtsmuskeln beeinflussen, verbessert deren Tonus und trägt zur Beseitigung von Runzeln auf der Gesichtshaut bei. Wiederholen Sie diese Behandlung täglich 7mal, möglichst am Morgen.

mit Seife wird dieses Fett vollständig abgewaschen, und die Haut wird trocken.

Menschen mit Pitta-Konstitution brauchen möglicherweise etwas häufiger Seife, vielleicht dreimal wöchentlich, einerseits, weil sie oft mehr schwitzen, und andererseits, weil die Pitta-Haut häufig öliger ist als die der anderen Konstitutionstypen.

Passen Sie die Wassertemperatur Ihrer Konstitution an: Generell wird Menschen mit Pitta-Konstitution empfohlen, sich in kaltem Wasser zu waschen; bei Kapha-Konstitution ist warmes Waschwasser besser und bei Vata-Konstitution heißes Wasser. Menschen mit Vata-Konstitution haben oft eine schlechte Zirkulation, und heißes Wasser verbessert diese und trägt zur Erhaltung der Gesundheit und Schönheit der Haut bei.

Eine sanfte Massage mit einem Handtuch: Frottieren Sie nach dem Baden die Haut Ihres Gesichts und Ihres Körpers sanft mit dem Handtuch. Dies regt die Durchblutung der Haut an, abgestorbene Hautzellen werden entfernt, und die Haut wirkt wieder jünger.

Gesichtsmaske mit frischen Kirschen: Tragen Sie abends vor dem Zubettgehen eine Maske aus dem Fruchtfleisch frischer Kirschen auf das Gesicht auf, und lassen Sie diese 15 Minuten lang einwirken. Dadurch wird die Haut entlastet, und Sie bekommen einen wundervollen Teint.

Ihr Lächeln hilft Ihrer Haut: Zu lächeln hilft Ihnen, den Tonus von Muskeln und Haut Ihres Gesichts zu erhalten. Möglicherweise werden andere Menschen Sie dann für zehn Jahre jünger halten, als Sie tatsächlich sind!

Hauttrockenheit

(Siehe auch Hautpflege nach ayurvedischen Prinzipien)

Trockenheit der Haut kann mehrere Ursachen haben. Der Grund kann eine zu geringe Talgabsonderung der Talgdrüsen sein; das Problem kann auf nicht ausreichender Schweißabsonderung beruhen; es kann ein Übermaß von heißem, scharfen Pitta bestehen; oder ein Kapha-Übermaß kann der Grund sein. Äußere Ursachen für Trockenheit der Haut sind unter anderem Einwirken von Sonne, Wind, heißer und trockener Luft, zu häufiges Waschen und übermäßiger Gebrauch von Seife oder Geschirrspülmittel.

Feuchtigkeitscremes sind nicht unbedingt die ideale Lösung: Viele Menschen benutzen Feuchtigkeitscremes, um Trokkenheit der Haut zu bekämpfen. Doch entsteht diese Trockenheit gewöhnlich nicht durch äußere, sondern durch innere Faktoren. Deshalb löst das bloße Auftragen einer befeuchtenden Creme das Problem im Grunde nicht.

Generell wirken Feuchtigkeitscremes nur eine Zeitlang. Sie stimulieren die Sekretion der Talgdrüsen. Dies hat zur Folge, daß die Haut eine Weile weich und ölig wirkt. Wenn diese Drüsen jedoch später ermüden, wird die Trockenheit noch stärker. Wesentlich erfolgversprechender ist es, die Trockenheit sowohl äußerlich mit natürlichen Ölen als auch innerlich durch Öleinläufe in den Dickdarm zu behandeln.

Es folgen Beschreibungen verschiedener wirksamer ayurvedischer Hausmittel, die Ihnen helfen werden, Ihre Haut geschmeidig und glänzend zu erhalten.

Tragen Sie etwas Öl auf: Manchmal brauchen Sie zur Beseitigung von Hauttrokkenheit nichts weiter zu tun, als etwas Öl auf die Haut aufzutragen. Wenn Sie eine überwiegende Vata-Konstitution haben, sollten Sie dazu Sesamöl benutzen; wenn bei Ihnen Pitta vorherrscht, sollten Sie Sonnenblumenkern- oder Kokosöl verwenden; und wenn Ihre Konstitution von Kapha dominiert wird, erzielen Sie mit Maisöl die beste Wirkung.

Doch wird das Auftragen von Öl auf die Haut wahrscheinlich nicht ausreichen. Um die innere Ursache der Trokkenheit zu behandeln, müssen sie zusätzlich den Dickdarm mit einem sanft wirkenden Öleinlauf behandeln.

Öleinlauf:

- *Schritt 1:* Beginnen Sie mit einem Einlauf zur Reinigung. Geben Sie sich entweder am Morgen oder am Abend einen normalen Wassereinlauf. Warten Sie anschließend nach einem Stuhlgang eine Stunde, bevor Sie mit Schritt 2 fortfahren.
- *Schritt 2:* Benutzen Sie für den Öleinlauf 1 Tasse Sesam-, Sonnenblumenkern- oder Maisöl, je nach den weiter oben genannten Empfehlungen für Ihren Konstitutionstyp. Führen Sie das Öl mit einem Klistier in das Rektum ein, und versuchen Sie es 5–10 Minuten im Körper zu behalten. Gelingt Ihnen dies nicht, so ist das auch nicht tragisch. (Eine ausführlichere Anleitung zur Ausführung eines Einlaufs finden Sie in Anhang 3).

Dieser simple Öleinlauf macht Ihre Haut weich, zart und wunderschön. Der Dickdarm spielt bei der Aufnahme von Nährstoffen in den Körper eine wichtige Rolle. Außerdem wird das Öl, das durch den Einlauf in den Dickdarm gelangt, teilweise vom Körper aufgenommen und trägt von innen zur Befeuchtung der Haut bei.

Um ein optimales Resultat zu erzielen, sollten Sie die Öleinläufe nach folgendem Plan durchführen:

1. Woche jeden Tag
2. Woche alle 2 Tage
3. Woche alle 3 Tage
4. Woche einmal

Kirschmaske: Sie können Trockenheit der Haut auch durch Auflegen einer Maske aus dem Fruchtfleisch frischer Kirschen behandeln. Tun Sie dies abends vor dem Zubettgehen. Lassen Sie die Maske 15 Minuten lang auf dem Gesicht, und spülen Sie sie dann ab. Dadurch werden Sie einen wundervollen Teint bekommen.

Hefeinfektionen

Hefeinfektionen sind das Resultat einer gemischten Pitta- und Kapha-Störung. Um sie zu heilen, muß man zunächst für eine adäquate Ernährung sorgen, die weder Pitta noch Kapha verstärken darf. Dazu müssen Sie Zucker, fermentierte Nahrungsmittel und mit Hefe gebackenes Brot strikt meiden. Am besten ist eine Diät, die Pitta befriedet und gleichzeitig Kapha nicht provoziert. Dieses Ziel erreichen Sie, indem Sie sich an den in Kapitel 8 enthaltenen Nahrungsmitteltabellen für die einzelnen Dosha-Typen orientieren und die in den Spalten für Kapha und Pitta mit «ja» gekennzeichneten Nahrungsmittel bevorzugen.

Ein wirksames Kräuterheilmittel: Eine hochwirksame Kräuterrezeptur, die Hefeinfektionen zu heilen vermag, ist:

¼ Teelöffel Kurkuma
½ Teelöffel Süßholz
¼ Teelöffel Shardunika

Nehmen Sie diese Mischung (insgesamt 1 Teelöffel Kräuterpulver) komplett 2mal täglich mit warmem Wasser ein, bis Ihre Symptome verschwinden.

Dusche bei vaginalen Hefeinfektionen: Wenn eine Hefeinfektion den Vaginalbereich befallen hat, kann Ihnen eine Vaginaldusche mit Süßholztee sehr helfen. Kochen Sie 1 Eßlöffel Süßholzpulver 5 Minuten lang in 0,5 l Wasser. Lassen Sie den Tee abkühlen, passieren Sie ihn durch ein Sieb oder Tuch, und benutzen Sie ihn anschließend für die Dusche. Sie werden die heilende Wirkung dieses Mittels sehr schnell bemerken.

Hinweis: Wenn Sie einen dicken Genitalausfluß bemerken und ein Jucken und Brennen verspüren, sollten Sie für die Dusche besser Triphala-Tee verwenden. Gehen Sie dabei genauso vor, wie oben angegeben: Nehmen Sie 1 Eßlöffel Triphala, kochen Sie das Pulver in 0,5 l Wasser; lassen Sie den Tee abkühlen, gießen Sie die Flüssigkeit ab, und benutzen Sie sie für die Dusche.

Heiserkeit

Heiserkeit wird durch eine Reizung und Entzündung des Kehlkopfs verursacht. Gewöhnlich ist dieses Problem mit Hilfe ayurvedischer Methoden recht leicht zu beheben.

Gurgeln: Wohl das einfachste Heilmittel, aber durchaus ein sehr wirksames ist Gurgeln. Der Ayurveda empfiehlt, dazu 1 Tasse heißes Wasser (allerdings nicht so heiß, daß Sie sich die Kehle verbrennen), vermischt mit ½ Teelöffel Kurkuma und ½ Teelöffel Salz, zu verwenden. Gurgeln Sie mit dieser Mischung morgens und abends.

Kurkuma-Milch: Trinken Sie 1 Tasse heiße Milch, die Sie zuvor mit ½ Teelöffel Kurkuma aufgekocht haben. Auch dieses Mittel wirkt bei Heiserkeit sehr positiv.

Beruhigender Kräutertee: Ein weiteres sehr wirksames Heilmittel ist ein Tee, der Ingwer, Zimt und Süßholz im folgenden Verhältnis enthält:

2 Teile Ingwer
2 Teile Zimt
3 Teile Süßholz

Lassen Sie 1 Teelöffel dieser Kräutermischung 5–10 Minuten lang in Wasser ziehen, und trinken Sie diesen Tee 3mal täglich.

Wann Sie einen Arzt aufsuchen sollten

Wenn Ihre Heiserkeit länger als einige Tage bestehenbleibt, obwohl Sie versucht haben, sie mit Hilfe der hier genannten Heilmittel zu bekämpfen, sollten Sie einen Arzt aufsuchen.

Welche Nahrungsmittel Sie meiden sollten: Wenn Sie heiser sind, ist es wichtig, keine Milchprodukte wie Käse, Joghurt und Eiscreme zu essen. Meiden Sie auch fermentierte Nahrungsmittel.

Hinweis: Die weiter oben empfohlene Tasse warme Kurkuma-Milch ist eine Ausnahme. Hüten Sie sich vor allem vor *gekühlten* Milchprodukten, da diese die Schleimbildung sehr stark anregen und die Heiserkeit verschlimmern.

Yoga-Übungen: Die Yoga-Übung mit Namen Löwe wird traditionell bei Heiserkeit empfohlen. Auch die Yoga-Mudra ist in diesem Fall von Nutzen. (Abbildungen der empfohlenen Yoga-Übungen finden Sie in Anhang 4).

Atemübung: Sie können auch den summenden Atem (Bhramari) praktizieren, der in Kapitel 6 beschrieben wird.

Herpes

Lippenherpes

Herpes labialis wird durch oralen Kontakt beim Küssen oder durch Trinken aus derselben Tasse oder demselben Glas übertragen. Es handelt sich dabei um eine Pitta-Störung, die aus dem Blut (Rakta-Dhatu) kommt und sich auf der Haut manifestiert, insbesondere in den Mundwinkeln und an der Oberlippe.

Viele Menschen verwechseln Herpes und Aphthen, die sich in ihrem Aussehen ähneln. Doch handelt es sich bei einer Aphthe immer nur um ein einzelnes Geschwür, wohingegen Herpes eine Art Ausschlag hervorruft, der aus zahlreichen winzigen Bläschen besteht, welche manchmal um eine zentrale, größere Pustel gruppiert sind. Außerdem befinden sich Aphthen gewöhnlich *im* Mund, wohingegen sich Herpesbläschen außerhalb der Mundhöhle bilden.

- Äußerlich kann man Herpes mit Tikta-Ghrita (bitterem Ghee) behandeln, indem man diesen unmittelbar auf den befallenen Bereich aufträgt. Aloe-Vera-Gel oder -Salbe ist ebenfalls recht wirksam.
- Sie können auch ¼ Teelöffel Kama-Dudha mit einem Teelöffel Sahne vermischen und dieses Gemisch morgens und abends auf die befallenen Hautpartien auftragen.
- Innerlich können Sie die folgende ayurvedische Kräutermischung benutzen:

3 Teile Neem
1/8 Teil Kama-Dudha
3 Teile Maha-Sudarshan

Nehmen Sie 3mal täglich 1/2 Teelöffel dieser Mischung entweder mit 1 Teelöffel Tikta-Ghrita, falls vorhanden, oder mit warmem Wasser.

- Nehmen Sie abends 1/2 Teelöffel Triphala in warmem Wasser. Dadurch wird übermäßiges Pitta im Körper neutralisiert und die Heilung gefördert.

Genitalherpes

Genitalherpes ähnelt Lippenherpes, doch werden beide auf unterschiedliche Weise übertragen: Lippenherpes wie bereits erwähnt durch Küssen oder gemeinsames Benutzen von Trinkgefäßen, Genitalherpes durch sexuellen Kontakt.

- Für die innere Behandlung können Sie die bereits zur Behandlung von Lippenherpes empfohlenen Kräuter und Kräutermischungen verwenden.
- Äußerlich kann auch in diesem Fall Tikta-Ghrita nützlich sein. Da auch sexueller Verkehr bei Trockenheit der Genitalien die Herpessymptome manchmal verschlimmert, können Sie etwas Tikta-Ghrita auf die Eichel und/oder die kleinen Schamlippen auftragen.

Neutralisierung von Streß

Eine der Hauptursachen für Herpesausbrüche scheint psychischer Streß zu sein. Das Virus schlummert im Inneren des Körpers und wird nur in Zeiten von verstärktem Streß aktiv. Zur Verringerung der Streßbelastung können Sie folgendes tun:

Kräutertee: Bereiten Sie einen Tee aus Kamille, Jatamamsi und Brahmi zu. Mischen Sie diese drei Kräuter in gleichen Mengen, und nehmen Sie 1/2 Teelöffel davon für die Zubereitung des Tees. Trinken Sie denselben 2mal täglich.

Meditation vermag den Körper ebenfalls zu beruhigen und Streß zu reduzieren. (Anregungen für Meditationsübungen finden Sie in Kapitel 7).

Hinweis für Männer: Wenn Sie wissen, daß Sie für Herpesausbrüche anfällig sind, sollten Sie beim Rasieren im Bereich der Lippen und Mundwinkel sehr vorsichtig sein. Die Lippen sind als Verbindung zwischen Mundschleimhaut und äußerer Gesichtshaut ein sehr empfindlicher Bereich, der leicht verletzt werden kann. Jeder kleine Schnitt oder Kratzer kann das Herpesvirus aktivieren. Um dies zu verhindern, können Sie nach dem Rasieren etwas Neem-Öl auf die Haut auftragen.

Herz-Prävention nach ayurvedischen Prinzipien

Nach den Lehren des Ayurveda ist das Herz, das wichtigste Organ unseres Körpers, der Sitz von Prana, Ojas und Geist. Da ein Mensch so alt ist wie sein Herz, müssen wir mit diesem kostbaren Organ sehr sorgsam umgehen.

Wenn ein Mensch Bluthochdruck, einen hohen Cholesterinspiegel oder hohe Triglyceridwerte hat und sein Leben außerdem von starkem Streß geprägt ist, läuft der Betreffende Gefahr, an Herzproblemen zu erkranken. Deshalb müssen wir zur Gesunderhaltung unseres Herzens die genannten Faktoren möglichst genau beobachten.

Mit *Bluthochdruck* und *Cholesterin* beschäftigen sich die Abschnitte zu den betreffenden Stichwörtern in diesem lexikalischen Teil des vorliegenden Buches. Bitte lesen Sie sie, falls sie ausführlichere Informationen zu den beiden Themen suchen. Es folgen ein paar zusätzliche Empfehlungen.

Ernährung

Um den Cholesterin- und den Triglyceridspiegel unter Kontrolle zu halten, sollten Sie Nahrungsmittel mit hohem Fettanteil wie fettreiche gebratene Speisen, Eiscreme, rotes Fleisch und Käse meiden. Auch Joghurt ist nicht zu empfehlen.

Körpertraining

Zur Gesunderhaltung Ihres Herzens müssen Sie Ihren Körper täglich trainieren, wobei die Quantität der Übungen und das Belastungsmaß von Ihrem Alter, Ihrer aktuellen Fitneß und Ihrem Konstitutionstyp abhängig sind. Menschen mit Kapha-Konstitution brauchen ein sehr anstrengendes Training, solche mit Vata-Konstitution das leichteste und diejenigen mit Pitta-Konstitution einen mittleren Belastungsgrad. (Detailliertere Empfehlungen zu einem für Sie persönlich ratsamen Körpertraining finden Sie auf Seite 84f.).

Für die meisten Menschen ist es von Nutzen, täglich mindestens 3 km zu ge-

Nahrungsmittel, die Cholesterin verringern

Einige Nahrungsmittel helfen, den Cholesterinspiegel zu senken. Dazu zählen:

- Haferschleim
- Mais
- Äpfel
- frischer Obstsaft wie Orangen- oder Grapefruitsaft
- Hirse
- die meisten frischen Gemüsearten

Wenn Sie einen hohen Cholesterinspiegel haben, sollten Sie einige der genannten Nahrungsmittel auf Ihrem Speisezettel berücksichtigen.

hen. Auch ein anstrengenderes aerobisches Herz-Kreislauf-Training kann nützlich sein, beispielsweise schnelles Gehen, leichtes Joggen oder Laufen auf der Stelle.

Streßmanagement

Es folgen zwei wichtige Empfehlungen zur Verringerung und dauerhaften Kontrolle Ihres Streßniveaus.

Meditieren Sie regelmäßig: Meditation ist eine der besten Möglichkeiten, sich zu entspannen, Streß aufzulösen und die Heilkräfte des Körpers zu aktivieren. 10–20minütiges Meditieren 2mal täglich vermag das Herz eines Menschen zu heilen. In Kapitel 7 finden Sie Anleitungen zu verschiedenen Arten der Meditation.

Führen Sie täglich die Yoga-Übung mit Namen Savasana aus: Savasana ist die Ruheposition des Yoga. Dabei liegen Sie flach auf dem Rücken, Ihre Arme sind zu beiden Seiten des Körper ausgestreckt, und Sie beobachten Ihren Atem. Einatmen und ausatmen, einatmen und ausatmen… Sie werden feststellen, daß nach dem Ausatmen (und vor dem Einatmen) eine kurze, natürliche Pause eintritt. Eine entsprechende Pause tritt auch nach dem Einatmen und vor dem Ausatmen ein. Bleiben Sie während dieser Pause ein paar Sekunden lang ruhig. Diese Übung bringt Ihnen Ruhe und Gleichmut, die heilend auf Ihr Herz wirken. Bleiben Sie 10–15 Minuten in dieser Haltung, und üben Sie diese ruhige Form der Atmung.

Weitere Heilmittel

Zusätzlich zu den genannten Empfehlungen bezüglich Ernährung, Körpertraining und Streßmanagement können auch die folgenden Hausmittel Ihnen helfen, Ihr Herz gesund zu erhalten.

Goldwasser: Gold wirkt heilend auf das Herz. Es hat einen positiven Einfluß auf die Herzkranzgefäße und soll den Cholesterinspiegel allmählich senken. Eine Anleitung zur Herstellung von Goldwasser finden Sie in Anhang 1.

Kräuter für das Herz: Bestimmte ayurvedische Kräuter stärken und heilen das Herz.

- Das erste ist das Kraut Arjuna. Nehmen Sie 3mal täglich ½ Teelöffel davon mit Honig und warmem Wasser ein. Arjuna wirkt ähnlich wie Gold: Es weitet die Herzkranzgefäße, schützt das Herz, stärkt die Zirkulation und hilft, Tonus und Gesundheit des Herzmuskels zu erhalten.
- Ingwer ist ebenfalls ein wichtiges Mittel zur Gesunderhaltung des Herzens. Bereiten Sie einen Tee aus frischem Ingwer, indem Sie ein wenig geriebenen oder in dünne Scheiben geschnittenen Ingwer in einer oder zwei Tassen Wasser kochen lassen. Sie können auch ein wenig geriebenen Ingwer in Reis und/oder Suppe geben. Täglicher Konsum von etwas Ingwer hilft, einen Herzinfarkt zu verhindern.
- Das folgende Rezept, das aus vier ayurvedischen Kräutern besteht, ist ebenfalls gut für das Herz.

4 Teile Punarnava
3 Teile Kutki
1/4 Teil Gulwel-Sattva
1/4 Teil Shilajit

Lassen Sie 1/2 Teelöffel dieser Kräutermischung in 1 Tasse heißen Wassers ziehen, so daß ein Tee entsteht. Trinken Sie diesen 2mal täglich, nach dem Mittag- und dem Abendessen. Dies wird die Gesundheit Ihres Herzens verbessern.

- Eine weitere einfache Möglichkeit, das Herz zu schützen und gesund zu erhalten, ist, regelmäßig Knoblauch zu sich zu nehmen. Er senkt den Cholesterinspiegel, stärkt die Zirkulation und wirkt Kongestionen entgegen.

Rudraksha, die «Tränen Shivas», sind die getrockneten Samen der Frucht des Rudraksha-Baumes. In einer alten Geschichte heißt es: Als Shiva einmal aus einem Zustand tiefer Meditation in die alltägliche Welt zurückkehrte, tropften ein paar Tränen aus seinen Augen und fielen auf die Erde, aus der daraufhin der Rudraksha-Baum emporwuchs. Die Samen dieses Baumes sind sowohl in körperlicher als auch in spiritueller Hinsicht gut für das Herz. Sie sollen die Meditation fördern und «das Herz-Chakra öffnen».

Sie können eine Kette aus Rudraksha-Samen vor Ihrem Herzen tragen. Sie können diese Samen aber auch über Nacht in Wasser legen und dieses am nächsten Morgen trinken. Dadurch wird in man-

Ein alter Rat für die Gesunderhaltung des Herzens

Charaka, einer der alten weisen Ärzte des Ayurveda, der die Prinzipien und Praktiken der ayurvedischen Heilkunst vor Tausenden von Jahren niedergeschrieben hat, gibt bezüglich der Fürsorge für das Herz den folgenden Rat:

«Wer sein Herz, das Kreislaufsystem und die Vitalessenz zu schützen wünscht, sollte vor allem jene Ursachen meiden, die geistigen Streß und Instabilität erzeugen. Man sollte regelmäßig Maßnahmen ergreifen, die das Herz und die Vitalessenz unterstützen, die Blutgefäße reinigen, das Wissen vergrößern und den Geist beruhigen.

Die Übung der Gewaltlosigkeit ist die beste unter den lebensfördernden Übungen, unter den kraftfördernden ist es die Bewahrung der Vitalenergie und unter den nährenden Übungen das Erwerben von Wissen. Die Kontrolle über die Sinnesorgane zu erlangen ist das Beste, was man tun kann, um glücklich zu werden, und Wissen über die Wirklichkeit zu erlangen fördert die Freude am stärksten. Unter all diesen Praktiken wird die Enthaltsamkeit als die beste angesehen.

Vom Herzen, der Wurzel, befördern zehn große Gefäße Ojas durch den ganzen Körper. Hinsichtlich seiner Bedeutung muß das Herz als der wichtigste unterstützende Bewohner des Hauses angesehen werden.»

chen Fällen der Blutdruck gesenkt und das Herz gestärkt.

Yoga-Übungen: *Wenn keine akuten Herzprobleme bestehen,* empfiehlt die ayurvedische Heilkunst, täglich eine bestimmte Serie von Yoga-Übungen mit Namen Surya-Namaskar oder *Sonnengebet* auszuführen. Wiederholen Sie diese Sequenz mindestens 6–12 mal täglich. Dies wird die Gesundheit Ihres Herzens stärken und Herzinfarkte verhindern.

Wenn Ihr Herz bereits erkrankt ist, kann der Sonnengebet genannte Zyklus zu anstrengend für Sie sein. In diesem Fall sollten Sie statt dessen besser die folgenden Yoga-Positionen üben: Heuschrecke, Lotos, Brücke, Kuh, Kamel, Bogen, Kobra, Vorwärtsbeugung und Stehen auf einem Bein – die Palme. (Abbildungen von Yoga-Positionen finden Sie in Anhang 4.)

Wann Sie einen Arzt aufsuchen sollten

WICHTIGER HINWEIS: Wenn Sie irgendwelche Probleme mit Ihrem Herzen haben oder wenn Sie älter als 40 Jahre sind, sollten Sie in jedem Fall mit Ihrem Arzt Rücksprache halten, bevor Sie mit einem neuen Trainingsprogramm beginnen.

Atemübung: Auch eine Atemübung wie Ujjayi-Pranayama ist nützlich (siehe Kapitel 6).

Husten

Ein Kribbeln in der Kehle, Trockenheit, Reizung oder Entzündung der Luftröhre oder der Bronchien – all das kann Husten hervorrufen.

Aus ayurvedischer Perspektive werden die meisten Arten von Husten durch ein Pitta- oder Kapha-Übermaß im Bronchialbaum erzeugt, durch das eine Kongestion und eine Reizung der Bronchialschleimhäute entsteht. Grundsätzlich geht es bei der Behandlung dieses Problems darum, das unerwünscht starke Pitta oder Kapha, das die Kongestion hervorruft, zu verringern.

Um einen Husten möglichst wirksam zu behandeln, müssen Sie zunächst feststellen, ob es sich um einen trockenen Husten (Vata) oder um einen Husten mit starkem Schleimauswurf (Kapha) handelt oder ob Pitta bei der Störung eine Rolle spielt.

Rezept für einen hartnäckigen Husten

Hacken Sie eine Knoblauchzehe fein, und kochen Sie sie in einer Tasse Milch. Fügen Sie anschließend 1/4 Teelöffel Kurkuma hinzu. Dadurch erhält die Milch eine goldgelbe Farbe und einen Geschmack wie Knoblauchsuppe. Diese Knoblauch-Kurkuma-Milch vermag die meisten Arten von Husten zu lindern und zu heilen.

Trockener Husten

Bei einem trockenen Husten oder einem Husten mit nur geringer Schleimproduktion können Sie 2–3mal täglich eine reife Banane mit 1 Teelöffel Honig und 2 Prisen gemahlenem Pfeffer essen.

- Versuchen Sie auch, 1/4 Teelöffel Ajwan vermischt mit 1 Teelöffel natürlichem, biologisch angebautem Zucker zu kauen.
- Stellen Sie Talisadi-Tee aus

  1/2 Teelöffel Talisadi-Pulver
  1/2 Teelöffel Süßholzpulver

  her, wobei Sie etwas Honig hinzufügen. Dieser Tee ist sehr wirksam.

- Trockener Husten oder eine Reizung im Kehlkopf kann durch eine leichte Kongestion im Bereich der Mandeln oder durch einen kongestionsbedingten Zustand in der Kehle – beispielsweise eine Rachen- oder Kehlkopfentzündung – hervorgerufen werden. Kochen Sie 1 Tasse Milch mit 1/2 Teelöffel Kurkuma und 1/4 Teelöffel Ingwer, wodurch die Milch eine goldgelbe Farbe annimmt. Wenn Sie diese abends trinken, wird die Reizung in der Kehle gelindert und der trockene Husten geheilt.

Husten mit Auswurf

Bei einem Husten mit Auswurf ist das einfachste Hausmittel schwarzer Pfeffer. Mischen Sie 1/4 Teelöffel des Pulvers mit Honig, und nehmen Sie es nach dem Essen ein. (Falls Sie heiser sind, ersetzen Sie den Honig durch 1 Teelöffel Ghee.) Die erhitzende Qualität von schwarzem Pfeffer hilft, die Kongestion zu beseitigen, und treibt den Husten aus. Nehmen Sie dieses Mittel 3–5 Tage lang 2–3mal täglich ein.

- Ein Tee aus 1/2 Teelöffel Ingwerpulver, einer Prise Nelke und einer Prise Zimt in einer Tasse gekochtem Wasser vermag diese Art von Husten ebenfalls zu lindern.
- Wenn der Husten besonders hartnäckig ist, können Sie das folgende Rezept ausprobieren:

  1/2 Teelöffel gemahlene Senfkörner
  1/2 Teelöffel Ingwerpulver

  Vermischen Sie die Zutaten mit 1 Teelöffel Honig, und essen Sie das Ganze langsam. (Ingwer lindert Kongestion, und Senf wirkt erhitzend). Sie können diese Mixtur 2–3mal täglich und so lange, wie Sie Husten haben, einnehmen.

- Ein weiteres nützliches natürliches Heilmittel bei Husten mit Auswurf ist:

  1/2 Teelöffel Lorbeerblatt
  1/4 Teelöffel Pippali

  Nehmen Sie diese Mischung 2–3mal täglich mit einem Teelöffel Honig ein.

- Sie können auch 1 Teelöffel Honig mit 1 Prise Nelkenpulver mischen und dies 2–3mal täglich zu sich nehmen.

Andere Arten von Husten

Husten mit grünlich-gelblichem Auswurf: In diesem Fall liegt eine Sekundärinfektion infolge des Einflusses des Pitta-Dosha vor. Diese können Sie behandeln, indem Sie einen Tee zubereiten, bestehend aus gleichen Teilen von

Sitopaladi
Maha-Sudarshan

Nehmen Sie 1/4 Teelöffel der Mischung auf 1 Tasse Wasser, und trinken Sie diesen Tee 3mal täglich mit Honig. Dies fördert den Schleimauswurf und beschleunigt die Heilung des Hustens.

> **Wann Sie einen Arzt aufsuchen sollten**
>
> Falls Ihr Husten länger als eine Woche anhält, sollten Sie Ihren Arzt aufsuchen.

Husten bei einem Kind: Versuchen Sie, dem Kind 1/2 Tasse Granatapfelsaft mit einer Prise Ingwerpulver und einer Prise Pippali-Pulver zu geben.

- 1/4 Teelöffel Sitopaladi, gemischt mit 1 Teelöffel Honig ist ein sehr wirksames Hustenmittel für Kinder. Doch falls die Mutter unter einer Pollenallergie leidet, kann das Kind allergisch auf Honig reagieren. Benutzen Sie in diesem Fall statt Honig Ahornsirup.

Bei chronischem Husten: Stellen Sie eine Mischung von 4 Teilen Knoblauchpulver und 1 Teil Trikatu her, und fügen Sie dem ein wenig Honig hinzu. Nehmen Sie dieses Mittel 2mal täglich.

Hypoglykämie

Siehe Unterzuckerung

Impotenz

(Siehe auch Libidoschwäche und Vorzeitige Ejakulation)

Impotenz ist die Unfähigkeit eines Mannes, eine Erektion zu bekommen oder aufrechtzuerhalten. Dieses Problem kann verschiedene Ursachen haben. Viele Menschen glauben, die Gründe dafür seien in jedem Fall emotionaler oder psychischer Natur, doch können auch Streß oder bestimmte körperliche Störungen dafür verantwortlich sein.

Wenn beispielsweise jemand einen hohen Cholesterinspiegel hat, können in den Koronararterien des Betreffenden Fett und Plaque abgelagert werden, wodurch der Fluß des vom Herzen kommenden Blutes blockiert und aufgrund der unzureichenden Blutversorgung ein Herzinfarkt ausgelöst wird. Ebenso kann es, wenn sich in den zum Penis führenden Blutgefäßen Plaque ablagert, zu einem «Penisinfarkt» kommen, was bedeutet, daß die Blutversorgung des Penis nicht mehr ausreicht, um eine Erektion hervorzurufen oder aufrechtzuerhalten, wodurch letztlich Impotenz entsteht.

Massage zur Verbesserung der Durchblutung: Ein einfaches und sehr wirksames Heilmittel gegen Impotenz besteht darin, Unterbauch und Peniswurzel mit ein paar Tropfen Mahanarayan-Öl zu massieren. Diese Massage verbessert die Durchblutung und reicht in manchen Fällen zur Behebung des Problems völlig aus.

Behandlung mit Kräuteröl: Sie können auch Bala- oder Ashwagandha-Öl direkt auf den Penis auftragen.

Massieren des Bereichs der Prostata: Eine Massage des Bereichs über der Prostata (in der Mitte zwischen Hodensack und Anus) mit einem der drei obengenannten Öle ist ebenfalls von Nutzen. Wenn Sie diese Öle nicht haben, können Sie auch ein wenig pures Ghee benutzen. Reiben Sie zunächst in kreisförmigen Bewegungen, und beenden Sie die Massage mit Bewegungen vom Anus in Richtung Peniswurzel, wobei Sie leichten Druck anwenden. Ebenso wie die Massage des Unterbauchs verbessert auch diese Methode die Durchblutung.

Ein stärkendes Kräutermittel: Stellen Sie für die innere Behandlung eine Mischung aus gleichen Anteilen der Kräuter

Ashwagandha
Bala
Vidari

her, und nehmen Sie 3 Monate lang 2mal täglich 1 Teelöffel dieser Mischung in warmer Milch ein. Während die Milch erhitzt wird, fügen Sie ein paar Stückchen gehackten frischen Knoblauch hinzu. Der Knoblauch verbessert die Blutversorgung und weitet die Blutgefäße. Die Kombination von Knoblauch mit diesen stärkenden Kräutern trägt zur Linderung des Problems bei.

Ein leichtes Aphrodisiakum: Trinken Sie jeden Abend 1 Tasse warme Milch mit einer Prise Safran. Safran ist ein Aphrodisiakum und erhöht auch die Spermienproduktion.

Entspannung durch Trinken eines Beruhigungstees: Wenn der Grund für die Impotenz ein psychischer ist, beispielsweise Angst, können Sie das Problem möglicherweise durch Trinken eines Beruhigungstees beheben, einer Kräutermischung, die Jatamamsi, Brahmi und Shanka-Pushpi in gleichen Mengen enthält. Stellen Sie aus ½ Teelöffel dieser Mischung einen Tee her, und trinken Sie diesen ungefähr eine Stunde vor dem Zubettgehen. Er wird mit Sicherheit den emotionalen und psychischen Streß lindern, der möglicherweise die Wurzel des Problems ist.

Yoga-Übungen: Auch bestimmte Yoga-Übungen können hilfreich sein. Die Hahn-Position, bei welcher der Übende so sitzt, daß Druck auf die Prostata ausgeübt wird, ist in diesem Fall besonders nützlich. Sie können auch Vajrasana, Chakra-Asana und den Bogen üben. (Abbildungen finden Sie in Anhang 4.)

Inkontinenz

Siehe Blasenschwäche

Jetlag

Jetlag ist grundsätzlich eine Störung, die durch Vata-Übermaß im Körper entsteht. Reisen in einem Jet in hoher Geschwindigkeit erzeugen eine leichte, mobile und räumliche Qualität im Körper, wodurch Vata stark erhöht wird. Zur Vermeidung des Jetlag schlägt die ayurvedische Heilkunst die folgende dreiteilige Strategie vor:

1. *Eine Stunde vor dem Abflug* sollten Sie zwei von Ihnen selbst gefüllte Kräuterkapseln (Größe 00) mit Ingwer schlukken und mit einer Tasse Wasser nachspülen.
2. *Während Sie im Flugzeug sind,* sollten Sie in Abständen von 1–2 Stunden mindestens 2–3 Gläser Wasser trinken. Durch das Fliegen wird der Körper leicht entwässert, was durch Trinken ausreichender Flüssigkeitsmengen korrigiert werden kann. Durch Wasserverlust des Körpers wird Vata gestärkt. Trinken sie keinen Kaffee und auch keine anderen koffeinhaltigen Getränke, denn Koffein provoziert ebenfalls Vata.
3. *Wenn Sie Ihr Ziel erreicht haben*, sollten Sie sich ein wenig warmes Sesamöl in die Haut der Schädeldecke und in die Fußsohlen einmassieren. Trinken Sie außerdem 1 Tasse heißer Milch mit je einer Prise Muskat und Ingwer. Diese beiden einfachen Maßnahmen helfen, Vata zu befrieden.

Falls Sie Ihr Ziel vor Anbruch der Dunkelheit erreichen, können Sie einen Tee aus gleichen Teilen Kamille, Pfefferminze und Jatamamsi (jeweils 1/3 Teelöffel) zubereiten, indem Sie die Kräuter 10 Minuten lang in einer Tasse heißen Wassers ziehen lassen.

Wenn zu erwarten ist, daß an Ihrem Bestimmungsort keine Kräuter erhältlich sind, können Sie diese auch schon zu Hause mischen und sie in einer kleinen Plastikdose oder in einem anderen gut verschließbaren Behälter mitnehmen.

Kahlheit

(Siehe auch Haarpflege)

Haarverlust ist eine subtile Stoffwechselstörung, die mit einer Krankheit zusammenhängen kann. Ich habe beispielsweise erlebt, daß Diabetiker ihre Haare verloren oder daß Patienten nach einer Typhusinfektion das Haar ausfiel. Der Grund kann aber auch eine Pilzinfektion der Kopfhaut oder eine Hormonstörung sein. Ein Mangel an Kalzium, Magnesium und Zink kann die Nährstoffversorgung der Haare so stark beeinträchtigen, daß sie auszufallen beginnen. Und mit Sicherheit ist bei Haarausfall auch ein erblicher Faktor im Spiel, was bedeutet, daß Gene in einem bestimmten Alter den Haarausfall initiieren.

Nach den Lehren des Ayurveda hängt frühzeitiger Haarausfall häufig mit bestimmten Körpertypen und mit dem Gleichgewicht der Doshas zusammen. Menschen mit Pitta-Konstitution sowie diejenigen, in deren Körper sich ein Pitta-Übermaß angesammelt hat, verlieren Ihre Haare mit höherer Wahrscheinlichkeit früh, oder ihr Haar wird schon in jungen Jahren dünn oder grau. Pitta-Übermaß in den Talgdrüsen der Haut, die sich an den Haarwurzeln befinden, oder eine Entzündung der Haarbälge (die die Haarwurzeln umschließen) können ebenfalls Haarverlust initiieren.

Aloe Vera: Um Pitta zu reduzieren und die Gesundheit Ihrer Haare zu erhalten, können Sie etwa 3 Monate lang 3mal täglich Aloe-Vera-Saft (1/3 Glas) trinken oder Aloe-Vera-Gel (1 Teelöffel mit einer Prise Kumin) einnehmen.

Ölmassage: Eine andere wirksame Methode zur Befriedung von Pitta besteht darin, vor dem Zubettgehen etwas Kokosöl in die Haut der Schädeldecke und der Fußsohlen einzureiben. Ziehen Sie sich danach ein paar alte Socken an, und tragen Sie, um Ihr Kopfkissen zu schonen, eine leichte Wollmütze, oder bedecken Sie das Kopfkissen mit einem Handtuch, damit es nicht von dem Öl durchtränkt wird.

- Massieren der Schädeldecke mit Brahmi- oder Bhringaraj-Öl kann helfen, Haarausfall zu verhindern. Abgesehen von den Eigenschaften des Öls, verbessert die Massage selbst die Durchblutung an den Haarwurzeln und versorgt diese mit mehr Nährstoffen, wodurch das Haarwachstum gefördert wird.
- Massieren des Haars mit Vitamin-E-Öl kann ebenfalls helfen, Haarausfall zu verhindern oder zumindest zu verlangsamen.

Nahrungsmittel für Ihr Haar: Die Gesundheit des Haars hängt von einer gesunden Ernährung ab. Milchprodukte wie Käse, Milch und Joghurt sind vorteilhaft für das Haar (vorausgesetzt, Ihr Körper vermag diese Nahrungsmittel gut zu verdauen), und das gleiche gilt für weißen Rettich und für Daikon-Rettich. Kokosnuß, gekochte Äpfel und Kohl sind ebenfalls nützlich.

- Essen Sie jeden Morgen eine Handvoll weißer Sesamsaaten. Diese Menge enthält ca. 1200 mg Kalzium und Magnesium und ist damit eine gute Nährstoffquelle für Ihr Haar.

Kräuter für die Haare: Bestimmte Kräuter führen dem Haar nützliche Nährstoffe zu. Probieren Sie einmal das folgende Kräuterrezept aus:

5 Teile Dashamula
4 Teile Bhringaraj
3 Teile Jatamamsi

Geben Sie vor dem Zubettgehen 1/2 Teelöffel dieser Mischung in 1 Tasse Ziegenmilch, die Sie zum Kochen bringen und anschließend trinken. Dieses Mittel stärkt die Knochen und versorgt das Haar mit Nährstoffen.

Mineralstoffzufuhr: Falls Sie sicherstellen wollen, daß Sie ganz bestimmt genügend Kalzium, Magnesium und Zink aufnehmen, können Sie den Zustand Ihres Haars auch durch Einnahme eines Multimineralpräparats verbessern. Achten Sie darauf, daß das Mittel ungefähr die folgenden Mineralstoffmengen erhält:

1200 mg Kalzium
600 mg Magnesium
60 mg Zink

Nehmen Sie das Mineralstoffpräparat vor dem Zubettgehen.

Massage: Streß, Steifheit des Nackens und ein Peitschentrauma infolge eines Autounfalls können ebenfalls Haarausfall zur Folge haben. Um die Nackenmuskulatur zu entspannen, den Schmerz zu lindern und den Streß zu verringern, sollten Sie vor dem Duschen Nacken- und Schultermuskulatur massieren.

Übungen für den Hals: Auch die Ausführung einer einfachen Nackenübung ist von Nutzen, beispielsweise jeweils dreimaliges Drehen des Kopfes nach links und rechts, je dreimaliges Anheben des Kopfes und anschließendes Senken bis auf die Brust, und schließlich dreimaliges Bewegen im Kreis in beiden Richtungen.

Anti-Streß-Tee: Um mit Streß fertig zu werden, können Sie einen Tee aus gleichen Teilen Jatamamsi und Brahmi zubereiten. Geben Sie 1 Teelöffel dieser Mischung in 1 Tasse heißen Wassers, und trinken Sie dies 2–3mal täglich.

Yoga-Übungen können die Spannung im Halsbereich verringern und dadurch indirekt zur Gesunderhaltung des Haars beitragen. Empfohlen werden unter anderem Schulterstand, Kamel, Kobra und Kuh. (Abbildungen siehe Anhang 4.)

Meditation zur Förderung der Entspannung: Auch Meditation kann ein wirksames Mittel zur Verringerung von Streß und Spannungen sein. Versuchen Sie ruhig dazusitzen und Ihren Atem zu beobachten. Sie können auch die Meditation der leeren Schale praktizieren (in Kapitel 7 beschrieben).

Kater

Die Nachwirkungen übermäßigen Alkoholkonsums – Kopfschmerzen, Mattigkeit, Unfähigkeit, den Geist zu fokussieren, Übelkeit, Benommenheit usw. – sind allesamt Symptome für Pitta-Übermaß. Zu starker Alkoholkonsum kann auf Magen und Leber toxisch wirken, wodurch Pitta verstärkt wird und letztendlich schwerwiegende Krankheiten entstehen können.

Die folgenden Empfehlungen helfen, die typischen Katersymptome zu überwinden und die normale Funktionsfähigkeit wiederzuerlangen.

- Trinken Sie 1 Glas Wasser mit 1 Teelöffel Zitronensaft, ½ Teelöffel Zucker und einer Prise Salz. Fügen Sie dem Wasser kurz vor dem Trinken ½ Teelöffel Natriumbikarbonat hinzu. Dadurch wird das Pitta-Übermaß sofort reduziert, und Sie werden sich wesentlich besser fühlen.
- Ein Glas frischer Orangensaft mit 1 Teelöffel Zitronensaft und einer Prise Kuminpulver hilft sowohl bei Kater als auch bei der Beseitigung von Nachwirkungen des Konsums anderer Drogen.
- Wenn Sie sich schläfrig und benommen fühlen und außerdem Kopfschmerzen, Magenschmerzen und keinen Appetit

haben, sollten Sie ein Glas kühles Lassi trinken. Mischen Sie 1 Eßlöffel frischen Joghurt mit 1 Tasse Wasser und einer Prise Kuminpulver, und trinken Sie dieses Getränk 3–4mal täglich. Es wirkt starkem Wasserentzug entgegen und beruhigt den Magen.

- Sie können auch die folgende Kräutermischung einnehmen:

  5 Teile Shatavari
  1/8 Teil Shanka-Bhasma
  1/8 Teil Kama-Dudha
  3 Teile Jatamamsi

  Nehmen Sie 2–3mal täglich 1/2 Teelöffel dieser Mischung unter die Zunge, und spülen Sie mit warmem Wasser nach.

- Meist wirkt sich das Trinken von Kokosmilch bei Kater günstig aus.
- Auch eine Nasya-Behandlung mit Bhringaraj-Öl oder Brahmi-Ghee kann nützlich sein. (Eine Anleitung zur Herstellung medizinischer Öle und Ghees finden Sie in Anhang 2. In fertig zubereiteter Form können Sie dieselben bei den im Bezugsquellenverzeichnis aufgeführen Firmen kaufen. Eine Anleitung zur Durchführung von Nasya finden Sie in Anhang 3.)
- Das Kräutermittel Tikta wirkt ebenfalls den toxischen Nachwirkungen von Alkoholkonsum entgegen. Wenn Sie 3mal im Laufe eines Tages 1/2 Teelöffel des Pulvers einnehmen und jeweils mit warmem Wasser nachspülen, müßte der Kater verschwinden. Falls Sie Tikta nicht bekommen können, sind Aloe Vera, Myrrhe oder Sudarshan ein geeigneter Ersatz.

Kolitis (Dickdarmentzündung)

Kolitis entsteht, wenn Pitta durch Vata in den Dickdarm getrieben wird und infolgedessen eine Entzündung entsteht. Grundsätzlich geht es in einem solchen Fall darum, Pitta zu befrieden.

Kräuterheilmittel

- Ein ausgezeichnetes Kräuterheilmittel zur Behandlung von Kolitis besteht aus:

  4 Teilen Shatavari
  1/8 Teil Shanka-Bhasma
  1/8 Teil Kama-Dudha
  2 Teilen Sanjivani

  Nehmen Sie 1 oder 2 Monate lang 2–3mal täglich 1/4 Teelöffel dieser Mischung mit warmem Wasser.

- Sie können auch 2mal täglich 1 Eßlöffel Aloe-Vera-Gel einnehmen. Aloe Vera wirkt kühlend und verringert Pitta.

Einläufe

Heilend wirkende Einläufe bei ulzeröser Kolitis: Ulzeröse Kolitis geht mit Durchfall sowie Schleim und Blut im Stuhl einher. Bei dieser Störung empfiehlt die ayurvedische Medizin einen Einlauf (Basti) nicht mit Wasser, sondern mit einem Tee aus einem adstringierend wirkenden Kraut wie Bilva, Ashoka, Sandelholz oder

Süßholzwurzel. Den Einlauf bereiten Sie wie folgt vor:

Kochen Sie 1 Teelöffel des pflanzlichen Mittels (beispielsweise Süßholzpulver) 5 Minuten lang in ½ Liter Wasser. Gießen Sie die Flüssigkeit ab, und geben Sie 2 Eßlöffel Ghee hinzu, während der Tee noch warm ist. Lassen Sie ihn auf Raumtemperatur abkühlen, und führen Sie dann den Einlauf durch. Versuchen Sie, die Flüssigkeit 5 Minuten im Körper zu behalten. Wiederholen Sie diese Prozedur 1–2mal wöchentlich. (Eine ausführlichere Anleitung zur Durchführung von Basti-Behandlungen finden Sie in Anhang 3.)

Süßholz enthält pflanzliche Vorläuferstoffe natürlicher Kortikosteroide, die helfen, Geschwüre zu heilen. Dies ist eine ungefährliche und einfache Methode, Kolitis und ulzeröse Kolitis zu heilen.

Ein beruhigend wirkender Einlauf mit Öl: Der Dickdarm ist der Sitz von Vata. Das Vata-Dosha treibt Pitta in den Darm, wo letzteres die Kolitis hervorruft. Um das Pitta-Übermaß zu beheben und gleichzeitig Vata zu befrieden, empfiehlt die ayurvedische Heilkunst, ein kühlend wirkendes Öl wie Kokosöl in das Rektum zu leiten. Benutzen Sie dazu 1 Tasse (ca. 0,2 l) leicht angewärmtes Öl als Einlauf, und versuchen Sie, die Flüssigkeit 5 Minuten im Körper zu behalten. Falls Ihnen dies nicht gelingt, ist das auch nicht weiter tragisch.

Diätetische Behandlungsmaßnahmen

Zwei Heilmethoden mit Äpfeln:

- Eine einfache und sehr wirksame Heilmethode bei Kolitis besteht darin, gekochte Äpfel mit einer Prise Muskatnuß zu essen. Schälen Sie einige Äpfel, entfernen Sie die Kerne, und kochen Sie das Fruchtfleisch. Machen Sie mit einem Kartoffelstampfer Mus daraus, und fügen Sie 1 Teelöffel Ghee und eine Prise Muskat hinzu. Dies lindert bei Kolitis und ulzeröser Kolitis die Reizung.
- Auch Apfelsaft lindert das bei dieser Störung auftretende brennende Gefühl.

Warnung vor bestimmten Nahrungsmitteln: Menschen, die unter ulzeröser Kolitis leiden, sollten generell keine scharf gewürzten Speisen essen, keinen Alkohol trinken und keinen Tabak rauchen, da all dies Pitta provoziert und den Darm stark reizt.

Körperübungen, die den Dickdarm stärken

Heben der Beine: Bei Menschen, die unter ulzeröser Kolitis leiden, ist der Dickdarm sehr schwach. Zur Stärkung der Darmwände können Sie sich flach auf den Rücken legen und allmählich beide Beine heben, wobei die Knie so weit durchgestreckt wie möglich bleiben sollten, bis die Beine einen Winkel von 45 Grad zum Boden erreicht haben. Wenn es Ihnen schwerfällt, beide Beine gleichzeitig anzuheben, können Sie zuerst das eine und dann das andere heben. Halten Sie die Beine zunächst nur ein paar Sekunden lang in erhobener Position, und steigern Sie die Zeitspanne im Laufe mehrerer Wochen auf bis zu 1 Minute.

Yoga-Übungen: Begeben Sie sich langsam zunächst in die Brust-Knie-Position, und führen Sie anschließend die Übungen Pflug und Hahn aus. Außerdem können Sie Ihren Bauch trainieren, indem Sie ihn langsam einziehen und vorstrecken. Abbildungen der genannten Yoga-Positionen finden Sie in Anhang 4.

Kopfschmerzen

Kopfschmerzen sind ein äußerst komplexes Phänomen. Die ayurvedische Medizin beschäftigt sich sehr intensiv mit den Faktoren, die Kopfschmerzen verursachen, sowie mit den vielen Arten ihrer Manifestation.

Generell werden Kopfschmerzen in solche des Vata-, Pitta- und Kapha-Typs unterteilt. Bei Menschen mit Vata-Konstitution können Ängste, Streß, Nervosität, Verstopfung und zu starke körperliche Aktivität Vata im Körper verstärken, das dann in das Knochen-, Muskel- oder Nervensystem eindringen und Kopfschmerzen verursachen kann. Durch Vata hervorgerufene Kopfschmerzen treten gewöhnlich im Bereich des Hinterkopfs oder an der linken Seite des Kopfes auf.

Bei Menschen mit Pitta-Konstitution können Übersäuerung des Magens, eine zu hohe Azidität des Speichels und des Magens, ein Pitta-Übermaß in Darm und Magen, Überhitzung und die Aufnahme zu vieler Pitta stärkender Nahrungsmittel Kopfschmerzen erzeugen, wobei diese eher im Bereich der Schläfen auftreten.

Durch eine Kapha verstärkende Ernährung wird das systemische Kapha im Magen gestärkt, es gelangt von dort in die allgemeine Zirkulation, kann sich in den Nebenhöhlen ablagern und dort Kopfschmerzen vom Kapha-Typ erzeugen. Kapha-Kopfschmerzen treten gewöhnlich eher im Bereich der Stirn und der Nase auf.

Kopfschmerzen können auch durch Probleme mit Ohren und Augen, durch Schlaflosigkeit, Nahrungsmittelallergien, Kälte, Spannungen im Halsbereich oder zu langes Arbeiten in einer schädlichen Position (beispielsweise an einem Computer) auftreten. Selbst das Liegen auf zwei Kopfkissen im Bett vermag Kopfschmerzen zu verursachen.

Kopfschmerzen können also sehr unterschiedliche Ursachen haben. Denken Sie daran, daß die ayurvedische Medizin jede Behandlung an den spezifischen Merkmalen der jeweiligen Situation orientiert. Deshalb müssen Sie zur erfolgreichen Behandlung von Kopfschmerzen soviel wie möglich über deren Ursachen wissen.

Behandlung von Vata-Kopfschmerzen

Diese Kopfschmerzen treten am Hinterkopf auf. Charakteristisch für sie ist ein pochender, pulsierender und wandernder Schmerz, der von der Rückseite des Kopfes ausstrahlt, manchmal bis nach vorn.

Vata-Kopfschmerzen gehen gewöhnlich mit Verspannungen der Nacken- und Schultermuskulatur, Steifheit des Rükkens, Verstopfung und Ischias einher. Diese Art von Kopfschmerzen wird in großen Höhen und wenn Sie Ihren Körper bewegen stärker, wohingegen sie nachlassen, wenn Sie sich ausruhen.

Einlauf mit warmem Wasser: Vata-Kopfschmerzen entstehen häufig durch toxische Ablagerungen im Dickdarm. Die ayurvedische Medizin empfiehlt in einem solchen Fall einen Einlauf mit warmem Wasser, um eine etwaige Verstopfung zu beheben, und mehrere Wochen lang Triphala einzunehmen (1/2 Teelöffel abends mit 1/2–1 Tasse warmem Wasser), um den Dickdarm zu entgiften.

Einlauf mit Öl: Wahrscheinlich die beste Art, Vata zu befrieden, ist ein Einlauf mit Öl. Führen Sie ca. 0,1 l warmes Sesamöl in das Rektum ein, und versuchen Sie, es mindestens 5–10 Minuten darin zu behalten. Dies trägt zur Beruhigung von Vata bei. (Eine ausführliche Anleitung zur Durchführung eines Einlaufs finden Sie in Anhang 3.)

Massage mit Öl: Bei sehr starker Verspannung der Hals- und Schultermuskulatur können Sie die angespannten Muskeln mit Sesamöl massieren und anschließend heiß duschen.

Ghee-Nasya: 3–5 Tropfen angewärmtes Ghee in beide Nasenöffnungen zu träufeln trägt zur Reduzierung von Vata bei und vermag Kopfschmerzen zu beruhigen (siehe Anhang 3).

Massieren der Fußsohlen und der Schädeldecke am Abend: Massieren Sie abends vor dem Zubettgehen sanft ein wenig Sesamöl in die Schädeldecke und in die Fußsohlen ein. Dies ist eine der wirksamsten Methoden, um Vata unter Kontrolle zu halten.

Bei Flüssigkeitsmangel: Vata-Kopfschmerzen treten häufig in Zusammenhang mit Flüssigkeitsmangel auf, insbesondere, wenn Sie sich in größerer Höhe befinden. Falls ein Flüssigkeitsmangel aufgetreten ist, können Sie diesen auf folgende Weise behandeln: Mischen Sie 1 Eßlöffel Zucker, 1/4 Teelöffel Salz und ca. 10 Tropfen Zitronensaft in 1/2 Liter Wasser, und trinken Sie dies. Dies behebt den Flüssigkeitsmangel augenblicklich, und eventuelle Vata-Kopfschmerzen verschwinden oder werden zumindest stark verringert.

Eine beruhigend wirkende Paste: Wenn die Kopfschmerzen nach dieser Behandlung nicht nachlassen, können Sie 1/4 Teelöffel Muskatnußpulver auf Ihre Handfläche nehmen, etwas Wasser hinzufügen und durch Aneinanderreiben der Hände eine Paste herstellen. Diese tragen Sie auf Ihre Stirn auf und lassen sie eine halbe Stunde einwirken, bevor Sie sie wieder abwaschen. Dies lindert Vata-Kopfschmerzen.

Folgen Sie einer Vata ausgleichenden Diät: Wenn Sie anfällig für Vata-Kopfschmerzen und andere mit Vata zusammenhängende Probleme wie Verstopfung und Schlaflosigkeit sind, wird Ihnen eine Vata befriedende Ernährung mit Sicherheit sehr helfen (siehe Kapitel 8).

Behandlung von Pitta-Kopfschmerzen

Pitta-Kopfschmerzen beginnen im Schläfenbereich und greifen von dort auf den zentralen Teil des Kopfes über. Typisch für Pitta-Kopfschmerzen ist ein stechender, brennender oder durchdringender Schmerz. Diese Art von Kopfweh wird durch helles Licht, heiße Sonne und hohe Temperaturen sowie durch Essen saurer Früchte und Pickles oder stark gewürzter Speisen verschlimmert. In Verbindung damit können Übelkeit und/oder Brennen der Augen auftreten. Außerdem werden die Betroffenen leicht sehr reizbar. Pitta-Kopfschmerzen werden häufig im Bereich hinter den Augen lokalisiert und können mit Benommenheitsgefühlen verbunden sein.

Kopfschmerzen dieser Art werden mit Magen und Darm in Verbindung gebracht.

Aloe Vera: Wenn Sie unter Pitta-Kopfschmerzen leiden, können Sie bis zu 3mal täglich 2 Eßlöffel Aloe-Vera-Gel einnehmen.

Ein kühlend wirkender Tee: Kumin-Koriander-Tee (in gleichen Anteilen gemischt und pro Tasse 1 Teelöffel der Mischung) kann helfen, Pitta-Kopfschmerzen zu lindern. Lassen Sie den Tee auf Raumtemperatur abkühlen, bevor Sie ihn trinken.

Eine kühlend wirkende Paste: Diese Paste kann zur schnellen Linderung von Pitta-Kopfschmerzen erheblich beitragen. Mischen Sie 1 Teelöffel Sandelholzpulver mit soviel Wasser, daß eine Paste entsteht, und tragen Sie dieselbe auf Ihre Stirn und/oder Ihre Schläfen auf. Lassen Sie die Paste etwa 1/2 Stunde auf Ihre Haut einwirken, bevor Sie sie wieder abwaschen.

Beruhigend wirkende Nasya-Behandlung mit Ghee: Ein paar Tropfen warmes Ghee in beide Nasenöffnungen geträufelt, wirkt bei Pitta-Kopfschmerzen lindernd.

Essen Sie etwas Süßes: Manchmal legen sich Pitta-Kopfschmerzen schnell, wenn Sie etwas Süßes essen. Wählen Sie dafür eine süße Frucht oder etwas Eiscreme.

Minimassage am Abend: Reiben Sie sich abends ein wenig Bhringaraj- oder Brahmi-Öl in die Fußsohlen und in die Haut der Schädeldecke ein. Treffen Sie aber Vorkehrungen, damit das Öl nicht Ihr Kopfkissen und Ihre Bettlaken verschmutzt.

Bedecken Sie Ihren Kopf: Wenn Sie unter Pitta-Kopfschmerzen leiden oder für diese anfällig sind, sollten Sie sich nicht ohne Kopfbedeckung in der Sonne aufhalten. Dies schützt vor der Entstehung eines Pitta-Übermaßes und verhindert dadurch das Auftreten von Kopfschmerzen.

Behandlung von Kapha-Kopfschmerzen

Wenn die Kopfschmerzen bei Ihnen im Winter oder im Frühjahr, am Morgen oder am Abend auftreten und wenn sie beim Vornüberbeugen stärker werden, handelt es sich um Kapha-Kopfschmerzen. Diese werden häufig durch Verstopfung der Nebenhöhlen und der Nase verursacht, und oft stellen sie sich in Verbindung mit Erkältungen oder Husten ein. Auch Heuschnupfen oder andere Allergien können Begleiterscheinungen sein. Kapha-Kopfschmerzen sind gewöhnlich dumpf und gehen von einem Punkt tief im Kopf aus. Sie beginnen im oberen Stirnbereich und breiten sich manchmal bis zu den Nebenhöhlen aus.

Eukalyptusdampf: Um Kapha-Kopfschmerzen rasch zu lindern, können Sie 10 Tropfen Eukalyptusöl in kochendes Wasser geben, Ihren Kopf mit einem Handtuch abdecken und den Dampf einatmen. Dies lindert die Kongestion und beseitigt die Kopfschmerzen häufig. Auch Ingwerdampf ist sehr wirksam. Hierfür kochen Sie frischen Ingwer oder getrocknetes Ingwerpulver und inhalieren den Dampf.

Verwendung einer wärmend wirkenden Paste: Eine wärmende Ingwerpaste kann sehr hilfreich sein. Vermischen Sie 1 Teelöffel Ingwerpulver mit soviel Wasser, daß eine Paste entsteht, und tragen Sie diese auf die Stirn auf. Sie können auch ein wenig davon auf die Nasenbrücke und auf die Wangenknochen streichen. Eine Paste aus Vacha-Pulver (Kalmus) ist ebenfalls sehr wirksam, insbesondere bei Menschen des Pitta-Typs; das Ingwerpulver kann bei ihnen eine Hautverbrennung hervorrufen. Lassen Sie die Paste ungefähr ½ Stunde einwirken, und waschen Sie sie anschließend ab. *Seien Sie beim Abwaschen von Ingwerpaste sehr vorsichtig:* Vermeiden Sie, daß etwas davon in Ihre Augen gelangt.

> WICHTIGER HINWEIS: Ingwerpaste verursacht insbesondere bei Menschen mit Pitta-Konstitution manchmal auf der Haut ein Brennen. Dies ist nicht gefährlich, doch sobald Sie ein unangenehmes Brennen bemerken, sollten Sie den Ingwer mit warmem Wasser abwaschen.

Eine Paste zur Behandlung von Kopfschmerzen im Stirnbereich: Kopfschmerzen im Stirnbereich (die gewöhnlich durch Kapha-Übermaß hervorgerufen werden) können Sie mit einer Paste aus ½ Teelöffel Zimt und einer ausreichenden Menge Wasser behandeln, die Sie lokal auftragen.

Salzwasser als Heilmittel: Manchmal lassen sich Kapha-Kopfschmerzen schnell durch ein einfaches Heilmittel lindern: Mischen Sie 1 Teelöffel warmes Wasser mit mindestens ⅛ Teelöffel Salz, so daß eine dicke, konzentrierte Lösung entsteht. Träufeln Sie 3–5 Tropfen dieses Salzwassers in beide Nasenöffnungen. Dies trägt erheblich zur Reinigung und Öffnung der Nebenhöhlen und zur Linderung der Kopfschmerzen bei.

Yoga-Übungen gegen Kopfschmerzen

Generell sollten Menschen, die unter Kopfschmerzen leiden, das Mondgebet üben. Auch bestimmte Yoga-Übungen sind bei diesem Problem nützlich, so bei-

Wann Sie einen Arzt aufsuchen sollten

Im allgemeinen lassen sich Kopfschmerzen mit Hilfe ayurvedischer Heilmittel lindern. Falls Sie jedoch länger als ein paar Tage unter Kopfschmerzen leiden, wenn diese mit Fieber und Nackensteifheit einhergehen, falls gleichzeitig neurologische Symptome wie Sehstörungen, Koordinations- oder Sprechstörungen, Gedächtnisverlust, Taubheit oder Schwächegefühle in den Armen oder Beinen auftreten, falls Sie mitten in der Nacht durch Kopfschmerzen aufwachen oder falls Sie häufig unter Kopfschmerzen leiden, die allmählich stärker zu werden scheinen, sollten Sie unbedingt sofort einen Arzt aufsuchen.

spielsweise Boot, Verborgener Lotos, Palme und Stehen auf den Zehenspitzen. (Abbildungen von Yoga-Positionen finden Sie in Anhang 4.) Hingegen sind Übungen, bei denen sich der Kopf unterhalb des Rumpfes befindet – Kopfstand, Schulterstand und Pflug –, nicht zu empfehlen.

Krämpfe im Bauchbereich

Siehe Muskelkrämpfe und Spasmen

Krämpfe während der Menstruation

Siehe Menstruationsprobleme

Libidoschwäche

Libido ist das Verlangen nach Lust und dessen Befriedigung. Nach den Lehren des Ayurveda geht dieses Verlangen aus Shukra-Dhatu, dem Fortpflanzungsgewebe des Mannes, und Artava-Dhatu, dem Fortpflanzungsgewebe der Frau, hervor. Wenn das männliche oder weibliche Fortpflanzungsgewebe geschwächt oder erschöpft ist, ist auch die Libido schwach.

Libidoschwäche ist ein Symptom, das bei vielen Menschen im mittleren Alter oder sogar schon früher auftritt. Abgesehen von einer Schwächung des Fortpflanzungsgewebes, sind emotionale Faktoren und starker Streß die primären Ursachen für eine Schwächung des Sexualtriebs. Das Problem kann mit Hilfe ayurvedischer Programme und Heilmittel zur Verringerung von Streß und zur Stärkung des Fortpflanzungssystems effektiv behandelt werden.

Doch fragt die ayurvedische Heilkunde bei dieser ebenso wie bei allen anderen Störungen zunächst nach der Situation, in der das Problem aufgetreten ist. Libidoschwäche kann die Ehe oder die Partnerschaft der Betroffenen stark beeinträchtigen. Andererseits ist eine Schwächung des sexuellen Verlangens in manchen Fällen eine gesunde Reaktion des Körpers, der sich auf diese Weise gegen einen übermäßigen Verlust von Vitalflüssigkeit schützt. Aus dieser Perspektive betrachtet, ist Libidoschwäche in manchen Fällen ein Ausdruck der Intelligenz des Körpers.

Absichtliche sexuelle Enthaltsamkeit ist etwas völlig anderes als Libidoschwäche. In der sexuellen Enthaltsamkeit liegt eine unglaublich starke sexuelle Kraft, doch *kontrolliert* der Betreffende die sexuelle Energie und transformiert sie in höchste Glückseligkeit oder höchste Intelligenz.

Bei Libidoschwäche hingegen fehlt jene Energie. Im folgenden werden wir darlegen, wie sie sich verstärken läßt.

Für Männer

Eine einfache, aber sehr wirksame Technik besteht darin, die Penisspitze sanft mit dem Zeigefinger zu drücken. Dieser Druck sollte insbesondere in der Vertiefung, die sich ca. 2,5 cm unterhalb der Penisspitze befindet, ausgeübt werden. Im Zentrum dieser Vertiefung befindet sich ein Marma-Punkt. (Eine kurze Erläuterung zu den Marma-Punkten finden Sie im Glossar am Ende dieses Buches.) Üben Sie sanft 1–2 Minuten lang Druck auf ihn aus, und verringern Sie denselben dann allmählich. Diese Methode ist auch ein wirksames Mittel gegen vorzeitige Ejakulation. (Weitere diesbezügliche Empfehlungen finden Sie unter dem Stichwort «Vorzeitige Ejakulation».)

- Sie können die Eichel auch sanft mit Bala-Öl oder mit Brahmi-Ghee massieren. Oder Sie tragen ein wenig Rizinusöl oder Brahmi-Ghee auf. (In Anhang 2 finden Sie Erläuterungen zur Zubereitung medizinisch wirksamer Öle und Ghees.)
- Innerlich können Sie Ashwagandha anwenden. Geben Sie 1 Teelöffel Ashwagandha und 1/2 Teelöffel Vidari in 1 Tasse warme Milch, und trinken Sie diese abends. Dieses Mittel wirkt bei Männern mit Libidoschwäche stärkend. HINWEIS: Es ist besser, die Kräuter ein paar Minuten lang in der Milch kochen zu lassen, als das Pulver einfach in die Tasse zu geben und sofort zu trinken.

Für Frauen

Ein ähnliches Mittel ist zur Behandlung von Frauen geeignet; allerdings sollten sie nicht Ashwagandha, sondern Shatavari benutzen. Mischen Sie 1 Teelöffel Shatavari mit 1/2 Teelöffel Vidari, und nehmen Sie dieses Gemisch abends vor dem Zubettgehen mit einer Tasse warmer Milch ein.

- Außerdem können Sie das Schambein sanft mit Bala-Öl, Shatavari-Ghee, Rizinusöl oder Brahmi-Ghee massieren.

Ernährungsempfehlungen für Männer und Frauen

Mandeln: Essen Sie 10 ungeröstete Mandeln zum Frühstück. Lassen Sie dieselben über Nacht in Wasser einweichen, und ziehen Sie am nächsten Morgen die Schalen ab, bevor Sie die Mandeln essen.

- Wenn Sie ein sehr stärkend wirkendes Mandelgetränk zubereiten wollen, lassen Sie ebenfalls 10 frische Mandeln über Nacht in Wasser einweichen und entfernen am nächsten Morgen die Schalen. Anschließend geben Sie die Mandeln in einen Mixer und fügen hinzu:

1 Tasse warme Milch
1 Teelöffel Ghee
1 Teelöffel naturbelassenen Zucker
1 Prise Muskatnuß
1 Prise Safran

Mixen Sie die Zutaten gut. Das Ergebnis ist ein köstliches Getränk, das obendrein auch noch die Libidoschwäche beseitigt.

Datteln: Lassen Sie 10 frische Datteln in einem Litertopf Ghee einweichen. Fügen Sie hinzu:

1 Teelöffel Ingwer
1/8 Teelöffel Kardamom
1 Prise Safran

Verschließen Sie den Behälter, und lassen Sie ihn mindestens 2 Wochen an einem warmen Ort stehen. Essen Sie danach jeweils frühmorgens eine der Datteln. Sie schmecken köstlich und tragen zur Beseitigung von Libidoschwäche und sexuellen Störungen ebenso bei wie zu der von chronischer Erschöpfung.

Apfeldessert: Ebenfalls köstlich und sehr stärkend ist das folgende Apfeldessert. Entfernen Sie Schale und Kerngehäuse von 5 rohen Äpfeln. Mixen oder zerstampfen Sie dieselben sorgsam, so daß eine flüssige Masse entsteht, und mischen Sie je nach Geschmack etwas Honig bei. Fügen Sie anschließend hinzu:

1/8 Teelöffel Kardamompulver
1 Prise Safran
1 Prise Muskat
10 Tropfen Rosenwasser

Genießen Sie 1/2 Tasse dieses Desserts mindestens eine Stunde nach den Mahlzeiten.

HINWEIS: Trinken beziehungsweise essen Sie mindestens 4 Stunden vor und nach dem Verzehr dieses Desserts weder Milch noch Joghurt oder Fisch.

Feigen mit Honig: Essen Sie nach dem Frühstück 3 Feigen mit 1 Teelöffel Honig, und trinken Sie 1 Stunde danach 1 Glas Lassi. (Ein Rezept zur Herstellung von Lassi finden Sie auf Seite 259). Dies stärkt die sexuelle Energie.

Knoblauch und Zwiebeln: Nützlich ist auch, bei der Zubereitung von Speisen etwas mehr Knoblauch und Zwiebeln zu verwenden. Allerdings sollen diese der Meditationsübung hinderlich sein, da sie abstumpfend auf den Geist wirken. Falls Sie sich deswegen Sorgen machen, können Sie diese und die beiden folgenden Empfehlungen überschlagen.

- Knoblauchmilch soll eine aphrodisische Wirkung haben. Mischen Sie 1 Tasse Milch, 1/4 Tasse Wasser und 1 feingehackte Knoblauchzehe, kochen Sie alles zusammen leicht, bis nur noch eine Tasse Flüssigkeit übrig ist, und trinken Sie diese vor dem Zubettgehen.
- Trinken Sie 2mal täglich 1 Eßlöffel Zwiebelsaft, vermischt mit 1 Teelöffel Saft aus frischem Ingwer.

Andere Heilmittel für Männer und Frauen

Kräuterheilmittel: Libidoschwäche kann mit der folgenden Kräutermischung erfolgreich behandelt werden:

1 Teil Shatavari
1 Teil Vidari
1/8 Teil Mußkatnuß
1/2 Teil Tagar

Nehmen Sie 1 Teelöffel dieser Mischung am Morgen und einen weiteren am Abend mit warmer Milch ein. Setzen Sie dies über 1 Monat fort.

Libidoschwäche und Verstopfung: Diese beiden Störungen treten häufig gleichzeitig auf. Um eine Verstopfung leicht zu überwinden, sollten Sie jeden Tag abends 1/2 Teelöffel Triphala mit warmem Wasser einnehmen. Lassen Sie das Triphala-Pulver in etwa 1 Tasse heißem Wasser 10 Minuten lang ziehen, gießen Sie die Flüssigkeit dann ab, und trinken Sie sie.

Behandlung bei psychischen und emotionalen Problemen: Wenn Streß und psychische Probleme wie Angst oder Haß bei der Entstehung der Libidoschwäche eine Rolle gespielt haben, ist es nützlich, regelmäßig zu meditieren sowie Yoga-Asanas und Atemübungen auszuführen. Besonders nützlich sind die Übungen Vajra, Hahn, Kamel und Nataraj. (Abbildungen von Yoga-Positionen finden Sie in Anhang 4.)

Linsentrübung

Siehe Grauer Star

Magen-Darm-Geschwüre

Geschwüre im Magen-Darm-Trakt sind eine Pitta-Störung. Pitta ist seinem Wesen nach heiß, scharf und durchdringend, und wenn es ein Übermaß annimmt, kann es die Oberfläche der inneren Organe oder die weichen Gewebe schädigen. An den Schleimhäuten, die Speiseröhre, Magen, Zwölffingerdarm und Dickdarm auskleiden, können infolge von Pitta-Übermaß Geschwüre entstehen.

Menschen mit Pitta-Konstitution und solche, die an einer Pitta-Störung leiden oder die Blutgruppe 0 haben und gleichzeitig rhesus-positiv sind, sind für Magen-Darm-Geschwüre anfälliger als andere. Mit den Geschwüren können Schmerzen, Sodbrennen, Übelkeit, Erbrechen, Schmerzen im Mittelrücken und Schulterschmerzen einhergehen.

Das Hauptprinzip der Behandlung – Befriedung von Pitta: Magen-Darm-Geschwüre lassen sich effektiv behandeln, indem man das Pitta-Übermaß bekämpft. Wenn Sie dieses Problem haben, sollten Sie strikt eine Pitta befriedende Diät einhalten: Meiden Sie stark gewürzte, fermentierte und saure Speisen sowie saure Früchte und insbesondere Zitrusfrüchte. (In Kapitel 8 finden Sie umfassende Erläuterungen zu einer Pitta befriedenden Ernährung). Verzichten Sie auf Alkohol, Tabak und Kaffee. Und nehmen Sie kein

Aspirin und keine Kortikosteroide ein, da diese die Zerstörung der Magenschleimhaut beschleunigen.

Zwei Kräuterheilmittel: Eine wirksame Kräuterbehandlung bei Magen-Darm-Geschwüren ist mit Hilfe des folgenden Rezepts möglich:

5 Teile Shatavari
3 Teile Yashti-Madhu
1/8 Teil Shanka-Bhasma
1/8 Teil Kama-Dudha

Nehmen Sie 1/2 Teelöffel dieser Mischung 2mal täglich, und zwar nach dem Mittag- und dem Abendessen, mit ein wenig warmem Wasser.

- Gut ist auch, 1 Teelöffel Sat-Isabgol (Psylliumschalen) vor dem Zubettgehen in einer Tasse warmer Milch einzunehmen.

Streß reduzieren: Streß ist bei Geschwüren häufig entweder die Ursache oder ein zusätzlicher Faktor. Um Streß aufzulösen, können Sie sich einen Beruhigungstee aus den folgenden Kräutern zubereiten:

Jatamamsi
Brahmi
Shanka-Pushpi

Mischen Sie diese Kräuter in gleichen Teilen, und geben Sie 1/2 Teelöffel der Mischung in eine Tasse kochendes Wasser, um einen Tee zuzubereiten. Trinken Sie diesen ungefähr 1 Stunde vor dem Zubettgehen.

Yoga-Übungen: Yoga-Asanas können Ihnen helfen, sich zu entspannen und Streß abzubauen. Die folgenden Übungen sind Menschen, die Magen-Darm-Geschwüre haben, besonders zu empfehlen: Heben der Beine, Kamel, Kobra, Bogen, Brücke und Drehung der Wirbelsäule. (Abbildungen der Yoga-Übungen finden Sie in Anhang 4.)

Atmen Sie den Streß aus: Shitali-Pranayama, eine Atemübung, die kühlend und beruhigend wirkt, ist bei dieser Störung nützlich. Auch 5–10minütiges Ausführen der Mondatmung (ausschließliches Atmen durch die rechte Nasenöffnung) wirkt kühlend, was ebenfalls von Vorteil sein kann. Die in diesem Buch empfohlenen Atemübungen werden in Kapitel 6 ausführlicher beschrieben.

Essen Sie früh am Abend, und nehmen Sie nur kleine Mahlzeiten zu sich: Wenn Sie ein Magen- oder Darmgeschwür haben, sollten Sie nicht spätabends essen. Außerdem ist der häufigere Verzehr kleiner Portionen empfehlenswert. Ihr Magen sollte nicht zu lange völlig leer bleiben. Nehmen Sie zumindest Frühstück, Mittag- und Abendessen ein, damit die Säure, die der Magen produziert, für die Verdauung genutzt wird.

Ein wirksamer, rein pflanzlicher Säureblocker: Heute greifen viele Menschen, die unter Magengeschwüren leiden, zu säurehemmenden Medikamenten. Der beste Säureblocker, über den die ayurvedische Medizin verfügt, ist eine Mischung der Kräuter

Brahmi
Jatamamsi
Yashti-Madhu

in gleichen Teilen. Ein Tee, der 1/2 Teelöffel dieser Kräuter pro Tasse Wasser enthält, verringert, wenn man ihn nach dem Mittag- und dem Abendessen trinkt, die Säureproduktion und verhindert dadurch die Entstehung von Magengeschwüren.

Papayasaft: Zur Behandlung von Hyperazidität und Magenverstimmungen können Sie auch 1 Glas Papayasaft mit 1 Teelöffel naturbelassenem Zucker und 2 Prisen Kardamom trinken.

Hinweis: Schwangere sollten keine Papayas essen, weil diese natürliches Östrogen enthalten und deshalb die Gefahr einer Fehlgeburt erhöhen können.

Magensäure und Sodbrennen

Zwar gibt es einige ziemlich starke Medikamente gegen Sodbrennen und Magensäure, doch lassen sich diese Probleme gewöhnlich mit Hilfe der folgenden natürlichen ayurvedischen Hausmittel recht leicht beheben.

Aloe-Vera-Gel: Nehmen Sie 2 Eßlöffel Aloe-Vera-Gel mit einer Prise Natriumbikarbonat ein. Dies beruhigt den Magen sofort.

Sprudelnde Hilfe: Sie können auch das folgende Mittel ausprobieren. Geben Sie in ein Glas Wasser

10 Tropfen Zitronensaft
1/2 Teelöffel naturbelassenen Zucker
1/4 Teelöffel Natriumbikarbonat

Geben Sie das Natriumbikarbonat zuletzt in das Glas, denn daraufhin fängt das Getränk sofort an zu sprudeln. Wenn Sie es trinken, wird überschüssige Magensäure augenblicklich neutralisiert.

Wann Sie einen Arzt aufsuchen sollten

Wenn Ihr Sodbrennen trotz Anwendung der in diesem Abschnitt empfohlenen Heilmittel nicht nachläßt oder wenn es häufig ohne jeden ersichtlichen Grund auftritt, sollten Sie einen Arzt aufsuchen. Tritt das Sodbrennen in Verbindung mit Erbrechen, Benommenheit, in Hals oder Schulter ausstrahlenden Brustschmerzen oder mit Kurzatmigkeit auf, benötigen Sie *sofort* Hilfe, denn dies können Anzeichen für einen Herzinfarkt sein.

Orientieren Sie sich an einer Pitta befriedenden Diät: Generell ist bei übermäßiger Magensäure eine Pitta befriedende Diät zu empfehlen. Meiden Sie strikt alle scharf gewürzten Speisen. Essen Sie keine Pickles und keinerlei fermentierte Nahrungsmittel. Beschränken Sie den Konsum von Zitrusfrüchten und anderen sauren Früchten auf ein Minimum, oder verzichten Sie auf dieselben ganz. Und vermeiden Sie es, viel zu essen.

Eine beruhigend wirkende Atemübung: Die Shitali-Pranayama genannte Atemübung ist ebenfalls von Nutzen. Sie wirkt nicht nur kühlend (was Pitta-Übermaß neutralisiert), sondern regt auch die Verdauung an.

Menopause, Probleme

Die Menopause ist ein natürliches Phänomen. Der Körper der Frau hört in dieser Zeit auf, weibliche Geschlechtshormone zu produzieren, und die Menstruation setzt aus. Abgesehen von ihrer Funktion bei der Fortpflanzung und in anderen Zusammenhängen, spielen die weiblichen Geschlechtshormone auch bei der Regulierung des Stoffwechsels der Knochen eine wichtige Rolle. Deshalb entwickelt sich bei manchen Frauen, insbesondere bei solchen des Vata- und des Pitta-Typs, Osteoporose. (Hinweise zur Prävention gegen dieses Problem finden Sie unter dem Stichwort «Osteoporose».)

Bei manchen Frauen treten die typischen Symptome des Menopausensyndroms auf: Hitzewallungen, Wasserretention und plötzliche starke Stimmungsschwankungen. Manche leiden unter Schlaflosigkeit. Die folgenden Empfehlungen helfen Ihnen, diese natürliche Phase Ihres Lebens auf angenehme Weise zu durchleben.

Ernährungsempfehlungen: Die wichtigste Ernährungsempfehlung für die Menopause ist, daß Sie der Vata befriedenden Diät folgen sollten (siehe Kapitel 8). Dies gilt für alle Konstitutionstypen, jedoch insbesondere für Menschen mit Vata-Konstitution.

Aloe Vera: Die Einnahme von frischem Aloe-Vera-Gel (3mal täglich 1 Teelöffel) trägt zur Vorbeugung gegen die unangenehmen Symptome bzw. zu deren Linderung bei.

Mineralische Nahrungsergänzungsstoffe: Es ist wichtig, dem Körper zusätzlich zur normalen Nahrung bestimmte Minerale zuzuführen. Insbesondere sollten in einem solchen Mittel Kalzium, Magnesium und Zink in ungefähr folgenden Mengen enthalten sein:

1200 mg Kalzium
600 mg Magnesium
60 mg Zink

Nehmen Sie diese Minerale abends ein. Normalerweise lindern sie die typischen Symptome der Menopause wie Hitzewallungen, und sie können auch Osteoporose verhindern.

Bei Hitzewallungen: Trinken Sie 1 Tasse Granatapfelsaft mit 1 Teelöffel gemahlenem Kandiszucker oder naturbelassenem Zucker und 5–10 Tropfen Zitronensaft. Sie können dieses Getränk nötigenfalls 2–3mal täglich trinken, um die Hitzewallungen zu lindern.

Bei Trockenheit der Vagina sollten Sie etwas Sesamöl auf ein steriles Baumwoll-

Natürliche pflanzliche Hormonquellen

In der modernen westlichen Medizin ist es üblich geworden, Frauen in der Menopause eine Hormontherapie zu verordnen. Die ayurvedische Medizin weiß seit langem, wie wertvoll verjüngende Kräuter für die Linderung der typischen Störungen der Menopause sind. Der Vorteil dieser Kräuter ist, daß es sich dabei nicht um synthetisch hergestellte Medikamente handelt, sondern daß sie dem Körper natürliche chemische Vorläufer für Östrogen und Progesteron liefern.

Die Kräuter Shatavari und wilde Jamswurzel (die dem ayurvedischen Heilkraut Vidari ähnelt) sind in dieser Hinsicht besonders wirksam. Eine Mischung der beiden wirkt stärkend und heilend.

½ Teelöffel Vidari oder wilde Jamswurzel
½ Teelöffel Shatavari

Nehmen Sie dieses Mittel während der gesamten Menopause 2mal täglich nach dem Mittag- und dem Abendessen mit etwas Wasser oder ½ Tasse Aloe-Vera-Saft ein.

tuch gießen, dieses tamponförmig aufwickeln und abends in die Vagina einführen. Benutzen Sie eine Monatsbinde, um möglicherweise auslaufendes Öl aufzufangen. (Binden Sie einen sauberen Faden an den «Tampon», damit Sie ihn am nächsten Morgen besser entfernen können.)

Nützliche Yoga-Übungen: Auch bestimmte Yoga-Asanas sind zur Behandlung dieses Problems sehr nützlich. Führen Sie mindestens 12mal den Übungszyklus Sonnengebet aus. Außerdem können Sie Übungen zur Stärkung des Unterbauchs durchführen, beispielsweise Lotos, Heuschrecke, Bogen, Boot und Drehung der Wirbelsäule. Heben der Beine und Knie-Brust-Position sind ebenfalls zu empfehlen (siehe Anhang 4).

Menstruationsprobleme

(Siehe auch PMS)

Arten von Menstruationsstörungen

Nach den Lehren der ayurvedischen Heilkunde können Menstruationsbeschwerden und -schmerzen (Dysmenorrhoe) in drei Typen unterteilt werden: Vata, Pitta und Kapha. Für eine effektive Behandlung ist es unverzichtbar, das Wesen des vorliegenden Problems (Vata, Pitta oder Kapha) so genau wie möglich zu kennen. Bitte denken Sie daran, daß der Charakter dieser Probleme nichts mit dem *Konstitutionstyp* der Betroffenen zu tun hat. Das heißt, eine Frau mit einer Pitta-Konstitution kann durchaus Menstruationsprobleme vom Vata-Typ haben. Lesen Sie also die folgenden Beschreibungen sorgfältig, und vergleichen Sie sie mit Ihren eigenen Erfahrungen.

Vata-Störungen
Stärkere Schmerzen vor Beginn der Menstruation, Völlegefühl, Schmerzen im Unterbauch und im Unterrücken, Verstopfung, Krämpfe und Schlaflosigkeit sind die Symptome, die mit einer Dysmenorrhoe vom Vata-Typ assoziiert werden. Der Fluß des Menstruationsblutes ist in diesem Fall meist sehr gering.

Pitta-Störungen
Kongestive Dismenorrhoe ist ein Pitta-Problem. Pitta erzeugt Kongestionen, Entzündungen und Reizungen. Die Brüste werden empfindlich, eine Blasenreizung entsteht, und es kann ein Brennen beim Wasserlassen auftreten. Weitere mögliche Begleiterscheinungen sind Hitzewallungen und emotionale Gereiztheit. Ebenfalls eine Folge dieser Störung kann eine sehr starke Menstruationsblutung sein.

Kapha-Störungen
Bei Menstruationsstörungen vom Kapha-Typ kann ebenfalls eine Kongestion auftreten, und im weiteren Verlauf der Menstruation können Schmerzen in Verbindung mit einem weißen Ausfluß, Völlegefühl, Wasserretention, Gefühlen der Schwere, Lethargie und Müdigkeit hinzukommen. Die Betroffene hat das Bedürfnis, tagsüber zu schlafen.

Behandlungen bei Dysmenorrhöe

Im folgenden sind einige sehr wirksame Behandlungen für die soeben beschriebenen Arten von Störungen aufgeführt.

Vata: Menstruationsbeschwerden des Vata-Typs können Sie mit der folgenden Kräutermischung behandeln:

Ashwagandha
Vidari
Tagar

Mischen Sie gleiche Mengen dieser Kräuter, und nehmen Sie 1 Teelöffel der Mischung mit warmem Wasser nach dem Mittag- und dem Abendessen ein.

Ebenfalls zur Linderung von Menstruationskrämpfen und -beschwerden des Vata-Typs können Sie Rizinusöl auf den Unterbauch auftragen.

Nehmen Sie 1 Eßlöffel Aloe-Vera-Öl mit 2 Prisen schwarzem Pfeffer 3mal täglich, bis die Krämpfe nachlassen.

Pitta: Frauen mit Pitta-Symptomen können das folgende Mittel einnehmen:

2 Teile Shatavari
1/8 Kama-Dudha
1 Teil Musta

Dieses Mittel wirkt bei Menstruationsschmerzen des Pitta-Typs. Nehmen Sie 2mal täglich nach den Mahlzeiten 1/2 Teelöffel davon mit warmem Wasser.

Auch Auftragen von Kokosöl auf den Unterbauch wirkt sehr beruhigend.

Kapha: Menstruationsprobleme des Kapha-Typs können mit Hilfe des folgenden Kräuterheilmittels wirksam behandelt werden:

½ Teil Punarnava
½ Teil Manjistha
⅛ Teil Trikatu

Nehmen Sie 2mal täglich, nach dem Mittag- und dem Abendessen, ca. ½ Teelöffel dieser Mischung ein, und spülen Sie mit warmem Wasser nach.

Auch das Auftragen einer Mischung von Senf- und Rizinusöl in gleichen Anteilen auf den Unterbrauch kann bei Menstruationsbeschwerden des Kapha-Typs lindernd wirken.

> WICHTIGER HINWEIS: In diesem Zusammenhang möchte ich Sie an ein wichtiges Prinzip der ayurvedischen Heilkunde erinnern. Wenn Sie das Gefühl haben, daß Ihre Selbstbehandlung nicht zum erhofften Erfolg führt oder den Zustand sogar noch zu verschlimmern scheint, haben Sie möglicherweise bei der Diagnose des Problems einen Fehler gemacht.
>
> Geben Sie trotzdem nicht auf! Denken Sie daran, daß Sie kein ausgebildeter ayurvedischer Diagnostiker sind. Versuchen Sie die Situation einfach erneut zu beurteilen, und probieren Sie eine andere Behandlungsmethode aus.

Für alle Konstitutionstypen

Kräuterheilmittel: Die ayurvedische Medizin verfügt über eine Reihe hochwirksamer Kräuterheilmittel, die auf dem Kraut Guggulu basieren. Abgesehen von ihren übrigen Heileigenschaften sind diese Kräutermischungen besonders gut zur Regulierung der Menstruation geeignet. Bei Schmerzen des Vata-Typs können Sie Triphala-Guggulu oder Yogaraj-Guggulu verwenden. Frauen mit Pitta-Konstitution können Kaishore-Guggulu benutzen, und bei Frauen mit Kapha-Konstitution ist Punarnava-Guggulu am wirksamsten. In allen Fällen sollten Sie 2mal täglich je 1 Tablette einnehmen. Diese Tabletten sind gewöhnlich in Spezialgeschäften für ayurvedische Kräuter erhältlich (siehe Bezugsquellenverzeichnis).

- Ebenfalls zur Linderung von Menstruationsschmerzen können Sie Kuminsamen in einer schweren Eisenpfanne ohne Fett rösten, bis sie einen stechenden Geschmack annehmen. (Dies dauert nur wenige Minuten). Nachdem die Saaten wieder abgekühlt sind, kauen Sie ungefähr 1 Teelöffel davon langsam und trinken anschließend 1 Eßlöffel Aloe-Vera-Saft.

Bei starken Menstruationsblutungen: Ein Tee aus gleichen Mengenanteilen Himbeerblättern und Hibiskusblüten ist oft sehr wirksam. Nehmen Sie 1–2 Teelöffel der Kräutermischung pro Tasse Wasser.

- Sie können auch 1 Tasse Kokosmilch mit ½ Teelöffel pulverisiertem braunem Kandiszucker oder naturbelassenem Zucker einnehmen.
- Ebenfalls nützlich kann sein, 2- oder 3mal täglich 10–20 frische Himbeeren auf nüchternen Magen zu essen.

Wie Sie Menstruationsstörungen verhindern können

Vielleicht noch wichtiger als all diese Mittel gegen Menstruationsschmerzen ist eine Strategie, die das Auftreten von Menstruationsproblemen von vornherein verhindert. Sie anzuwenden ist sehr leicht, äußerst wirksam, ungefährlich und nicht kostspielig.

Aloe-Vera-Gel: Nehmen Sie eine Woche lang vor dem erwarteten Beginn der Periode 3mal täglich 1 Eßlöffel Aloe-Vera-Gel ein. Dies hilft, alle Arten von Menstruationsschmerzen und -beschwerden zu verhindern.

Ernährungsempfehlungen: Orientieren Sie sich während des gesamten Monats an den Ernährungsempfehlungen für Ihren Konstitutionstyp (siehe Kapitel 8).

Yoga-Übungen: Verbringen Sie während des ganzen Monats jeden Tag einige Minuten mit der Ausführung der für Ihren Konstitutionstyp empfohlenen Yoga-Übungen (siehe Seite 84f.). Die Ausführung von Yoga-Asanas wird während der Menstruation nicht empfohlen. In dieser Zeit sollten Sie sich einfach ausruhen, lesen und sich so gut wie möglich entspannen.

Wenn Sie diesen Empfehlungen folgen, werden Ihre Menstruationsprobleme bald nur noch eine Erinnerung sein.

Migräne

(Siehe auch Kopfschmerzen)

Obwohl Migränekopfschmerzen prinzipiell durch Störungen des Gleichgewichts von Vata, Pitta und Kapha entstehen können, treten Sie am häufigsten auf, wenn das Pitta im Körper in das Herz-Kreislauf-System eindringt, in diesem durch den Körper fließt und die Blutgefäße im Bereich des Gehirns beeinträchtigt. Die heiße, scharfe Qualität von Pitta weitet die Blutgefäße und übt dadurch Druck auf die Nerven aus, wodurch Schmerzen entstehen.

Halten Sie sich an eine Pitta befriedende Ernährung: Bei der Behandlung von Migränekopfschmerzen ist es wichtig, zunächst durch eine entsprechende Diät Pitta zu beruhigen. (Ausführliche Ernährungsempfehlungen finden Sie in Kapitel 8.) Meiden Sie scharfe, stark gewürzte Speisen, fermentierte Nahrungsmittel, saures Obst und insbesondere Zitrusfrüchte. Die strikte Einhaltung einer Pitta befriedenden Ernährung lindert Migräne und ist auch eine wirksame Präventivmaßnahme gegen dieses Problem.

Ein präventiv wirkendes Frühstück: Manche Menschen bekommen mittags einen Migräneanfall, der dann später am Abend nachläßt. Die Betroffenen können die folgende Präventivbehandlung ausprobieren. Sie mag Ihnen als zu einfach erscheinen, doch ist sie tatsächlich sehr wirksam. Essen Sie am Morgen als erstes eine reife Banane. Schälen Sie sie, zerschneiden Sie sie in Stücke, und fügen Sie 1 Teelöffel warmes Ghee, 1 Teelöffel Dattelzucker und eine Prise Kardamom hinzu. Dies schmeckt köstlich, verringert Pitta und verhindert die Entstehung von Kopfschmerzen.

Kräuterheilmittel: Das folgende Kräuterrezept ist ebenfalls sehr nützlich:

5 Teile Shatavari
4 Teile Brahmi
3 Teile Jatamamsi
3 Teile Musta

Vermischen Sie die Zutaten, und nehmen Sie von der Mischung 2mal täglich, nach dem Frühstück und nach dem Abendessen, je ½ Teelöffel mit lauwarmem Wasser ein. Dieses Mittel dient zur Befriedung von Pitta-Übermaß, und es wirkt lindernd auf Kopfschmerzen.

Meiden Sie direkte Sonneneinstrahlung: Weil Migränekopfschmerzen in den meisten Fällen eine Pitta-Störung sind, werden Sie durch intensive Sonneneinstrahlung beeinflußt. Wenn die Sonne ihren Zenit erreicht, vermehren ihre heißen, scharfen und durchdringenden Strahlen Pitta im Herz-Kreislauf-System und bewirken, daß sich die Blutgefäße im Gehirn weiten, wodurch sehr schmerzhafte Kopfschmerzen entstehen können. Deshalb sollten Sie direkten Kontakt mit der Sonne meiden und in jedem Fall nur mit einer Kopfbedeckung in die Sonne gehen.

Beruhigend wirkende Nasentropfen: Wenn Sie bereits Kopfschmerzen haben, können Sie 5 Tropfen warmes Brahmi-Ghee in beide Nasenöffnungen träufeln, um die Schmerzen zu lindern.

Empfohlene Yoga-Übungen: Generell sollten Menschen, die unter Migräne leiden, das Mondgebet ausführen (siehe Anhang 4). Nützlich sind außerdem Verborgener Lotos, Boot, Bogen, Drehung der Wirbelsäule, Palme und Stehen auf den Zehenspitzen.

Kühlend wirkendes Pranayama: Auch eine kühlend wirkende Atemübung wie Shitali (siehe Kapitel 6) wird sich als nützlich erweisen.

Ein heilendes Gähnen: Sie können bei Migräne auch sanft gegen Ihre Ohrläppchen drücken, das Ohr nach unten ziehen und gähnen. Dadurch wird der Druck auf die Blutgefäße verringert, was wiederum die Kopfschmerzen lindert.

Eine detaillierte Analyse von Kopfschmerzen des Vata-, Pitta- und Kapha-Typs und Empfehlungen zu deren richtiger Behandlung finden Sie unter dem Stichwort «Kopfschmerzen».

Mundgeruch

Mundgeruch ist oft ein Zeichen für die Ansammlung von Giftstoffen im Dickdarm, Dünndarm oder Mund. Allerdings kann dieses Problem auch durch chronische Verdauungsbeschwerden oder durch eine schlechte Nährstoffaufnahme hervorgerufen werden. Ist die Verdauung geschwächt oder sehr langsam, durchläuft die aufgenommene Nahrung im Verdauungstrakt einen Fermentations- und Fäulnisprozeß, der schließlich zur Bildung von Ama und zur Entstehung eines üblen Mundgeruchs führt.

Stellen Sie sich vor einen Spiegel, und strecken Sie die Zunge aus dem Mund. Weist der hintere Teil der Zunge einen Belag auf, so ist dies ein Zeichen für Ama, den Stoff, der für den schlechten Mundgeruch verantwortlich ist.

Das wichtigste Ziel einer ayurvedischen Behandlung von schlechtem Mundgeruch ist, das Verdauungsfeuer (Agni) anzufachen, das dann Ama verbrennt und dadurch die Ursache des Problems beseitigt. Es folgen einige nützliche Hausmittel, die helfen, schlechten Mundgeruch zu vermeiden oder zu beseitigen.

Ernährungsempfehlungen und Kräuterheilmittel

- Überprüfen Sie zunächst Ihre Ernährung. Nehmen Sie keine zu schweren Mahlzeiten zu sich, und halten Sie sich von kalten Getränken, Eiscreme, Käse und Joghurt fern, da all dies das Verdauungsfeuer schwächt und die Verdauung verlangsamt, wodurch die Ansammlung von Ama mit hoher Wahrscheinlichkeit vergrößert wird.
- Kauen Sie nach jeder Mahlzeit (generell nach dem Mittag- und Abendessen) ca. 1 Teelöffel geröstete Fenchel- und Kuminsamen (halb und halb gemischt). Dadurch wird die Verdauung verbessert, was indirekt zur Entgiftung des Darms beiträgt. Schon die lakritzeähnlich schmeckenden Fenchelsamen allein sind ebenso köstlich wie nützlich, doch hat die Mischung eine noch bessere Wirkung.
- Trinken Sie 2mal täglich 1/2 Tasse Aloe-Vera-Saft, bis der Mundgeruch wieder besser geworden ist.
- Kauen Sie langsam einen oder zwei Kardamomsamen. Auch dies hilft gegen schlechten Mundgeruch. Kardamom verbessert die Verdauung und trägt dazu bei, Ama zu verringern.
- Trinken Sie nach jeder Mahlzeit zur Anregung der Verdauung eine Tasse Tee aus Kumin, Koriander und Fenchel (in gleichen Anteilen). Lassen Sie je 1/4–1/2 Teelöffel der drei Kräuter in einer Tasse heißen Wassers ziehen.

Weitere Heilmittel

Pflegen Sie Zähne und Zahnfleisch: Ein weiterer Grund für schlechten Mundgeruch ist schlechte Zahn- und Zahnfleischpflege. Die Zähne sollten nach jeder Mahlzeit gereinigt werden. Benutzen Sie dazu eine ayurvedische Zahnpaste, die Neem oder andere Kräuter enthält. Verwenden Sie außerdem täglich Zahnseide. Zusätzlich können Sie etwas Teebaumöl, halb und halb mit Neem-Öl gemischt, auf das Zahnfleisch auftragen und dieses dann sanft massieren. Dies verhindert Zahnfleischschwund. Spucken Sie das Öl nach der Behandlung aus, statt es herunterzuschlucken. (Siehe auch «Zahn- und Zahnfleischpflege nach ayurvedischen Prinzipien».)

Yoga-Übungen: Die Yoga-Übungen mit Namen Yoga-Mudra sowie Löwe und Lotossitz mit Vorwärtsbeugung sind gute

Asanas zur Behandlung von schlechtem Mundgeruch (siehe Anhang 4).

Atemübung: Außerdem können Sie die Pranayama-Übung mit Namen Shitali ausführen. (Eine Anleitung finden Sie in Kapitel 6.)

Wenn Sie diesen Empfehlungen folgen, werden Sie keine Probleme mit schlechtem Mundgeruch mehr haben.

Muskelkrämpfe und Spasmen

Beim Laufen, Gehen, Fahrradfahren und bei langem Stehen, bei falscher Ausführung von Yoga-Dehnübungen und sogar im Schlaf können Menschen Muskelkrämpfe bekommen. Jeder Muskel – ob am Oberarm, am Unterarm, an der Wade oder selbst an den Zehen oder am kleinen Finger – kann plötzlich in einen Krampf verfallen.

Für Muskelkrämpfe und Spasmen gibt es zahlreiche Ursachen. Sie können durch unzureichende Blutversorgung des betroffenen Muskels ebenso entstehen wie durch eine zu starke Blutversorgung, so wie es beim sogenannten Schreibkrampf der Fall ist. Muskelspasmen können durch Kalziummangel oder durch eine schlechte Kalziumaufnahme des Körpers hervorgerufen werden, da dieses Mineral bei der Muskelentspannung eine wichtige Rolle spielt. Ein verwandtes Problem ist die Schilddrüsenunterfunktion, wobei die Betroffenen Kalzium verlieren, so daß ebenfalls Muskelkrämpfe entstehen können. Weitere Gründe sind starke Kälteeinflüsse und eine schlechte Durchblutung.

Nach ayurvedischem Verständnis werden Muskelkrämpfe, auf den einfachsten Nenner gebracht, durch das Vata-Dosha verursacht. Wenn Vata durch mobile, kalte und rauhe Eigenschaften gestärkt wird, macht es Muskeln steif und hart, wodurch Spasmen entstehen.

Zur sofortigen Linderung von Muskelkrämpfen können sie folgendes tun:

- Ergreifen Sie den verkrampften Muskel.
- Drücken Sie gleichzeitig Ihren Zeigefinger 15–20 Sekunden lang tief in den «Bauch» des Muskels (den zentralen, dicksten Teil desselben). Ein Marma-Punkt (einem Akupressurpunkt ähnlich) liegt im Zentrum des Muskels; Druck auf ihn auszuüben hilft, den Muskel zu entspannen.
- Atmen Sie einige Male tief durch.

Diese Verfahrensweise verbessert die Durchblutung, wodurch sich der Muskel entspannt.

Eine andere Druckpunkt-Heilmethode: Ein Marma-Punkt liegt jeweils in der Mitte der Lippen. Wenn im Oberkörper ein Krampf auftritt, beispielsweise in den Armen oder Fingern, können Sie die Mitte der Oberlippe zwischen Daumen und Zeigefinger nehmen und drücken. Bei Krämpfen in den Beinen oder in der unteren Körperhälfte können Sie entsprechend die Unterlippe drücken.

Diese Energiepunkte auf den Lippen übermitteln Botschaften zum Gehirn, das daraufhin dem motorischen System signalisiert, die Muskeln zu entspannen.

Wenn Sie die Lippe 30 Sekunden lang auf diese Weise drücken, läßt der Krampf nach. Drücken Sie ziemlich kräftig, aber nicht so stark, daß es Schmerzen erzeugt.

Kontrahieren und Entspannen des Muskels: Kontrahieren und entspannen Sie den Muskel mehrmals abwechselnd. Dadurch wird die Durchblutung verbessert und Milchsäure ausgeschüttet, was entspannend auf den Muskel wirkt.

Massage: Eine weitere Möglichkeit besteht darin, ein wenig Öl auf den Muskelbauch aufzutragen und diesen sanft zu massieren. Falls Sie Mahanarayan-Öl bekommen können, so ist dies die beste Wahl; Sie können aber auch Sesamöl oder ein anderes Öl verwenden. Sanftes Massieren des schmerzhaften Muskelkrampfs entspannt die Muskelfasern, verbessert die Durchblutung und befriedet Pitta. Dadurch wird der Krampf gelöst.

Nach dem Einreiben des Mahanarayan-Öls können Sie ein wenig Hitze auf den Muskel einwirken lassen. Am besten eignet sich dazu ein Wärmebeutel (kein elektrisches Heizkissen).

Der Winter mit seiner trockenen und kalten Witterung ist die Vata-Jahreszeit. Wenn Menschen mit Vata-Konstitution im Winter der Kälte ausgesetzt werden, können sich ihre Muskeln verkrampfen. Einreiben der betreffenden Muskeln mit Mahanarayan-Öl (oder Sesamöl) und anschließendes Einwirken von Hitze wirkt in einem solchen Fall beruhigend und heilend.

Fußbad: Wenn Sie einen Krampf im Fuß haben, können Sie den Fuß in einer Schüssel mit warmem Wasser baden, in das Sie zuvor 1–2 Teelöffel Salz gegeben haben.

Ein heißes Bad mit Ingwerpulver (auf eine Badewanne 1/4 Tasse) und Natriumbikarbonat (2/3 Tasse) wirkt ebenso entspannend auf die Muskeln.

Entspannend wirkende Kräuter: Als Präventivmaßnahme zur Vermeidung zukünftiger Krämpfe können Sie Dashamula-Tee trinken. Lassen Sie dazu 1/2 Teelöffel Dashamula-Pulver ein paar Minuten lang in 1 Tasse heißem Wasser ziehen. Trinken Sie jeden Samstag 1–2 Tassen dieses Tees.

Mineralstoffe zur Nahrungsergänzung: Wenn Sie häufig Muskelkrämpfe bekommen, so leiden Sie entweder unter Kalziummangel, oder Ihr Körper nimmt nicht genug Kalzium aus der Nahrung auf. Nehmen Sie deshalb abends ein Multimineralpräparat ein, das ungefähr 1200 mg Kalzium, 600 mg Magnesium und 60 mg Zink enthält.

Zur Verbesserung der Kalziumaufnahme können Sie jeden Abend oder sehr früh am Morgen Triphala einnehmen. Geben Sie dazu 1/2 Teelöffel Triphala-Pulver in eine Tasse kochendes Wasser.

Yogaraj-Guggulu: In Tablettenform (200 mg) einen Monat lang 2–3mal täglich eingenommen, wirkt dies befriedend auf Vata in den Muskeln, die eigentliche Ursache für Muskelkrämpfe.

Wirksame Behandlung von Bauchkrämpfen: Muskel- und Bauchkrämpfe können in einem Zusammenhang stehen. Muskelschmerzen können überall im Körper auftreten, in den Skelettmuskeln ebenso wie in der Bauchmuskulatur. Wie Krämpfe in den Armen oder Beinen können auch Bauchkrämpfe viele verschiedene Ursachen haben, beispielsweise zu reichliches Essen oder das Heben zu schwerer Gewichte, wodurch die Bauchmuskulatur überanstrengt wird. Starke Gasbildung im Darm sowie Verstopfung oder Übersäuerung des Magens können ebenfalls Krämpfe im gesamten Bauchbereich hervorrufen.

- Bei schmerzhaften Krämpfen der Bauchmuskulatur sollten Sie nach dem Abendessen 1 Tablette (200 mg) des Kräuterheilmittels Shankavati einnehmen.
- Auch das folgende säurehemmende Mittel ist sehr wirksam:

  ½ Teelöffel Shatavari
  ¼ Teelöffel Guduchi
  1 Prise Shanka-Bhasma

  Nehmen Sie die vollständige Menge dieser Mischung 1–2mal täglich nach den Mahlzeiten ein.

- Auch warme Milch ist bei Krämpfen der Bauchmuskulatur nützlich. Aufgrund ihres basischen Charakters wirkt sie neutralisierend auf die Säure, und außerdem ist sie eine gute Kalziumquelle und fördert deshalb die Entspannung der Muskeln. Wenn Sie vor dem Zubettgehen ein Glas warme Milch trinken, hilft dies, die durch Übersäuerung und Magenkrämpfe entstehende Reizung zu lindern.
- Lasunadivati (Knoblauchpräparat) wirkt bei Spasmen sowohl der glatten Muskulatur als auch der Skelettmuskulatur. Nehmen Sie 5 Tage lang je 1 Tablette nach dem Abendessen. Sie können auch geruchlose Knoblauchkapseln verwenden. Halten Sie sich in diesem Fall an die Einnahmeempfehlungen auf der Packung. Knoblauch entspannt die Muskeln, beruhigt das Vata-Dosha und hilft, Muskelkrämpfe unter Kontrolle zu bringen.
- Hingwastak-Churna, ¼ Teelöffel 2mal täglich nach dem Mittag- und dem Abendessen, wirkt ebenfalls lindernd auf Schmerzen der Bauchmuskulatur. Allerdings kann dieses Mittel auch die Gasbildung fördern.
- Triphala ist ein sehr wirksames Mittel zur Verringerung der Gasbildung, zur Regulierung des Stuhlgangs und zur Verbesserung der Aufnahme von Kalzium und anderen wichtigen Mineralstoffen. Nehmen Sie täglich vor dem Zubettgehen ½ Teelöffel Triphala mit warmem Wasser. Dadurch wird die Gefahr von Krämpfen der Bauchmuskulatur auf ein Minimum reduziert.

Nahrungsmittelallergien

(Siehe auch Allergien)

Zur effektiven Behandlung von Nahrungsmittelallergien und zur Minimierung ihrer negativen Wirkung auf Ihr Leben müssen Sie zunächst eine Liste der Nahrungsmittel zusammenstellen, auf die

Sie allergisch zu reagieren glauben. Gewöhnlich werden Sie dann feststellen, daß es sich um Nahrungsmittel handelt, die die gleiche Dosha-Qualität haben, die auch in Ihrer Konstitution vorherrscht, insbesondere, wenn zum betreffenden Zeitpunkt bei Ihnen ein Übermaßzustand jener Qualität besteht.

Wie Sie feststellen können, unter welcher Art von Nahrungsmittelallergie Sie leiden

Die folgenden Beschreibungen sollen Ihnen helfen, die Art Ihrer Nahrungsmittelallergie herauszufinden.

- Menschen mit Kapha-Konstitution, in deren Geist-Körper-Einheit ein Kapha-Übermaß besteht, reagieren allergisch auf Kapha-Nahrungsmittel, unter anderem auf Milch und Milchprodukte wie Joghurt und Käse; außerdem auf Weizen, Gurken und Wassermelonen. Ihre Nahrungsmittelallergien können sich als Gefühl der Schwere im Magen, Verlangsamung der Verdauung, Schlafstörungen, Erkältungen, Kongestion, Husten oder Wasserretention manifestieren. In schwerer wiegenden Fällen können Kapha-Nahrungsmittelallergien Bronchialkongestion und Asthma vom Kapha-Typ nach sich ziehen.
- Bei Menschen mit Kapha-Konstitution, in deren Geist-Körper-Einheit ein Pitta-Übermaß besteht, kommt es zu allergischen Reaktionen auf Pitta verstärkende Nahrungsmittel wie scharf und stark gewürzte Speisen, Zitrusfrüchte, saure Früchte, Tomaten, Kartoffeln, Auberginen und fermentierte Nahrungsmittel. Als Symptome treten bei ihnen häufig Sodbrennen, Magenverstimmungen, Übelkeit und sogar Erbrechen auf. Die Betroffenen können plötzlich unter Hitzewallungen leiden, und ihre Augen können blutunterlaufen sein.
- Menschen mit Vata-Konstitution sind insbesondere bei Bestehen eines Vata-Übermaßes anfällig für Allergien durch den Konsum von Rohkost, Bohnen und bestimmten Proteinen tierischen Ursprungs. Vata-Nahrungsmittelallergien manifestieren sich häufig in Form von Blähbauch, Rülpsen, Gasbildung, Gluckern im Bauch und als unbestimmte Gefühle des Unwohlseins und des Schmerzes. Außerdem können Schlaflosigkeit und Alpträume, Gelenkschmerzen, Ischias, stechende Muskelschmerzen und Muskelkrämpfe auftreten.

Bei Nahrungsmittelallergien müssen also die Konstitution (Prakriti) und der augenblickliche Zustand der Doshas (Vikriti) berücksichtigt werden.

Behandlung

Die beste Behandlungsmethode besteht darin, die problematischen Nahrungsmittel schlicht zu meiden und sich an der für Ihren Konstitutionstyp empfohlenen Ernährung zu orientieren. Beispielsweise sollte ein Mensch mit Vata-Konstitution, der unter einer Vata-Nahrungsmittelallergie leidet, auf Vata provozierende Nahrungsmittel verzichten und statt dessen Vata befriedende essen. Das gleiche gilt für Menschen mit Kapha- und Pitta-Konstitution. (Ausführliche Ernährungsempfehlungen finden Sie in Kapitel 8.)

Es folgen einige zusätzliche Vorschläge für jede der drei Hauptarten von Nahrungsmittelallergien.

Zur Behandlung von Vata-Nahrungsmittelallergien: Eine wirksame Methode, um Vata-Nahrungsmittelallergien unter Kontrolle zu bringen, besteht darin, 2mal wöchentlich, beispielsweise sonntags und donnerstags, einen Einlauf (Basti) mit Dashamula-Tee durchzuführen. Kochen Sie 0,5 l Wasser mit 1 Teelöffel Dashamula-Pulver, lassen Sie die Flüssigkeit dann abkühlen, und benutzen Sie sie für den Einlauf. Versuchen Sie, die Flüssigkeit mindestens 10 Minuten lang im Körper zu behalten. (Ausführlichere Informationen zur Durchführung von Einläufen finden Sie in Anhang 3.) Dieser Einlauf mit einem Kräutertee befriedet das Vata-Dosha und entfernt Giftstoffe aus dem Dickdarm, wodurch Vata-Nahrungsmittelallergien oft stark verringert werden. Setzen Sie die 2mal wöchentlichen Einläufe 1 Monat lang fort.

Auch das Trinken von Süßholztee aus ½ Teelöffel Süßholzwurzel, ½ Teelöffel Honig und 1 Teelöffel Ghee kann nützlich sein. Trinken Sie jede halbe oder ganze Stunde ein wenig von diesem Tee, bis die Symptome nachlassen. Vergessen Sie nicht, den Honig erst in den Tee zu geben, nachdem dieser etwas abgekühlt ist; Honig sollte grundsätzlich nie gekocht oder stark erhitzt werden.

Wichtiger Hinweis: Menschen, die unter Bluthochdruck leiden, sollten keinen Süßholztee trinken. Bereiten Sie in diesem Fall einen Tee aus ½ Teelöffel Zimt und 2–3 Knoblauchzehen, und stellen Sie daraus einen Tee wie weiter oben beschrieben her.

Zur Behandlung von Pitta-Nahrungsmittelallergien ist die Durchführung einer Reinigung (Virechana-Chikitsa) von Nutzen. Nehmen Sie abends 1 Teelöffel Amalaki oder Sat-Isabgol (Psyllium-Samenschalen) ein. Geben Sie die Heilpflanzen in 1 Tasse heißes Wasser, lassen Sie diese 10–15 Minuten lang stehen, und trinken Sie die Flüssigkeit dann. Pitta-Stagnation im Dünndarm ist die Ursache von Pitta-Nahrungsmittelallergien. Durch eine Reinigungstherapie läßt sich das Pitta-Übermaß auflösen, wodurch die Allergie unter Kontrolle gebracht werden kann. Führen Sie die Reinigungskur einen Monat lang täglich durch oder so lange, bis die Allergie nachläßt.

Sehr nützlich ist es, gekochte Äpfel zu essen. Schälen Sie ein paar Äpfel, entfernen Sie ihr Kerngehäuse, kochen Sie die Früchte einige Minuten, damit sie weich werden, zerstampfen Sie sie dann, und geben Sie 1 Prise Kumin und 1 Teelöffel Ghee hinzu. Essen Sie etwa ½ Tasse (ca. 0,1 l) davon 1–2mal täglich, mindestens 1 Stunde vor oder nach den Mahlzeiten.

Zur Behandlung von Kapha-Nahrungsmittelallergien: Die unter dem Namen Vamana (Erbrechen) bekannte ayurvedische Reinigungsbehandlung ist in diesem Fall nützlich. Trinken Sie jeden Sonntag (oder zumindest einige Wochen lang) frühmorgens 1 Liter Salzwasser. Geben Sie dazu 2 Teelöffel Salz in 1 Liter Wasser, trinken Sie dies, und versuchen Sie dann, die Flüssigkeit wieder zu erbrechen. (Dies können Sie erreichen, indem Sie auf dem hinteren Teil der Zunge einen Würgreflex auslösen.) Durch diesen Reinigungsprozeß wird eine Menge überflüssiger Schleim aus dem Magen entfernt, was der Beseitigung von Nahrungsmittelallergien gewöhnlich sehr zugute kommt.

Falls es Ihnen nicht gelingt, sich zu erbrechen, brauchen Sie sich keine Sorgen zu machen, denn das dadurch im Körper verbleibende Salzwasser richtet keinen Schaden an. Es passiert dann einfach Ihren Verdauungstrakt und hat sogar eine gewisse reinigende Wirkung.

HINWEIS: Viele Menschen empfinden bei der Vorstellung oder beim tatsächlichen Erleben des Erbrechens große Angst oder starkes Unbehagen. Wenn dies bei Ihnen so ist, sollten Sie sich zu dieser Form der Reinigung nicht zwingen. Eine Vamana-Behandlung sollten Sie generell nur durchführen, wenn dies für Sie erträglich ist.

Menschen Mit Kapha-Konstitution sollten außerdem sonntags fasten. Dies ist für die Reinigung des gesamten Körpers wichtig.

Bereiten Sie einen Tee aus ½ Teelöffel Süßholzwurzelpulver, ¼ Teelöffel Zimt und ½ Teelöffel Koriander zu. Lassen Sie diese Zutaten 10 Minuten lang in einer Tasse Wasser ziehen, gießen Sie die Flüssigkeit anschließend ab, und trinken Sie etwa jede halbe oder volle Stunde ein wenig von diesem Tee. Doch auch hier gilt: Menschen mit Bluthochdruck sollten keinen Süßholztee trinken, sondern statt dessen einen Tee aus ½ Teelöffel Zimt und 2–3 Knoblauchzehen zu sich nehmen.

Zur Behandlung aller Arten von Nahrungsmittelallergien: Wenn Sie nicht wissen, ob es sich um eine Allergie des Vata-, Pitta- oder Kapha-Typs handelt, können Sie das folgende einfache Heilmittel ausprobieren, das bei allen drei Arten von Nahrungsmittelallergien wirksam ist: Rösten Sie Kumin, Fenchel und weiße Sesamsaaten, und essen Sie nach den Mahlzeiten jeweils eine Handvoll von dieser Mischung.

Um die Mischung vorzubereiten, nehmen Sie von allen drei Zutaten jeweils ca. 30 Gramm und rösten diese *separat* in einer schweren gußeisernen Pfanne. Dabei müssen Sie ständig umrühren, damit die Saaten nicht anbrennen. Bei den Fenchelsamen dauert das Rösten einige Minuten, wohingegen es bei den anderen beiden Sorten nur 1–2 Minuten braucht, bis sie zu duften anfangen und leicht braun werden. Mischen Sie die Samen dann unter Hinzufügung von ½ Teelöffel Steinsalz (kein Meersalz!). Bewahren Sie das Gemisch in einem Glasbehälter auf.

Wenn Sie nach dem Essen jeder Art von Nahrung ein wenig von diesen gerösteten Saaten kauen, fördert dies die Verdauung und hilft, sämtliche Formen von Nahrungsmittelallergien zu verhindern.

Nasenbluten

Nasenbluten kann viele Ursachen haben. Eine Verletzung der Nase, extreme Trokkenheit der Nasengänge, so daß die Nasenschleimhäute reißen und zu bluten anfangen, Allergien, Schnupfen, ein Nasenpolyp oder Bluthochdruck können allesamt Nasenbluten zur Folge haben. Auch ein Aufenthalt in großer Höhe und übermäßiger Alkoholkonsum sind mögliche Ursachen.

Gewöhnlich haben wir keine Zeit, das Warum eingehend zu untersuchen; vielmehr müssen wir sofort handeln. Im folgenden werden einige bei Nasenbluten wirksame Heilmittel beschrieben.

Trinken Sie kühles Wasser: Schon dies allein vermag Nasenbluten in vielen Fällen zu stoppen.

Machen Sie kalte Umschläge: Tauchen Sie ein Taschentuch oder irgendein weiches Stück Stoff in kaltes Wasser, und legen Sie sich dieses auf die Stirn oder Nase. Putzen Sie sich dann *sanft* die Nase, so daß der Blutpfropfen, falls ein solcher vorhanden ist, herauskommt. (Wenn sich in der Nase ein trockener Schorf gebildet hat, reizt dieser die Nasengänge und verursacht das Bluten).

Ziehen Sie kaltes Wasser in die Nase hoch: Nehmen Sie ein wenig kaltes Wasser in eine Handfläche, ziehen Sie es in die Nase hoch, und putzen Sie sich anschließend sanft die Nase.

Pressen Sie die Nase zusammen: Wenn die Blutung durch das kalte Wasser nicht zum Stillstand kommt, können sie Ihre Nase mit Daumen und Zeigefinger zusammendrücken, als ob Sie im Wasser untertauchen wollten. Halten Sie die Nase auf diese Weise 2–3 Minuten lang zu, und atmen Sie unterdessen normal durch den Mund. Dies bringt die Blutung in vielen Fällen zum Stillstand.

Ghee-Behandlung: Falls die Blutung immer noch nicht aufhört, können Sie einige Tropfen lauwarmes Ghee in beide Nasenöffnungen träufeln. Tauchen Sie dazu einen Wattebausch in ein Gefäß mit Ghee, und führen Sie ihn in die Nase ein. Ghee wirkt blutstillend.

Stehen oder sitzen Sie: Legen Sie sich nicht hin, weil das die Blutung verstärkt. Auch von Yoga-Übungen, bei denen sich der Kopf unterhalb des übrigen Körpers befindet (Kopfstand, Schulterstand und Pflug), ist abzuraten. Durch eine aufrechte Haltung wird die Blutung minimiert.

Sorgen Sie dafür, daß Ihre Umgebung feucht genug ist: Nasenbluten wird häufig auch durch Trockenheit der Nase infolge von warmer, trockener Luft verursacht. Deshalb sollten Sie in trockenen Klimata oder im Winter, wenn durch das Heizen die Luft sehr trocken ist, für genügend Feuchtigkeit im Schlafzimmer, im Arbeitszimmer und in Ihrer gesamten Wohnung sorgen. Allerdings möchte ich von der Verwendung von Ultraschall-Luftbefeuchtern abraten.

Kräuterheilmittel: Oral können Sie Nasenbluten mit der folgenden Kräutermischung behandeln:

1/3 Teelöffel Manjistha
1/8 Teelöffel Kama-Dudha

Nehmen Sie diese Mischung 2mal täglich mit ein wenig warmem Wasser ein.

Saftkur: Um Nasenbluten zum Stillstand zu bringen oder zu verhindern, können Sie Cranberrysaft, Granatapfelsaft oder eine Mischung beider Säfte im Verhältnis 1:1 trinken.

Nasentropfen aus Granatapfelsaft: Wenn Sie ein paar Tropfen frischen Granatapfelsaft in eine Pipette füllen und dieselben in Ihre Nasenöffnungen träufeln, wird die Blutung häufig sofort unterbunden.

Wann Sie einen Arzt aufsuchen sollten

Wenn Sie die hier aufgeführten Heilmittel ausprobiert haben und Ihre Nase immer noch blutet oder wenn Sie über mehrere Wochen immer wieder Nasenbluten bekommen, sollten Sie Ihren Arzt aufsuchen. Möglicherweise handelt es sich um ein Symptom für eine schwere Erkrankung. Das Nasenbluten kann durch Bluthochdruck verursacht werden, gegen den unbedingt etwas unternommen werden müßte. Es kann schlimmstenfalls sogar durch Leukämie, Blutkrebs, hervorgerufen werden.

Folgen Sie einer Pitta befriedenden Diät: Nach den Lehren der ayurvedischen Medizin ist Nasenbluten, obwohl es mit einigen Vata-Symptomen wie Trockenheit und Rissen in den Nasengängen einhergeht, seinem Wesen nach eine Pitta-Störung, bei der Pitta heiß und scharf wird und das Bluten verursacht. Deshalb sollten Sie bei Nasenbluten keine scharfen und stark gewürzten Nahrungsmittel zu sich nehmen, auf den Konsum von Alkohol und Zigaretten verzichten und nicht in der heißen Sonne arbeiten. Alle diese Faktoren verstärken Pitta.

Nasenschorf

Manche Menschen reagieren, wenn bei ihnen ein Kapha-Übermaß entsteht (beispielsweise durch zu reichlichen Konsum Kapha stärkender Nahrungsmittel), empfindlich auf Pollen, Staub, Katzen- und Hundehaare sowie andere allergieauslösende Stoffe und auf Kälte. Infolgedessen kann bei ihnen Schnupfen mit Kongestion der Nase und Schleimabsonderung entstehen. Auch wenn keine Infektion vorliegt, kann die Trockenheit der Luft die Schleimhäute und Nasengänge austrocknen, und um dies auszugleichen, produziert der Körper dann mehr Schleim. Später wird der Schleim in der Nase aufgrund der trockenen Hitze in der Umgebung dick, trocken und verkrustet. Dies wird Nasenschorf genannt.

Bei Menschen mit deformierter Nasenscheidewand kann sich ebenfalls Nasenschleim ansammeln, und aufgrund von Lufttrockenheit kann sich Schorf bilden. Nasenschorf kann die Nase verstopfen, und es können Stirnhöhlenkopfschmerzen und Atemschwierigkeiten auftreten. Dies ist eine der möglichen Ursachen für Schnarchen und Schlafapnoe. Nasenschorf kann außerdem auch Nasenbluten zur Folge haben.

Die ayurvedische Medizin bietet eine Reihe von Heilmitteln zur wirksamen Behandlung dieses Problems an.

Dampfinhalation: Die einfachste Heilmethode besteht darin, Dampf zu inhalieren. Dazu können Sie reines Wasser, Wasser, in dem zuvor etwas Ingwer gekocht worden ist, oder einen Tee aus den folgenden Zutaten verwenden:

Ingwer
Ajwan (Samen des indischen Sellerie)
Kurkuma

Geben Sie gleiche Mengen dieser Kräuter in 1/2 Liter Wasser, und lassen Sie das Ganze aufkochen. Stellen Sie anschließend das Feuer ab, legen Sie sich ein Handtuch über den Kopf, und atmen Sie den Dampf ein. Dadurch wird die Schleimproduktion verringert, der Schorf löst sich, und Sie können wieder freier atmen. So einfach dieses Heilmittel ist, so wirksam ist es auch.

Menthol und Eukalyptus: Menthol in die Stirn und in den Bereich der Nebenhöhlen einzureiben ist ebenfalls nützlich. Sie können sich auch ein paar Tropfen eines *milden* Eukalyptusöls in die Nase träufeln.

HINWEIS: Benutzen Sie kein reines Eukalyptusöl. Verdünnen Sie ein paar Tropfen des Öls mit Sesamöl oder mit einem anderen milden Öl, so daß Ihre Haut oder andere sensible Gewebe in der Nase nicht darunter leiden.

Die Heilkraft der Zwiebel: Hacken Sie eine Zwiebel fein, und ziehen Sie den Duft in die Nase hoch. Zwiebeln enthalten Ammoniak, ein sehr wirksames Mittel zur Auflösung von Kongestionszuständen. Die Ausdünstungen von Zwiebeln treiben Menschen die Tränen in die Augen und können Niesen auslösen. Die Tränen fließen aus den Augen durch die Tränenkanäle in die Nasengänge, wo sie den Nasenschorf lösen. Durch anschließendes Niesen läßt sich der Schorf völlig aus der Nase entfernen.

Befeuchten Sie die Nasenöffnungen: Sie können sich auch ein paar Tropfen Brahmi-Ghee oder Salzlösung in die Nase träufeln. Dies befeuchtet ebenfalls die Nasengänge und erleichtert die Auflösung des Nasenschorfs. Eine wirksame Salzlösung können Sie herstellen, indem Sie 1/8 Teelöffel Salz in 1/2 Glas (0,1 l) Wasser geben.

Brennen Sie das Problem aus: Auch ein scharf gewürztes Essen kann helfen. Beispielsweise verbessert eine scharf gewürzte Suppe oder Gemüse, das mit Cayennepfeffer, Currypulver oder Chilis gewürzt ist (natürlich nur so stark, daß es Ihnen noch angenehm ist!), die Durchblutung und hilft dadurch, eine Verstopfung der Nase aufzulösen und Nasenschorf zu beseitigen.

Benutzen Sie einen Luftbefeuchter: Lassen Sie nachts einen Luftbefeuchter laufen, so daß der Raum, in dem Sie schlafen, warm und feucht ist. Verwenden Sie aber möglichst kein Gerät mit Ultraschall, sondern eins, das mit heißem Wasser arbeitet.

Nahrungsergänzungsstoffe und Kräuter: Schließlich können Sie noch einige der folgenden Nahrungsergänzungstoffe und Kräuter einnehmen:

- Vitamin C, 1 Gramm 2mal täglich.
- Amalaki (eine gute Vitamin-C-Quelle), 1 Teelöffel vor dem Zubettgehen in warmem Wasser. (Nehmen Sie dieses Mittel nur, wenn Sie nicht ohnehin schon abends Triphala einnehmen, denn Amalaki ist einer der Bestandteile von Triphala.
- Zink, 60 mg.
- Sitopaladi-Churna, ½–1 Teelöffel mit 1 Teelöffel Honig und 1 Teelöffel Ghee.

Nebenhöhlenprobleme

Die Nebenhöhlen sind mit Luft gefüllte Hohlräume, die sich zu beiden Seiten der Nase befinden. Es gibt insgesamt zehn solcher Höhlen, jeweils fünf zu beiden Seiten der Nase und alle mit ihr verbunden. Sie sind mit einer sehr feinen Schleimhaut ausgekleidet. Die Nebenhöhlen geben ständig Feuchtigkeit in die Nase ab; ihre Hauptfunktion ist, die Nasenhöhle feucht zu halten. Außerdem verstärken sie unsere Stimme, wenn wir sprechen.

Allergien, Erkältungen oder Bakterieninfektionen verstopfen die Nebenhöhlen von Erwachsenen und Kindern manchmal und bewirken, daß sie sich entzünden. Der Grund hierfür ist ein Kapha-Übermaß, das durch viele Faktoren verstärkt werden kann, unter anderem durch kalte Getränke, Milchprodukte und Rauchen.

Nebenhöhlenprobleme können Komplikationen der verschiedensten Art hervorrufen, angefangen von Kopfschmerzen im Stirnbereich über Schnarchen, Atemprobleme und Mundgeruch bis hin zu Infektionen der Ohren und Schlafapnoe. In schweren Fällen können Infektionen der Nebenhöhlen zu Infektionen des Gehirns, Meningitis oder Knochenmarksentzündungen führen.

Ein pflanzliches Dekongestionsmittel: Wenn die Nebenhöhlen verstopft und angeschwollen sind, ist es wichtig, sie wieder zu öffnen. Eine Mischung aus frischem Ingwersaft (oder frisch geriebenem Ingwermark) mit 1 Teelöffel Honig, 2–3mal täglich eingenommen, ist sehr wirksam.

Sie können auch das folgende ungefährliche und sehr wirksame Dekongestionsmittel zubereiten:

5 Teile Sitopaladi
⅛ Teil Trikatu
2 Teile Mahasudarshan-Churna

Nehmen Sie 2–3mal täglich nach den Mahlzeiten ¼ Teelöffel dieser Mischung mit warmem Wasser ein.

Pflanzliche Antibiotika: Sekundärinfektionen lassen sich durch das folgende Mittel verhindern. Mischen Sie gleiche Mengen der folgenden antibakteriell wirkenden Kräuter:

Gelbwurz
Osha
Kurkuma
Neem

Füllen Sie eine leere Kräuterkapsel der Größe 00 mit der Mischung, und schlukken Sie 2mal täglich 2 dieser Kapseln.

Nasentropfen und Nasenbäder zur Öffnung der Nebenhöhlen: Stellen Sie eine milde Salzlösung her, indem Sie ½ Teelöffel Salz in ½ Tasse lauwarmem Wasser auflösen. Träufeln Sie mit einer Pipette je 5 Tropfen dieser Lösung in beide Nasenöffnungen, oder nehmen Sie ein wenig von der Flüssigkeit auf eine Handfläche, und ziehen Sie diese in die Nase hoch. Wiederholen Sie dies so oft wie erforderlich, um die Nebenhöhlen offenzuhalten. (Sie können diese Behandlung ohne Bedenken mehrmals täglich durchführen).

Das folgende Heilmittel ist noch wirksamer bei der Bekämpfung von starken Nebenhöhlenverstopfungen und der damit verbundenen Schmerzen, auch wenn Ihnen die Anwendung als etwas unangenehm erscheinen mag. Pressen Sie mit einer Knoblauchpresse etwas frischen Knoblauchsaft aus. Füllen Sie ein wenig davon in eine Pipette, und träufeln Sie mit dieser jeweils ein paar Tropfen in beide Nasenöffnungen. Halten Sie Ihren Kopf etwa fünf Minuten lang nach hinten gebeugt, richten Sie sich anschließend auf, und lassen Sie die Flüssigkeit auf ein Papiertaschentuch tropfen. Sie werden staunen, wie frei sich Ihre Nebenhöhlen danach anfühlen werden. Führen Sie diese Behandlung einmal täglich durch, solange dies notwendig ist. Bei starken Nebenhöhlenbeschwerden können Sie die Prozedur bis zu dreimal täglich wiederholen – morgens, nachmittags und abends.

Reinigen Sie die Nebenhöhlen mit einem Kräuterdampfbad

Sie werden staunen, wie wirksam diese einfache Methode schmerzhafte Verstopfungen der Nebenhöhlen zu beheben vermag

Erhitzen Sie eine Tasse Wasser, und fügen Sie 3–5 Tropfen Eukalyptusöl hinzu. Nehmen Sie die erhitzte Flüssigkeit vom Herd, bedecken Sie Ihren Kopf mit einem Handtuch, beugen Sie sich über den Topf, und atmen Sie den Dampf ein.

Auf die gleiche Weise können Sie auch Ingwer verwenden. Nehmen Sie ein ca. 2,5 cm langes Stück frische Ingwerwurzel, schneiden Sie dieselbe in Stücke, und kochen Sie sie in 1 Tasse Wasser. Bedecken Sie dann Ihren Kopf mit einem Handtuch, und inhalieren Sie den Ingwerdampf. Auch dies ist ein sehr wirksames Mittel zur Reinigung und Öffnung der Nebenhöhlen. (Wenn Sie keinen frischen Ingwer haben, können Sie zur Not auch getrockneten Ingwer in pulverisierter Form benutzen.)

Bei Kopfschmerzen infolge einer Nebenhöhlenentzündung: Vermischen Sie ½ Teelöffel Zimt mit soviel Wasser, daß eine Paste entsteht, und tragen Sie diese auf den schmerzenden Bereich auf.

Präventionsstrategien: Es folgen mehrere Empfehlungen zur Prävention gegen Nebenhöhlenprobleme.

- Meiden Sie Milchprodukte, insbesondere Käse, Joghurt und Eiscreme.
- Verzichten Sie auf kalte Getränke.
- Meiden Sie den Einfluß kalter Witterung.
- Rauchen Sie keine Zigaretten.
- Träufeln Sie sich einmal am Tag warmes Ghee in beide Nasenöffnungen, und ziehen Sie die Flüssigkeit hoch. Sie können dazu entweder eine Pipette oder einen sauberen Finger benutzen, den Sie zuvor in flüssiges Ghee getaucht haben.
- Nehmen Sie regelmäßig das folgende Kräutermittel ein:

  5 Teile Situpaladi
  3 Teile Mahasudarshan-Churna
  ⅛ Teil Abrak-Bhasma

  Nehmen Sie 3mal täglich nach den Mahlzeiten ¼ Teelöffel dieser Mischung ein, und spülen Sie mit warmem Wasser nach. Setzen Sie die Einnahme 3 Monate lang fort.

Nierenprobleme

(Siehe auch Nierensteine)

Kongestion, Pitta-Übermaß oder Harnkristalle in den Nieren sowie Nierensteine können allesamt ein Gefühl der Enge und Schmerzen im unteren Teil des Rükkens verursachen. Bei diesen Problemen empfiehlt die ayurvedische Medizin die folgenden einfachen Heilmittel.

Bereiten Sie zunächst diese Kräutermischung zu:

1 Teil Punarnava
1 Teil Gokshura
1 Teil Fenchelsamen

Nehmen Sie 2–3mal täglich nach den Mahlzeiten 1 Teelöffel dieser Mischung ein, und spülen Sie mit warmem Wasser nach.

Ein anderes einfaches und natürliches Heilmittel bei Nierenproblemen ist ein Tee aus Kumin, Koriander und Fenchel. Bereiten Sie diesen Tee zu, indem Sie gleiche Mengen der drei genannten Kräuter miteinander vermischen, kochen Sie die Kräuter in Wasser, und trinken Sie den Tee 2–3mal täglich. (Nehmen Sie etwa ¼ Teelöffel von jedem der drei Kräuter pro Tasse Wasser.)

Ein weiteres wirksames Heilmittel erhalten Sie, wenn Sie ca. ½ Teelöffel des ayurvedischen Heilkrauts Musta mit ½ Teelöffel Fenchel vermischen, dies in 1 Tasse heißen Wassers 10 Minuten lang ziehen lassen, die Flüssigkeit anschließend abgießen und sie dann trinken. Dieses Getränk stärkt die Nieren.

Nierensteine

Es gibt verschiedene Arten von Nierensteinen, die den drei Doshas Vata, Pitta und Kapha zugeordnet werden.

- Kalziumsteine sind Kapha-Steine. Sie sind gewöhnlich glatt und verursachen keine Schmerzen; allerdings können sie Schmerzen hervorrufen, wenn Sie von den Nieren in die Harnröhre wandern. Kalziumsteine entstehen gewöhnlich bei Menschen mit Schilddrüsenunterfunktion.
- Phosphatsteine reizen die Blase und verursachen aufgrund ihrer rauhen Oberfläche Schmerzen. Sie entstehen hauptsächlich durch eine erhöhte Phosphatmenge im Körper, die auf verstärkten Konsum von Nachtschattengewächsen (Kartoffeln, Auberginen und Tomaten) zurückzuführen ist.
- Oxalatsteine sind scharf. Dies sind Pitta-Steine. Sie reizen, brennen und bewirken Blutungen, und sie können starke Schmerzen verursachen. Eine oxalsäurereiche Ernährung fördert die Bildung von Pitta-Steinen. Menschen, die viel Spinat, Kartoffeln, Tomaten und Rhabarber essen, welche alle reich an Oxalsäure sind, neigen dazu, diese Steine zu bilden. Diese Nahrungsmittel sollten all jene strikt meiden, die verhindern möchten, daß sich bei ihnen Nierensteine bilden.

Kräuterheilmittel: Wenn Sie schon Nierensteine haben, empfiehlt der Ayurveda Punarnava-Guggulu und Gokshuradi-Guggulu zu deren Auflösung. Nehmen Sie 2mal täglich je eine dieser Tabletten nach dem Mittag- und dem Abendessen.

Falls bereits ein Nierenstein in die Harnröhre gewandert ist und dort starke Schmerzen verursacht, können Sie das folgende Kräutermittel benutzen:

1 Teil Punarnava
1 Teil Mutral
1 Teil Koriander

Nehmen Sie 1 Teelöffel dieser Mischung 2mal täglich mit einer Flasche Bier. Bier ist im Grunde nichts anderes als fermentierte Gerstensuppe und hat eine harntreibende Wirkung. Es beschleunigt die Ausscheidung des Nierensteins und bewirkt in Verbindung mit den Kräutern die Auflösung der Kristalle. Dadurch können Sie Nierensteine leichter ausscheiden, ohne daß Sie große Schmerzen ertragen müssen.

HINWEIS: Wenn Sie wollen, können Sie auch alkoholfreies Bier verwenden, oder Sie können normales Bier in einer Pfanne erhitzen, wodurch der Alkohol schnell verdunstet.

Ein anderes sehr wirksames Heilmittel ist die folgende Kräutermischung:

5 Teile Punarnava
3 Teile Gokshura
2 Teile Mutral
1/8 Teil Shilajit

Wenn Sie 2mal täglich 1/2 Teelöffel dieser Mischung mit einer Flasche Bier einnehmen, kann es sein, daß die Nierensteine Ihren Körper verlassen, ohne größere Schmerzen zu verursachen.

Auch in diesem Fall gilt: Wenn Sie Bier nicht mögen, können Sie es durch alkoholfreies Bier ersetzen oder statt dessen Gerstentee oder Gerstensuppe trinken. Alle diese Getränke wirken harntreibend und haben die gleiche Wirkung wie Bier.

Heiße und kalte Anwendungen: Eine andere Möglichkeit, die mit dem Abgehen von Nierensteinen verbundenen Schmerzen zu lindern, besteht darin, abwechselnd heiße und kalte Umschläge auf den Nierenbereich zu legen. Benutzen Sie eine Wärmflasche oder einen heißen Umschlag für die heiße Anwendung und einen Eisbeutel oder eine Tüte tiefgekühltes Gemüse für die kalte Anwendung. Wechseln Sie die Temperatur alle 30–60 Sekunden, bis der Schmerz nachläßt.

Wassermelonensaft: Trinken Sie 1 Tasse Wassermelonensaft mit 1/4 Teelöffel Korianderpulver. Die Wassermelone wirkt (ebenso wie Koriander) harntreibend. Deshalb spült diese Mischung die Nieren gut durch und hilft, kleine Steine und Kristalle zu entfernen. Wiederholen Sie diese Maßnahme 2–3mal täglich.

Ödeme

(Siehe auch Ödeme während der Schwangerschaft)

Manchmal wachen Menschen eines Morgens plötzlich mit geschwollenen Augen, einem geschwollenen Fuß, einer geschwollenen Nase oder einem geschwollenen Zeh auf. – Jeder Körperteil kann anschwellen. In Verbindung damit können Symptome wie Schmerzen oder Jukken auftreten. Manchmal entsteht ein solches Ödem durch eine Verletzung, beispielsweise durch einen Stoß, oder durch eine Sehnenzerrung. Es kann aber auch infolge langen Stehens oder Gehens Flüssigkeit aus den Blutgefäßen ins Gewebe eindringen und dieses anschwellen lassen, und die Füße oder Fußknöchel können aufgrund schlechter Durchblutung anschwellen. Ödeme können auch durch eine allergische Reaktion entstehen oder die Folge eines Insektenstichs sein.

Weil Schwellungen so viele verschiedenen Ursachen haben können, ist es für eine optimale Behandlung wichtig, die Ursache im konkreten Fall möglichst genau festzustellen. Trotzdem sind die folgenden allgemeineren Empfehlungen in jedem Fall von Nutzen.

Auftragen einer heilenden Paste: Tragen Sie am Ort der Schwellung eine Paste aus Kurkuma und rotem Sandelholz auf. Vermischen Sie die beiden Zutaten in gleichen Mengen, geben Sie soviel Wasser dazu, daß eine Paste entsteht, und tragen Sie diese auf.

> HINWEIS: Halten Sie diese Mischung aus Kurkuma und Sandelholz von den Augen fern, um diese nicht zu reizen und eine Bindehautentzündung entstehen zu lassen.

Hochlegen der Füße: Falls sich Ödeme in Ihren Füßen befinden, sollten Sie letztere hochlegen. Setzen Sie sich in einen bequemen Stuhl, und lassen Sie Ihre Beine auf einem Fußschemel ruhen, oder benutzen Sie einen kleinen Tisch mit ein paar Kissen darauf, um die Füße hochzulegen. Wenn Sie zu Bett gehen, können Sie sich ebenfalls Kissen unter die Füße legen. Durch dieses Hochlegen fließt das überschüssige Wasser, das sich im Gewebe angesammelt hat, allmählich ab, woraufhin die Schwellung abklingt.

Bei Insektenstichen: Schwellungen, die durch Insektenstiche entstanden sind, können Sie lokal mit Neem- und Teebaumöl behandeln. Das Insektengift reizt die Haut, und eine Mischung aus Neem- und Teebaumöl im Verhältnis 1:1 wirkt neutralisierend auf das Gift und verringert die Schwellung. Neem-Öl ist auch schon allein sehr wirksam. (Weitere Behandlungsempfehlungen finden Sie unter dem Stichwort «Bisse und Stiche».)

Natürliches Antihistamin zur Behandlung von Allergien: Wenn die Schwellung durch eine allergische Reaktion entstanden ist, können Sie Antihistamin in Form des Safts frischer Korianderblätter einnehmen. Hacken Sie dazu eine Handvoll dieser Blätter, und geben Sie sie zusammen mit 1/3 Tasse Wasser in einen Mixer. Gießen Sie die Flüssigkeit nach dem Mixen ab, und trinken Sie sie sofort. Die festen Pflanzenbestandteile, die nach dem Abgießen der Flüssigkeit zurückbleiben, können Sie auf den geschwollenen Bereich auftragen. (Weitere Empfehlungen finden Sie unter dem Stichwort «Allergien».)

Durch Fingerringe verursachte Schwellungen: Schwellungen an einem Finger können durch einen zu engen Ring entstehen. Entfernen Sie in einem solchen Fall einfach den Ring. Falls dies nur unter großen Schwierigkeiten möglich ist, können Sie die betreffende Hand eine Zeitlang hoch über den Kopf heben oder sie ein paar Minuten in Eiswasser tauchen und anschließend den Finger, an dem der Ring steckt, mit Seife oder Öl gleitfähiger machen. Führt dies alles nicht zum Erfolg, muß der Ring möglicherweise aufgeschnitten werden. Dadurch wird die Durchblutung des Fingers wiederhergestellt und das Ödem aufgelöst.

Kräuter, die die Durchblutung verbessern: Auch eine schlechte Durchblutung kann zur Entstehung von Ödemen führen. Das folgende Mittel verbessert die Zirkulation:

5 Teile Punarnava
3 Teile Manjistha
3 Teile Gokshura

Nehmen Sie 2mal täglich nach den Mahlzeiten 1/2 Teelöffel dieser Mischung mit warmem Wasser ein.

Lokales Körpertraining zur Verbesserung der Durchblutung: Abgesehen von der soeben beschriebenen Kräutermischung, verbessert auch ein gezieltes Training des angeschwollenen Körperteils die Durchblutung und reduziert die Schwellung. Füllen Sie eine Wanne oder einen Eimer mit heißem Wasser, und lassen Sie einen «Teebeutel» mit Senfkörnern darin ziehen. Den Beutel können Sie herstellen, indem Sie 2 Teelöffel Senfkörner in ein Taschentuch oder ein Leinentuch einbinden. Legen Sie diesen Beutel in den Behälter, in dem Sie Ihren Knöchel, Finger oder welchen Körperteil auch immer, baden. Bewegen Sie den angeschwollenen Körperteil während des Bads, und führen Sie unter Wasser ein paar Übungen zur Verstärkung der Durchblutung im betreffenden Bereich aus.

Heilmittel zur Behandlung lokaler Schwellungen

- *Bei Schwellungen der Nase* können Sie eine Nasya-Behandlung mit Brahmi-Öl oder reinem Ghee durchführen (siehe Anhang 3).
- *Bei Schwellungen der Augenumgebung* können Sie ein paar Tropfen reines Rosenwasser auftragen. Rosenwasser in 3prozentiger Lösung ist gewöhnlich in einschlägigen Geschäften oder Versandhandlungen erhältlich. Wenn Sie das Rosenwasser zu Hause selbst herstellen wollen, sollten Sie biologisch aufgezogene Rosen verwenden und sowohl die Blütenblätter als auch die ganzen Blüten mehrere Stunden lang in destilliertem Wasser ziehen lassen, dieses dann abgießen und benutzen.
- *Bei Schwellungen der Füße* können Sie eine Paste aus Kurkuma und rotem Sandelholz auftragen.
- *Bei Sehnenzerrungen* können Sie lokal etwas Mahanarayan-Öl auftragen. Außerdem können Sie 2mal täglich 1 Tablette (200 mg) Kaishore-Guggulu einnehmen.
- *Schwellungen des Gesichts:* Manche Parasiten, beispielsweise Amöben, *Lamblia intestinalis* und Madenwürmer, können Gesichtsschwellungen hervorrufen. Wenn Sie festgestellt haben, daß dies die Ursache Ihrer Gesichtsschwellung ist, schafft die folgende Kräutermischung Abhilfe:

  3 Teile Vidanga
  3 Teile Neem
  3 Teile Shardunika

  Nehmen Sie 2mal täglich, nach dem Mittag- und dem Abendessen, ½ Teelöffel dieses Mittels.

Ödeme während der Schwangerschaft

(Siehe auch Ödeme)

Während der Schwangerschaft übt der vergrößerte Uterus Druck auf die Blutgefäße im Beckenbereich aus und preßt sie zusammen. Dadurch können Schwellungen in den Füßen entstehen. Außerdem bilden sich in dieser Zeit auch durch Proteinmangel, Eisenmangel oder Mangel an Körpertraining Schwellungen. Weitere Gründe für das Auftreten von Schwellungen während der Schwangerschaft können Bluthochdruck oder eine allgemein schlechte Durchblutung sein. Was immer die Ursache sein mag, in jedem Fall ist es wichtig, sie zu behandeln.

Wirksame Kräuterheilmittel

Ein Tee aus Kumin, Koriander und Fenchel: Mischen Sie die drei genannten Kräuter in gleichen Anteilen, nehmen Sie

Wann Sie einen Arzt aufsuchen sollten

In bestimmten extremen Fällen setzt die Plazenta während der letzten Phase der Schwangerschaft Giftstoffe frei, wodurch der Blutdruck erhöht wird und die Gliedmaßen anschwellen; außerdem kann es zu Proteinurie (Eiweißausscheidung im Urin), krampfartigen Zuckungen und sogar zu einem Koma kommen. Dieser gefährliche Zustand wird Schwangerschaftseklampsie oder Schwangerschaftstoxikose genannt. Er kann nicht mit Hilfe von Hausmitteln behandelt werden, sondern erfordert eine sofortige Behandlung durch Experten.

Doch kann die folgende Kräutermischung in Verbindung mit einer schulmedizinischen Behandlung helfen, die Zuckungen zu lindern:

Brahmi
Jatamamsi
Shanka-Pushpi

Mischen Sie diese Kräuter in gleichen Anteilen. Nehmen Sie ½ Teelöffel der Mischung, um 1 Tasse Tee zuzubereiten, und trinken Sie diesen Tee 2mal täglich.

HINWEIS: Falls es zum Anschwellen des ganzen Körpers kommt (bei Männern einschließlich des Penis und des Hodensacks), so ist dies eine sehr ernste und sogar lebensbedrohliche Störung, die eine sofortige schulmedizinische Behandlung erfordert.

zur Zubereitung des Tees pro Tasse heißen Wassers ¾–1½ Teelöffel von dieser Mischung, und trinken Sie von diesem 2–3mal täglich 1 Tasse.

Trinken Sie einen harntreibenden Tee: Wenn die Schwellung sehr stark ist, können Sie bestimmte harntreibend wirkende Tees trinken, um die Nieren zu stimulieren. Trinken Sie einen Tee aus Punarnava oder Gokshura, oder kombinieren Sie die beiden Zutaten im Verhältnis 1:1, und lassen Sie 1 Teelöffel dieser Mischung in einer Tasse heißen Wassers ziehen. Trinken Sie diesen Tee 2–3mal täglich. Er wirkt leicht harntreibend und läßt die Schwellung abklingen.

Bei Bluthochdruck können Sie einen Tee aus den folgenden Kräutern trinken:

Weißdornbeere
Passionsblume
Arjuna

Mischen Sie gleiche Mengen der Zutaten, und nehmen Sie 1 Teelöffel der Mischung, um einen Tee zuzubereiten. Trinken Sie diesen 2mal täglich nach den Mahlzeiten, bis sich Ihr Blutdruck wieder normalisiert hat. Dieser einfache Tee ist ein sehr wirksames Mittel gegen Bluthochdruck. (Weitere Empfehlungen zur Behandlung dieses Problems finden Sie unter dem Stichwort «Bluthochdruck».)

Wenn das Problem durch eine Anämie verursacht wird: Schwellungen können auch durch eine Anämie entstehen. Während der Schwangerschaft ist eine Folsäureanämie ebenso verbreitet wie eine Eisenmangelanämie. Es gibt Tests, mit deren Hilfe Sie feststellen können, ob diese Mängel bei Ihnen bestehen. Falls ja, können Sie durch Einnahme der fehlenden Stoffe die aufgetretene Schwellung entweder völlig beseitigen oder sie zumindest stark verringern. Weitere Behandlungsempfehlungen finden Sie unter dem Stichwort «Anämie».

Proteinmangel kann ebenfalls der Übeltäter sein. Wenn Sie zu der Überzeugung gelangen, daß dies bei Ihnen der Fall ist, sollten Sie mehr proteinreiche Nahrung wie Sojaprodukte essen.

Weitere Empfehlungen zur Behandlung von Ödemen

Körpertraining: Jeden Tag 20–30 Minuten lang zu gehen verbessert die Durchblutung und trägt zur Reduzierung von Schwellungen bei.

Vermeiden Sie Salzkonsum: Salz bindet Wasser im Körper und fördert dadurch Schwellungen.

Legen Sie die Füße hoch: Wenn Sie sich hinlegen, sollten Sie stets ein Kissen unter Ihren Füßen plazieren. Das Wasser fließt dann ab, und die Schwellung geht allmählich zurück.

Ohnmacht und Schwindelgefühle

Ein Vata-Übermaß in Verbindung mit einem Pitta-Übermaß, das in das Nervensystem eindringt, verursacht Ohnmacht und Schwindelgefühle. Von letzteren gibt es zwei Arten:

Bei der ersten hat man das Gefühl, daß *äußere Objekte* in der Umgebung sich bewegen: «Ich selbst stehe still, aber der Raum um mich herum dreht sich.» Dieser Zustand entsteht in erster Linie durch Vata-Übermaß.

Bei der zweiten Art von Schwindel hat man das Gefühl, sich zu drehen, das Gleichgewicht zu verlieren und selbst in Bewegung zu sein. Diese Art von Schwindel wird hauptsächlich durch Pitta-Übermaß verursacht. Der Unterschied zwischen beiden Störungen ist sehr subtil und nicht leicht festzustellen, nicht zuletzt weil Vata und Pitta in beiden Fällen eine Rolle spielen. Dennoch ist es wichtig, zwischen beiden zu differenzieren, da sie in einigen Aspekten unterschiedlich behandelt werden müssen.

Schwindelgefühle, bei denen man das Gefühl hat, daß sich alles um einen herum dreht, können durch eine Infektion des Innenohrs oder durch eine Virusinfektion hervorgerufen werden. Es kann sich um den sogenannten Ménière-Schwindel handeln, eine Störung, bei der ein erhöhter Druck im Mittelohr ein Schwindelgefühl erzeugt. Der Ménière-Schwindel hat, wenn er unbehandelt bleibt, einen zunehmenden Verlust des Gehörs zur Folge. Alle Störungen dieser Art sollte man ausschließen, bevor man versucht,

Schwindelgefühle mit Hausmitteln zu behandeln. Doch vermögen die weiter unten angeführten Mittel in den meisten Fällen eine Besserung herbeizuführen.

Schwindel und Ohnmacht können auch durch Sauerstoffmangel in geschlossenen Räumen verursacht werden.

Wenn Sie sich schwindelig fühlen und sich nicht sicher sind, ob Sie selbst sich drehen oder der Raum, in dem Sie sich befinden, können Sie dies feststellen, indem Sie einen festen Punkt, beispielsweise einen Fensterrahmen, ins Auge fassen. Nachdem sich der Augapfel durch Fokussieren auf einen festen Punkt beruhigt hat, übermittelt er eine Botschaft ans Gehirn, welche die rajasische Qualität des Vata-Dosha beruhigt. Diese Methode funktioniert bei der Art von Schwindel, bei der man das Gefühl hat, daß sich die Objekte der Außenwelt drehen, ausgezeichnet.

Die als *Bewegungskrankheit* oder *Reisekrankheit* bezeichnete Art von Schwindel ist häufig mit Übelkeit und Erbrechen verbunden. Nehmen Sie in solch einem Fall vor Antritt der Reise eine mit Ingwerpulver gefüllte Kapsel der Größe 00 ein. Nehmen Sie zusätzlich einige dieser Kapseln mit auf die Reise. Sie können auch von Zeit zu Zeit ein Stück kandierten Ingwer kauen. Wenn Sie sich in einem Auto befinden und das Gefühl haben, alles um Sie herum sei in Bewegung, können Sie versuchen, auf einen festen Punkt zu schauen, beispielsweise auf den Horizont oder auf ein feststehendes Objekt in der Ferne. Dies bringt den Schwindel häufig zum Stillstand.

Manchmal fühlen sich Menschen schwindelig, wenn Sie zu schnell aufstehen. Dies kann viele Ursachen haben, unter anderem einen Mangel an Energie der Nebennieren, einen zu niedrigen Blutdruck oder die Einnahme blutdrucksenkender Medikamente, insbesondere von sogenannten Betablockern, welche die Nebennieren schwächen können. Wenn Sie merken, daß Ihnen beim Aufstehen schwindelig wird, sollten Sie einfach *langsam* aufstehen.

Bei Menschen mit Pitta-Konstitution, die an Unterzuckerung leiden, können Schweißausbrüche und Schwindelgefühle auftreten, die sogar einer Ohnmacht nahekommen, wenn sie zu lange nichts essen. Bei dieser Form von Schwindel haben die Betroffenen das Gefühl, daß sie selbst sich drehen. Etwas Apfelsaft oder irgendeinen anderen süßen Fruchtsaft zu trinken ist in solchen Fällen eine geeignete Notfallmaßnahme.

Wann Sie einen Arzt aufsuchen sollten

Die in diesem Abschnitt empfohlenen Heilmittel können Schwindelgefühle auf einfache und wirksame Weise beheben. Falls Sie jedoch auch nach deren Anwendung weiterhin unter Schwindelgefühlen und Ohnmachtsanfällen leiden, sollten Sie einen Neurologen oder einen anderen medizinischen Experten aufsuchen, denn Schwindelgefühle können ein Symptom einer ernsten Krankheit sein.

Schnelle Hilfe bei Ohnmacht: Wenn ein Mensch in Ohnmacht fällt oder einen Kollaps erleidet, können Sie etwas kaltes Wasser auf sein Gesicht spritzen.

Schwindelgefühle infolge von Körpertraining: Menschen, die ein anstrengendes Körpertraining durchführen, können aufgrund von starkem Schwitzen unter Wasserentzug leiden, und dies wiederum kann Schwindelgefühle zur Folge haben. Die Kur ist in einem solchen Fall in ihrer Einfachheit kaum noch zu überbieten: Trinken Sie Wasser. Schon ein Glas kühles Wasser verringert Pitta und beseitigt den Wassermangel im Körper, woraufhin auch die Schwindelgefühle nachlassen werden.

Tiefes Atmen: Ein weiteres einfaches Heilmittel gegen Schwindelgefühle besteht darin, tief zu atmen, so wie es bei Ujjayi-Pranayama gemacht wird (siehe Kapitel 6), und den Atem hinter dem Nabel anzuhalten.

Ziehen am Ohr ist ein weiteres einfaches Mittel gegen Schwindel: Führen Sie den Zeigefinger in das Ohr ein, und ziehen Sie dasselbe sanft nach oben, nach vorn und nach unten. Dadurch wird der Innendruck im Schädel reguliert, und die Schwindelgefühle werden stark gelindert, wenn nicht sogar völlig beseitigt.

Natürliche Riechsalze: Bei Schwindel oder wenn Sie das Gefühl haben, in Ohnmacht zu fallen, können Sie eine Zwiebel halbieren und den Geruch so lange konzentriert einatmen, bis Ihnen die Tränen kommen. Zwiebeln enthalten viel Ammoniak. Wenn Sie diesen Stoff inhalieren, werden die Blutgefäße geweitet, wodurch sich die Blutversorgung des Gehirns verbessert und die Schwindelgefühle automatisch behoben werden.

Kräuterheilmittel: Wenn Sie zu der Überzeugung kommen, daß Ihre Schwindelgefühle hauptsächlich durch Pitta-Übermaß entstanden sind, können Sie das im folgenden beschriebene wundervolle ayurvedische Heilmittel einsetzen. Mischen Sie dazu die folgenden Kräuter:

1 Teil Brahmi
1 Teil Jatamamsi
1/4 Teil Saraswati

Nehmen Sie 2–3mal täglich nach den Mahlzeiten 1/2 Teelöffel dieser Mischung mit etwas Wasser ein.

Das folgende Mittel ist ebenfalls bei Schwindelgefühlen aufgrund von Pitta-Übermaß nützlich:

1 Teil Shatavari
1 Teil Jatamamsi
2 Prisen Kama-Dudha

Wenn Sie mehrmals täglich 1/2 Teelöffel dieser Mischung mit warmem Wasser einnehmen, werden Ihre Schwindelgefühle abnehmen.

Sandelholz: Schwindelgefühle vom Pitta-Typ können auch durch den Duft von Sandelholzöl oder Sandelholzräucherwerk behandelt werden.

Ghee-Nasentropfen sind ebenfalls nützlich. Wärmen Sie zu diesem Zweck etwas Ghee auf, so daß es flüssig wird. Lassen Sie es anschließend so weit abkühlen, daß es keinen Schaden an empfindlichem Gewebe verursachen kann; träufeln Sie 3–5 Tropfen in beide Nasenöffnungen, und ziehen Sie die Tropfen in die Nase hoch. Dadurch wird die Durchblutung des Gehirns verbessert, und die Schwindelgefühle werden gelindert.

Darmreinigung: Manchmal treten Schwindelgefühle infolge chronischer Verstopfung und starker Gasbildung auf. Reinigen Sie also Ihren Dickdarm, indem Sie regelmäßig vor dem Zubettgehen ½ Teelöffel Triphala in einer Tasse warmem Wasser trinken.

Ohrenklingen

Siehe Tinnitus

Ohrenschmalz

Ohrenschmalz ist eines der natürlichen Sekrete, die unser Körper produziert. Es hat die Aufgabe, das Trommelfell vor Schmutz zu schützen, und außerdem sorgt es dafür, daß der Gehörgang geschmeidig bleibt. Doch da das Ohrenschmalz ständig mit Luft in Berührung kommt, können sich Staub und Schmutz darin sammeln, wodurch es zu einer teerig-schwarzen oder braunschwarzen und dicken Masse wird, die den Gehörgang manchmal völlig verstopft. Da dies die Hörfähigkeit beeinträchtigen oder einen unangenehmen Druck im Ohr erzeugen kann, muß es von Zeit zu Zeit entfernt werden.

Waschen Sie das Ohrenschmalz aus: Vorsichtiges Auswaschen des Gehörgangs mit warmem Wasser beseitigt das Problem in den meisten Fällen. Sie können in einer Apotheke eine Ohrenspritze kaufen und die Spülung damit durchführen. Stellen Sie ½ Liter körperwarmes Wasser bereit, fügen Sie diesem ca. ½ Teelöffel Natriumbikarbonat hinzu, und reinigen Sie mit dem Wasser das Ohr. Folgen Sie den Anweisungen im Beipackzettel der Ohrenspritze. Diese beinhalten im wesentlichen, daß Sie die Spritze an den Rand des Gehörgangs halten (also nicht hineinstekken, weil das Wasser sowohl hinein- als auch wieder herausfließen können muß) und das Wasser dann *sanft* in das Ohr spritzen sollen. Dabei können Sie den Kopf leicht zu der Schulter hinneigen, die sich auf der Seite des Ohrs befindet, das Sie reinigen, wobei Sie sich über eine Schüssel oder ein Waschbecken beugen.

Nachdem Sie das Ohr mit Wasser durchgespült haben, müssen Sie es sorgfältig trocknen. Eine gute Methode hierfür ist, einen Wattebausch in reinen Methylalkohol zu tauchen und das Ohr damit auszuwischen.

Einweichen mit Öl: Manchmal ist das Ohrenschmalz im Gehörgang sehr fest und läßt sich nicht problemlos entfernen. In einem solchen Fall können Sie es einen oder zwei Tage vor der beabsichtigten Reinigung mit warmem Knoblauchöl aufweichen. Nehmen Sie dazu 1 Teelöffel Sesamöl, fügen Sie ½ frisch gehackte

Knoblauchzehe hinzu, und lassen Sie das Ganze kochen, bis die Knoblauchstücke braun werden. Das Gemisch hat dann einen sehr angenehmen Geruch. Pressen Sie nun das Öl aus dem Knoblauch, und gießen Sie es in einen Krug oder in einen anderen Behälter ab. (Reines Sesamöl können Sie ebenfalls verwenden, doch Knoblauchöl ist wirksamer.)

Träufeln Sie anschließend 2–3mal täglich einige Tropfen von diesem Öl – warm, nicht heiß – in das Ohr. Dadurch wird das Ohrenschmalz aufgeweicht und vom Gehörgang gelöst, so daß es sich leichter entfernen läßt.

Lösen sie das Ohrenschmalz mit Wasserstoffperoxid auf: Sie können auch eine milde (ca. 3prozentige) Wasserstoffperoxidlösung benutzen, um das Ohrenschmalz aufzulösen. Diese Lösung ist in den meisten Apotheken erhältlich. Wenn Sie ein paar Tropfen davon in das Ohr träufeln, wird es mit Sauerstoff gesättigt, und das Ohrenschmalz löst sich ganz einfach auf. Reinigen Sie das Ohr anschließend mit warmem Sesamöl.

Massage zur Lockerung von hartnäckig festsitzendem Ohrenschmalz: Wenn sich das Ohrenschmalz als besonders hartnäkkig erweist, können Sie das Ohr von außen massieren. Träufeln Sie ein wenig Sesamöl oder Rizinusöl auf den Knochen hinter dem Ohr, und massieren Sie ihn dann sanft. Ziehen Sie am Ohrläppchen, und öffnen Sie gleichzeitig den Mund. Dies hilft, das Ohrenschmalz zu lockern, wodurch es sich später bei einer Spülung des Ohrs mit Wasser leicht entfernen läßt.

Kräuterheilmittel: Der Grund für eine starke Produktion von Ohrenschmalz ist ein Vata-Übermaß im Muskelgewebe (Mamsa-Dhatu). Um dies zu behandeln, können Sie einen Monat lang 2mal täglich je 1 Triphala-Guggulu-Tablette (200 mg) einnehmen. Dies wird die Tendenz Ihres Körpers, große Mengen von Ohrenschmalz zu produzieren, mit Sicherheit unterbinden.

Präventivmaßnahme: Es folgt noch eine weitere ausgezeichnete Methode, um die Ansammlung von Ohrenschmalz zu verhindern. Schlafen Sie einmal im Monat auf der linken Körperseite. Füllen Sie an diesem Abend das rechte Ohr mit warmem Sesamöl, und legen Sie sich ins Bett. (Breiten Sie ein altes Handtuch auf dem Kopfkissen aus, um das austretende Öl aufzufangen). Der Gehörgang wird dann die ganze Nacht über in Sesamöl gebadet, und das Ohrenschmalz wird in den vorderen Teil des Gehörgangs befördert, von wo Sie es am nächsten Morgen mit einem trockenen Wattebausch entfernen können. (Sie brauchen nicht die ganze Nacht über wach zu bleiben, um zu verhindern, daß Sie sich unwillkürlich auf die andere Seite drehen. Schlafen Sie einfach völlig normal. Selbst wenn das Öl nur ein paar Stunden lang im Gehörgang des linken Ohrs bleibt, tritt die beschriebene Wirkung ein).

Am folgenden Abend können Sie dann auf der anderen Körperseite schlafen und das andere Ohr auf die gleiche Weise behandeln. So läßt sich vermeiden, daß sich große Mengen von Ohrenschmalz ansammeln.

Ohrenschmerzen

Wenn der Gehörgang aufgrund von Vata-Übermaß austrocknet und verkrustet, kann das Mittelohr sehr stark schmerzen.

Doch bevor Ohrenschmerzen behandelt werden, sollten unbedingt verschiedene Möglichkeiten ausgeschlossen werden, beispielsweise eine Infektion des äußeren Gehörgangs oder des Mittelohrs, eine Verletzung des Trommelfells oder starke Ohrenschmalzablagerungen, die Druck auf das Ohr ausüben. Nachdem all dies ausgeschlossen worden ist, können Sie das Vata-Problem behandeln.

Teebaumöl: Ziehen Sie zunächst am Ohrläppchen des schmerzenden Ohrs. Wenn dies weh tut, handelt es sich um eine Entzündung des äußeren Gehörgangs. Um diese zu heilen, können Sie einen Wattebausch in Teebaumöl tauchen, ein wundervolles natürliches Desinfektionsmittel, das mittlerweile in allen Geschäften für biologische Produkte und sogar in manchen Apotheken erhältlich ist. Bringen Sie dieses Öl mit Hilfe des Wattebauschs in das Ohr.

> HINWEIS: Wenn Sie reines Teebaumöl auf sensible Haut auftragen, kann dies ein Brennen hervorrufen. Deshalb ist es meist besser, das Öl zu verdünnen, wobei Sie 10–20 Tropfen Teebaumöl mit ca. 0,03 l Sesamöl vermischen.

Teebaumöl mit Neem: Eine noch wirksamere Behandlung wird mit einer Mischung aus Teebaumöl und Neem-Öl durchgeführt. Auch in diesem Fall sollten Sie keinen reinen Neem-Extrakt benutzen. Träufeln Sie vorsichtig ein paar Tropfen der Ölmischung in den Gehörgang.

Kräuter mit antibiotischer Wirkung: Wenn Sie die äußere Infektion mit Teebaumöl behandeln, können Sie zur inneren Behandlung einen Tee aus den folgenden drei Kräutern trinken:

1 Teil Kurkuma
1 Teil Gelbwurz
1 Teil Echinacea

Lassen Sie ½ Teelöffel dieser Mischung ein paar Minuten lang in heißem Wasser ziehen, gießen Sie die Flüssigkeit dann ab, und trinken Sie den Tee. Sie können auch einfach ½ Teelöffel des Pulvers mit 1 Teelöffel Honig vermischt einnehmen. Nehmen Sie das Mittel 1 Woche lang 3mal täglich nach dem Essen. Dieses hochwirksame antiseptisch und antibiotisch wirkende Mittel vermag Infektionen der Ohren zu heilen.

Asa foetida («Teufelsdreck»): Sie können auch auf eine kleine Menge Watte ein wenig Asa foetida streuen, die Watte dann zu einer kapselartigen Form rollen und sie in den äußeren Gehörgang stecken. Die Ausdünstungen des Krauts lindern die Ohrenschmerzen gewöhnlich schnell.

Zwiebelsaft: Mischen Sie 1 Teelöffel frischen Zwiebelsaft mit ½ Teelöffel Honig. Vermischen Sie die Zutaten gut, und träufeln Sie 5–10 Tropfen davon in das erkrankte Ohr. Die Mischung sollte Raumtemperatur haben oder sogar noch ein wenig wärmer sein.

Hitze: Ohrenschmerzen können auch durch Hitze gelindert werden. Nehmen Sie ein Stofftaschentuch, und legen Sie es auf eine warme (nicht heiße) Pfanne, falten Sie es, und legen Sie es auf das kranke Ohr, um ihm von außen ein wenig beruhigende Wärme zuzuführen.

Osteoporose

Als Osteoporose bezeichnet man einen Schwund des Knochengewebes und eine zunehmende Porosität der Knochen infolge von Vata-Übermaß. Knochen sind zwar auch im Normalfall porös, doch aufgrund des Anwachsens von Vata – was bei älteren Menschen ein normaler Vorgang ist – nimmt auch die Porosität zu. Manchmal verlieren die Betroffenen soviel Knochengewebe, daß sich in der Skelettstruktur weiche Stellen entwickeln. Die Folge ist, daß an den Hüften, den Unterarmen oder sogar an der Wirbelsäule sehr leicht Brüche entstehen können. Die Knochen können dann unter dem Eigengewicht des Körpers brechen, oder es führt schon eine geringfügige Verletzung zu einem Bruch.

Osteoporose kommt bei Frauen häufiger vor als bei Männern. Bei ersteren schreitet der Knochenabbau nach der Menopause schnell fort. Der Grund hierfür ist, daß der weibliche Körper nach der Menopause kaum noch oder gar kein Östrogen mehr produziert, das notwendig ist, damit der Knochenstoffwechsel Kalzium, Magnesium und Zink sowie andere Mineralstoffe zum Aufbau von Knochengewebe verwerten kann. Deshalb entwickeln Frauen während der Wechseljahre eine Tendenz zur Osteoporose.

Auch Männer brauchen Östrogen, um die Stärke ihrer Knochen zu erhalten. Doch auch Testosteron und die Sekrete der Prostata spielen eine wichtige Rolle. Allerdings können Männer durch starkes Trinken, Rauchen, Kauen von Tabak und Einnahme von Kortikosteroiden Knochengewebe verlieren.

Auch unzureichendes Körpertraining kann zu einer Verringerung der Knochenmasse führen. Jeder Mensch muß seinen Körper einem gewissen Streß in Form von Körpertraining unterwerfen, um die Knochen gesund zu erhalten.

Wissenschaftliche Untersuchungen haben gezeigt, daß die Knochen von Menschen, die mehrere Wochen lang im Bett liegen müssen, wesentlich schwächer werden. Nachdem man die nachteilige Wirkung des Mangels an Körpertraining erkannt hatte, wurden sogar für die Astronauten in Raumschiffen Trainingsprogramme entwickelt. Körpertraining ist Nahrung für die Knochen.

Bei Frauen kann eine Verstärkung des Vata-Dosha einfach infolge des Älterwerdens (siehe Kapitel 2, wo wir uns mit den verschiedenen Lebensphasen beschäftigen) in Verbindung mit dem Ausfall der Östrogenproduktion aufgrund der Menopause eine sehr schädliche Wirkung auf das Knochengewebe haben.

Körpertraining: Ein leichtes, jeweils 30 Minuten langes Training an 5 Tagen in der Woche kann helfen, Osteoporose zu behandeln. Gehen ist eine ausgezeichnete und völlig ausreichende Form der Übung, aber Sie können auch schwimmen, langsam joggen oder irgendeine andere Übungsform wählen, die Ihrer Konstitution, Ihrem Fitneßgrad und dem Zustand Ihrer Knochen entspricht.

Manche empfehlen Gewichtetragen oder sogar Gewichtheben für den Aufbau der Knochen. Dagegen ist zwar generell nichts einzuwenden, doch kann diese Übungsform für Menschen, die bereits unter Osteoporose leiden, ziemlich gefährlich sein, denn wie bereits weiter oben erwähnt wurde, kann selbst eine leichte Verletzung für ihre gebrechlichen Knochen zuviel sein. Eine gute und ungefährliche Art, mit einem Trainingsprogramm zu beginnen, sind deshalb Unterwasserübungen. Werden die Knochen dann später stärker, können auch Übungen mit Gewichten und sogar leichtes Gewichtheben einbezogen werden.

Kalzium: Es ist wichtig, daß Sie große Mengen von Kalzium aus natürlichen Nahrungsquellen wie Sesamsaaten, Sojabohnen, Sojamilch, Kuhmilch, Käse, Karotten und Kokosnüssen beziehen. Auch Nahrungsergänzungsstoffe, beispielsweise aus Austernschalen, können nützlich sein. Eine maximale Aufnahme ist gewährleistet, wenn Sie täglich 1200 mg Kalzium in Verbindung mit 600 mg Magnesium und 60 mg Zink zu sich nehmen.

Mandelmilch enthält ebenfalls eine große Menge Kalzium. Lassen Sie 10 Mandeln über Nacht in Wasser einweichen; schälen Sie sie am nächsten Morgen, zerkleinern Sie sie in einem Mixer, und mixen Sie sie mit einer Tasse warmer Milch. (Wenn es Ihnen lieber ist, können Sie statt Kuhmilch auch Ziegenmilch oder Sojamilch verwenden.) Gießen Sie die Milch anschließend in eine Tasse oder in ein Glas, und fügen Sie je eine Prise Ingwer, Kardamom und Safran hinzu. Trinken Sie diese Mandelmilch 2mal täglich, vor dem Frühstück und vor dem Zubettgehen.

Wenn Sie täglich am Morgen eine Handvoll weiße Sesamsaaten kauen, führen Sie Ihrem Körper dadurch mindestens 1200 mg natürliches Kalzium zu. Durch den Konsum dieser Saaten laufen Sie nicht Gefahr, daß Ihre Arterien verstopfen, was bei ausschließlicher Kalziumzufuhr in Form von Milchprodukten der Fall ist. Durch den regelmäßigen Verzehr weißer Sesamsaaten können sich Frauen in der Menopause auf effektive Weise gegen Osteoporose schützen.

Allerdings reicht es nicht immer aus, dem Körper lediglich Kalzium zuzuführen. Sie müssen ihn vielmehr auch durch ein adäquates Training belasten.

Seien Sie vorsichtig bei der Ausführung von Yoga-Übungen: Wenn eine Osteoporose bereits im Entstehen ist, sollten Sie Yoga-Übungen nur mit größter Vorsicht ausführen, weil dabei die Gefahr von Knochenbrüchen besteht.

Pflanzliche Helfer: Bestimmte Pflanzen können das für den Stoffwechsel wichtige Östrogen ersetzen. Zu diesem Zweck können Sie das folgende Kräuterpräparat einnehmen:

5 Teile Shatavari
3 Teile Vidari
2 Teile wilde Jamswurzel

Diese Kräuter sind pflanzliche Vorläufer von Östrogen und Progesteron. Sie können dieser Mischung noch jeweils 1/8 Teil Shanka-Bhasma (Schneckenmuschelasche) und Kama-Dudha (Korallenmuschelasche) hinzufügen. Diese enthalten natürliches Kalziumbikarbonat, das die Entstehung von Osteoporose verhindern kann.

Nehmen Sie 2mal täglich 1/4 Teelöffel dieser Mischung mit warmer Milch – Kuhmilch, Ziegenmilch oder Sojamilch, ganz, wie Sie wollen. Sie können diese Dosis als vorbeugende Maßnahme gegen Osteoporose über unbegrenzte Zeit täglich einnehmen.

Prämenstruelles Syndrom (PMS)

(Siehe auch Menstruationsprobleme)

Arten von PMS

Beim prämenstruellen Syndrom unterscheidet die ayurvedische Medizin drei Arten, die den Doshas Vata, Pitta und Kapha entsprechen.

- Für Vata-PMS sind Schmerzen im Unterrücken sowie im Unterbauch, Aufgedunsenheit, Angstgefühle, Schlaflosigkeit und starke Stimmungsschwankungen charakteristisch.
- Zu den Symptomen von Pitta-PMS zählen Empfindlichkeit der Brüste, Harnröhrenentzündung, Ausschlag, Hitzewallungen, Reizbarkeit und manchmal ein Brennen beim Wasserlassen.
- Für Kapha-PMS sind Wasserretention (wobei die Brüste anschwellen und empfindlich werden) sowie Schläfrigkeit typisch, was zur Folge hat, daß die betroffenen Frauen sehr gern Kaffee trinken.

PMS kann mit Hilfe der folgenden ayurvedischen Heilmittel und Präventivmaßnahmen erfolgreich behandelt werden.

> WICHTIGER HINWEIS: In allen Fällen sollten Sie mit einem Präventivprogramm eine Woche vor dem erwarteten Beginn der Monatsblutungen beginnen.

Behandlung von Vata-PMS

- Trinken Sie Dashamula-Tee (1/2 Teelöffel Dashamula-Pulver 10 Minuten lang in 1 Tasse heißem Wasser ziehen lassen). Nach Geschmack können Sie ein wenig Honig hinzufügen. Trinken Sie diesen Tee 2mal täglich.
- Essen Sie eine Woche vor Beginn der Menstruation täglich auf nüchternen Magen ca. 10 Kirschen.
- Nehmen Sie 2mal täglich 1 Tablette Kaishore-Guggulu oder Yogaraj-Guggulu ein.
- Sie können auch 3mal täglich vor dem Essen 1 Eßlöffel Aloe-Vera-Gel mit einer Prise schwarzem Pfeffer zu sich nehmen.

Behandlung von Pitta-PMS

- Probieren Sie die folgende Kräutermischung aus:

  2 Teile Shatavari
  1 Teil Brahmi
  1 Teil Musta

Nehmen Sie 2mal täglich ½ Teelöffel dieser Mischung mit warmem Wasser ein.

- Auch Aloe-Vera-Gel (1 Eßlöffel) mit einer Prise Kuminpulver ist wirksam.

Behandlung von Kapha-PMS

- Stellen Sie die folgende Kräutermischung her:

  2 Teile Punarnava
  1 Teil Kutki
  2 Teile Musta

  Nehmen Sie 2mal täglich ½ Teelöffel dieser Mischung mit etwas warmem Wasser ein.

- Essen Sie eine Woche vor dem erwarteten Beginn der Menstruation täglich ca. 10 Kirschen auf nüchternen Magen.
- Sie können auch 1 Eßlöffel Aloe-Vera-Gel mit einer Prise Trikatu (einer traditionellen ayurvedischen Kräutermischung, die aus gleichen Teilen schwarzem Pfeffer, Pippali und Ingwer besteht) einnehmen.

Behandlungsempfehlungen für alle Konstitutionstypen

- Warme Ghee-Nasentropfen (5 Tropfen in jede Nasenöffnung) stimulieren die Hormonproduktion im Körper und tragen zur Wiederherstellung des Gleichgewichts im gesamten Körper-Geist-System bei.
- Gegen Völlegefühle und Bauchkrämpfe können alle Konstitutionstypen eine Packung mit warmem Rizinusöl auf den Unterbauch legen. Eine der Eigenschaften von Rizinusöl ist, daß es eine langsam wirkende und anhaltende Hitze erzeugt, die beruhigend wirkt und heilt. Wärmen Sie etwa 3 Eßlöffel Rizinusöl an, gießen Sie es in ein Taschentuch oder in ein anderes weiches Stofftuch, und legen Sie dieses als Packung auf den Unterbauch. Falls Sie eine Wärmflasche haben, können Sie dieselbe auf das mit Öl getränkte Tuch legen, um es warm zu halten. Hingegen ist die Benutzung eines elektrischen Heizkissens oder eines ähnlichen elektrischen Geräts nicht zu empfehlen.

  HINWEIS: Eine Ölpackung mit warmem Rizinusöl hilft auch, die mit Endometriose verbundene Kongestion und die mit dieser Krankheit einhergehenden Beschwerden zu lindern.

Zur Prävention

- Trainieren Sie Ihren Körper regelmäßig, wobei das Mindestmaß ist, daß Sie 5mal wöchentlich eine halbe Stunde gehen oder eine andere aerobische Übung ausführen. Yoga-Dehnübungen sind ebenfalls nützlich. Allerdings rät der Ayurveda während der Menstruation selbst von Körpertraining und Yoga-Übungen generell ab. Versuchen Sie vielmehr, sich in dieser Zeit so gut wie möglich auszuruhen, sich zu entspannen und etwas zu lesen.

- Um Ihre Gesundheit und Ihr inneres Gleichgewicht zu erhalten, sollten Sie den Ernährungsrichtlinien für Ihren Konstitutionstyp (siehe Kapitel 8) folgen.

Prostataprobleme

Bei Männern mittleren Alters ist relativ häufig die Prostata vergrößert. Infolgedessen können verschiedene unangenehme Symptome auftreten. So wachen die Betreffenden während der Nacht mehrmals auf, um Wasser zu lassen. Außerdem können beim Urinieren selbst Probleme auftauchen. Beispielsweise kann es eine Weile dauern, bis der Harnfluß einsetzt; der Harn kann sehr langsam fließen, oder er kann am Ende tröpfeln. Der Harndrang kann sehr plötzlich oder sehr oft auftreten. Dies passiert, wenn die Blase beim Wasserlassen nicht vollständig geleert wird. Die zurückbleibende Flüssigkeit erzeugt dann das Gefühl, erneut zur Toilette gehen zu müssen, obwohl tatsächlich nur noch sehr wenig Urin im Körper verblieben ist.

Ein anderes Problem, das manchmal auftritt, ist eine Entzündung der Prostata (Prostatitis). In Zusammenhang damit finden sich auch viele der bereits beschriebenen Symptome, doch kommt noch ein Gefühl des Brennens beim Wasserlassen hinzu.

Kräuterheilmittel

Mit Hilfe verschiedener Kräuterheilmittel lassen sich Prostataprobleme sehr wirksam behandeln.

- Stellen Sie die folgende ayurvedische Kräutermischung her:

  2 Teile Punarnava
  1/8 Teil Shilajit
  2 Teile Gokshura

  Nehmen Sie 2mal täglich 1/4 Teelöffel dieser Mischung nach den Mahlzeiten mit ein wenig warmem Wasser ein.

- Sie können auch Ginseng-, Hibiskus- oder Schachtelhalmtee trinken, die alle in den meisten Geschäften für biologische Produkte und in Reformhäusern erhältlich sind. Sie können diese Tees nach Belieben mehrmals täglich trinken. Orientieren Sie sich dabei an den Angaben auf der Packung. Falls Sie lose Kräuter kaufen, geben Sie ca. 1 Teelöffel der Mischung in eine Tasse kochendheißes Wasser. Lassen Sie die Kräuter 5 Minuten lang ziehen, sie anschließend abkühlen, und trinken Sie sie dann.
- Ein Tee aus Kumin, Koriander und Fenchel lindert das Brennen und andere Symptome. Mischen Sie die Kräuter in gleichen Mengen, und lassen Sie 1 Teelöffel der Mischung 5–10 Minuten lang in einer Tasse heißen Wassers ziehen. Trinken Sie diesen Tee 2–3mal täglich.
- Auch Punarnava-Guggulu, eine weitere traditionelle ayurvedische Kräutermischung, hat sich bei Prostatavergrößerungen als hilfreich erwiesen. Nehmen Sie von diesem Mittel 2mal täglich je 1 Tablette ein.
- Stellen Sie eine Mischung aus gleichen Mengen von Vidari und Ashwagandha her, und nehmen Sie davon 2–3mal täglich je 1/2 Teelöffel ein, den Sie mit warmem Wasser hinunterspülen.

Wann Sie einen Arzt aufsuchen sollten

Da die oben beschriebenen Symptome auf Prostatakrebs hindeuten können, sollten Sie in jedem Fall einen Arzt aufsuchen, um diese Möglichkeit auszuschließen. Nachdem dies geschehen ist, können Sie mit Hilfe der hier genannten Heilmittel eine Selbstbehandlung versuchen.

Andere nützliche Heilmittel

Massage mit Öl: Eine sanfte Massage des Bereichs der Prostata kann sehr nützlich sein. Tragen Sie eine kleine Menge Rizinus- oder Sesamöl auf den Damm (den Bereich zwischen Anus und Hodensack) auf. Reiben Sie das Öl zunächst in kreisförmigen Bewegungen ein, und fahren Sie dann mit Bewegungen vom Anus zur Peniswurzel fort. Drücken Sie dabei nicht zu stark.

Empfehlungen aus der Yoga-Tradition: Es ist nützlich, die im Yoga Ashwini-Mudra genannte Übung auszuführen. Dabei wird der Anus nach innen gezogen und anschließend wieder entspannt. Wiederholen Sie dies morgens und abends je 10mal im Sitzen.

Auch die Yoga-Übung mit Namen Hahn (Kukutasana) ist bei Prostataproblemen nützlich. (Abbildungen von Yoga-Übungen finden Sie in Anhang 4.)

Rauchen

(Siehe auch Suchtprobleme)

Rauchsucht hat hauptsächlich zwei Ursachen: die Wirkung des Nikotins und Streß. Nachdem ein Mensch zum Raucher geworden ist, muß er ständig dafür sorgen, daß er genau die «richtige» Menge Nikotin im Körper hat, um die optimale Funktionsfähigkeit seines Gehirns und die normale Verdauung und Ausscheidung aufrechtzuerhalten. Außerdem greifen Raucher auch zur Zigarette, wenn sie unter psychischem Druck stehen und emotionalen Belastungen unterliegen. Deshalb ist zur Behandlung dieses Problems die parallele Anwendung von zwei Strategien erforderlich: Eine Nikotinentgiftung des Körpers muß durchgeführt und es muß etwas gegen den Streß unternommen werden.

Kräuterzigaretten: Zur allmählichen Entwöhnung vom Rauchen empfiehlt die ayurwedische Heilkunde die Zubereitung einer Kräutermischung, die Ihnen sowohl hilft, Ihr Streßniveau zu verringern, als auch, Ihren Körper zu entgiften. Mischen Sie gleiche Mengen von:

Brahmi
Jatamamsi
Rosenblätterpulver

Entfernen Sie ⅓ des Tabaks aus einigen Ihrer Zigaretten (an dem Ende, das Sie anzünden), und ersetzen Sie es durch die obige Kräutermischung. Wenn Sie dann das Bedürfnis zu rauchen verspüren, zünden Sie sich eine der Zigaretten mit der

Kräutermischung an und rauchen diese. Sobald das Glimmen den Tabak erreicht, hören Sie auf, die Zigarette zu rauchen. Sie werden schon bald merken, daß Ihr Verlangen zu rauchen nachläßt.

Erzeugen Sie einen Widerwillen: Eine andere nützliche Methode ist, ein paar Tropfen Brahmi-Ghee auf die Zigarette zu träufeln und diese dann anzuzünden. Der dadurch entstehende Rauch ist so stark, daß Ihnen das Bedürfnis zu rauchen vergehen wird.

Ein wirksamer Kräutertee: Wenn Sie unter starkem Streß stehen, können Sie sich, statt eine Zigarette zu rauchen, einen Tee aus gleichen Anteilen der Kräuter Jatamamsi, Kamille und Brahmi zubereiten.

1 Teil Jatamamsi
1 Teil Kamille
1 Teil Brahmi

Lassen Sie 1 Teelöffel dieser Mischung in einer Tasse heißen Wassers ziehen, und trinken Sie sie anschließend. Trinken Sie langsam, Schluck für Schluck. Dadurch wird Ihr Verlangen zu rauchen verringert.

Kauen statt rauchen: Wenn Sie Lust auf eine Zigarette verspüren, können Sie statt zu rauchen ein oder zwei getrocknete Ananasstücke mit ½ Teelöffel Honig kauen.

Verringern Sie Ihren Streß durch Meditation: Regelmäßige tägliche Meditation vermag Streß zu reduzieren. Falls Sie schon mit einer bestimmten Art der Meditation vertraut sind, sollten Sie diese praktizieren. Wenn nicht, können Sie die in Kapitel 7 erläuterte Meditation der leeren Schale ausführen. Die meisten Menschen stellen fest, daß ihr Bedürfnis zu rauchen von selbst abnimmt, sobald ihr Streß verringert worden ist.

Yoga-Übungen können ebenfalls nützlich sein. Probieren Sie die Sequenz des Mondgebets sowie Heuschrecke, Bogen, Schulterstand, Pflug und Palme aus. (Abbildungen wichtiger Yoga-Asanas finden Sie in Anhang 4.)

Atemübungen: Die unter dem Namen Feueratem bekannte Atemübung wird Ihnen bei Ihren Bemühungen, das Rauchen aufzugeben, helfen. Die Übung wird in Kapitel 6 erklärt.

Rektalblutungen

(Siehe auch Hämorrhoiden und Blutungen, äußere)

Rektalblutungen können durch zahlreiche Faktoren entstehen. Dazu zählen unter anderem Hämorrhoiden; Entzündungen des Anusbereichs aufgrund von Pitta-Übermaß; Analfissuren oder -polypen; Ausscheidung trockenen, harten Stuhls, wodurch die Schleimhäute des Rektums beschädigt werden; Überdehnungen infolge von Verstopfung; übermäßige Druckbelastungen der Venen im Rektalbereich aufgrund von Leberzirrhose; und schließlich kongestive Herzinsuffizienz. Auch längeres Pressen während der Wehen übt Druck auf die Blutgefäße im Rektum aus und führt zu Blutungen. Rektalblutungen treten außerdem oft bei Menschen auf, die hauptsächlich raffinierte Lebensmittel mit geringem Faserstoffanteil essen. Auch durch häufigen Konsum stark gewürzter Nahrung können Verstopfungen und in Verbindung damit Rektalblutungen entstehen.

Was immer die Ursache sein mag, die folgenden Empfehlungen sind in jedem Fall von Nutzen.

Waschen mit kaltem Wasser: Waschen Sie den After nach jedem Stuhlgang mit kaltem Wasser aus. Dies hilft, die Blutung zu stoppen, und falls außerdem eine Reizung, Jucken und Risse aufgetreten sind, werden diese durch das Waschen verringert.

Auftragen von Ghee oder Rizinusöl: Dies lindert die Reizung der Blutgefäße.

Trinken Sie Cranberry- oder Granatapfelsaft: Diese beiden Säfte wirken blutstillend. Trinken Sie davon 2mal täglich 1 Glas.

Meiden Sie scharf gewürzte Speisen: Folgen Sie einer Pitta befriedenden Diät (siehe Kapitel 8). Meiden Sie außerdem fermentierte Nahrungsmittel, saure Früchte, Zitrusfrüchte und Alkohol.

Sorgen Sie dafür, daß Ihr Stuhl weich bleibt: Dadurch werden Reizungen und Blutungen minimiert. Sie können dies mit Hilfe der folgenden Maßnahmen erreichen:

- Trinken Sie abends vor dem Zubettgehen 1 Tasse warme Milch mit 1 Teelöffel reinem Ghee. (Dies ist ein sehr mildes Abführmittel.)
- Nehmen Sie vor dem Zubettgehen 1 Teelöffel Amalaki oder ½ Teelöffel Triphala in warmem Wasser. Lassen Sie die Kräuter 5–10 Minuten im heißen Wasser ziehen, und trinken Sie den Tee, nachdem die Flüssigkeit abgekühlt ist.
- Nehmen Sie abends 1 Teelöffel Psylliumsamenschalen (Sat-Isabgol) in 1 Tasse warmem Wasser zu sich. Dieses aufquellende Abführmittel hält den Stuhl weich und verhindert, daß starker Druck auf die Blutgefäße im Rektum entsteht.

Vitamin K: Bei starken und wiederholten Blutungen sollten Sie Vitamin K einnehmen. Halten Sie sich dabei an die Mengenangabe auf der Packung. Außerdem können Sie Vitamin-K-Creme im Afterbereich auftragen, um die Blutung zu stoppen.

Wann Sie einen Arzt aufsuchen sollten

Wenn die hier genannten Heilmittel die Rektalblutungen nicht innerhalb von 1–1½ Wochen zu beheben vermögen, sollten Sie einen Arzt aufsuchen. Bei sehr starkem Bluten sollten Sie sich schon früher in ärztliche Behandlung begeben, weil das Bluten ein Symptom einer schweren Krankheit sein kann.

Befriedung von Pitta: Um Pitta zu verringern, können Sie Vitamin E einnehmen sowie Cranberrysaft und/oder Petersiliensaft trinken.

Präventivmaßnahmen: Wenn Sie Rektalblutungen in Zukunft vermeiden wollen, sollten Sie die folgenden Empfehlungen beherzigen:

- Halten Sie sich streng an eine Pitta befriedende Diät: Verzichten Sie auf saure Früchte, Zitrusfrüchte, fermentierte Nahrungsmittel und scharf gewürzte Speisen.
- Meiden Sie, wenn möglich, anstrengende körperliche Arbeit.
- Führen Sie Yoga-Übungen speziell für den Bauch wie Nauli (Anleitung in Anhang 3) aus.
- Die folgenden Yoga-Übungen verbessern die Verdauung und wirken präventiv gegen Rektalblutungen: Kamel, Kobra, Kuh und Drehung der Wirbelsäule.
- Nehmen Sie die folgenden Kräuter ein:

  5 Teile Shatavari
  1/8 Teil Kama-Dudha
  1/8 Teil Gulwel-Sattva

  Wenn Sie von dieser Kräutermischung 1 Monat lang 2mal täglich 1/2 Teelöffel mit warmem Wasser einnehmen, so trägt dies zur Verhinderung zukünftiger Rektalblutungen bei.

Rektaljucken

Rektaljucken kann mehrere Ursachen haben. Eine von diesen ist der Befall des Darms durch Würmer oder Parasiten, beispielsweise Fadenwürmer (Spulwürmer) oder Madenwürmer. Das Jucken kann aber auch durch Hämorrhoiden, entzündete Geschwüre, eine Hefeinfektion oder einen Pilzbefall verursacht werden. Auch ein Übermaß an Giftstoffen (Ama) im Dickdarm kann ein Jucken im Anusbereich hervorrufen.

Würmer können Sie mit Hilfe der folgenden Kräutermischung möglicherweise völlig eliminieren:

5 Teile Vidanga
2 Teile Shardunika
1/8 Teil Trikatu

Nehmen Sie 2mal täglich nach Mahlzeiten 1/4 Teelöffel dieser Mischung ein, und spülen Sie mit warmem Wasser nach.

- Sie können auch jeden Abend 1/2 Teelöffel Triphala in einer Tasse warmem Wasser einnehmen. (Lassen Sie das Pulver 5–10 Minuten lang ziehen, bevor Sie die Flüssigkeit trinken.)

Bei Hefeinfektionen, die Rektaljucken verursachen, können Sie ein wenig Joghurt auf den Anus auftragen und diesen nach einer Weile mit Wasser abwaschen.

Bei Hämorrhoiden, die Rektaljucken verursachen, können Sie ein Bad in Natriumbikarbonat nehmen, wobei die Hämorrhoiden in warmem Wasser mit 1/3 Tasse

Natriumbikarbonat gebadet werden. Bestreichen Sie die Hämorrhoiden anschließend mit Neem-Öl. (Siehe auch «Hämorrhoiden».)

Bei Hefeinfektionen, die Rektaljucken verursachen, können Sie ein wenig Teebaumöl und Neem-Öl mischen und diese Mischung direkt auf den Analbereich auftragen. Dies lindert das Jucken.

Präventive Ernährung: Meiden Sie scharf gewürzte und fermentierte Nahrungsmittel sowie mit Hefe gebackenes Brot. Trinken Sie keinerlei Alkohol.

Rückenschmerzen

Rückenschmerzen sind in der heutigen Zeit ungewöhnlich verbreitet. In vielen Berufen ist dieses Leiden zu einem großen Problem geworden. Die Rückenmuskulatur wird bei den unterschiedlichsten Arten von Arbeit sehr stark belastet, ob durch Tragen schwerer Lasten oder durch die Arbeit vor einem Computerbildschirm. Emotionale Faktoren können Rückenschmerzen ebenso verursachen wie Verletzungen beispielsweise infolge eines Autounfalls. Immer größer wird auch die Zahl derjenigen, bei denen es zu einer Bandscheibenvorwölbung oder zu einem Bandscheibenvorfall gekommen ist, was ebenfalls starke Rückenschmerzen nach sich ziehen kann. Was auch immer die Ursache Ihrer Rückenschmerzen sein mag, die im folgenden aufgeführten natürlichen ayurvedischen Hausmittel sind bei diesem Problem in jedem Fall von Nutzen.

Kräuterheilmittel: Nehmen Sie 3mal täglich 1 Tablette Yogaraj-Guggulu oder 2–3mal täglich 1 Tablette Kaishore-Guggulu ein. Beides sind spezielle ayurvedische Kräuterheilmittel, die in Spezialgeschäften für ayurvedische Kräuter und in bestimmten Apotheken (siehe Bezugsquellen) erhältlich sind.

- Rückenschmerzen können auch durch das Kraut Musta gelindert werden, das gegen Muskelschmerzen wirkt. Nehmen Sie 2–3mal täglich ¼–½ Teelöffel davon mit warmem Wasser.
- Die Kräuter Tagara und Baldrian wirken entspannend auf die Rückenmuskulatur. Nehmen Sie von beiden je ½ Teelöffel mit etwas warmem Wasser ein. Außerdem verhelfen diese Kräuter zu einem erholsamen Schlaf.

In den meisten Fällen lassen sich Rückenschmerzen mit Hilfe dieser Kräuter wirksam behandeln. Eine Bandscheibenvorwölbung oder ein Bandscheibenvorfall hingegen erfordern eine intensive ärztliche Betreuung.

Einreiben mit Öl: Auch das Einreiben des schmerzenden Rückenbereichs mit Mahanarayan-Öl lindert Rückenschmerzen. Menschen mit Vata- oder Pitta-Konstitution sollten das Öl einfach nur oberflächlich einreiben, wohingegen diejenigen mit Kapha-Konstitution den betreffenden Bereich eine Weile kräftiger massieren sollten.

Sie können auch eine Paste aus mit Wasser vermischtem Ingwerpulver auf den schmerzenden Bereich auftragen und die Paste 10–15 Minuten einwirken lassen. Waschen Sie sie nach dieser Zeitspanne ab, und reiben Sie den Rücken anschließend mit etwas Eukalyptusöl ein.

(Falls Sie die Rückenschmerzen nicht im Nacken- oder Schulterbereich haben, müssen Sie einen Freund bitten, die Paste und das Öl auf Ihren Rücken aufzutragen.)

Nehmen Sie ein Kräuterbad: Zur Entspannung und Heilung der Muskeln können Sie zusätzlich zum Einreiben des Mahanarayan-Öls ein heißes Bad mit Ingwerpulver und Natriumbikarbonat (jeweils 1/3 Tasse) nehmen. Lassen Sie das Bad etwa 10–15 Minuten auf Ihren Rücken einwirken. Sie können diese Behandlung 2–3mal pro Woche wiederholen, beispielsweise dienstags, donnerstags und samstags.

Auch ein Einlauf kann helfen: Menschen, die unter Rückenschmerzen leiden, werden häufig auch von Verstopfung geplagt, und es ist manchmal schwer zu sagen, welches von beidem die Wirkung und welches die Ursache ist. Die Rükkenschmerzen können durch chronische Verstopfung entstehen, oder die verkrampften Muskeln und die durch die Rückenschmerzen verursachte Angst können Verstopfung hervorrufen. In beiden Fällen ist ein Einlauf mit Dashamula-Tee von Nutzen.

Kochen Sie dazu 1 Teelöffel Dashamula-Pulver ca. 5 Minuten in 0,5 l Wasser; lassen Sie die Flüssigkeit abkühlen, und fügen Sie 1/2 Tasse (ca. 0,1 l) Sesamöl hinzu. Wenn der Tee genügend abgekühlt ist, können Sie ihn als Einlauf benutzen, wobei Sie versuchen sollten, die Flüssigkeit 5–10 Minuten im Körper zu behalten. Ein Dashamula-Sesamöl-Einlauf wirkt beruhigend auf das Vata-Dosha und hilft, sowohl die Verstopfung als auch die Schmerzen zu lindern. (In Anhang 3 finden Sie eine genaue Anleitung zur Durchführung eines Einlaufs.)

Sanftes Dehnen: Auch sanfte Yoga-Übungen können bei Rückenschmerzen nützlich sein.

> WICHTIG: Es ist generell ratsam, Yoga-Übungen bei einem ausgebildeten Yoga-Lehrer zu erlernen. Insbesondere, wenn Sie unter Rückenschmerzen leiden, sollten Sie Yoga-Übungen nicht ohne fachkundigen Rat ausführen. Dies gilt vor allem dann, wenn Ihre Schmerzen die Folgen eines Bandscheibenvorfalls sind.

Die nachstehenden Yoga-Übungen können bei Rückenbeschwerden nützlich sein:

- Kamel
- Kuh
- Drehung der Wirbelsäule
- Heuschrecke
- Lotos
- Vorwärtsbeugung
- Palme
- Fisch (modifizierte, sanfte Form)

Alle diese Übungen können sowohl als Präventivmaßnahme wie auch zur Heilung von Rückenbeschwerden eingesetzt werden. Doch möchte ich Ihnen noch einmal dringend empfehlen, sich bei der

Auswahl der Übungen von einem kompetenten Yoga-Lehrer beraten zu lassen. (Abbildungen der meisten in diesem Buch erwähnten Yoga-Übungen finden Sie in Anhang 4.)

Weitere Tips zur Behandlung von Rückenschmerzen

- Rückenschmerzen entstehen häufig durch Vata-Übermaß. Deshalb ist es nützlich, den Konsum von Vata verstärkenden Nahrungsmitteln einzuschränken. Meiden Sie die meisten Leguminosen (Bohnen, Erbsen, Linsen usw. – darunter Pinto-Bohnen, Azuki-Bohnen und Garbanzo-Bohnen). Verzichten Sie auf rohe, kalte Salate. (Weitere Informationen über eine Vata befriedende Ernährung finden Sie in Kapitel 8.)
- Meiden Sie den Einfluß kalter Witterung und kalter Winde.
- Sitzen Sie still, und meditieren Sie, oder beobachten Sie Ihren Atem. Dies hilft, die angespannten Muskeln zu entspannen. (Ausführlichere Informationen über Meditation finden Sie in Kapitel 7.)
- Tragen Sie keine Schuhe mit hohen Absätzen.
- Versuchen Sie nicht, zu joggen, zu springen oder andere anstrengende Körperübungen auszuführen. Besser sind die bereits erwähnten sanften Yoga-Übungen.
- Schränken Sie Ihre sexuelle Aktivität möglichst weitgehend ein.

Durch das Befolgen dieser Anweisungen können Sie nicht nur Ihre akuten Rückenschmerzen beheben, sondern auch das Auftreten solcher Beschwerden in Zukunft verhindern.

Schlaf-Apnoe

Apnoe ist ein zeitweiliges Aussetzen der Atmung. Schlaf-Apnoe ist eine kurze Unterbrechung des Atems im Schlaf. Diese tritt manchmal in einer einzigen Nacht sehr häufig ein und kommt bei kleinen Kindern oft vor, ebenso freilich bei manchen Erwachsenen. Auch in großen Höhen tritt dieses Phänomen häufiger auf. Schlaf-Apnoe wird oft von lautem Schnarchen und von einem abnormen Atemmuster begleitet.

Bei älteren Kindern und bei Erwachsenen ist diese Störung weniger lebensbedrohlich als bei Kleinkindern. Da der Schlaf jedoch bei jedem Aussetzen der Atmung kurz unterbrochen wird – manchmal Dutzende von Malen im Laufe einer Nacht –, kann diese Störung den Körper der Betroffenen sehr stark erschöpfen. Sie belastet das Herz-Kreislauf- und das Atemsystem und kann eine starke Ansammlung von Kohlendioxid im Blut zur Folge haben. Weiterhin können auch Schläfrigkeit und Reizbarkeit im Wachzustand sowie Konzentrationsschwierigkeiten infolge unzureichenden Schlafs die Folge sein.

Nach der Theorie der ayurvedischen Heilkunde entsteht Schlaf-Apnoe, weil Tarpaka-Kapha Prana-Vata blockiert. Deshalb konzentriert die ayurvedische Behandlung sich darauf, das Kapha-Übermaß abzubauen.

Kontrolle von Kapha: Das wichtigste Heilmittel zur Behandlung von Schlaf-Apnoe ist Pippali. Nehmen Sie morgens und abends je 1/4 Teelöffel des Pulvers mit 1 Teelöffel Honig und 1 Teelöffel Ghee auf nüchternen Magen.

- Statt Pippali können Sie auch Trikatu-Churna verwenden, eine Mischung aus gleichen Mengen Pippali, schwarzem Pfeffer und Ingwer.

Schlaf-Apnoe bei Frühgeburten

Auch zu früh geborene Babys leiden manchmal unter Schlaf-Apnoe. Weil bei diesen Kindern das Atemzentrum im Hypothalamus noch nicht vollständig entwickelt ist, setzt hin und wieder die Atmung völlig aus, wodurch sie blau oder purpurrot anlaufen können.

In einem solchen Fall dürfen Sie vor allem nicht in Panik verfallen, sondern müssen schnell handeln: *Wenn Sie die Fußsohlen des Kindes kitzeln oder ihm kaltes Wasser auf den Nabelbereich spritzen, fängt es wieder an zu atmen.*

Schlaf-Apnoe bei Babys kann zum plötzlichen Kindstod (Sudden Infant Death Syndrome – SIDS) führen. Es handelt sich um ein sehr ernstes Problem, das sofortiger sachkundiger Behandlung bedarf. Wenn das Atemzentrum im Gehirn voll ausgereift ist, verliert sich die Schlaf-Apnoe bei Babys.

- Zur Auflösung von Kongestionszuständen können Sie 2mal täglich 1/2 Teelöffel Sitopaladi zusammen mit 1/4 Teelöffel Yashti-Madhu in 1 Teelöffel Honig einnehmen. Dies ist gleichzeitig eine gute Präventivmaßnahme.

Nasya: Träufeln Sie morgens und vor dem Zubettgehen 5 Tropfen warmes Brahmi-Ghee oder reines Ghee in beide Nasenöffnungen.

Bei Fettleibigkeit: Eine der Hauptursachen für Schlaf-Apnoe ist starkes Übergewicht. Falls Sie starkes Übergewicht haben, können Sie diesen Zustand mit Hilfe der folgenden Kräutermischung behandeln:

1 Teil Kutki
1 Teil Chitrak
1/8 Teil Shilajit

Nehmen Sie 2–3mal täglich vor dem Frühstück sowie vor dem Mittag- und dem Abendessen 1/4 Teelöffel dieser Mischung mit warmem Wasser ein.

- Regelmäßiges Gehen oder eine andere Form von Körpertraining verbessert ebenfalls die Atemfähigkeit stark Übergewichtiger. Falls Sie jedoch sehr schwer sind und Sie Ihren Körper seit langer Zeit nicht mehr trainiert haben, sollten Sie keine Übungen machen, die für Sie zu anstrengend sein könnten. Halten Sie sich in diesem Fall sicherheitshalber an das Gehen, oder besprechen Sie mit Ihrem Arzt, was Sie außerdem noch tun können.

Verändern Sie Ihre Schlafhaltung: Jeder Mensch, der unter Schlaf-Apnoe leidet, sollte unbedingt mit verschiedenen Schlafpositionen experimentieren, um festzustellen, ob sich dem Problem durch eine andere Lage begegnen läßt. Insbesondere stark Übergewichtige, die sich oft angewöhnen, auf der Brust oder auf dem Rücken zu schlafen und die Hände auf die Brust zu legen, sollten einmal versuchen, auf der linken Seite zu schlafen. Schon allein dies kann das Problem beheben oder es zumindest verringern.

Sorgen Sie für genügend Feuchtigkeit im Haus: Manchmal erzeugt trockene, heiße Luft ein Erstickungsgefühl in der Nase, das die Ursache für Schlaf-Apnoe sein kann. Eine angenehm warme und etwas feuchte Atmosphäre ist das beste Klima. Benutzen Sie jedoch möglichst keinen Ultraschall-Luftbefeuchter, sondern besser ein Gerät, das mit warmem Wasser arbeitet.

Panchakarma: Menschen, die unter Schlaf-Apnoe leiden, sollten auch eine Panchakarma-Reinigungstherapie (siehe Kapitel 4) unter der Aufsicht eines ayurvedischen Arztes in Erwägung ziehen. Diese umfaßt unter anderem eine Ölmassage (Abhyanga), eine Reinigungstherapie (Virechana) und das Einträufeln von Heilmitteln durch die Nase (Nasya). Diese Prozedur wirkt reinigend und verjüngend.

Schlaflosigkeit (Schlafstörungen)

Schlafstörungen kommen in der modernen Welt sehr häufig vor. Sie werden hauptsächlich durch ein Übermaß des Vata-Dosha im Geist oder im Nervensystem verursacht. Schlaflosigkeit ist eine der Ursachen oder ein erschwerend wirkender Faktor vieler anderer Probleme. Sie kann mit Verstopfung verbunden sein; sie kann infolge von Streß oder Übermüdung auftreten; sie kann auch durch Erschöpfung entstehen und zu noch größerem Streß führen. Weiterhin kann Sie ein Symptom für Depression sein, oder sie kann eine Depression verstärken. Aus all diesen Gründen ist es wichtig, Schlafstörungen effektiv zu behandeln.

Heilend wirkende diätetische Maßnahmen

Warme Milch: Es ist definitiv erwiesen, daß das Trinken eines Glases warmer Milch vor dem Zubettgehen einen friedlichen Schlaf fördert. Sie können die Milch ohne jeden Zusatz trinken, wenn Sie dies bevorzugen, doch machen die folgenden Zutaten das Getränk nicht nur schmackhafter, sondern auch wirksamer:

- Fügen Sie 1 Prise (bis zu 1/8 Teelöffel) Muskatnuß hinzu.
- Geben Sie ein paar feingehackte Mandeln (am besten blanchierte), 1 Prise Muskatnuß und 1 Prise Kardamom hinein. Sie können die Mandeln in einer Nuß- oder Kaffeemühle mahlen.

- Probieren Sie Knoblauchmilch. Mixen Sie 1 Tasse Milch, 1/4 Tasse Wasser und 1 frische, feingehackte Knoblauchzehe. Lassen Sie die Zutaten auf geringer Hitze kochen, bis nur noch 1 Tasse Flüssigkeit übrig ist.

Kirschen sind ein gutes Mittel gegen geistige Erschöpfung und Streß, die beide Schlafstörungen fördern können. Indem Sie täglich 10–20 Kirschen essen, können Sie die genannten Probleme lindern und dadurch auch Ihren Schlaf verbessern.

Tomatensaft: An die folgende Verwendungsmöglichkeit von Tomatensaft haben Sie wahrscheinlich noch nie gedacht. Trinken Sie 1 Tasse davon mit 2 Teelöffeln naturbelassenem Zucker und 2 Prisen Muskat. Trinken Sie den Saft am Nachmittag zwischen 16.00 und 17.00 Uhr, und essen Sie zwischen 18.00 und 19.00 Uhr zu Abend. Höchstwahrscheinlich werden Sie dann in der folgenden Nacht sehr gut schlafen.

Kräuterheilmittel

Kräutermischung: Ein sehr wirksames Mittel zur Behandlung von Schlafstörungen ist:

1 Teil Tagar
1 Teil Baldrianwurzelpulver
1 Teil Kamille

Nehmen Sie kurz vor dem Zubettgehen 1/4 Teelöffel dieser Mischung pulverisierter Kräuter mit ein wenig warmem Wasser ein.

Kamillentee: Zu Recht steht eine Tasse Kamillentee vor dem Zubettgehen auf der ganzen Welt in dem Ruf, den Schlaf zu fördern.

Weitere Heilmittel und Empfehlungen

Massage mit warmem Öl: Eines der einfachsten und wirksamsten Mittel zur Förderung des Schlafs besteht darin, vor dem Zubettgehen etwas Öl in die Kopfhaut und in die Fußsohlen einzureiben. Massieren Sie etwas Sesamöl, Brahmi-Öl oder Jatamamsi-Öl sanft einige Minuten lang in die Haut ein. Sie sollten das Öl vorher leicht anwärmen.

Muskat: Auch dieses bekannte Gewürz fördert den Schlaf. Tragen Sie vor dem Zubettgehen eine feine Paste aus Muskatpulver, vermischt mit einer gleichgroßen Menge Ghee, im Bereich um Ihre Augen und auf Ihre Stirn auf.

Ein heißes Bad oder eine warme Dusche vor dem Zubettgehen beruhigt Vata und verhilft zu einem tiefen Schlaf.

Yoga-Meditation: Schlafstörungen entstehen häufig durch die Sorgen und Ängste, die den Geist am Abend und während der Nacht fesseln. Um diese Ängste aufzulösen, können Sie vor dem Zubettgehen eine Weile meditieren. Setzen Sie sich bequem auf Ihr Bett, und richten Sie Ihre Aufmerksamkeit auf das «Dritte Auge» (den Bereich in der Mitte Ihrer Stirn, zwischen den beiden Augenbrauen). Folgen Sie Ihrem ein- und ausströmenden

Atem, oder üben Sie die traditionelle So-Hum-Meditation: Atmen Sie ein, während Sie sich die Silbe «So» vergegenwärtigen, und atmen Sie aus mit der Vorstellung von «Hum». (Ausführlichere Erklärungen zu dieser Meditation finden Sie in Kapitel 7.)

Legen Sie sich anschließend auf den Rücken, beobachten Sie Ihren Atem, und fahren Sie mit der So-Hum-Meditation fort, wobei Sie Ihren Geist sanft auf das «Dritte Auge» richten. Sie werden schlafen wie ein Kind.

Schleimbeutelentzündung (Bursitis)

(Siehe auch Arthritis)

Bursitits ist eine Entzündung der *bursae*, der kleinen Flüssigkeitssäckchen, die sich im Bereich der Schultern, der Knie und anderer Körperbereiche befinden. Bursitis ist eine Pitta-Störung, die der Arthritis ähnelt. Eine effektive Behandlung dieses Problems ist der einer Pitta-Arthritis vergleichbar.

Die Einnahme von Kaishore-Guggulu (3mal täglich 1 Tablette) hilft in vielen Fällen. Dieses Kräuterheilmittel können Sie in vielen Spezialgeschäften für ayurvedische Kräuter bekommen (siehe Bezugsquellennachweis).

Das Auftragen von Sandelholzpaste wirkt beruhigend. Die Paste können Sie herstellen, indem Sie 1 Teelöffel Sandelholzpulver mit etwas Wasser vermischen. Tragen Sie sie vorsichtig auf die schmerzenden Bereiche auf.

Nasya, das Träufeln von jeweils 5 Tropfen warmem Ghee in beide Nasenöffnungen, trägt ebenfalls zur Linderung der Schmerzen bei. Nasya stimuliert den Prana-Fluß und ermöglicht es Prana, ungehindert durch das Bindegewebe der Gelenke zu fließen, wodurch der Schmerz verringert wird. (Eine genaue Beschreibung dieser Art von Behandlung finden Sie in Anhang 3.)

Örtlich können Sie sanft ein wenig Sesamöl, Eukalyptusöl, Teebeaumöl, Mahanarayan-Öl oder Neem-Öl in die geschwollenen Gelenke oder in andere schmerzende Bereiche einmassieren.

Ebenso wie bei Arthritis beginnt der Krankheitsprozeß bei einer Bursitis mit der Ansammlung von Giftstoffen im Dickdarm. Diese gelangen dann in den Blutkreislauf und von dort in die Schleimbeutel, wodurch die typischen Symptome einer Schleimbeutelentzündung hervorgerufen werden. Deshalb ist es wichtig, mit Hilfe der folgenden Maßnahmen den Dickdarm zu reinigen:

- Trinken Sie vor dem Zubettgehen 1 Tasse heiße Milch mit 2 Teelöffeln Rizinusöl. Die abführende Wirkung dieses Mittels entfernt Giftstoffe vom Pitta-Typ aus dem Darm. Falls 2 Teelöffel die gewünschte Wirkung nicht herbeiführen, können Sie am folgenden Abend 3 Teelöffel einnehmen und im Anschluß daran die Dosis Ihren spezifischen Bedürfnissen anpassen. Am folgenden Morgen werden Sie einige Male Stuhlgang haben, wodurch die Giftstoffe aus dem Dickdarm ausgeschieden werden. Sie können das Mittel so lange einnehmen, bis die Symptome verschwinden.

- Eine andere Möglichkeit ist, abends 1 Teelöffel Triphala oder Amalaki in einer Tasse warmem Wasser einzunehmen.

Bei der Auswahl der Nahrungsmittel sollten Sie darauf achten, daß das, was Sie essen, Pitta beruhigt und Vata nicht provoziert. Meiden Sie strikt scharfe, stark gewürzte Speisen und fermentierte Nahrungsmittel wie Pickles. Auch von rohem Gemüse und rohen Salaten sollten Sie sich fernhalten. Das gleiche gilt für Eiswasser, eisgekühlte Getränke im allgemeinen und Bohnen jeder Art (beispielsweise Pinto-Bohnen, Azuki-Bohnen, schwarze Bohnen und Garbanzo-Bohnen).

Solange die Schleimbeutelentzündung anhält, sollten Sie auf anstrengende Körperübungen verzichten. Hingegen sind sanfte Yoga-Dehnübungen nützlich. Beispielsweise können Sie Kamel, Kobra, Kuh und Katze sowie Drehung der Wirbelsäule und Vorwärtsbeugung ausprobieren – jedoch in jedem Fall unter der sachkundigen Anleitung eines ausgebildeten Yoga-Lehrers.

Schluckauf

Schluckauf wird durch Ischämie verursacht, eine unzureichende Blutversorgung des Zwerchfells. Infolge dieser Störung vollführt das Zwerchfell jene periodischen Zuckungen, die wir Schluckauf nennen.

Halten Sie den Atem an: Das einfachste Mittel gegen Schluckauf ist, den Atem anzuhalten. Holen Sie tief Luft, halten Sie den Atem hinter dem Nabel an, und atmen Sie anschließend allmählich aus.

Atmen Sie in eine braune Papiertüte: Wenn es Ihnen schwerfällt, dies zu tun, können Sie den Kopf in eine Papiertüte stecken und in die Tüte atmen (zuerst ausatmen und anschließend einatmen). Auf diese Weise atmen Sie Ihr eigenes Kohlendioxid wieder ein, wodurch die Muskeln des Zwerchfells auf natürliche Weise entspannt werden. Wenn Sie damit 1–2 Minuten lang fortfahren, wird Ihr Schluckauf wahrscheinlich schnell verschwinden.

Honig und Rizinusöl: Falls der Schluckauf nach Anwendung der soeben beschriebenen Methode nicht verschwindet, können Sie 1 Teelöffel Honig mit 1 Teelöffel Rizinusöl mischen, alle 2–3 Minuten Ihren Zeigefinger in die Mischung tauchen und diesen ablecken.

Tiefenatmung: Ein weiteres simples Heilmittel ist eine leicht abgewandelte Form der im Pranayama üblichen Wechselatmung:

1. Atmen Sie durch die linke Nasenöffnung ein, während Sie die rechte mit dem Daumen verschließen.
2. Halten Sie den Atem nach dem Einatmen einen Augenblick lang an, und
3. *schlucken* Sie.
4. Atmen Sie durch die rechte Nasenöffnung aus, während Sie die linke mit Ring- und Zeigefinger verschließen.
5. Wiederholen Sie die Schritte 1–4, wobei Sie diesmal zuerst durch die rechte Nasenöffnung einatmen.

Wann Sie einen Arzt aufsuchen sollten

Es gibt einige Arten von pathologischem Schluckauf. Diese treten beispielsweise bei Menschen auf, die unter kongestiver Herzschwäche, Nierenversagen und einer toxischen Ansammlung von Harnsäure im Blut leiden. Weiterhin kann Schluckauf auch durch eine Gehirnerkrankung entstehen. Alle diese Beschwerden erfordern eine sachkundige medizinische Diagnose und Behandlung.

Wenn die in diesem Abschnitt empfohlenen Methoden nicht zum Erfolg führen und Ihr Schluckauf länger als zwei Tage anhält, sollten Sie einen Arzt aufsuchen.

Diese Atemübung können Sie 5 Minuten lang fortsetzen.

Verstopfung als Ursache: Schluckauf kann auch durch chronische Verstopfung, durch Völlegefühl und durch starke Gasbildung im Dickdarm entstehen. Wenn Sie der Meinung sind, dies sei bei Ihnen der Fall, können Sie einen Einlauf (Basti) mit 0,2 l warmem Sesamöl durchführen. Versuchen Sie, das Öl 2–3 Minuten lang im Körper zu behalten, wenn möglich länger. Das warme Öl im Rektum wirkt entspannend auf das Zwerchfell und auf die inneren Muskeln und trägt dadurch zur Beruhigung des Schluckaufs bei.

- Wenn der Schluckauf nach einer halben Stunde immer noch nicht aufgehört hat, können Sie einen Einlauf mit normalem warmem Wasser durchführen.

Schuppen

Obwohl Schuppen manchmal durch Pilzbefall oder eine andere Hautkrankheit verursacht werden, ist in den meisten Fällen eine unzureichende Durchblutung der Kopfhaut der Grund. Diese hat einen Proteinmangel in der Haut zur Folge, die dadurch trocken und schuppig wird.

Schuppen können auch durch einen Mangel an Vitamin B_6 oder durch ein Vata-Übermaß entstehen, Störungen, die ebenfalls Trockenheit der Haut zur Folge haben.

Schuppen zu behandeln ist in jedem Fall einfach. Die Durchblutung der Kopfhaut können Sie verbessern, indem Sie dieselbe täglich einige Minuten lang mit Neem-Öl (in einer Sesamöl-Basis) massieren. Wenn die Schuppen durch einen Pilzbefall der Haut verursacht werden, kann das Neem-Öl aufgrund seiner desinfizierenden Eigenschaften ebenfalls heilend wirken.

Eine andere Behandlungsmöglichkeit besteht darin, das Eiweiß von zwei Eiern mit etwas frischem Zitronensaft in einem kleinen Behälter zu mischen und das Haar damit zu bestreichen. Lassen Sie das Mittel eine halbe Stunde lang einwirken, und waschen Sie die Haare anschließend mit Neem-Seife. Wenn Sie der Kopfhaut auf diese Weise das fehlende Protein zuführen, werden die Schuppen bald verschwinden.

Sehnenentzündung

Bei anstrengenden Sportarten und athletischen Aktivitäten wie Laufen und Springen kann man sich leicht Muskelzerrungen zuziehen, und es können Entzündungen entstehen, die sich zu Sehnen- oder Schleimbeutelentzündungen ausweiten können. Beschwerden dieser Art können auch durch weniger belastende, aber sehr häufig wiederholte Aktivitäten verursacht werden. Ein Beispiel hierfür ist das sogenannte Karpaltunnel-Syndrom, das entstehen kann, wenn Menschen viele Stunden lang täglich bestimmte Aktivitäten ständig wiederholen, wie es beispielsweise beim Tippen an einer Schreibmaschine oder bei der Computerarbeit der Fall ist.

In leichten Fällen

Kalte Umschläge am Ort der Sehnenentzündung, beispielsweise in Form eines Eisbeutels oder einer Tüte Tiefkühlgemüse, wirken lindernd auf die Entzündung.

Auftragen einer kühlend wirkenden Paste: Stellen Sie eine Paste aus Sandelholz und Kurkuma-Pulver in gleichen Anteilen her. Vermischen Sie die beiden Zutaten mit kaltem Wasser zu einer Paste, und tragen Sie diese auf den schmerzenden Bereich auf.

- Eine Paste aus Salz und Kurkuma ist ebenfalls nützlich.

Leichte Dehnübungen: Vorsichtiges und sanftes Dehnen der betroffenen Muskeln trägt zur allmählichen Verbesserung der Durchblutung im erkrankten Bereich bei und dadurch zur Linderung der Schmerzen und zur Heilung der Entzündung.

Entzündungshemmende Kräuter können zur Beschleunigung des Heilungsprozesses eingenommen werden. Das folgende Rezept hat sich als sehr wirksam erwiesen:

2 Teile Kaishore-Guggulu
2 Teile Manjistha
2 Teile Musta
3 Teile Guduchi

Nehmen Sie 2–3mal täglich ¼ Teelöffel dieser Mischung mit warmem Wasser nach den Mahlzeiten ein.

Bei akuten oder chronischen Beschwerden

Behandlung mit Hitze: Sowohl akute Sehnenentzündungen, die sehr schmerzhaft sind, als auch die chronische Form dieser Krankheit können Sie mit Hilfe von Hitze behandeln, beispielsweise durch Auftragen einer Wärme erzeugenden Salbe oder durch Auflegen eines Umschlags mit warmem Wasser. Feuchte Hitze verringert sowohl die Schmerzen als auch die Entzündung.

Ölmassage: Massieren Sie den betroffenen Bereich sanft mit Mahanarayan-Öl, und baden Sie ihn anschließend in warmem Wasser.

Sonnenbrand

Sonnenbrand ist eine akute Entzündung der Hautzellen infolge zu starker Einwirkung ultravioletter Sonnenstrahlung (oder einer Solarleuchte). Ob die Entzündung leicht oder schwer ist, hängt von der Intensität der ultavioletten Strahlung ab.

Es können allerdings auch noch andere Faktoren eine Rolle spielen. Viele Menschen tragen große Mengen von chemischen Stoffen auf ihre Haut auf – beispielsweise chemische Deodorants, chemische Seifen, künstliche Parfüms – und nehmen außerdem zahlreiche chemische Stoffe in Form von Medikamenten gegen die verschiedensten Beschwerden ein. Alle diese Stoffe belasten die Haut. Wenn sich jemand, der große Mengen dieser Produkte benutzt, in die Sonne legt, ist die Gefahr eines Sonnenbrands größer als bei anderen.

Außerdem sind nach den Lehren des Ayurveda Menschen mit Pitta-Konstitution, die im allgemeinen eine helle Haut haben, für Sonnenbrand generell anfälliger.

Wenn es sich um einen schweren Fall von Sonnenbrand handelt, können viele Begleitsymptome auftreten, unter anderem Benommenheit, Übelkeit, ungewöhnliche Empfindlichkeit Licht gegenüber, Blasenbildung und Abschälen der Haut. Häufiger Sonnenbrand kann ein vorzeitiges Altern der Haut und eine starke Runzelbildung nach sich ziehen, was häufig zur Folge hat, daß die Betroffenen einer Bratkartoffel ähneln.

Die ayurvedische Heilkunst gibt viele Empfehlungen sowohl zur Verhinderung von Sonnenbrand als auch zur effektiven Behandlung desselben.

Lokal wirkende Mittel zur Linderung von Sonnenbrand

- Tragen Sie Aloe-Vera-Creme auf die verbrannte Hautpartie auf. Sie können auch etwas reines Aloe-Vera-Gel (ohne Konservierungsstoffe) nehmen oder, falls Sie Aloe als Pflanze bekommen, ein Stück derselben vorsichtig auf den vom Sonnenbrand betroffenen Bereich reiben.
- Kokosöl eignet sich ebenfalls, um das Brennen auf der Haut zu lindern.
- Tauchen Sie einen Gaze-Tupfer in kühle Milch (entweder von der Kuh oder von der Ziege), und tragen Sie diese direkt auf die verbrannten Hautpartien auf. Wenn Sie keine Milch haben, können Sie auch einfach ein weiches Stück Stoff in kühles Wasser tauchen; Milch ist allerdings die bessere Wahl.
- Tragen Sie lokal Tikta-Ghrita (bitteres Ghee) auf.
- Zerkleinern Sie etwas Kopfsalat sehr fein, und tragen Sie die Pflanzenteile auf die verbrannten Bereiche auf.
- Legen Sie einen Eisbeutel oder eine Tüte mit tiefgekühltem Gemüse (wie Mais, Erbsen oder Bohnen) auf den betroffenen Bereich, um die Haut zu kühlen. Dabei sollte das Eis allerdings höchstens 1–2 Minuten ohne Unterbrechung mit der Haut in Berührung kommen.
- Bestreichen Sie die verbrannten Hautstellen mit ein wenig frischer Sahne.
- Stellen Sie aus gleichen Teilen Sandelholz- und Kurkuma-Pulver mit ein wenig kühlem Wasser eine Paste her, und tragen Sie diese vorsichtig auf die betroffenen Hautpartien auf. Dies hat eine kühlende Wirkung.

HINWEIS: Die Paste färbt Ihre Haut mindestens ein paar Tage lang gelb, und die gelbe Farbe kann auch auf Kleidungsstücke, die damit in Berührung kommen, abfärben.

Zur Verhinderung von Sonnenbrand

- Vermeiden oder minimieren Sie in der Zeit von 10.00 bis 15.00 Uhr den Kontakt mit Sonnenlicht, da die Sonnenstrahlung während dieser Zeit am stärksten ist.
- Beschränken Sie die Zeit, in der Sie sich direkter Sonneneinstrahlung aussetzen, auf höchstens eine halbe Stunde täglich. In großen Höhen kann selbst dies zu lang sein.
- Reiben Sie unbedeckte Körperteile mit Neem-Öl ein, bevor Sie Ihren Körper der Sonnenstrahlung aussetzen. Neem ist ein guter Sonnenblocker, der die Haut schützt.

  HINWEIS: Wie überall in diesem Buch ist auch hier mit «Neem-Öl» nicht der reine Neem-Extrakt gemeint, sondern ein paar Tropfen Neem-Extrakt, gemischt mit Sesamöl oder einem anderen milden Öl. In dieser Form wird Neem-Öl allerdings im Handel ohnehin gewöhnlich angeboten.

- Trinken Sie Kokosmilch.
- Folgen Sie einem Maßnahmenprogramm zur Beruhigung von Pitta. Gehen Sie nicht in die Sauna, und vermeiden Sie generell Überhitzungen. Essen Sie Pitta befriedende Nahrungsmittel, und meiden Sie insbesondere scharf gewürzte und fermentierte Speisen (siehe Kapitel 8).
- Tragen Sie vor und nach dem Duschen Neem-Öl auf die Haut auf. Auch Kokosöl ist nützlich.

Stillen, Probleme damit

Mehrere Arten von Problemen können beim Stillen auftreten. Wir werden uns mit ihnen nacheinander beschäftigen.

Das Kind hat keinen Appetit

In diesem Fall produziert die Mutter viel Milch, doch das Kind verschmäht sie. Es folgen einige einfache, aber sehr wirksame Möglichkeiten, dies zu ändern.

Fencheltee: Bereiten Sie einen Tee zu, indem Sie 1 Teelöffel Fenchelsamen in einer Tasse kochendem Wasser ziehen lassen. Wenn der Tee genügend abgekühlt ist, können Sie dem Baby alle 10–15 Minuten 1 Teelöffel davon zu trinken geben.

Die Kindheit ist die Kapha-Zeit des Lebens, in welcher der Körper noch im Aufbau begriffen ist. Außerdem treten in dieser Zeit auch viele Kapha-Störungen auf (beispielsweise Erkältungen und Schnupfen), und Kapha kann im Magen stagnieren, wodurch der Appetit beeinträchtigt wird. Fencheltee wäscht das übermäßige Kapha aus und stimuliert sanft die Sekretion von Verdauungsenzymen.

Ghrita-Madhu: Mischen Sie eine Prise Pippali in ½ Teelöffel Honig und ½ Teelöffel Ghee, und lassen Sie Ihr Baby an dieser Mischung lecken. Je mehr es davon abbekommt, desto stärker wird der Appetit des Kindes.

Überprüfen Sie Ihre Ernährung: Ein Grund für den scheinbaren Appetitmangel eines Babys kann sein, daß die Muttermilch dem Kind nicht schmeckt. Wenn Sie aufgrund Ihrer Konstitution zu Pitta-Übermaß tendieren, und insbesondere, wenn Sie scharfe und stark gewürzte Speisen bevorzugen oder häufig saure Nahrungsmittel und Früchte essen, wird Ihre Milch bitter, und das mögen Babys nicht. Ein unangenehmer Geschmack kann der Grund für den scheinbaren Appetitmangel des Kindes sein. Deshalb ist es wichtig, den Konstitutionstyp (Prakriti) der Mutter festzustellen und darauf zu achten, daß sie sich auf eine für das Kind zuträgliche Weise ernährt.

Leeren Sie Ihre Brüste: Wenn der Appetit Ihres Babys geschwächt ist und Sie mehr Milch produzieren, als das Kind braucht, sollten Sie unbedingt Ihre Brüste leeren, um eine Kongestion im Brust- und Lymphgewebe zu vermeiden. Dies sollte mindestens 2–3mal täglich geschehen.

Falls Sie beschließen, Ihr Kind nicht zu stillen: Eine ähnliche Situation tritt ein, wenn eine Frau sich dafür entscheidet, ihr Kind nicht zu stillen. Die in der Brust stagnierende Milch kann eine der Ursachen für fibrozystische Veränderungen sein. Auch in diesem Fall ist es wichtig, die Brüste zu leeren, sobald sich Milch darin angesammelt hat.

Bei unzureichender Milchmenge

Das Kind hat einen gesunden Appetit, aber es steht zu wenig Milch zur Verfügung. Dies ist das dem vorigen entgegengesetzte Problem. Es folgen mehrere Vorschläge zur Verbesserung der Qualität und Quantität der Milchproduktion.

Shatavari-Kalpa: Zur Verbesserung der Milchbildung empfiehlt die ayurvedische Heilkunst ein köstliches Mittel mit Namen Shatavari-Kalpa. Dieses wird hergestellt, indem man das Kraut Shatavari in einer Pfanne mit Ghee und natürlichem braunem Zucker röstet. Nehmen Sie 2–3mal täglich 1 Teelöffel von diesem süßen gerösteten Shatavari in warmer Milch ein.

Reines Shatavari: Sie können auch reines Shatavari mit Ghee und Zucker einnehmen. Mischen Sie dazu gleiche Mengen von Shatavari und natürlichem Zukker, und nehmen Sie 1 Teelöffel dieser Mischung mit 1 Teelöffel Ghee zusammen mit einer Tasse heißer Milch zu sich.

Mandelmilch eignet sich ebenfalls zur Verbesserung der Milchproduktion. Weichen Sie 10 Mandeln über Nacht in Wasser ein. Schälen Sie sie am nächsten Morgen, und zerkleinern und mixen Sie sie mit einer Tasse heißem Wasser oder heißer Milch. Gießen Sie das Gemisch in eine Tasse oder in ein Glas, und fügen Sie 1 Teelöffel Honig oder Zucker sowie je eine Prise Ingwer, Kardamom und Safran hinzu. Trinken Sie dieses Getränk 2mal täglich.

Kräuterrezept: Eine gesunde Milchproduktion können Sie auch durch Einnahme der folgenden Kräutermischung fördern:

2 Teile Kutki
2 Teile Shilajit
3 Teile Shatavari

Nehmen Sie 2–3mal täglich ¼ Teelöffel dieser Mischung mit einem Löffel Honig ein. Wenn Sie wollen, können Sie dieses Mittel während der gesamten Stillzeit benutzen.

Brustwarzeninfektion

Ein drittes Problem kann sein, daß während der Zeit des Stillens die Brustwarze nicht sauber genug gehalten wird und es dadurch zu einem Pilzbefall kommt. Waschen Sie die Brust also stets sehr sorgsam, um dies zu verhindern.

Prävention

Um Brustabszesse, Entzündungen des Brustgewebes, Kongestion und Stagnation der Milch in der Brust zu verhindern, können Sie die Brüste sanft mit warmem Rizinusöl massieren. Nehmen Sie 1 Teelöffel des Öls, und massieren Sie die Brust damit von innen nach außen – also vom Brustbein zur Achselhöhle hin, unter der Brustwarze, um sie herum und seitlich.

Tragen Sie aber kein Rizinusöl auf die Brustwarze und den sie umgebenden Hof auf, denn wenn das Baby das Öl schluckt, kann es Durchfall bekommen. Sparen Sie also die Brustwarzen beim Auftragen des Öls entweder aus, oder waschen Sie das Öl ab, bevor Sie das Kind stillen.

Streß

Streß ist eine psychosomatische Störung, die viele Ursachen hat. Wir können Streß empfinden, wenn wir in einem Verkehrsstau festsitzen, wenn wir uns in eine lange Schlange stellen müssen oder wenn wir bei der Arbeit vor einem schwierigen Problem stehen. Eine häufige Ursache von Streß ist das Gefühl, daß wir zuviel zu tun haben und zu wenig Zeit, um das, was von uns erwartet wird, auch tatsächlich zu schaffen. Arbeitslosigkeit ist ein weiterer potentieller Grund für Streß, und das gleiche gilt für Umweltverschmutzung und Verbrechen. Selbst durch tägliches Anschauen von Kriminalfilmen baut sich Streß auf. Eine unglückliche Beziehung, ein dominanter Ehepartner, die schlechte Arbeit eines Klempners, Prüfungen in der Schule, Überarbeitung – die Liste der möglichen Ursachen ist praktisch endlos.

Streß kann seinerseits Allergien, Asthma, Herpes, hohe Cholesterinwerte, Bluthochdruck und sogar Herzerkrankungen hervorrufen. Er kann je nach Konstitution (Prakriti) einen Ungleichgewichtszustand von Vata, Pitta oder Kapha verursachen.

Im allgemeinen reagieren Menschen mit Vata-Konstitution auf Streß, indem Sie ein Vata-Übermaß aufbauen, was sich in der Entstehung von Angst oder Ängstlichkeit oder sogar von Phobien und Angstneurosen niederschlägt. Bei Menschen mit Pitta-Konstitution wird bei Streß Pitta verstärkt, und sie reagieren auf Streß gewöhnlich mit Wutausbrüchen. Außerdem können Sie infolge von Streß an Bluthochdruck, Magen-Darm-Geschwüren, ulzeröser Kolitis und anderen Pitta-Störungen erkranken. Bei Menschen mit Kapha-Konstitution kann Streß eine Schilddrüsenunterfunktion verursachen, außerdem kann sich ihr Stoffwechsel verlangsamen, und sogar der Blutzuckerspiegel kann absinken, wodurch sich eine Vorstufe von Diabetes entwickeln kann. Diese Menschen essen unablässig und werden allmählich immer rundlicher.

Legen Sie Entspannungspausen ein: Um zu verhindern, daß sich Streß aufbaut, sollten Sie sich zunächst bemühen, in potentiell streßfördernden Situationen ruhig und gelassen zu bleiben. Atmen Sie lang und tief, und versuchen Sie, den Streß auszuatmen. Entspannen Sie sich. Gönnen Sie sich eine Massage, oder geben Sie sich selbst eine Ölmassage, indem Sie Ihren Körper vom Kopf bis zu den Zehen mit warmem Öl einreiben. Menschen mit Vata-Konstitution sollten hierzu Sesamöl benutzen, solche mit Pitta-Konstitution Sonnenblumenöl und diejenigen mit Kapha-Konstitution Maisöl. Duschen Sie nach der Massage kurz, oder nehmen Sie ein Bad. Auch mentale Techniken wie positive Imaginationsübungen, Gebet, Singen und Meditation sowie regelmäßige Yoga-Übungen minimieren und verhindern allesamt Streß.

Analysieren Sie, wie Ihr Streß entsteht: Unterteilen Sie die Faktoren in Ihrem Leben, die Sie als streßerzeugend empfinden, in zwei Kategorien: Dinge, an denen Sie etwas ändern können, und Dinge, die sich nicht ändern lassen. Wenn Sie etwas ändern können, dann tun Sie dies! Wenn Sie an einer Situation nichts ändern können, müssen Sie sich damit abfinden. Akzeptieren Sie sie. Wenn ich an meiner Situation nichts verändern kann, muß ich sie akzeptieren, und dadurch gelange ich zum Frieden.

Werden Sie sich Ihrer negativen Gedanken bewußt: Streß ist oft das Resultat von Ängsten, die größtenteils auf Vorstellungen basieren. Schauen Sie sich Ihre negativen Gedanken an, und ersetzen Sie sie durch positive Gedanken. Einfach nur das Denken oder Ihre Einstellung dazu zu verändern kann Streß erheblich lindern.

Überprüfen Sie Ihre Rolle und Ihr Ziel: Versuchen Sie, das richtige Verhältnis zwischen Ihrer Arbeit und Ihrer Persönlichkeit zu finden. Der Beruf wird für viele Menschen zu einer schrecklichen Last, weil Arbeit und Persönlichkeit nicht harmonieren. Wenn Ihnen gefällt, was Sie tun, entsteht kein Streß. Wenn Ihnen nicht gefällt, was Sie tun, und Sie es dennoch tun müssen, entsteht dadurch sehr viel Streß. Sie müssen also die Ihnen entsprechende Rolle und Ihr ureigenes Ziel entdecken.

Ein beruhigendes Bad: Ein Bad mit Ingwer und Natriumbikarbonat wirkt sehr beruhigend. Geben Sie 1/3 Tasse Ingwer und 1/3 Tasse Natriumbikarbonat in eine mit heißem Wasser gefüllte Wanne, und baden Sie darin. Dies wirkt sehr entspannend und heilend.

Entspannend wirkende Öle: Massieren Sie sich vor dem Zubettgehen ein wenig Brahmi-Öl in die Fußsohlen und in die Kopfhaut ein.

- Träufeln Sie je einen Tropfen Rizinusöl (ohne Konservierungsstoffe) in beide Augen, und reiben Sie sich auch ein wenig von diesem Öl in die Fußsohlen. Dies wirkt beruhigend.

Nasya: Träufeln Sie sich je 5 Tropfen Brahmi-Ghee oder reines Ghee in beide Nasenöffnungen. (Siehe hierzu auch die genaue Anleitung zu einer Nasya-Behandlung in Anhang 3.)

Streßlindernder Tee: Ein Tee aus gleichen Teilen der Kräuter Kamille, Beinwell und Engelwurz wirkt entspannend. Das gleiche gilt für Brahmi-Tee, den Sie herstellen können, indem Sie in eine Tasse kochendes Wasser 1/2 Teelöffel Brahmi geben.

Sie können auch einen Tee aus gleichen Anteilen der folgenden Kräuter herstellen:

Brahmi
Bhringaraj
Jatamamsi
Shanka-Pushpi

Lassen Sie 1/2 Teelöffel dieser Mischung 10 Minuten lang in 1 Tasse heißen Wassers ziehen. Diesen Tee können Sie 2–3mal täglich trinken, um Ihren Streß zu verringern.

Yoga-Dehnübungen: Bestimmte Asanas können zur wirksamen Bekämpfung von Streß benutzt werden. Dies gilt insbesondere für den Schulterstand, den Pflug, die Drehung der Wirbelsäule und die Heuschrecke. Auch der Löwe ist zur Reduzierung von Streß geeignet. (Abbildungen der Asanas finden Sie in Anhang 4.)

Meditation: Setzen Sie sich im Lotossitz oder einfach mit übereinandergeschlagenen Beinen hin, und meditieren Sie. Beobachten Sie das Ein- und Ausströmen der Atemluft, oder üben Sie die So-Hum-Meditation (siehe Kapitel 7).

Atmen Sie den Streß weg: Ujjayi-Pranayama wirkt zutiefst beruhigend und hilft, Streß zu lindern. Sie können diese Übung im Sitzen ausführen, oder Sie können dabei auf dem Rücken liegen, in der sogenannten «Leichenposition» oder Ruheposition (Savasana). (Eine ausführliche Anleitung finden Sie in Kapitel 6.)

Lassen Sie Ihr Weinen zu: Wenn Sie sehr trauern oder sehr traurig sind, sollten Sie versuchen, die belastenden Gefühle auszuweinen. Weinen ist eine ausgezeichnete Möglichkeit, Emotionen zum Ausdruck zu bringen.

Lachen ist eine gute Medizin: Auch Lachen ist eine wirksame Methode zur Linderung von Streß. Probieren Sie es einmal, auch wenn Sie sich beim erstenmal dazu zwingen müssen. Fangen Sie einfach an zu lachen! Schon bald wird das Lachen «echt» sein, und damit werden sich Anspannung und Streß lösen.

Beginnen Sie die Woche mit Meditation: Viele Menschen leiden montags besonders unter Streß. Sie müssen einen weiten Weg zur Arbeit zurücklegen, und vor ihnen liegt eine Woche mit Tätigkeiten, die ihnen nicht gefallen. Es ist eine Tatsache, daß Herzinfarkte sich an Montagen häufen. Um zu diesem Zeitpunkt Ihren Streß zu verringern, sollten Sie sich vergegenwärtigen, daß der Montag der Tag des Mondes ist und daß der Mond den Geist repräsentiert. Beginnen Sie deshalb den Montagmorgen – und die vor Ihnen liegende Woche – mit einer 15–20minütigen Meditation. Regelmäßige tägliche Meditation, morgens und abends, ist eine der besten Methoden, Streß gering zu halten.

Suchtprobleme

(Siehe auch Rauchen)

Warum werden Menschen süchtig? Abgesehen von tragischen Situationen wie solchen, daß Babys schon bei ihrer Geburt süchtig sind, weil ihre Mutter es ist, ist der Grund für die Entstehung einer Sucht in den meisten Fällen, daß Menschen mehr Vergnügen und Freude suchen. Ihr Leben ist schwierig und unglücklich, ihre Beziehungen sind schmerzhaft und unbefriedigend, sie sind mit ihrer Arbeit nicht zufrieden und erleben sie hauptsächlich als streßerzeugend, und sie wissen einfach nicht, wie sie mit der ganzen Situation umgehen sollen. Deshalb flüchten sie vor der Realität ihrer Lebensumstände in Drogen oder in Alkohol.

Ganz gleich, ob der suchtauslösende Stoff Tabak, Marihuana, Alkohol oder was auch immer sonst ist, schon bald handelt es sich nicht mehr nur um eine psychische Flucht, sondern um eine chemische Abhängigkeit. Dies bedeutet, daß ständig eine gewisse Menge der suchterzeugenden Substanz im Blut sein muß, damit das Gehirn des Süchtigen normal funktionieren kann.

Die Behandlung von Süchten hängt von deren Schwere und Dauer ab. In leichteren Fällen – beispielsweise, wenn jemand sich vor kurzem das Rauchen angewöhnt hat – ist es den Betroffenen manchmal möglich, einfach wieder damit aufzuhören. Doch wenn ein chronisch Alkoholkranker plötzlich das Trinken aufgibt, entstehen durch den ungewohnten Alkoholentzug Probleme, die sehr schwer zu bewältigen sind.

Reinigung: Für den effektiven Umgang mit Suchtproblemen ist die Durchführung eines gründlichen ayurvedischen Reinigungs- oder Entgiftungsprogramms (Panchakarma) notwendig. In Kapitel 4 werden Panchakarma-Behandlungen beschrieben, die Sie ohne ärztliche Hilfe anwenden können.

Reduzieren der Dosis: Parallel zu diesem Reinigungsprogramm sollten Sie allmählich die Dosis der suchterzeugenden Substanz, die Sie konsumieren, verringern. Nach den Lehren der ayurvedischen Medizin ist es nicht ratsam, sofort völlig mit dem Konsum des suchtauslösenden Stoffs aufzuhören, weil in diesem Fall sehr belastende Entzugserscheinungen zu erwarten sind, es sei denn, zur Bekämpfung der Entzugserscheinungen werden starke Medikamente eingesetzt.

- Bei Nikotinvergiftung (die die Lunge und das Herz-Kreislauf-System beeinträchtigt) und Alkoholvergiftung (die die Leber schwächt) müssen die belasteten Organe gestärkt werden. Bei toxischer Belastung durch starken Alkoholkonsum können Sie das folgende Mittel verwenden:

  2 Teile Chitrak
  3 Teile Kutki

  Nehmen Sie 3mal täglich ½ Teelöffel dieser Kräutermischung mit 2 Eßlöffeln Aloe-Vera-Saft ein.

- Die ayurvedische Heilkunst empfiehlt einen bitteren Wein aus Aloe-Vera-Saft, Kumari-Asava genannt. Statt hochprozentigem Schnaps oder anderen alkoholischen Getränken können Alkoholsüchtige kleine Mengen dieses leichten, trockenen Weins trinken. Trinken Sie 4 Teelöffel davon, verdünnt durch eine gleichgroße Menge Wasser. Verringern Sie die Weinmenge allmählich, und nehmen Sie gleichzeitig die oben angegebene Kräutermischung ein, um die geschädigte Leber zu stärken.
- Das gleiche gilt für Tabak. Menschen, die nikotinsüchtig sind, sollten ein Drittel bis die Hälfte des Tabaks aus jeder Zigarette entfernen (an dem Ende, das sie anzünden) und die Zigarettenhülse mit einer Mischung aus Rosenblättern, Brahmi und Jatamamsi (in gleichen Anteilen) füllen. Rauchen Sie die Zigarette so lange, bis der Tabak zu glimmen anfängt, und werfen Sie die Zigarette dann weg.

Nasya: Auch Träufeln von Brahmi-Ghee in die Nase verringert die Toxizität des Nikotins (siehe Anhang 3).

Körpertraining: Sobald Sie das Bedürfnis verspüren, Alkohol zu trinken oder zu rauchen, sollten Sie statt dessen einen Spaziergang in frischer Luft machen, Ihren Körper trainieren oder zum Schwimmen gehen.

Anregung des Appetits: Manche Menschen trinken, weil Sie einen schwachen Appetit haben. Wenn Sie keinen Alkohol trinken, verspüren Sie nie Hunger. In solchen Fällen kann der Appetit mit Hilfe von Ingwertee angeregt werden (siehe auch das Stichwort «Appetitmangel»).

Wann Sie einen Arzt aufsuchen sollten

Wenn jemand stark alkoholabhängig ist und unter Kopfschmerzen, Zittern, Benommenheit, Depression oder anderen Alkoholentzugssymptomen leidet, sobald er zu trinken aufhört, sollte er sofort einen Arzt aufsuchen, weil eine medizinische Betreuung dringend erforderlich ist.

Außerdem können Sie das folgende Rezept für einen Tee zur Stimulation des Verdauungsfeuers (Agni) ausprobieren:

Agni-Tee
0,5 l Wasser
1/8 Prise Cayennepfeffer
1/2 Handvoll feingehackte Ingwerwurzel
2 Eßlöffel eines Süßmittels
1/8–1/2 Teelöffel Steinsalz

Geben Sie alle Zutaten in einen Topf, und lassen Sie das Ganze 20 Minuten lang kochen.

Nehmen Sie den Topf danach von der Heizquelle, lassen Sie ihn einige Minuten abkühlen, und fügen Sie den Saft einer halben Zitrone hinzu. Der Zitronensaft sollte aber nicht kochen.

Yoga-Asanas: Manche Yoga-Übungen sind ebenfalls nützlich. Dazu zählt das Sonnengebet, die Wechselatmung durch beide Nasenöffnungen und die So-Hum-Meditation (siehe die Kapitel 6 und 7).

Tinnitus (Ohrenklingen)

HINWEIS: Die zur Verbesserung der Hörfähigkeit empfohlenen Maßnahmen sind auch zur Behandlung von Tinnitus oder Ohrenklingen geeignet. Schauen Sie sich deshalb neben den hier angegebenen Behandlungsmöglichkeiten auch die unter dem Stichwort «Gehörverlust» aufgeführten an.

Kräuterheilmittel: Nach den Lehren der ayurvedischen Medizin ist Ohrenklingen eine Vata-Störung. Um den Einfluß dieser Ursache zu verringern – einer Verstärkung von Vata im Nervensystem –, können Sie einen Tee aus gleichen Mengen Beinwell, Zimt und Kamille zubereiten. Lassen Sie bis zu 1 Teelöffel dieser Mischung pro Tasse eine Weile in Wasser ziehen, und trinken Sie den Tee 2–3mal täglich.

- Sie können auch nach dem Essen Yogaraj-Guggulu (200 mg, 2–3mal täglich) mit warmem Wasser einnehmen.
- Reiben Sie eine Woche lang 2mal täglich, morgens und abends, den Knochen hinter dem Ohr mit warmem Sesamöl ein.
- Knoblauchöl ist oft ebenfalls sehr nützlich. Träufeln Sie am Abend vor dem Zubettgehen 3 Tropfen davon in Ihr Ohr. (In Anhang 2 finden Sie eine Anleitung zur Zubereitung von medizinischen Ölen wie Knoblauchöl.)

Übelkeit am Morgen

(Siehe auch Übelkeit und Erbrechen)

Am Anfang einer Schwangerschaft kommt Übelkeit am Morgen – Übelkeit und Erbrechen unmittelbar nach dem morgendlichen Aufwachen – sehr häufig vor. Dies hängt mit einem Pitta-Übermaß zusammen, das insbesondere bei Menschen mit Pitta-Konstitution sehr oft zu konstatieren ist. Gewöhnlich tritt dieses Problem zwischen der sechsten und zehnten Schwangerschaftswoche auf.

Einige medizinische Forscher sind der Meinung, während der Schwangerschaft steige die Östrogenmenge im Blut an. Und Östrogen verstärkt Pitta. Der höhere Östrogenspiegel im Blut läßt Pitta im Magen stärker werden und erhöht die Säurebildung, wodurch die Säuremenge im Magen vergrößert wird. Da der Magen am frühen Morgen gewöhnlich leer ist, kann zu diesem Zeitpunkt aufgrund der erhöhten Säuremenge Übelkeit auftreten.

Außerdem können gewisse Gerüche zu jeder Tages- und Nachtzeit Übelkeit und Erbrechen auslösen, wobei die Geruchsempfindlichkeit am Morgen am größten ist. Dies hat einen sehr interessanten Grund: Nach den ayurvedischen Lehren nimmt das Element Erde während der Schwangerschaft eine herausragende Stellung ein, weil der Fötus sich entwickelt und das Erd-Element für Festigkeit und Struktur verantwortlich ist. Außerdem wird es mit dem Geruchssinn in Verbindung gebracht. (Im Ayurveda stehen alle Sinne in einer Beziehung zu bestimmten Elementen: Berührung zu Raum, Hören zu Luft, Sehen zu Feuer, Geschmack zu Wasser, Geruch zu Erde.)

In der ayurvedischen Literatur heißt es zu Übelkeit am Morgen, sie trete häufig bei Frauen auf, deren Babys nach der Geburt einen reichlichen Haarschopf entwickeln würden.

Beginnen Sie den Tag mit einem kleinen Snack: Ob Sie es glauben mögen oder nicht: Das erste, was Sie nach dem Aufwachen am Morgen tun sollten, ist, etwas Leichtes zu essen, beispielsweise ein paar salzige Cracker. Salz provoziert generell Pitta, doch eine kleine Menge Salz regt die Speichelsekretion an und trägt zur Reduzierung von Pitta bei. Auch frischer Zitronensaft mit etwas Salz und Zucker ist nützlich.

Essen Sie oft: Wenn Sie unter Übelkeit am Morgen leiden, sollten Sie häufig kleine Mahlzeiten zu sich nehmen, und zwar 5–6 am Tag. Ein leerer Magen produziert mehr Säure, und die Folge davon ist oft eine Reizung oder Übelkeit.

Kokosmilch: Geben Sie 1 Teelöffel Zitronensaft in eine Tasse Kokosmilch, und trinken Sie davon alle 15 Minuten einen kleinen Schluck. Dies wirkt beruhigend auf den Magen.

Ein wirksames Kräuterheilmittel: Die folgende Kräutermischung vermag Übelkeit am Morgen wirksam zu bekämpfen:

5 Teile Shatavari
1/8 Teil Shanka-Bhasma
1/8 Teil Kama-Dudha

Nehmen Sie 1/2 Teelöffel dieser Mischung am frühen Morgen und vor dem Zubettgehen mit Zitronensaft ein, um die Säuresekretion im Magen und Übelkeitsgefühle zu verringern.

Mandeln: Lassen Sie 10 ungeröstete Mandeln über Nacht in Wasser einweichen, schälen Sie sie am nächsten Morgen, und verzehren Sie sie anschließend. Mandeln enthalten nicht nur hochwertiges Protein, sondern sind auch eine gute Kalziumquelle. Schwangere benötigen beide Nährstoffe. Außerdem beruhigen Mandeln den Magen.

Heilsames Gehen: Manchmal hilft auch Gehen in der frischen Luft, Übelkeit am Morgen zu überwinden, weil die frische, kühle Luft Pitta verringert. Außerdem wird dadurch Streß abgebaut. Manchmal staut sich bei Frauen mit Pitta-Konstitution, die tagsüber für einen anspruchsvollen Chef arbeiten und sich anschließend zu Hause mit einem nörgelnden Ehemann auseinandersetzen müssen, Wut auf. Dadurch sammelt sich im Solarplexus der Betreffenden Streß an, der sich in Form von morgendlicher Übelkeit manifestiert. Für solche Frauen ist es wichtig, ihren Streß durch einen Spaziergang am frühen Morgen oder durch eine andere adäquate Form von Körpertraining zu reduzieren.

Minimassage: Wärmen Sie morgens vor dem Duschen 0,1–0,2 l Sesamöl (bei Vata-Konstitution), Kokosöl (bei Pitta-Konstitution) oder Sonnenblumenöl (bei Kapha-Konstitution) an, und massieren Sie es 5–10 Minuten lang in Ihren gesamten Körper ein. Vergessen Sie dabei auch Ihre Schädeldecke und Ihre Füße nicht. Duschen Sie anschließend mit warmem Wasser. Diese beruhigend wirkende Ölmassage (Abhyanga genannt) verringert Streß und bekämpft morgendliche Übelkeit.

Milch mit Rosenwasser: Kaufen Sie etwas Rosenessenz oder Rosenwasser. Wenn Ihnen übel ist, können Sie 1 Tropfen von der Essenz in einen Becher Milch geben, die Milch kochen und sie dann warm trinken. (Ebensogut können Sie 5 frische Rosenblätter aus dem Garten mit Milch kochen.) Dies hilft, die Übelkeit zu überwinden. Als Präventivmaßnahme sollten Sie vor dem Zubettgehen einen Becher Rosenmilch mit einem Teelöffel Ghee trinken. Dies befriedet Pitta und verhindert Übelkeit am Morgen.

Trinken Sie viel: Erbrechen kann Wasserverlust zur Folge haben. Deshalb sollten Sie danach besonders viel trinken, um Ihrem Körper wieder genug Flüssigkeit zuzufügen. Besser noch sollten Sie in ½ Liter Wasser 2 Teelöffel Zucker, den Saft ½ Zitrone und eine Prise Salz geben. Trinken Sie davon alle 2 Stunden 1 Glas, um den Wasserverlust auszugleichen und Übelkeit und Erbrechen zu bekämpfen.

Pfauenfedernasche: Dieses Heilmittel mag Ihnen merkwürdig erscheinen, aber es ist sehr wirksam. In der ayurvedischen Literatur heißt es, daß Übelkeit am Morgen mit Hilfe von Pfauenfedernasche behandelt werden kann. Verbrennen Sie dazu eine Pfauenfeder so, daß Sie die Asche sammeln können. Da der Geruch der brennenden Feder ziemlich unangenehm ist, sollte nicht die Schwangere selbst, sondern jemand anders die Prozedur durchführen. Nehmen Sie nur eine Prise der pulverförmigen Asche mit einem Teelöffel Honig ein. Dies behebt die morgendliche Übelkeit in vielen Fällen sofort.

Eine wirksame Kräutermischung: Ganz gleich, welchem Konstitutionstyp Sie angehören, die folgende Kräutermischung ist in jedem Fall von Nutzen:

5 Teile Shatavari
⅛ Teil Kama-Dudha
⅛ Teil Shanka-Bhasma
⅛ Teil Moti-Bhasma

Nehmen Sie 2–3mal täglich 1/2 Teelöffel dieser Mischung mit Ghee. Falls Sie kein Ghee benutzen wollen, können Sie statt dessen auch warmes Wasser nehmen. Manchmal empfinden Frauen während der Schwangerschaft eine Abneigung gegen Ghee.

Übelkeit und Erbrechen

(Siehe auch Übelkeit am Morgen)

Übelkeit und Erbrechen können viele unterschiedliche Ursachen haben, darunter eine übermäßige Säuresekretion, Giftstoffe in der Leber, Schwangerschaft, Wurmbefall im Darm, eine Lebensmittelvergiftung und Magen-Darm-Grippe. (Empfehlungen zur Behandlung von Übelkeit und Erbrechen während einer Schwangerschaft finden Sie unter dem Stichwort «Übelkeit am Morgen».)

Bei einer Lebensmittelvergiftung oder bei übermäßiger Säuresekretion im Magen ist Erbrechen eine Schutzreaktion des Körpers, mit deren Hilfe er sich von Giftstoffen befreit. Auch bei einer Grippe kann sich im Magen ein Überschuß an Gallenflüssigkeit sammeln und Erbrechen auslösen, um die überflüssige Galle zu entfernen. In solchen Fällen ist Erbrechen ein gesundes Zeichen, ein Signal dafür, daß der Körper in der Lage ist, für sich selbst zu sorgen.

Wiederholtes Erbrechen jedoch kann zu starkem Flüssigkeitsverlust und zu anderen Problemen führen und muß deshalb unterbunden werden. Übelkeit am Morgen beispielsweise kann die Versorgung des Fötus im Mutterleib mit Nahrung beeinträchtigen.

Die ayurvedische Heilkunst empfiehlt einige sehr wirksame Methoden zur Beseitigung von Übelkeit und zur Unterbindung häufigeren Erbrechens.

Befriedung von Pitta: Übelkeit und Erbrechen sind Zeichen für ein Pitta-Übermaß im Magen, wobei eine erhöhte Säuresekretion die Magenschleimhaut reizt. Deshalb ist es empfehlenswert, einer Pitta befriedenden Ernährung zu folgen und insbesondere scharf und stark gewürzte Speisen sowie fermentierte Nahrungsmittel zu meiden.

Fasten verschafft dem Verdauungssystem eine heilsame Ruhepause. Essen Sie einen Tag lang nichts, und trinken Sie 3mal täglich 1 Glas frischen Ananassaft mit 1 Prise Ingwer, 1 Prise schwarzem Pfeffer und 1/2 Teelöffel naturbelassenem Zucker.

- Sie können während des Fastentags auch Cranberry- oder Granatapfelsaft trinken.

Acht Möglichkeiten, Übelkeit und Erbrechen zu bekämpfen:

- Geben Sie in 1 Glas Wasser 10 Tropfen Zitronensaft, 1/2 Teelöffel Zucker und 1/4 Teelöffel Natriumbikarbonat. Rühren Sie gründlich um, und trinken Sie das Gemisch. Es beseitigt Übelkeit und Erbrechen in vielen Fällen sofort.
- Sehr wirksam ist auch, 1 oder 2 Kardamomsamen zu kauen.
- Eine Mischung aus 1 Teelöffel Ingwersaft (oder frisch geriebenem Ingwer) und 1 Teelöffel Zwiebelsaft hilft ebenfalls, Übelkeit und Erbrechen zu überwinden.

- Mischen Sie Zitronensaft und Honig in gleichen Anteilen. Tauchen Sie Ihren Zeigefinger in diese Mischung, lecken Sie ihn ab, und nehmen Sie das Heilmittel auf diese Weise ganz allmählich zu sich.
- Rühren Sie ½ Teelöffel Honig und 2 Prisen Kardamom in ½ Glas reinen Joghurt.
- Lassen Sie 1 Teelöffel Kuminsamen und 1 Prise Muskat in 1 Tasse heißem Wasser ziehen, und trinken Sie diesen beruhigend wirkenden Tee.
- Zuckerrohrsaft zu trinken kann ebenfalls sehr beruhigend wirken, und das gleiche gilt für Cranberrysaft mit ein wenig Zitronensaft.
- Die ayurvedische Medizin empfiehlt weiterhin zur schnellen Behandlung von Übelkeit und Erbrechen die folgende Kräutermischung:

½ Teelöffel Rosenblätterpulver
¼ Teelöffel Sandelholzpulver
½ Teelöffel pulverisierter Kandiszucker
10 Tropfen Zitronensaft

Nehmen Sie die vollständige Mischung mit raumwarmem Wasser ein.

Zur Behandlung von Übelkeit bei Kindern: Lassen Sie das Kind Kokosmilch trinken. Geben Sie 1 Teelöffel Zitronensaft in ein Glas Kokosmilch, und lassen Sie das Kind etwa alle 15 Minuten einen Schluck davon trinken. Dies beruhigt den Magen.

Bei Würmern: Übelkeit und Erbrechen können auch ein Zeichen für Würmer sein. Wenn Sie schon häufiger Würmer im Stuhl gehabt haben und immer wieder unter Übelkeit und Erbrechen leiden, können Sie sich wie folgt behandeln:

- Nehmen Sie 2mal täglich etwa ½ Teelöffel Vidanga mit ein wenig warmem Wasser.

Heilsames Erbrechen

Die meisten Menschen empfinden Erbrechen als ziemlich unangenehm. Es gibt jedoch Situationen, in denen es nützlich ist, Erbrechen künstlich auszulösen. Wenn jemand Grippe oder eine schwere Erkältung hat, kann sich ein Kapha-Übermaß aufbauen, und der Betreffende leidet unter ständigen Kopfschmerzen, Kongestion und Husten. In dieser Situation kann Mutter Natur selbst Erbrechen auslösen, um das überschüssige Kapha zu entfernen, doch wenn dies nicht eintritt, empfiehlt die ayurvedische Heilkunst, dies künstlich einzuleiten.

Trinken Sie dazu 1 Glas Wasser, in dem Sie ¼ Teelöffel Salz aufgelöst haben. Das salzige Wasser provoziert schon an sich Erbrechen. Sie können jedoch zusätzlich noch Druck auf den hinteren Teil der Zunge ausüben, um den Würgeeffekt auszulösen. Nach dem Erbrechen sinkt das Fieber gewöhnlich, die Kopfschmerzen verschwinden, die Kongestion in der Brust läßt allmählich nach, und Sie fühlen sich wesentlich besser.

- Halten Sie den Darm sauber, indem Sie mehrere Wochen lang abends 1/2 Teelöffel Triphala einnehmen. Geben Sie das Pulver in 1/2 Tasse warmes Wasser, lassen Sie es 10 Minuten lang ziehen, gießen Sie die Flüssigkeit dann ab, und trinken Sie sie.

Zur Entgiftung der Leber: Übelkeit und Erbrechen können ein Zeichen dafür sein, daß sich in der Leber ein Übermaß an Giftstoffen angesammelt hat. Zur Entgiftung der Leber empfiehlt die ayurvedische Heilkunst die folgende Kräutermischung:

1/4 Teelöffel Kutki
1/2 Teelöffel Shatavari
1 Prise Shanka-Bhasma
1 Prise Kama-Dudha

Nehmen Sie diese Mischung 2–3mal täglich mit Wasser ein. Dies behebt Übelkeit und Erbrechen.

Übergewicht

Siehe Fettleibigkeit

Unterzuckerung (Hypoglykämie)

Hypoglykämie, ein zu niedriger Blutzuckerspiegel, kommt sehr häufig vor. Wenn Sie später als gewöhnlich essen und wenn Sie sich beim Aufstehen schwindelig fühlen oder wenn Sie unter starkem Herzklopfen, Zittern, Übelkeit, Benommenheit, Schwitzen, Nervosität oder geistiger Verwirrung leiden, so können alle diese Symptome auf Unterzuckerung hindeuten. Manchmal geraten die von dieser Störung Betroffenen sogar in Zuckungen oder fallen ins Koma.

Das Gehirn kann sich nur von Blutzucker (Glukose) ernähren, und es braucht diese Energie, um seine Aufgaben erfüllen zu können. Wenn es nicht genug Blutzucker erhält, kommt es zu einer Krise, und der Blutzuckermangel löst die bereits erwähnten Symptome aus.

Nach den Lehren des Ayurveda tritt Hypoglykämie bei Menschen mit Pitta-Konstitution (Prakriti) oder einer augenblicklichen Pitta-Störung (Vikriti) sehr häufig auf. Durch Pitta-Übermaß wird die Insulinausscheidung angeregt, welche den Blutzuckerspiegel senkt und dadurch den Zustand der Unterzuckerung herbeiführt. Dadurch wiederum wird die Adrenalinsekretion stimuliert, die Zittern sowie heftiges und schnelles Schlagen des Herzens zur Folge haben kann.

Wenn ein Diabetiker sich eine zu große Insulinmenge zuführt, so kann dadurch ebenfalls Hypoglykämie ausgelöst werden. Auch bei Alkoholikern kommt diese Störung häufig vor.

Hypoglykämie bedarf einer sorgsamen Behandlung. Menschen mit Pitta-Konstitution sollten, um ihren Blutzuckerspiegel gleichmäßig zu halten, regelmäßige Mahlzeiten zu sich nehmen – Frühstück, Mittag- und Abendessen –, und zwischen den Mahlzeiten sollten Sie, sobald Sie Symptome für Unterzuckerung bemerken, Obst oder einen Snack essen. Die Hauptmahlzeiten sollten vor allem aus komplexen Kohlehydraten und Protein bestehen, weil diese langsamer verdaut werden, was zur Folge hat, daß der Blutzuckerspiegel weniger schnell steigt und fällt.

Hypoglykämie kann in zwei Typen eingeteilt werden: eine, die durch Fasten entsteht, und eine reaktive. Zu ersterer kommt es, wenn man es versäumt zu essen oder wenn man fastet. Menschen, die eine Tendenz zu einem niedrigen Blutzuckerspiegel haben, müssen auf regelmäßige Mahlzeiten achten.

Eine reaktive Hypoglykämie entsteht, wenn die Bauchspeicheldrüse, häufig infolge des Konsums einer großen Zuckermenge, zuviel Insulin abgibt, wodurch der Blutzuckerspiegel stark absinkt. Dies wird postprandiale Hypoglykämie («Hypoglykämie nach dem Essen») genannt. Etwa 90 Minuten nach dem Essen sinkt der Blutzuckerspiegel stark ab, und der Betreffende entwickelt ein starkes Bedürfnis nach etwas Süßem.

Bei reaktiver Hypoglykämie sollte man das Pitta-Dosha behandeln.

Wann Sie einen Arzt aufsuchen sollten

Reaktive Hypoglykämie kann auf einen Tumor in der Bauchspeicheldrüse hindeuten, etwa wenn ein Mensch mittleren Alters ca. 90 Minuten nach einer vollen Mahlzeit ein Bedürfnis nach Zucker verspürt. Dies ist eine sehr gefährliche Erkrankung, die sofortiger ärztlicher Behandlung bedarf.

Ernährung: Folgen Sie einer Pitta befriedenden Diät (siehe Kapitel 8). Halten Sie sich fern von scharf gewürzten Speisen, fermentierten Nahrungsmitteln, sauren Früchten und Zitrusfrüchten sowie alkoholischen Getränken. Auch sollten Sie möglichst wenig Zigaretten rauchen oder, besser noch, das Rauchen völlig aufgeben, da Zigaretten Pitta stärken.

Süßholztee: Wenn Ihnen schwindelig ist oder Sie das Gefühl haben, in Ohnmacht zu fallen, oder wenn Sie andere Symptome für Unterzuckerung bemerken, können Sie sich eine Tasse Süßholztee machen, wobei Sie pro Tasse Wasser 1 Teelöffel Süßholzwurzelpulver (Yashti-Madhu) nehmen. Dieser Tee wird Ihren Blutzuckerspiegel gefahrlos erhöhen. (Allerdings sollten Menschen, die unter Bluthochdruck leiden, Süßholztee nur sehr selten trinken, weil er die Wasserretention erhöht und aufgrund dessen der Blutdruck steigen kann.)

Kräuterheilmittel:

- Die besten Kräuter, die Sie einnehmen können, sind Brahmi, Jatamamsi, Shanka-Pushpi und Süßholz. Sie nähren das Gehirn und ermöglichen es ihm, auch mit verringerten Blutzuckermengen seine Aufgaben zu erfüllen. Mischen Sie die Kräuter in gleichen Anteilen, und bereiten Sie mit je ½ Teelöffel der Mischung pro Tasse heißen Wassers einen Tee zu, den Sie nach dem Mittag- und dem Abendessen trinken.
- Wenn es sich um eine postprandiale Hypoglykämie aufgrund eines künstlichen Zugangs zum Zwölffingerdarm zwecks künstlicher Ernährung handelt,

empfiehlt die ayurvedische Medizin die folgende Kräutermischung:

5 Teile Guduchi
2 Teile Shanka-Bhasma
2 Teile Kama-Dudha

Nehmen Sie 2mal täglich (nach dem Mittag- und dem Abendessen) 1/2 Teelöffel dieser Mischung mit etwas Wasser ein.

- Falls der Verdacht besteht, daß eine reaktive Hypoglykämie zu einem Tumor in der Bauchspeicheldrüse führen könnte, sollten Sie unverzüglich Ihren Arzt aufsuchen (siehe «Wann Sie einen Arzt aufsuchen sollten»). Außerdem können Sie Shilajit benutzen, ein Nerventonikum, das verjüngend auf die Bauchspeicheldrüse wirkt. Ein gutes Rezept für die Einnahme von Shilajit ist:

1 Teil Shilajit
1 Teil Shardunika

Nehmen Sie 1/2 Teelöffel dieser Mischung nach dem Mittag- und dem Abendessen mit etwas Wasser ein. Das Mittel kann auch den Ausbruch von *Diabetes mellitus* (Erwachsenendiabetes) verhindern.

Yoga-Übungen: Einige Yoga-Asanas, die die Bauchspeicheldrüse stärken und helfen, Hypoglykämie zu verhindern, sind: Pfau, Kamel, Heuschrecke, Hahn sowie Nauli, eine Übung für den Bauch, die in Anhang 3 erklärt wird. Menschen, die für Hypoglykämie anfällig sind, sollten diese Yoga-Übungen ausführen und die Pranayama-Wechselatmung üben.

Nasya: Träufeln Sie 5 Tropfen Brahmi-Ghee in beide Nasenöffnungen. Dadurch werden Übelkeit, Schwitzen und geistige Verwirrung schnell beseitigt (siehe Anhang 3).

Schläfrigkeit kann durch Trinken eines süßen Safts behoben werden, Beispielsweise Granatapfelsaft oder süßer Orangensaft.

Urinieren, häufiges

Siehe Blasenprobleme, Prostataprobleme und Blasenschwäche

Urinieren, häufiges, während der Schwangerschaft

Häufiges Urinieren während der Schwangerschaft ist ein völlig natürliches Phänomen. Wenn durch das Wachsen des Fötus der Uterus vergrößert wird, drückt dieser auf die Blase, die dann nicht mehr genug Platz hat, um den Urin in größeren Mengen zu sammeln und sich auszudehnen. Die Folge ist, daß schon eine relativ geringe Urinmenge das Bedürfnis erzeugt, sich zu erleichtern.

Da häufiges Urinieren den Schlaf der Schwangeren stört, den diese so dringend braucht, empfiehlt die ayurvedische Medizin für diesen Fall ein einfaches Hausmittel: Essen Sie eine Handvoll weißer Sesamsaaten mit 1/2 Teelöffel natürlichem braunem Zucker oder Jaggery (Jagrezukker, in den gleichen Geschäften erhältlich wie die ayurvedischen Kräuter). Diese Mischung befriedet das Vata-Dosha und verhindert dadurch eine übermäßige Stimulation, durch welche die Blase kontrahiert wird.

Außerdem werden bei häufigem Urinieren während der Schwangerschaft die folgenden Maßnahmen empfohlen.

- Trinken Sie in den letzten beiden Stunden vor dem Zubettgehen nichts mehr.
- Trinken Sie insbesondere abends keine koffeinhaltigen Getränke wie Kaffee, Tee oder Cola. Koffein wirkt harntreibend, und genau diese Wirkung wollen Sie ja vermeiden.
- Weitere Empfehlungen finden Sie unter dem Stichwort «Blasenschwäche».

Verbrennungen

Viele Menschen glauben, das Beste, was man bei einer Verbrennung tun könne, sei, Fett oder Öl darauf zu streichen, beispielsweise Butter. Aber das stimmt nicht. Jede Verbrennung hat Pitta-Charakter, denn Pitta ist das Dosha des Feuers. Die heiße, scharfe und brennende Qualität von Pitta erzeugt sofort einen sengenden Schmerz und eine Entzündung. Eine fetthaltige Substanz aufzutragen ist sogar kontraindiziert, weil Pitta dadurch verstärkt wird.

Das wirksamste Mittel zur Behandlung von Verbrennungen ist Kälte. Legen Sie sofort Eis oder ein mit kaltem Wasser getränktes Tuch auf die Brandwunde. Falls Sie keine Eiswürfel haben, können Sie eine Tüte mit Tiefkühlgemüse nehmen.

Nach der Kältebehandlung können Sie eine Paste aus Sandelholz- und Kurkumapulver (in gleichen Mengen) herstellen, die in diesem Fall *nicht* mit Wasser, sondern mit Aloe-Vera-Gel vermischt werden. Nehmen Sie ca. 1 Eßlöffel Aloe-Vera-Gel und jeweils 1/4 Teelöffel Sandelholz- und Kurkumapulver. Mischen Sie die Zutaten, und tragen Sie die Paste auf die Brandwunde auf. Sie wirkt beruhigend und heilend.

Sie können auch nach der Kältebehandlung, wenn das Brennen aufgehört hat, bitteres Ghee (Tikta-Ghrita) auftragen.

Frische Korianderblätter (Cilantro) wirken bei Verbrennungen ebenfalls heilend. Frischen Cilantro-Saft können Sie herstellen, indem Sie eine Handvoll frische Korianderblätter mit etwa 1/3 Tasse Wasser in einen Mixer geben und gut mixen. Gießen Sie den Saft anschließend ab, trinken Sie 3mal täglich 2 Teelöffel davon, und tragen Sie etwas von den zurückbleibenden festen Blattbestandteilen direkt auf die Haut auf.

Bei einer Verbrennung sollte man keinen Verband anlegen, sondern die Luft daranlassen. Bei einem Verband kann die Körperhitze die Verbrennung nachteilig beeinflussen. Tragen Sie also die beschriebene Kräuterpaste oder bitteres Ghee auf, und lassen Sie die Brandwunde dann in Ruhe. Wenn Sie sie abdecken müssen, damit die aufgetragene Heilpaste nicht abfärbt, sollten Sie dazu nur durchlässigen leichten Verbandmull benutzen.

Wann Sie einen Arzt aufsuchen sollten

In diesem Abschnitt geht es nicht um die Behandlung schwerer Verbrennungen, sondern um die normaler Alltagsunfälle, beispielsweise durch unabsichtliches Berühren eines Bügeleisens, einer heißen Bratpfanne oder einer brennenden Zigarette. Bei schweren Verbrennungen, insbesondere, wenn diese große Hautbereiche betreffen, muß sofort eine intensivmedizinische Behandlung mit Plasma usw. durchgeführt werden.

Verdauungsstörungen

Wie bereits in Kapitel 3 erläutert wurde, hängt die Effektivität der Verdauung von der Stärke des Verdauungsfeuers (Agni) ab. Wenn Sie große Mengen von Nahrung aufnehmen und diese schwer, sehr flüssig oder sehr dicht ist, so sind diese Eigenschaften denjenigen des Verdauungsfeuers entgegengesetzt, und sie können die normale Funktion von Agni behindern und zu Verdauungsstörungen führen.

Auch verstärktes Essen aus emotionalen Gründen, obwohl der Körper eigentlich keine Nahrung braucht, oder das Essen so großer Mengen, daß der Verdauungstrakt mit diesen nicht mehr problemlos fertig wird, können Ursachen für Verdauungsstörungen sein. Ein dritter wichtiger Grund ist die falsche Kombination von Nahrungsmitteln. Wenn Sie Bananen und Milch, Melonen und Getreide oder andere unverträgliche Nahrungsmittelkombinationen essen, so wirkt sich dies nachteilig auf das Verdauungsfeuer aus, was wiederum Verdauungstörungen zur Folge hat. (In Kapitel 8 finden Sie eine Tabelle, in der die wichtigsten unverträglichen Nahrungsmittelkombinationen zusammengestellt sind.)

Diese verschiedenen Faktoren fördern eine übermäßige Säureproduktion, was zu überhöhter Magensäure, Sodbrennen, Übelkeit oder sogar zu Durchfall führen kann; weiterhin kann die Nahrung im Magen oder Darm vergären, wodurch es zu verstärkter Gasbildung kommen kann und je nach der Schwere der Ursache auch zu Bauchschmerzen.

Deshalb geht es bei der Behandlung von Verdauungsstörungen zunächst darum, die verursachenden Faktoren auszuschalten, und anschließend muß man versuchen, die Störung mit Hilfe der im folgenden genannten Kräuterheilmittel zu beheben.

Vier Möglichkeiten, das Verdauungsfeuer zu stärken

Die erste und wichtigste Maßnahme zur Verhinderung von Verdauungsstörungen besteht darin, das Verdauungsfeuer zu stärken. Es folgen mehrere Vorschläge hierzu.

Ingwer: Eines der besten Kräuter zur Verstärkung von Agni ist Ingwer. Reiben oder hacken Sie vor jeder Mahlzeit ein wenig frischen Ingwer, fügen Sie ein paar Tropfen Zitronensaft und eine Prise Salz hinzu, und kauen Sie das Ganze. Sie können aber auch einfach eine dünne Scheibe von einer frischen Ingwerwurzel abschneiden, eine Prise Salz daraufstreuen und dies kauen.

Knoblauch und Trikatu: Auch durch dieses Mittel können Sie vor dem Essen die Verdauung anregen. Stellen Sie eine Mischung aus 1/4 Teelöffel Knoblauchpulver, 1/2 Teelöffel Trikatu und 1 Prise Steinsalz her. (Trikatu besteht zu gleichen Teilen aus Ingwer, schwarzem Pfeffer und indischem langem Pfeffer.) Nehmen Sie dieses Mittel vor dem Mittag- und dem Abendessen.

Kräutermischung: Eine ähnliche Mischung besteht aus 1 frischen gehackten Knoblauchzehe mit 1/4 Teelöffel Kuminpulver, 1 Prise Steinsalz, 1 Prise Trikatu und 1 Teelöffel Zitronensaft. Nehmen Sie dieses Mittel vor den Mahlzeiten ein.

Lorbeer: Verstärken Sie Ihr Verdauungsfeuer mit Hilfe des Gewürzes Lorbeer. Lassen Sie 1/2 Teelöffel zerdrückte oder gemahlene Lorbeerblätter 10 Minuten lang in 1 Tasse heißen Wassers ziehen, so daß ein Tee entsteht. Fügen Sie diesem 1 Prise Kardamom hinzu, und trinken Sie ihn nach dem Essen.

Fasten

Fasten kann sich bei Verdauungsstörungen sehr positiv auswirken. Nicht nur das Verdauungsfeuer wird dadurch angefacht, auch das Verdauungssystem kann sich in der Ruhepause erholen. Wenn Sie unter Verdauungsbeschwerden leiden, können Sie entweder streng fasten (d. h. weder etwas essen noch etwas anderes als Wasser trinken) oder 3mal täglich 1 Glas frischen Ananassaft mit 1 Prise Ingwer, 1 Prise schwarzem Pfeffer und 1/2 Teelöffel naturbelassenem Zucker trinken.

Bei akuten Verdauungsbeschwerden

Zur Beseitigung von akuten Verdauungsbeschwerden empfiehlt sich:

Zwiebelsaft: Trinken Sie 1/4 Tasse frischen Zwiebelsaft mit 1/2 Teelöffel Honig und 1/2 Teelöffel schwarzem Pfeffer.

Knoblauch: Hacken Sie eine frische Knoblauchzehe fein, fügen Sie 1 Prise Salz und 1 Prise Backpulver hinzu, und essen Sie das Ganze.

Zitronensaft: Bei akuten Verdauungsbeschwerden können Sie den Saft von 1/4 Zitrone in eine Tasse warmes Wasser geben, kurz vor dem Trinken 1/2 Teelöffel Natriumbikarbonat hinzufügen und das Ganze dann schnell trinken.

Bei chronischen Verdauungsstörungen

Menschen mit chronisch schlechter Verdauung (d. h. schwachem Verdauungsfeuer) können die folgende Kräutermischung einnehmen:

1 Teil Trikatu
2 Teile Chitrak
1 Teil Kutki

Nehmen Sie 1/4 Teelöffel dieser sehr wirksamen Kräutermischung vor den Mahlzeiten mit etwas Honig und frischem Ingwersaft ein. Falls Sie keinen frischen Ingwer haben, können Sie auch einfach nur Honig hinzufügen. Diese Mischung stärkt das Verdauungsfeuer.

Zehn Tips zur Vermeidung von Verdauungsbeschwerden

- Essen Sie nur, wenn Sie wirklich hungrig sind.
- Essen Sie nicht aus emotionalen Gründen, denn dies hat eine nachteilige Wirkung auf das Verdauungsfeuer.
- Nehmen Sie nur zwei oder höchstens drei Mahlzeiten täglich ein: Frühstück, Mittag- und Abendessen. Essen Sie zwischen diesen Mahlzeiten möglichst nichts.
- Meiden Sie kalte und eisgekühlte Getränke, insbesondere während oder nach den Mahlzeiten, weil diese das Verdauungsfeuer abkühlen. Am besten für die Verdauung ist es, wenn Sie während des Essens nur kleine Schlucke warmen Wassers trinken.
- Füllen Sie Ihren Magen nur zu einem Drittel seines Fassungsvermögens mit Essen, zu einem weiteren Drittel mit Flüssigkeit, und lassen Sie das letzte Drittel leer. Dies fördert eine adäquate Verdauung und geistige Klarheit.
- Kauen Sie das, was Sie essen, intensiv, damit es gut mit Speichel vermischt wird, denn dieser spielt für die Verdauung eine wichtige Rolle.
- Zum Abschluß einer Mahlzeit können Sie ein Glas Lassi trinken. Dieses Getränk wird durch Mixen von 4 Teelöffeln Joghurt mit je 2 Prisen Ingwer- und Kuminpulver in 1 Glas Wasser hergestellt.
- Yoga-Übungen, die die Verdauungsfunktion verbessern, sind unter anderem Heben der Beine und Pfau. (Abbildungen von Yoga-Übungen finden Sie in Anhang 4.)
- Sie können auch die traditionelle ayurvedische Behandlungsmethode mit Namen Nauli (siehe Anhang 3) ausprobieren.

Verstauchungen und Zerrungen

Wenn Sie auf die falsche Weise einen Bordstein hinabsteigen, beim Gehen das Gleichgewicht verlieren (was besonders leicht passiert, wenn Sie Schuhe mit hohen Absätzen tragen) oder wenn Sie auf eine ausgestreckte Hand fallen, so kann dies zu Verstauchungen oder Zerrungen führen.

Folgender Unterschied ist zu beachten: Bei einer *Verstauchung* geht es um Sehnen, und es handelt sich um eine Pitta-Störung. Sie wird durch eine Überdehnung oder gar Zerrung einer Sehne verursacht, und es treten dabei Schmerzen, Schwellungen und eine schwarzbläuliche Verfärbung auf. Bei einer *Muskelzerrung* hingegen handelt es sich um eine Vata-Störung, bei der es nicht zu einer Verfärbung infolge einer Prellung kommt, obwohl auch in diesem Fall Schmerzen auftreten.

Bandagen: Bei jeder Verstauchung oder Zerrung sollten Sie so schnell wie möglich eine elastische Bandage anlegen.

Trinken Sie etwas Saft: Trinken Sie anschließend etwas Ananas- oder Granatapfelsaft, denn diese Säfte enthalten ein Enzym, das Reizungen lindert und entzündungshemmend wirkt. Dadurch wird Pitta befriedet und der Heilungsprozeß beschleunigt.

Baden Sie den betroffenen Körperteil: Wenn ein Fußknöchel verstaucht ist, sollten Sie den Fuß in einem Topf mit heißem Wasser und einem selbstgemachten «Teebeutel» mit Senfkörnern baden. Den «Teebeutel» können Sie herstellen, indem Sie 2 Teelöffel braune Senfkörner in ein Taschentuch, ein Leinentuch oder einen anderen weichen Stoff knüpfen. Hängen Sie den Beutel in das heiße Wasser.

Zur Linderung von Schwellungen können Sie den Fuß 15 Minuten lang in heißem Wasser baden, in das Sie auf je 5 Liter Wasser 2 Eßlöffel Salz gegeben haben.

Tragen Sie eine heilende Paste auf: Stellen Sie aus ½ Teelöffel Kurkuma, ½ Teelöffel Salz und etwas kaltem Wasser eine Paste her. Wenn Sie diese auf den betroffenen Bereich auftragen, wird die Schwellung zurückgehen.

Falls es sich nicht um eine Verstauchung, sondern um eine Zerrung handelt, sollten Sie eine *heiße* Paste aus Kurkuma und Salz auftragen, um Vata zu befrieden.

Kräuterheilmittel: Falls Sie nicht wissen, ob es sich um eine Verstauchung oder um eine Zerrung handelt, sollten Sie 2mal täglich 1 Kapsel Kaishore-Guggulu (je 200 mg) einnehmen. Dieses Mittel ist in beiden Fällen nützlich.

EMPFEHLUNG: Um Verstauchungen und Zerrungen zu vermeiden, sollten Sie nie Schuhe mit hohen Absätzen tragen.

Verstopfung

Verstopfung ist eine Vata-Störung, die typische Vata-Qualitäten wie Trockenheit und Härte aufweist. Sie wird durch einen zu geringen Anteil an Faserstoffen in der aufgenommenen Nahrung, durch unzureichenden Wasserkonsum, ungenügendes Körpertraining, starken Fleischverzehr sowie zahlreiche andere Faktoren hervorgerufen. Verstopfung kann Blähbauch und Unwohlsein, Flatulenz und Bauchschmerzen, Kopfschmerzen und Mundgeruch verursachen und zur Wiederaufnahme von Giftstoffen aus dem Dickdarm in den Körper führen. Die beste Vorbeugungsmaßnahme gegen Verstopfung ist, das Gleichgewicht von Vata zu erhalten.

Folgen Sie einer Vata befriedenden Diät: Eine der besten Arten, Verstopfung zu verhindern – insbesondere, wenn Sie eine überwiegende Vata-Konstitution haben –, besteht darin, einer Vata ausgleichenden Diät zu folgen (siehe Kapitel 8). Halten Sie sich von kalten Speisen und Getränken, getrockneten Früchten, Salaten und den meisten Hülsenfrüchten fern. Bevorzugen Sie warme Speisen, warme Getränke und gargekochtes Gemüse. Etwas Öl ist ebenfalls nützlich.

Triphala ist das wahrscheinlich beste ayurvedische Heilmittel gegen Verstopfung. Es handelt sich dabei um eine Kombination aus drei Kräutern, die für alle Konstitutionstypen von Nutzen sind (siehe Anhang 2). Die meisten Probleme, die in Zusammenhang mit Verstopfung auftreten, können Sie beheben, indem Sie abends ½–1 Teelöffel Triphala einnehmen. Lassen Sie die Kräuter 5–10 Minuten lang in einer Tasse heißen Wassers ziehen, und trinken Sie dieses dann.

Bei manchen Menschen hat Triphala, abends eingenommen, eine harntreibende Wirkung, so daß die Betreffenden im Laufe einer Nacht mehrmals aufstehen und urinieren müssen. Wenn das auch bei Ihnen so ist, können Sie das Triphala-Pulver in einer Tasse warmen Wassers über Nacht ziehen lassen und es am Morgen gleich nach dem Aufwachen trinken. Der beste Zeitpunkt zur Einnahme von Triphala ist ohnehin der frühe Morgen, die Zeit zwischen 4 und 5 Uhr. Allerdings sollte der Zeitpunkt der Einnahme mit Ihrem übrigen Tagesrhythmus in Einklang stehen.

Es folgen noch einige weitere Empfehlungen zur Linderung von Verstopfung.

Essen Sie zwischen den Mahlzeiten nur Obst: Viele Arten von Früchten können zum Beheben von Verstopfung beitragen. Essen Sie deshalb zwischen den Mahlzeiten ausschließlich Obst. Eine Banane beispielsweise wirkt leicht abführend. Zwei reife gelbe Bananen, zwischen den Mahlzeiten gegessen, helfen, Verstopfung zu lindern. (Essen Sie aber Bananen niemals zu den Mahlzeiten, denn sie harmonieren nicht gut mit anderen Speisen. In Kapitel 8 finden Sie ausführlichere Informationen über gute und schlechte Kombinationen von Nahrungsmitteln.)

> Hinweis: Bananen sollten gegessen werden, wenn sie reif sind. Eine reife Banane ist an ihrer leuchtendgelben Schale zu erkennen. In ihrem Inneren finden Sie dann zahlreiche winzige schwarze Punkte. Grüne Bananen wirken verstopfend und sollten deshalb gemieden werden. Auch überreife Bananen, deren Schale sich bereits braun verfärbt hat, sind nicht zu empfehlen.

«An Apple A Day Keeps The Doctor Away»: Diese alte englische Volksweisheit enthält mehr als ein Körnchen Wahrheit. Äpfel regulieren die Verdauung und reinigen Zunge und Zähne. Zur Behandlung von Verstopfung können Sie einen rohen Apfel schälen und ihn eine Stunde nach einer Mahlzeit essen, wobei Sie ihn sorgfältig kauen sollten.

Ebenfalls zur Behandlung von Verstopfung geeignet sind:

- Ananassaft
- Rosinen – eine Handvoll täglich, mindestens eine Stunde nach den Mahlzeiten
- Pflaumen
- Pfirsiche – einer oder zwei, etwa eine Stunde nach den Mahlzeiten

Essen Sie mehr Ballaststoffe: Ballaststoffe wie Weizen- und Haferkleie verhelfen zu einem regelmäßigen Stuhlgang. Vergessen Sie aber nicht, daß auch frisches Obst und Gemüse sowie Vollkorngetreide einen hohen Ballaststoffanteil haben.

Milch und Ghee – mild und sehr wirksam: Nehmen Sie vor dem Zubettgehen 1–2 Teelöffel Ghee in einer Tasse heißer Milch ein. Dies ist ein sehr wirksames und doch sanft abführend wirkendes Mittel. Es ist gut geeignet für Menschen mit Vata- und Pitta-Konstitution, kann hingegen bei Menschen mit Kapha-Konstitution Kapha zu sehr stärken, so daß diese von einem regelmäßigen Gebrauch absehen sollten.

Rizinusöl kann ebenfalls gegen Verstopfung eingesetzt werden, doch sollte dies nur in besonders hartnäckigen Fällen geschehen. Machen Sie sich hierzu vor dem Zubettgehen eine Tasse Ingwertee (entweder durch Kochen einer Scheibe frischen Ingwers in Wasser oder indem Sie etwas Pulver von getrocknetem Ingwer in eine Tasse heißes Wasser tun), geben Sie anschließend 2 Teelöffel Rizinusöl in den Tee, und trinken Sie das Ganze.

Wenn 2 Teelöffel Rizinusöl nicht zum gewünschten Ergebnis führen, können Sie die Dosis am folgenden Abend auf 3 Teelöffel erhöhen und nötigenfalls anschließend noch einmal auf 4 Teelöffel.

> EMPFEHLUNG: Führen Sie diese Behandlung mit Rizinusöl möglichst an einem Wochenende durch, wenn Sie nicht zur Arbeit zu gehen brauchen!

Wenn Sie eine Verstopfung mit Rizinusöl behandeln, besteht die Gefahr, daß andere Abführmittel danach nicht mehr wirken und dadurch eine Abhängigkeit von dem Mittel entsteht. Deshalb sollte es nur bei sehr schweren Fällen von Verstopfung oder in Notfällen verwendet werden, also keinesfalls regelmäßig.

Allerdings können Sie die Entstehung einer solchen Abhängigkeit vermeiden, wenn Sie 2 Teelöffel Rizinusöl in 1 Tasse warmer Milch trinken.

Leinsamen: Kochen Sie abends 1 Eßlöffel Leinsamen mindestens 2–3 Minuten lang in 1 Tasse Wasser, und trinken Sie die ganze Tasse einschließlich der aufgequollenen Leinsamen.

Verstopfung bei Kindern: Geben Sie dem Kind 3 in warmem Wasser eingeweichte Feigen.

Bei schwerer Verstopfung: Wenn Sie drei Tage lang keinen Stuhlgang haben, sollten Sie keine Abführmittel benutzen. Die Verwendung starker Abführmittel bei einer schweren Verstopfung kann zu einem Darmverschluß oder sogar zu einer Darmperforation führen, was sehr gefährlich ist. Besser sollten Sie das Problem mit einem Einlauf behandeln und dann generelle Maßnahmen zur Regulierung des Gesamtsystems einleiten.

Benutzen Sie für den Einlauf entweder warmes Wasser oder einen Tee mit Triphala oder Dashamula. Dadurch läßt sich das unmittelbare Problem lindern. Zur dauerhaften Regulierung des Stuhlgangs sollten Sie die nun folgenden Empfehlungen beherzigen.

Prävention:

- Folgen Sie der Vata befriedenden Diät (siehe Kapitel 8).
- Achten Sie auf einen hohen Ballaststoffanteil in Ihrer Ernährung.
- Trinken Sie zusätzlich zu Tees und Säften täglich 4–5 Gläser Wasser.
- Achten Sie auf regelmäßiges Körpertraining. Wenn Sie von Montag bis Freitag jeweils eine halbe Stunde für einen Spaziergang, leichtes Joggen, Schwimmen oder eine andere Form aerobischen Körpertrainings (die Ihrer Konstitution, Ihrem Alter und Ihrer Fitneß entspricht) reservieren, so wird sich dies sehr positiv auswirken.
- Yoga-Asanas helfen ebenfalls, Verstopfung zu verhindern. Insbesondere das Sonnengebet (tägliche 12malige Wiederholung des gesamten Zyklus), die Knie-Brust-Position und das Heben der Beine (siehe Anhang 4) sind zu empfehlen.
- Die unter dem Namen Nauli bekannte Yoga-Übung ist ebenfalls von Nutzen (siehe Anhang 3).

Verstopfung während der Schwangerschaft

(Siehe auch Verstopfung)

Das beste Heilmittel gegen Verstopfung während einer Schwangerschaft ist Sat-Isabgol (Psyllium-Samenschalen). Nehmen Sie 1 Teelöffel davon mit einem Glas warmer Milch.

Auch 1 Tasse heiße Milch mit 1 Teelöffel Ghee ist ein wirksames Mittel. Ghee mit Milch ist ein wunderbares, sehr sanft wirkendes Abführmittel, das insbesondere während einer Schwangerschaft gute Dienste leistet.

Eines des besten Kräuterheilmittel gegen Verstopfung überhaupt, Triphala, sollte hingegen während einer Schwangerschaft *nicht* benutzt werden, weil das Baby dadurch hyperaktiv werden kann.

Auch Rizinusöl oder andere starke Abführmittel sollten während einer Schwangerschaft grundsätzlich gemieden werden. Ebenso wie Triphala können auch sie bewirken, daß das Baby hyperaktiv wird.

Vorzeitige Ejakulation

(Siehe auch Impotenz)

Für einen Mann, der wiederholt vorzeitig ejakuliert, kann Sex zu einem Alptraum werden. Es kann sein, daß er sich aus Angst davor, als Versager angesehen zu werden, aus der sexuellen Beziehung mit seiner Partnerin zurückzieht, was das Zusammenleben stark belastet.

Vorzeitige Ejakulation wird hauptsächlich durch Vata-Übermaß verursacht. Vata-Eigenschaften sind unter anderem Schnelligkeit und erhöhte Sensibilität des Tastsinns (so wie Pitta mit einer erhöhten Sensibilität gegenüber Licht assoziiert wird). Deshalb besteht bei Vata-Konstitution generell die Tendenz zu einer schnelleren Ejakulation, und die sexuellen Aktivitäten der Betreffenden sind allgemein eher kürzer. Wenn bei Menschen mit Vata-Konstitution zusätzlich auch noch Vata stark erhöht ist, tritt vorzeitige Ejakulation sehr häufig auf.

Ein psychischer Faktor wie Nervosität oder Angst kann ebenfalls eine Rolle spielen, doch hängt dies hauptsächlich mit dem Übermaßzustand des Vata-Dosha zusammen. Deshalb besteht bei dieser Störung die wichtigste Behandlungsstrategie darin, das Vata-Dosha ins Gleichgewicht zu bringen.

Eine andere Ursache für die Tendenz zu vorzeitiger Ejakulation kann ein hoher Cholesterinspiegel (und ein damit einhergehender hoher Triglyceridspiegel) sein. Bei Männern, die dieses Problem haben, lagert sich Cholesterin in den Blutgefäßen des Penis und des gesamten Fortpflanzungssystems ab. Die betreffenden Blutgefäße werden dann dick und eng, was eine unzureichende Blutversorgung der Muskeln des Penis und der Prostata zur Folge hat, die wiederum zu einer mangelnden Kontrolle des Schließmuskels und zu vorzeitiger Ejakulation führt.

Das Problem der vorzeitigen Ejakulation läßt sich beheben. Es folgen einige wirksame Methoden hierfür.

Penismassage: Massieren Sie sanft Ihren Penis. Mischen Sie 0,03 l Sesamöl mit 5–10 Tropfen Senföl. Das so verdünnte Senföl hat eine erhitzende Wirkung, wodurch die Blutgefäße geweitet und die Blutversorgung des Penis verbessert wird.

> Wichtiger Hinweis: Führen Sie diese Massage etwa 1 Stunde vor einem sexuellen Kontakt durch, und waschen Sie den Penis davor gründlich, damit die empfindliche Scheidenhaut Ihrer Partnerin nicht durch das Senföl gereizt wird. Sie können für die Massage auch Rizinusöl verwenden, das den Tonus der Schließmuskeln verbessert.

- Bestimmte medizinisch wirksame Ghees wie Brahmi-Ghee, Shatavari-Ghee oder Ashwagandha-Ghee können vor einem sexuellen Rendezvous zur Massage des Schambeins und der Eichel benutzt werden.

Stimulation: Stimulieren Sie den Penis bis kurz vor dem Moment der Ejakulation, ohne diesen jedoch eintreten zu lassen. Setzen Sie sich anschließend sehr aufrecht hin (wenn möglich im Lotossitz), und leiten Sie die Energie aufwärts, indem Sie die Ashwini-Mudra ausführen, wobei Sie den Anus in einer Folge von Anspannungs- und Entspannungsbewegungen nach innen ziehen. Wiederholen Sie dies etwa 10mal. Auf diese Weise trainieren Sie den Penis darauf, ejakulationsbereit zu sein, ohne es zur Ejakulation kommen zu lassen. Zum Erreichen dieses Ziels ist sehr sorgsames Üben erforderlich.

Führen Sie diese Übung etwa 1–2 Stunden vor einer sexuellen Begegnung durch.

> Wichtiger Hinweis: Dies ist weder Masturbation noch etwas Ähnliches.

- Sie können auch lernen, die Ejakulation durch Kontraktion der Gesäßmuskeln zu kontrollieren.
- Suchen Sie den Marma-Punkt (ein Energiezentrum wie ein Akupressurpunkt) im Zentrum der Eichel auf deren Unterseite. Drücken Sie sanft auf diesen Punkt, ziehen Sie gleichzeitig

den Anus nach innen, und verharren Sie fünf Sekunden in dieser Position. Lassen Sie anschließend los. Wiederholen Sie dies 10mal. Dadurch wird die Blutversorgung des Penis verbessert, was der Aufrechterhaltung der Erektion zugute kommt. Führen Sie diese Übung etwa 1 Stunde vor einer sexuellen Begegnung aus.

Yoga-Übungen: Nützliche Yoga-Asanas sind unter anderem Bogen, Fisch, Kamel, Hahn und Vajrasana.

Ernährungsempfehlungen: Wie bereits erwähnt, ist vorzeitige Ejakulation eine Vata-Störung. Deshalb sollte ein Mann, der dieses Problem hat, einer Vata befriedenden Ernährung folgen (siehe Kapitel 8). Wenn Ihr Cholesterinspiegel hoch ist, sollten Sie sich cholesterinarm ernähren, und wenn Sie Diabetiker sind, sollten Sie Ihren Zuckerkonsum gering halten. Die meisten Diabetiker leiden unter vorzeitiger Ejakulation.

Heilkräuter: Stellen Sie eine Mischung aus gleichen Anteilen der folgenden Kräuter her:

Ashwagandha
Bala
Vidari

Nehmen Sie 2mal täglich ½ Teelöffel dieser Mischung mit warmer Ziegenmilch ein. Falls Sie keine frische Ziegenmilch bekommen, können Sie auch Kuhmilch verwenden, doch ist Ziegenmilch wirksamer.

- Auch Ginseng ist nützlich. Die Eigenschaften dieser Pflanze ähneln denjenigen des ayurvedischen Heilkrauts Ashwagandha. Nehmen Sie nach dem Mittag- und dem Abendessen je ½ Teelöffel Ginsengpulver mit warmer Ziegenmilch ein. Auch in diesem Fall kann Kuhmilch als Ersatz verwendet werden, falls keine frische Ziegenmilch zu bekommen ist.

Mandelmilch: Lassen Sie 10 Mandeln über Nacht in Wasser einweichen. Lösen Sie am nächsten Morgen die Haut ab, geben Sie die Mandeln in einen Mixer, und fügen Sie 1 Tasse heiße Kuhmilch sowie je eine Prise Ingwer, Kardamom und Safran hinzu. (Safran ist ein leichtes Aphrodisiakum.) Trinken Sie diese Mandelmilch jeden Morgen. Sie können auch am Abend noch eine zweite Tasse davon zu sich nehmen.

Heilung der Prostata: Vorzeitige Ejakulation tritt häufig in Zusammenhang mit Prostataproblemen wie Prostatitis auf oder kann vor der Entstehung derartiger Erkrankungen warnen. Um dies zu behandeln, können Sie den Bereich der Prostata mit Rizinusöl massieren. Tragen Sie eine kleine Menge dieses Öls (oder Sesamöl) auf den Damm auf, den Bereich zwischen Anus und Hodensack. Reiben Sie das Öl zunächst in kreisförmigen Bewegungen ein, und gehen Sie später zu Strichen vom Anus in Richtung Peniswurzel über. Drücken Sie dabei jedoch nicht zu kräftig, sondern massieren Sie mit leichten Strichen.

Wut und Feindseligkeit

Wut und Feindseligkeit sind Zeichen für ein Pitta-Übermaß im Nervensystem. Pitta ist notwendig für rechtes Verständnis und Urteil, doch wenn dieses Dosha gestört wird oder aus dem Gleichgewicht gerät, entstehen Mißverständnisse und Fehlurteile, wodurch sich Gefühle der Wut und Feindseligkeit entwickeln. Das Ziel ist, die normale konstitutionelle Funktionsfähigkeit von Pitta wiederherzustellen.

Es folgt eine Beschreibung einiger einfacher Hausmittel zur Befriedung von zu stark erhitztem Pitta und zur Mäßigung eines erhitzten Gemüts.

Ernährung: Vielleicht am wichtigsten ist, daß ein Mensch, der leicht oder oft wütend wird, einer Pitta befriedenden Ernährung folgt (siehe Kapitel 8). Insbesondere sollte er scharfe, stark gewürzte und fermentierte Nahrungsmittel sowie saure Früchte und generell Zitrusfrüchte ebenso meiden wie Alkohol und koffeinhaltige Getränke. Hingegen sollte er bevorzugt einfache, milde Speisen und kühle Getränke konsumieren.

Bleiben Sie kühl: Menschen mit Pitta-Konstitution sollten Sauna- und Dampfbadbesuche generell ebenso meiden, wie sie sich nicht beim Körpertraining oder beim Sport überhitzen oder sich zu häufig direkter Sonneneinstrahlung aussetzen sollten. Mit anderen Worten: Tun Sie alles, um kühl zu bleiben.

Ölmassage: Reiben Sie etwas Bhringaraj- oder Kokosöl in Ihre Kopfhaut und in Ihre Fußsohlen ein. Dies hilft, Pitta-Übermaß zu beseitigen. (Eine Anleitung zur Herstellung medizinisch wirksamer Ghees und Öle finden Sie in Anhang 2.) Sie können dies jeden Abend vor dem Zubettgehen tun, um regelmäßig Pitta zu befrieden. Ziehen Sie sich danach aber ein paar alte Socken und eine Kopfbedeckung an, oder legen Sie ein altes Handtuch auf Ihr Kopfkissen, damit Ihre Bettwäsche nicht das Öl aufsaugt.

Sandelholzöl: Eine andere einfache und effektive Methode, um die Emotionen auszugleichen, besteht darin, einen Tropfen essentielles Sandelholzöl auf den Bereich des «Dritten Auges» zwischen den Augenbrauen aufzutragen und auch die Kehle, das Brustbein, den Nabel, die Schläfen und die Handgelenke damit zu bestreichen. Eine winzige Menge des Öls reicht aus.

Kräutertees: Trinken Sie einen Tee aus den folgenden Bestandteilen:

1 Teil Kamille
1 Teil Tulsi (Basilikum)
2 Teile Rosenblätterpulver

Lassen Sie 1/2 Teelöffel dieser Mischung in 1 Tasse heißen Wassers ziehen, lassen Sie die Flüssigkeit anschließend abkühlen, und trinken Sie sie dann. Sie können diesen Tee 3mal täglich, nach jeder Mahlzeit, trinken.

- Es gibt aber auch einen noch einfacheren Tee, der sehr nützlich ist: Nehmen Sie 1/2 Teelöffel feingehackte Korianderblätter, und lassen Sie sie etwa 10 Minuten lang in einer Tasse heißen Wassers ziehen. Trinken Sie diesen Tee, nachdem er etwas abgekühlt ist.

Ein Getränk zur Befriedung von Pitta: Geben Sie in 1 Glas Traubensaft 1/2 Teelöffel Kumin, 1/2 Teelöffel Fenchel und 1/2 Teelöffel Sandelholzpulver. Dieses kühlend wirkende, Pitta befriedende Getränk wird Ihnen helfen, Wutgefühle und andere Pitta-Symptome wie Brennen im Magen zu beruhigen.

Ghee-Nasya: Tauchen Sie Ihren kleinen Finger in ein Gefäß mit Brahmi-Ghee (oder reinem Ghee, falls Sie kein Brahmi-Ghee zubereitet haben), und befeuchten Sie das Innere Ihrer Nasengänge mit einer kleinen Menge davon. (Achten Sie darauf, daß Ihre Fingernägel kurz geschnitten sind, damit Sie sich nicht kratzen.) Ziehen Sie das Ghee leicht in die Nase hoch. Dadurch wird eine beruhigende Botschaft an das Gehirn übermittelt. Sie werden dann sehr ruhig werden, und Ihre Wut und Feindseligkeit wird sich wie eine Wolke am Himmel auflösen.

Atemübungen: Eine kühlend wirkende Atemübung, die hilft, Wut aufzulösen, ist Shitali-Pranayama. Formen Sie Ihre Zunge zu einer Röhre; atmen Sie tief durch den Mund in den Bauch; halten Sie den Atem ein paar Sekunden lang an; atmen Sie durch die Nase aus. Wiederholen Sie dies 12mal. (Siehe die Abbildung in Kapitel 6.)

Yoga-Übungen: Gute Yoga-Asanas für Pitta-Übermaß sind unter anderem Kamel, Kobra, Kuh, Boot, Ziege und Brücke. (In Anhang 4 finden Sie Abbildungen von vielen der hier genannten Yoga-Übungen.) Meiden Sie hingegen den Kopfstand und andere Übungen, bei denen sich der Kopf unterhalb des Rumpfs befindet, wie beispielsweise Pflug und Schulterstand. Und führen Sie nicht das Sonnengebet, sondern statt dessen das Mondgebet aus.

Meditation: Es gibt eine alte Meditationsmethode, die darin besteht, das Kommen und Gehen der Emotionen zu beobachten, wobei weder versucht wird, dieselben zu benennen, noch sie unter Kontrolle zu bekommen. Wenn die Gefühle in Erscheinung treten, atmen Sie tief, und atmen Sie die Emotionen anschließend aus.

Zahn- und Zahnfleischpflege nach ayurvedischen Prinzipien

Nach den Lehren der ayurvedischen Medizin sind die Zähne ein Nebenprodukt der Knochen. Löcher in den Zähnen und Zahnfleischbluten sind Zeichen für ein Pitta-Übermaß im Knochensystem.

Bei Mineralmangel: Probleme mit den Zähnen hängen häufig mit Kalzium-, Magnesium- und Zinkmangel zusammen. Wenn Sie diese künftig vermeiden oder bestehende Mangelzustände beheben wollen, können Sie folgendes tun:

- Kauen Sie jeden Morgen eine Handvoll kalziumreicher weißer Sesamsaaten.

(Putzen Sie sich anschließend ohne Zahnpaste die Zähne. Diese werden durch die Reste der Sesamsaaten gereinigt und poliert.)

- Sie können auch ein Multimineralpräparat einnehmen, das ungefähr die folgenden Tagesmengen der für die Zähne wichtigen Minerale enthält: 1200 mg Kalzium, 600 mg Magnesium und 60 mg Zink pro Tablette.

Massieren Sie Ihr Zahnfleisch: Wenn Sie gesündere und schönere Zähne haben wollen, sollten Sie Ihr Zahnfleisch täglich mit Sesamöl massieren. Nehmen Sie einen Schluck warmes Sesamöl in den Mund, und bewegen Sie es 2–3 Minuten lang darin herum, ohne es hinunterzuschlucken. Spucken Sie das Öl anschließend aus, und massieren Sie das Zahnfleisch dann sanft mit dem Zeigefinger. Dies ist eine ausgezeichnete Präventivmaßnahme gegen Zahnfleischschwund, Zahninfektionen und die Entstehung von Löchern in den Zähnen.

Ein pflanzliches Zahnreinigungsmittel: Die ayurvedische Zahnheilkunde empfiehlt zur Reinigung der Zähne den Gebrauch von bitteren und adstringierend wirkenden Kräutern. Die wichtigsten Kräuter, die zu diesem Zweck verwendet werden, sind Neem, das bitter ist, sowie Lohdra, Kushta und Bilva, die alle adstringierenden Charakter haben. Ein ausgezeichnetes Mittel zum Zähneputzen können Sie herstellen, indem Sie Neem in pulverisierter Form mit einer gleichgroßen Menge eines der genannten adstringierenden Kräuter vermischen und diese Mischung zum Zähneputzen benutzen. Industriell hergestellte Zahnpasten und -pulver, die diese Kräuter enthalten, können Sie in Geschäften für Naturprodukte und bei Versandhandlungen für ayurvedische Kräuter kaufen.

- Vielleicht finden sie auch ein Pulver für die Zahnpflege, das aus feingemahlenen und gerösteten Mandelschalen hergestellt wird. Dieses Pulver ist für die Gesunderhaltung der Zähne sehr zu empfehlen.

Behandlung von Zahnfleischschwund und empfindlichen Zähnen mit Teebaumöl: Zahnfleischschwund und Empfindlichkeit der Zähne bei Kälte und Hitze weisen auf eine bakterielle Infektion der Zahnwurzeln hin.

- Zur Behandlung einer solchen Infektion können Sie eine saubere Zahnbürste befeuchten, ein paar Tropfen Teebaumöl darauf träufeln und damit die Zähne putzen. Tragen Sie anschließend mit einem Wattebausch etwas Teebaumöl auf die erkrankten Bereiche des Zahnfleischs auf. Diese Behandlung verhindert die weitere Ausbreitung der Zahninfektion und wirkt den Schmerzen und der Hitze-und-Kälte-Empfindlichkeit entgegen.
- Eine andere Möglichkeit ist, etwas Teebaumöl auf Zahnseide zu träufeln. Mit deren Hilfe können Sie das Öl in besonders tief liegende entzündete Bereiche befördern, die Sie mit der Zahnbürste nicht erreichen. (Mit Teebaumöl getränkte Zahnseide gibt es mittlerweile auch schon fertig zu kaufen.)

Kauen Sie gut: Die ayurvedische Medizin weist immer wieder darauf hin, daß es wichtig ist, Nahrung gut zu kauen. Dadurch wird nicht nur der Verdauungsprozeß unterstützt, sondern auch das Zahnfleisch stimuliert.

Feigen: Essen Sie zur Stärkung der Zähne und des Zahnfleischs einmal am Tag 4 Feigen. Kauen Sie die Früchte gut.

Beißen Sie die Zähne zusammen: Beißen Sie 5–6mal leicht die Zähne zusammen – aber *wirklich leicht*, weil sonst die Gefahr besteht, daß Sie Zahnkronen beschädigen! Dies soll die mit den Zähnen verbundenen Energiemeridiane stimulieren.

Zahnfleischerkrankungen

(Siehe auch Zahn- und Zahnfleischpflege nach ayurvedischen Prinzipien)

Zahnfleischerkrankungen sind Zahnfleischschwund, Zahnfleischbluten, Zahnfleischentzündung und Schwellungen des Zahnfleischs. Aus ayurvedischer Sicht führt ein Übermaß des Vata-Dosha zu Zahnfleischschwund, wohingegen das Pitta-Dosha für Zahnfleischbluten, Zahnfleischentzündungen und Schwellungen des Zahnfleischs verantwortlich ist.

Allgemeine Pflegemaßnahmen: Zur Reinigung der Zähne und zur Pflege des Zahnfleischs empfiehlt die ayurvedische Zahnheilkunde den Gebrauch bitterer und adstringierender Kräuter, insbesondere von Neem, das bitter ist, sowie von Lodhra, Kushtha und Bilva, die adstringierend wirken. Sie können ein ausgezeichnetes Zahnreinigungsmittel herstellen, indem Sie die genannten Kräuter in pulverisierter Form mischen. Sie können auch eine Mischung aus Neem und einem der drei übrigen Kräuter herstellen, wobei Sie gleiche Mengen der beiden Zutaten verwenden.

Das Spülen des Mundes mit einem Tee aus den genannten Kräutern ist ebenfalls nützlich.

Es gibt im Handel auch Zahnpasten, die Neem und andere ayurvedische Kräuter enthalten. Diese bekommen Sie in manchen Geschäften für biologische Lebensmittel sowie in Versandgeschäften für ayurvedische Produkte (siehe Bezugsquellennachweis).

Bei Zahnfleischschwund: Zahnfleischschwund legt die empfindlichen Zahnwurzeln frei, was zur Folge hat, daß sowohl das Zahnfleisch als auch die Zähne kälteempfindlich und für Infektionen anfällig werden. Dieses Problem können Sie bekämpfen, indem Sie vor dem Zubettgehen einen Schluck warmes Sesamöl in den Mund nehmen und dieses etwa 3 Minuten lang im Mund umherbewegen. Massieren Sie anschließend Ihr Zahnfleisch mit dem Zeigefinger. Es ist besser, den Mund danach nicht mit Wasser auszuspülen, sondern den Ölrest im Mund zu lassen.

Bei Zahnfleischbluten und Zahnfleischentzündungen: Triphala-Tee ist ein wirksames Mittel gegen Zahnfleischentzündungen und Zahnfleischbluten. Triphala hat adstringierende Eigenschaften und wirkt blutstillend. Mit Triphala-Tee zu gurgeln und denselben im Mund hin- und herzubewegen fördert sowohl bei Zahnfleischentzündungen als auch bei Zahnfleischbluten die Heilung.

- 1 Tasse Orangensaft mit ½ Teelöffel naturbelassenem Zucker und 1 Prise Kumin ist ein wirksames Mittel gegen Zahnfleischbluten.
- Trinken Sie den Saft einer halben Zitrone, die Sie in 1 Tasse Wasser geben.
- Rohe Äpfel sind ebenfalls sehr nützlich. Essen Sie ungefähr 1 Stunde nach den Mahlzeiten einen rohen Apfel. Dies reinigt die Zähne und wirkt heilend auf das Zahnfleisch. Auch Birnen haben eine heilsame Wirkung.
- Essen Sie ein Stück Melone, aber kauen Sie es gründlich (ebenfalls mindestens 1 Stunde nach den Mahlzeiten).
- Essen Sie 2–3mal täglich auf leeren Magen ca. 10–20 Himbeeren. (Verzehren Sie die Früchte aber nicht zusammen mit irgendeinem Milchprodukt!)
- Massieren des Zahnfleischs mit Kokosöl wirkt ebenfalls heilend auf Zahnfleischentzündungen und Zahnfleischbluten.

Bei Infektionen des Zahnfleischs: Teebaumöl ist ein wirksames Mittel zur Behandlung schmerzhafter Zahnfleischinfektionen. Das gleiche gilt für Nelkenöl. Beide tragen zur Verringerung der Schmerzen und zur Heilung der Infektion bei. Sie brauchen nur 1 Tropfen Teebaum- oder Nelkenöl direkt auf die schmerzende Stelle aufzutragen. Ein kleines Stück natürlichen, eßbaren Kampfers beseitigt ebenfalls Schmerzen des Zahnfleischs. (Verwenden Sie aber keinen synthetischen Kampfer, denn dieser ist giftig.)

- Zahnseide mit Teebaumöl eignet sich zur Behandlung von tiefen Zahntaschen. Wenn Sie Glück haben, können Sie mit Teebaumöl getränkte Zahnseide kaufen. Andernfalls brauchen Sie nur normale Zahnseide vor dem Gebrauch mit Teebaumöl zu tränken.

Zahnschmerzen

(Siehe auch Zahn- und Zahnfleischpflege nach ayurvedischen Prinzipien und Zahnfleischerkrankungen)

Zahnschmerzen können durch Zahnfleischschwund, durch Kariesbefall der Zähne, durch Sensibilität der Zähne infolge von Hyperazidität und/oder durch Infektionen entstehen.

Wenn Hyperazidität das Problem ist, leiden die Betroffenen nicht nur unter Zahnschmerzen, sondern gleichzeitig auch unter Sodbrennen und Verdauungsstörungen. Sie können Hyperazidität unter Kontrolle bekommen, indem Sie einer Pitta befriedenden Ernährung folgen und insbesondere stark gewürzte Speisen, Pickles, Zitrusfrüchte und fermentierte Nahrungsmittel meiden (siehe Kapitel 8).

Wenn die Zähne Löcher aufweisen oder das Zahnfleisch zurückweicht, kann es sein, daß die Zahnwurzeln freigelegt werden. Diese besitzen zahlreiche Nerven und sind kälte- und hitzeempfindlich. (Kälteempfindlichkeit ist ein Zeichen für Zahnfleischschwund, wohingegen Hitzeempfindlichkeit auf eine Infektion hindeutet.)

Träufeln Sie bei Zahnschmerzen ein wenig Teebaum- oder Nelkenöl auf einen

Wattebausch, und tupfen Sie damit den schmerzenden Bereich ab. Sie können auch ein Stück natürlichen, eßbaren Kampfer (jedoch keinen synthetischen, der giftig ist) neben den schmerzenden Zahn legen. Der Speichel vermischt sich dann mit dem Kampfer, und durch diese Mischung werden die Zahnschmerzen gelindert. (In Anhang 2 finden Sie eine Anleitung zur Herstellung medizinisch wirksamer Öle.)

Geben Sie sich aber nicht damit zufrieden, daß Sie die Schmerzen losgeworden sind. Wenn Sie ein Loch im Zahn haben, sollte dieses unbedingt behandelt werden. Und um zukünftige Probleme zu vermeiden, sollten Sie den Empfehlungen für gesunde Zähne und gesundes Zahnfleisch folgen, die unter dem Stichwort «Zahn- und Zahnfleischpflege nach ayurvedischen Prinzipien» zu finden sind.

Zehennagelinfektion

Wenn Menschen, die dicke, rauhe Zehennägel haben, ihre Nägel in konvexer Form schneiden, können die Ränder der Nägel in die Haut eindringen und das weiche Gewebe verletzen. Dadurch können Entzündungen, Schwellungen, Schmerzen und eventuell auch Infektionen entstehen. Im allgemeinen sind die Nägel von Menschen mit Vata- und Kapha-Konstitution stärker, weshalb sie auch anfälliger für Zehennagelinfektionen sind. Zu enge Schuhe können Druck auf die Zehennägel ausüben, wodurch ebenfalls Infektionen entstehen können.

Die langfristige Lösung besteht darin, die Nägel einfach gerade oder in einer leichten Halbmondform (einer konkaven Kurve) abzuschneiden. Dies ermöglicht es dem Nagel, geradeaus zu wachsen, statt sich an den Seiten in die Haut zu bohren.

Wenn die Nägel schon angefangen haben, unter die Haut zu wachsen, können Sie den Fuß in warmem Wasser baden, um die Nägel weich zu machen, sie dann reinigen und etwas Teebaumöl halb und halb mit Neem-Öl vermsicht, darunter träufeln und sie schließlich gerade abschneiden.

Um ein erneutes Auftreten von Entzündungen zu vermeiden, sollten Sie nicht zu enge Schuhe mit weichem Leder tragen und die Nägel stets gerade oder in einer leichten Halbmondform abschneiden.

Zellulitis

Bei Zellulitis handelt es sich um Fettablagerungen unter der Haut, durch die eine sogenannte Orangenhaut entsteht. Bei Menschen mit einem hohen Cholesterinspiegel, die häufig gebratene und sehr fettreiche Nahrung verzehren und deren Ernährung in extremem Maß Kapha verstärkt, scheint Zellulitis häufiger aufzutreten, und das gleiche gilt für Menschen, die beim Kochen viel Olivenöl verwenden. Da Zellulitis allmählich in Fettleibigkeit übergehen kann, könnte man diesen Zustand als Frühphase eines starke Übergewichts ansehen.

Aus Sicht der ayurvedischen Medizin wird bei Zellulitis Meda-Agni (das für die Fettverdauung zuständige Verdauungsfeuer) unter der Haut schwach. Unverarbeitete Fettmoleküle lagern sich ab und erzeugen Zellulitis. Ziel einer ayurvedischen Behandlung ist in einem solchen Fall, Meda-Agni wiederzubeleben oder zu entfachen.

Körpertraining: Regelmäßiges Körpertraining ist die erste wichtige Maßnahme gegen Zellulitis. Gehen, Schwimmen oder andere aerobische Körperübungen sind wichtig, und zumindest ein Teil des Trainings sollte «lokal» in den Bereichen wirken, wo die Zellulitis aufgetreten ist. Mit anderen Worten: Wenn sich Zellulitis an den Oberschenkeln entwickelt, sollten Sie Ihr Körpertraining nicht auf Gewichtheben und die Entwicklung Ihres Oberkörpers beschränken!

Hüten Sie sich vor Kapha: Behalten Sie Ihre Ernährung im Auge, und achten Sie vor allem darauf, daß durch diese nicht das Kapha-Dosha gestärkt wird (siehe Kapitel 8). Verringern Sie den Konsum von Milchprodukten, Süßigkeiten, kalten Speisen und Getränken sowie von fettreichem gebratenem Essen. Und meiden Sie beim Kochen strikt Olivenöl.

Vitamin K: Reiben Sie die Haut mit einer Vitamin-K-Creme ein. Diese wirkt gegen Krampfadern ebenso wie gegen Zellulitis.

Lokale Massage: Massieren Sie den betroffenen Bereich mit Sesam- und Senföl, das Sie im Verhältnis 1:1 mischen. Stäuben Sie nach der Massage Vacha-Pulver (Kalmus) über den Bereich, und reiben Sie dieses in die Haut ein. Dies hilft, Zellulitis zu beseitigen.

Zum Schluß:

Übernehmen Sie die Verantwortung für Ihre Gesundheit

Wie Sie die Lehren des Ayurveda in Ihr Leben integrieren können

Ayurveda ist ein umfassender Heilungsansatz, der alle Facetten unseres Lebens umfaßt: Körper, Geist und Seele; Arbeit und Beziehungen; Ernährung und äußere Umgebung; die Jahreszeiten und die Alltagsgestaltung; Körpertraining und spirituelle Übung – all dies und viele weitere Faktoren werden in den klassischen ayurvedischen Texten behandelt.

Ob es sich um die tiefsten spirituellen Fragen handelt (Wer bin ich? Woher komme ich? Was ist der Sinn meines Lebens?) oder um die praktischsten und weltlichsten (Wie kann ich Heiserkeit heilen? Wieviel Körpertraining ist für mich am besten? Welche Nahrung sollte ich essen?), die 5000 Jahre alte und immer noch lebendige Tradition des Ayurveda hat Antworten zu bieten, die praxisgerecht und nach wie vor aktuell sind.

Da die ayurvedische Medizin ein System der Naturheilkunde ist, geht es ihr nicht darum, Symptome zu heilen, obwohl sie natürlich auch dies tut. Vielmehr versucht sie, eine Lebensweise zu fördern, die Gesundheit und Heilung begünstigt und erhält. Um die Möglichkeiten, die der Ayurveda – und dieses Buch – bietet, optimal nutzen zu können, müssen Sie die Prinzipien dieser Lehre in die Tat umsetzen. Wenn Sie einfach nur in Teil III nachschlagen, wie Sie mit einem bestimmten gesundheitlichen Problem möglichst schnell fertig werden können, versäumen Sie es, sich den wahren Reichtum und die Schönheit des Ayurveda zu erschließen, denn es handelt sich dabei um eine umfassende Wissenschaft vom Leben, die jedem Menschen ein gesundes und glückliches Dasein ermöglichen kann.

Es entspräche nicht der Wahrheit, wenn ich behaupten würde, es sei einfach, die Lehren des Ayurveda in das Alltagsleben zu integrieren. Das ist sicher nicht der Fall. Wahrscheinlich werden Sie einige neue Prinzipien erlernen und das Wesen Ihrer Konstitution, Ihres geistig-körperlichen Typus, verstehen müssen. Wahrscheinlich werden Sie aufgrund dessen, was Sie auf diese Weise erfahren, Ihre Alltagsroutine zu verändern versuchen, indem Sie beispielsweise früher aufstehen oder Art und Umfang Ihres Körpertrainings modifizieren. Vielleicht kommen Sie auch zu dem Schluß, daß es gut wäre, Ihre Ernährung umzustellen, indem Sie beispielsweise auf einige Lieblingsspeisen verzichten, die Ihrer Gesundheit schaden. Solche Veränderungen langjähriger Lebensgewohnheiten lassen sich nicht über Nacht erreichen.

Andererseits entspräche es auch nicht der Wahrheit, wenn ich verschweigen würde, daß jeder kleine Schritt, den Sie auf eine ayurvedische Lebensweise hin tun, eine sofortige positive Wirkung auf Ihren Körper, Ihren Geist und Ihr Bewußtsein hat.

Um die Lehren des Ayurveda in Ihr Leben zu integrieren, müssen Sie irgendwo beginnen. Vielen Menschen fällt es am leichtesten, mit der Umsetzung einiger Ernährungsempfehlungen für ihren Körpertyp zu beginnen. Anschließend können Sie versuchen, ein paar Vorschläge für die Alltagsgestaltung aufzugreifen, um Ihren Tagesablauf stärker mit der Natur in Einklang zu bringen. Oder Sie können einige der empfohlenen Atem- und Meditationsübungen praktizieren.

Der Ayurveda geht von der Annahme aus, daß jeder Mensch über die Kraft verfügt, sich selbst zu heilen. Wenn wir krank werden, haben wir alle die Fähigkeit und verfügen über die Freiheit, unsere Gesundheit wiederherzustellen, und wir alle sind auch in der Lage, unsere Vitalität und Lebensfreude zu erhalten. Wir können dies erreichen, indem wir unseren Körper und seine Bedürfnisse verstehen und indem wir diesen Bedürfnissen, die sich in Reaktion auf den unablässigen Wandel unserer äußeren Umgebung und unserer inneren Welt der Gefühle permanent verändern, gerecht zu werden versuchen. Zu alldem ist das Bewußtsein der Schlüssel: das Gewahrsein dessen, was in jedem einzelnen Augenblick geschieht.

Ich habe mich in diesem Buch mit über 100 Gesundheitsproblemen beschäftigt, von Akne bis Zellulitis, von Kopfschmerzen bis Fußpilz. Im Rahmen dieser Symptomkategorien habe ich buchstäblich Hunderte kleinerer Zeichen und Symptome beschrieben. Diese sind nichts anderes als die Sprache, in der sich der menschliche Körper äußert. Indem unser Körper uns mit Kopfschmerzen, Durchfall, Fieber, Zahnschmerzen, Gelenkschmerzen, Schlaflosigkeit, Angst oder Unsicherheit konfrontiert, teilt er uns etwas mit, macht er uns darauf aufmerksam, daß irgend etwas nicht in Ordnung ist, daß etwas aus dem Gleichgewicht geraten ist und unserer Aufmerksamkeit bedarf. Dies ist die Sprache des Tridosha, von Vata, Pitta, Kapha.

Nach den Lehren der ayurvedischen Medizin sind alle Symptome, die bei uns auftreten, ein Ausdruck eines Ungleichgewichtszustandes der Doshas. Um unsere Gesundheit zurückzuerlangen, müssen wir das Gleichgewicht wiederherstellen, indem wir mit den drei Doshas jonglieren, wobei wir diese stärken oder jene befrieden können, so daß ein Zustand der Harmonie zwischen dem augenblicklichen Zustand unserer Doshas (Vikriti) und dem ursprünglichen Zustand unserer Konstitution (Prakriti) entsteht oder wiederhergestellt wird.

Der Ayurveda lehrt uns, diese Sprache der Zeichen und Symptome zu verstehen. Wenn beispielsweise Anzeichen für ein Hitze-Übermaß im Körper auftreten

– Ausschlag, Sodbrennen oder die Tendenz zu Wutausbrüchen –, wissen wir, daß ein Übermaßzustand des Pitta-Dosha besteht, das befriedet werden muß. Ebenso kann sich eine Störung des Vata-Dosha als Schlaflosigkeit, Verstopfung oder Angst artikulieren, wohingegen eine Störung des Kapha-Dosha in Form von Lethargie, übermäßigem Essen oder einer Kongestion in der Lunge, in den Nebenhöhlen oder in der Brust zum Ausdruck gelangen kann.

Wir sollten die Äußerungen des Tridosha niemals mißachten. Sie sind die Grundlage unserer Gesundheit und unseres Glücks sowie auch unserer Krankheiten.

Ich habe in diesem Buch versucht, Ihnen zu vermitteln, wie Sie mit Symptomen umgehen können, und zwar nicht nur, wie Sie Symptome beseitigen können, sondern auch, was Sie tun können, um die tiefsten Ursachen derselben zu verändern. Ich habe zu zeigen versucht, wie Sie die Symptome als Katalysatoren zur Wiederherstellung des Gleichgewichts innerhalb des Tridosha sowie auch zwischen Körper, Geist und Bewußtsein benutzen können.

Die Wiederherstellung des Gleichgewichts in Körper, Geist und Bewußtsein und innerhalb der drei Doshas Vata, Pitta und Kapha wird als Heilung bezeichnet. Der Zweck dieses Buches ist es, Ihnen bei Ihren Bemühungen um Heilung zu helfen, auf daß Sie in Ihrem Leben vollkommene Gesundheit erreichen mögen.

Arzt und Patient teilen die Verantwortung für Heilung und Gesundheit. In diesem Buch übernimmt der Leser beide Seiten dieser Verantwortung. Indem Sie Ihre eigenen Erkenntnisse, Wahrnehmungen, Beobachtungen und Urteile nutzen, werden Sie selbst zum Arzt und Heiler. Und indem Sie den in diesem Buch beschriebenen Empfehlungen folgen, um zur Heilung zu gelangen, begeben Sie sich in die Rolle des Patienten. Sie sind also der Heiler und die Person, die Heilung erfährt.

Nutzen Sie dieses Wissen gut, um Gesundheit, Harmonie und Glück in Ihr Leben zu bringen.

Anhang 1:

Wie man die Heilkräfte von Metallen, Edelsteinen, Farben und Aromen nutzen kann

Der Ayurveda lehrt, daß alles, was existiert, von der Energie und Intelligenz des universellen Bewußtseins durchtränkt ist. Das ist so, weil alle Formen der Materie, die organischen wie die anorganischen, nichts anderes als äußere Manifestationen dieser subtilen kreativen Energie sind. Materie ist das gefangene Licht des Bewußtseins. Die Lebenskraft fließt aus der universellen Quelle, der Essenz aller Materie, und manifestiert sich in den Myriaden von Formen und Phänomenen der Natur.

In den klassischen ayurvedischen Texten heißt es, daß alle Stoffe in der Natur über kosmische kreative Intelligenz verfügen und daher heilend wirken können, sofern man sie auf die rechte Weise anwendet. Und tatsächlich nutzt die ayurvedische Medizin in ihrem Bemühen, die vollkommene Gesundheit zu erreichen und aufrechtzuerhalten, fast alle Phänomene der Natur und des Alltagslebens, einschließlich der Nahrung, der Atmung, des Körpertrainings, der Meditation, der menschlichen Beziehungen, des Yoga und der Massage sowie auch der alltäglichen und jahreszeitlichen Abläufe. Dies schließt natürlich auch die Anwendung Tausender von Kräutern und Kräuterrezepturen ein.

Darüber hinaus bedient sich die ayurvedische Medizin auch der Heilkräfte von Metallen, Edelsteinen, Farben und Aromen. Sie alle enthalten spezielle starke Energieformen, die für Heilzwecke genutzt werden können. Die meisten dieser in alten Schriften präzise beschriebenen Methoden werden von der ayurvedischen Medizin seit Tausenden von Jahren erfolgreich angewendet; in der westlichen Welt waren sie bis vor kurzem noch kaum bekannt. Der vorliegende Anhang versucht, einen kurzen Überblick über diese Heilmethoden zu geben.

Metalle

Für medizinische Zwecke werden Metalle traditionell so eingesetzt, daß sie in winzigen Dosen eingenommen werden können. Dies geschieht nach strengen und langwierigen Reinigungsprozeduren, durch die alle eventuellen toxischen Einflüsse auf die Organe des menschlichen Körpers ausgeschlossen werden sollen. Die folgenden Empfehlungen sind ungefährlich, da sie nicht die Einnahme der Metalle selbst beinhalten.

Kupfer

Kupfer verringert Kapha-Übermaß und baut Fett ab. Dieses Metall ist ein gutes Tonikum für Leber, Milz und Lymphsystem, und es fördert die Heilung von Anämie. Zur Behandlung von Fettleibigkeit sowie von Leber- und Milzerkrankungen können Sie ein paar Kupfermünzen gründlich reinigen und sie anschließend in einem Liter Wasser kochen (oder einen Liter Wasser in einem Kupferkessel kochen), bis nur noch die Hälfte der Wassermenge übrig ist. Trinken Sie 1 Monat lang 3mal täglich 2 Teelöffel dieses Kupferwassers. Sie können sich auch ein Trinkgefäß aus reinem Kupfer kaufen, dieses jeden Abend mit reinem Wasser füllen und das Wasser am folgenden Morgen trinken.

Gold

Gold stärkt Nervensystem und Herz und verbessert Erinnerungsvermögen und Intelligenz ebenso wie Ausdauer und Widerstandskraft. Außerdem hat es eine positive Wirkung bei einer schwachen Lunge. Es kann auch bei Examensängsten, Arthritis und Herzrhythmusstörungen nützlich sein.

Die Energie des Goldes kann man durch Zubereitung von medizinisch wirksamem Goldwasser nutzbar machen. Hierzu benötigen Sie reines Gold (am besten von 24 Karat), beispielsweise in Form einer Goldkette. Legen Sie es in 2 Tassen Wasser, und kochen Sie es so lange, bis die Hälfte der Wassermenge verdampft ist. Trinken Sie 2–3mal täglich 1 Teelöffel dieses Goldwassers, um Ihr Herz und Ihre mentale Fähigkeit zu stärken und Ihr reines Gewahrsein zu wecken. (Bei diesem Prozeß wird das Gold nicht beschädigt.)

Sie können auch Goldreis zubereiten, indem Sie beim Reiskochen ein Goldstück oder ein Schmuckstück aus reinem Gold in den Reis legen. Wenn der Reis gar ist, entfernen Sie das Gold vor dem Servieren.

Hinweis: Gold hat erhitzende Eigenschaften und sollte von Menschen mit Pitta-Konstitution nur selten benutzt werden.

Silber

Silber wirkt kühlend und eignet sich zur Behandlung von Pitta-Übermaß. Außerdem stärkt es die Vitalkraft und vermag deshalb, Vata ins Gleichgewicht zu bringen. Auszehrung, chronisches Fieber und Schwächezustände nach Fieber sowie Sodbrennen, Darmentzündungen und starke Menstruationsblutungen können allesamt mit Silber behandelt werden. Weiterhin wirkt dieses Metall antiseptisch, antibakteriell und desinfizierend. Silberwasser können Sie genauso herstellen, wie es bereits für das Goldwasser beschrieben wurde. Trinken Sie auch hiervon 2–3mal täglich 1 Teelöffel. In einem Silberbehälter gewärmte Milch hilft, Stärke und Vitalität aufzubauen.

Eisen

Eisen wirkt heilend auf Knochenmark, Knochengewebe, Leber und Milz. Es regt die Produktion roter Blutkörperchen an und trägt zur Heilung von Anämie bei. Außerdem stärkt es das Muskel- und Nervengewebe und wirkt verjüngend. Wenn Sie Ihrem Körper zusätzlich Eisen zuführen wollen, sollten Sie in eisernen Töpfen und Pfannen kochen. Allerdings ist zuviel Eisen im Körper schädlich, weshalb eine gewisse Vorsicht geboten ist. Während Frauen, solange sie Monatsblutungen haben, unter Eisenmangel leiden können, besteht ein solcher Mangel bei Männern der westlichen Gesellschaft nur in sehr seltenen Fällen. Eine Ausnahme können in dieser Hinsicht langjährige strikte Vegetarier sein.

Edelsteine und Halbedelsteine

Edelsteine und Halbedelsteine enthalten heilende Energien, die man nutzen kann, indem man diese Materialien als Schmuck, beispielsweise in Form von Ringen oder Halsketten, trägt oder sie über Nacht in Wasser legt und dieses am nächsten Tag trinkt. Edelsteine aktivieren die Zentren der Vitalenergie im Körper (die Chakras) und haben einen direkten Einfluß auf Vata, Pitta und Kapha. Sie können zur Befriedung und Aktivierung bestimmter Organe oder zur Verstärkung oder Neutralisierung der Auswirkungen bestimmter Planeten im Geburtshoroskop eines Menschen benutzt werden.

Bevor wir uns mit den Wirkungen bestimmter Edelsteine und Halbedelsteine beschäftigen, möchte ich einige wichtige allgemeine Aspekte ansprechen.

- Edelsteine absorbieren die Qualitäten und Energievibrationen ihrer Besitzer. Man sollte einen Edelstein in jedem Fall reinigen, bevor man ihn benutzt. Dazu reicht es völlig aus, ihn 2 Tage in Salzwasser oder Milch zu legen. Eine solche Behandlung schadet dem Stein nicht.
- Wenn Sie einen Edelstein tragen, sollten Sie darauf achten, daß er durch eine kleine Öffnung in der Fassung mit der Haut in Berührung kommt, damit die subtilen Energien des Steins direkt mit den Energien Ihres Körpers interagieren können.
- Wichtig ist auch, *wo* Sie den Stein tragen. Hier ein paar diesbezügliche Empfehlungen:

Diamant – Ringfinger
Perle – kleiner Finger
rote Koralle – Ringfinger
Smaragd – kleiner Finger
Opal – Ringfinger
gelber Saphir – Zeigefinger
blauer Saphir – Mittelfinger

Der Ayurveda empfiehlt generell, Ringe an der rechten Hand zu tragen. Wenn jedoch Bewohner der westlichen Welt ihren Ehering, der westlichen Tradition folgend, an der linken Hand tragen möchten, so ist dagegen nichts einzuwenden.

- Industriell bearbeitete oder chemisch behandelte Steine haben nicht die gleiche Heilkraft wie naturbelassene. Am besten sind authentische, unbearbeitete und gereinigte Steine ohne Kratzer und andere Makel. Wenn Sie einen Edelstein kaufen wollen, sollten Sie ihn zuvor mit einem Vergrößerungsglas auf Sprünge oder andere Mängel hin prüfen
- Edelsteine sollten möglichst 3–5 Karat haben, doch reicht ein Diamant von 1 Karat aus. Ein zu kleiner Stein erzeugt nicht die gewünschte Wirkung.
- Falls Sie sich weder mit Edelsteinen noch in der vedischen Astrologie (Jyotish) auskennen, sollten Sie vor dem Kauf eines teuren Steins einen Experten zu Rate ziehen. Ein Edelstein, der für Sie speziell nicht geeignet ist, oder einer, der am falschen Körperteil getragen wird, kann einen negativen Einfluß haben.
- Es folgen Beschreibungen der Charakteristika wichtiger Edelsteine und Halbedelsteine.

Rubin

Astrologisch repräsentiert der Rubin die Sonne. Er schützt das Leben, fördert insbesondere bei Menschen mit Vata- und Kapha-Konstitution die Langlebigkeit und bringt Reichtum. Außerdem stärkt der Rubin die Konzentration und das Herz und verhilft zu geistiger Kraft. Rubine befrieden Vata und Kapha, können jedoch Pitta verstärken. Granate haben die gleiche Schwingung wie Rubine; sie sind die Rubine des kleinen Mannes. Rubine und Granate sollte man in einem Ring am Ringfinger oder an einer Halskette tragen.

Perlen

So wie Rubine die Sonne symbolisieren Perlen den Mond. Sie haben eine kühlende Wirkung und eine beruhigende, heilende Schwingung. Perlen wirken ausgleichend auf alle Doshas, obwohl ihre kühlende Wirkung insbesondere Pitta positiv beeinflußt. Sie übermitteln geistigen Frieden und Gleichmut. Perlasche wird innerlich zur Behandlung zahlreicher Krankheiten benutzt. Sie können in den Genuß vieler der stärkenden Wirkungen von Perlen kommen, indem Sie 4–5 Perlen in ein Glas Wasser legen, dieses über Nacht stehen lassen und es am nächsten Morgen trinken.

Gelber Saphir

Dieser Edelstein, der Jupiter repräsentiert, wirkt erdend und stabilisierend und bringt Weisheit. Er befriedet Vata und Pitta und kann Kapha-Qualitäten ein wenig verstärken. Außerdem stärkt er das Herz sowie die Energie der Lunge und der Nieren. Ein gelber Saphir sollte stets am Zeigefinger getragen werden, dem Finger des Jupiter. Der gelbe Topas, der Saphir des kleinen Mannes, hat viele Eigenschaften mit dem gelben Saphir gemeinsam und ruft ähnliche positive Wirkungen hervor.

Blauer Saphir

Dieser wunderschöne Edelstein repräsentiert Saturn und verhilft zu den Wohltaten jenes sehr spirituellen Planeten. Saturn, eine Gottheit der Erde und des Eisens, führt zur Erleuchtung. Der blaue Saphir beruhigt Vata und Kapha und kann Pitta stimulieren. Er stärkt Muskeln und Skelett und trägt zur Heilung von Arthritis bei. Tragen Sie einen blauen Saphir am rechten Mittelfinger, möglichst in einer silbernen Fassung. Vermeiden Sie hingegen, ihn zusammen mit Diamanten zu tragen, da dies Disharmonien erzeugen kann.

Lapislazuli

Dieser Stein, der eine Saturn entsprechende Energie hat, ist himmlischer und heiliger Natur. Er stärkt Körper, Geist und Bewußtsein und sensibilisiert denjenigen, der ihn trägt, für höhere spirituelle Schwingungen. Er stärkt die Augen, beruhigt Vata und Pitta und ist nützlich bei Angst, Furcht und Schwäche des Herzens. Außerdem wirkt er positiv auf die Leber und auf Hautkrankheiten. Lapislazuli sollte in Gold eingefaßt und am kleinen Finger oder als Halskette getragen werden.

Smaragd

Dieser machtvolle Edelstein verhilft zu Reichtum und spirituellem Erwachen. Er befriedet Vata und Pitta, beruhigt das Nervensystem und lindert Nervosität. Er symbolisiert den Planeten Merkur, verbessert die schriftliche und mündliche Ausdrucksfähigkeit und fördert die Intelligenz. Am besten sollten Smaragde in Gold gefaßt und am kleinen Finger getragen werden.

Diamant

Dieser äußerst machtvolle Edelstein wirkt vorzeitigem Altern entgegen, verlängert die Lebenszeit und stärkt die Immunabwehr. Er leitet subtile Energievibrationen zu Herz, Gehirn und den tiefer liegenden Körpergeweben. Der Diamant wirkt am stärksten, wenn es um Verjüngung geht. Er bringt Reichtum und spirituelle Erbauung.

Diamanten wirken je nach ihrer Farbe unterschiedlich auf die Doshas. Rote Diamanten haben eine feurige Energie, die Pitta stimuliert. Blaue Diamanten wirken kühlend und befrieden Pitta, wohingegen sie Kapha stärken. Klare, farblose Diamanten beruhigen Pitta, stärken jedoch sowohl Vata als auch Kapha.

Als Symbol für den Planeten Venus helfen Diamanten, in Beziehungen eine enge Verbindung herzustellen, und sie werden zu Recht mit der Ehe assoziiert. Sie stimulieren Shukra-Dhatu, das Fortpflanzungsgewebe des Körpers. Auch Kunst, Musik, Romanzen und Sex werden mit diesem Stein in Verbindung gebracht. Tragen Sie Diamanten in einer Goldfassung, entweder an einer Halskette oder als Ring am Ringfinger. Berücksichtigen Sie aber, daß Diamanten von geringer Qualität eine eher negative Wirkung auf den Körper haben.

Rote Koralle

Dieses Meeresprodukt repräsentiert den Planeten Mars. Es befriedet Pitta und hilft, Wut, Haß und Eifersucht zu bezwingen. Die Koralle gibt der Leber, der Milz und dem Perikardium (Herzbeutel) Energie. Tragen Sie rote Korallen als Halskette oder in Kupfer (die beste Wahl), Silber oder Weißgold gefaßt als Ring, und zwar am Ringfinger. Die rote Koralle gibt Kraft und verleiht Anmut.

Opal

Dieser Halbedelstein repräsentiert den Planeten Neptun. Er stärkt Majja-Dhatu (Knochenmark und Nerven) und Shukra-Dhatu (das Fortpflanzungsgewebe). Er verbessert die Sehfähigkeit, senkt Fieber, befriedet Pitta und lindert Migränekopfschmerzen. Opale verstärken spirituelle Gefühle und die spirituelle Hingabe und fördern außerdem die Intuition. Dieser Edelstein ist besonders nützlich für Menschen, bei denen Neptun im 3., 4., 6., 10. oder 11. astrologischen Haus steht. Ein Opal sollte in Gold oder Silber gefaßt und am Ringfinger getragen werden.

Katzenauge

Dieser Halbedelstein wirkt gegen Allergien, wiederholte Erkältungen und Kongestion sowie gegen allergisch bedingtes Asthma. Er befriedet Kapha und Vata, wohingegen er Pitta leicht erhöht, und er unterstützt die Heilung von Nierendysfunktion. Das Katzenauge stärkt die Bewußtheit und hilft, sich nicht in Emotionen zu verfangen. Psychotherapeuten sollten diesen Stein in einer Fassung aus Gold am Ringfinger oder am kleinen Finger tragen, denn er schützt sie vor negativen Einflüssen.

Quarzkristalle

Diese Steine haben eine dem Planeten Venus ähnelnde Schwingungsenergie, die ein wenig derjenigen von Diamanten ähnelt. Sie befrieden Vata, verbessern die Qualität der Wahrnehmung und stärken die Kommunikationsfähigkeit ebenso wie die Intuition. Sie können Quarzkristalle als Halskette tragen oder sie in Silber oder Gold fassen lassen und als Ring am Ringfinger tragen.

Onyx

Dieser Edelstein ist äußerst nützlich bei Vata-Störungen. Er wirkt positiv bei Altersbeschwerden, sehr schwächenden Krankheiten und neurologischen Dysfunktionen, und er hilft bei Epilepsie, Parkinson und sogar bei Schizophrenie. Der Onyx fördert einen ruhigen, tiefen Schlaf, vertreibt aber andererseits auch Lethargie. Weiterhin wirkt er positiv auf das Gedächtnis und stärkt das positive Denken. Der Onyx bringt Frieden und Glück ins Leben, und er verstärkt in Beziehungen die Liebe. Seine Energieschwingungen sind der Sonne und dem Planeten Jupiter verwandt. Dieser Stein sollte in Silber gefaßt und am Ringfinger getragen werden. (Wenn Ihr Sternzeichen

Schütze oder Zwilling ist, sollten Sie besser keinen Onyx tragen.)

Jade

Jade fördert die Langlebigkeit. Sie stärkt die Energie der Nieren und steht in dem Ruf, ihrem Träger zu Erfolg zu verhelfen. Außerdem fördert dieser Stein die rhetorischen Fähigkeiten, schützt vor grauem Star und stärkt die Prostata. Tragen Sie Jade in Silber gefaßt am kleinen Finger.

Amethyst

Der Amethyst wirkt auf das Kronen-Chakra und fördert die geistige Klarheit. Damit er zu Reichtum verhilft, sollte man ihn in Gold fassen. Sie können ihn auch an einer Halskette tragen. Wenn Menschen unter einer neuromuskulären Schwäche leiden, können ihnen Amethyste helfen, die man in den vier Ecken ihres Bettes plaziert. Manche Amethyste haben eine dunklere Färbung, wodurch sie eine saturnähnliche Energie annehmen, die derjenigen blauer Saphire ähnelt. Amethyste fördern Würde, Liebe, Mitgefühl und Hoffnung. Dieser Edelstein hilft denjenigen, die ihn tragen, ihre Emotionen

Vier preiswerte Steine, die helfen können, das Gleichgewicht der Doshas wiederherzustellen

Obwohl einige der in diesem Anhang erwähnten Steine nicht sehr viel Geld kosten, werden Ihnen viele davon wahrscheinlich zumindest kurzfristig zu teuer sein. Deshalb möchte ich auf vier wirklich preisgünstige Halbedelsteine hinweisen, die Sie benutzen können, um die Energie in Körper und Geist ins Gleichgewicht zu bringen.

Wenn Sie unter einem Vata-Übermaß leiden, können Sie das Gleichgewicht mit Hilfe von *Rosenquarz* wiederherstellen. Die wärmende Farbe und Energie von Rosenquarz vermag typische Vata-Leiden wie Nervosität, Trockenheit der Haut, Verstopfung, Gasbildung im Darm und Unterrückenschmerzen zu lindern.

Pitta-Übermaß können Sie mit roten Korallen oder Perlen positiv beeinflussen. Die kühlende Energie dieser Steine beeinflußt Pitta-Störungen wie Wut, entzündliche Prozesse wie Kolitis und Bindehautentzündung sowie auch Hyperazidität positiv.

Das Kapha-Dosha kann durch *Granate* ins Gleichgewicht gebracht werden. Die tiefrote Farbe dieses Steins stärkt die Vitalenergie im Körper und verringert die negative Wirkung von Kapha-Übermaß, die sich in Form von Wasserretention, Lethargie, Depression und Übergewicht niederschlagen kann.

zu bezwingen, und außerdem wirkt er Vata- und Pitta-Störungen entgegen.

Aquamarin

Dieser Ersatz für den Smaragd symbolisiert Merkur. Der Aquamarin wirkt geistiger Trägheit entgegen, fördert Glück und Intelligenz, verstärkt die Macht der Rede und verbessert das Erinnerungsvermögen. Außerdem hat dieser Stein venusartige Qualitäten. Verheiratete Paare sollten Aquamarine tragen, um die Liebe in ihrer Beziehung zu verstärken. Aquamarine werden am besten in Silber gefaßt und am kleinen Finger getragen.

Bedenken Sie, daß es nicht ausreicht, einfach den richtigen Edelstein zu tragen, um eine Störung der Doshas zu beheben. Sie müssen sich außerdem dementsprechend ernähren, meditieren, ein adäquates Körpertraining und Yoga-Übungen ausführen und sich bewußt und gewissenhaft tagtäglich und in jedem einzelnen Augenblick um Ihre Gesundheit kümmern.

Farben

Bei ayurvedischen Behandlungen werden auch die den Farben innewohnenden Heilkräfte genutzt. Da die Grundfarben des Regenbogens in Beziehung zu den Körpergeweben (Dhatus) und den Doshas stehen, kann mittels der Schwingungsenergie der Farben das Gleichgewicht in Körper und Geist wiederhergestellt werden.

Farbe ist nichts anderes als Licht, und Licht ist strahlende Energie, die von jedem Atom ausgeht. Der Ursprung von Licht und Farbe ist die Sonne. In unserem Sonnensystem gehen alle Farben, die wir wahrnehmen, letztlich von den Sonnenstrahlen aus. Jede Farbe hat eine andere Wellenlänge, Frequenz und Schwingung. Wenn wir ein Prisma ins Sonnenlicht halten, können wir die sieben Farben des Regenbogens trennen, doch die gleichmäßige Präsenz aller sieben ergibt weißes Licht. Das Fehlen jeglicher Farbe ist Schwarz, Dunkelheit. Schwarz ist also eine negative und Weiß eine positive Farbe.

Sie können Ihre Gesundheit und ihr Glück beeinflussen, indem Sie adäquate Farben für Ihre Kleidung und für Ihre häusliche und berufliche Umgebung wählen. Außerdem können Sie farbiges Transparentpapier oder transparente Plastikfolien um ein mit Wasser gefülltes Glas hüllen und es vier Stunden in die Sonne stellen, um das Wasser mit den Schwingungen der betreffenden Farbe aufzuladen. Indem man dieses Wasser trinkt, lassen sich bestimmte heilsame Wirkungen erzielen.

Rot

Rot wirkt wärmend und anregend. Es verringert Vata- und Kapha-Übermaß. Aufgrund der erhitzenden Wirkung von Rot kann eine zu lange Beeinflussung durch diese Farbe jedoch Pitta verstärken, wodurch Entzündungskrankheiten wie Bindehautentzündung entstehen können. Die Farbe Rot steht in Verbindung zum Blut. Sie stimuliert die Produktion roter Blutkörperchen und verbessert die Durchblutung im Körper. Außerdem trägt Rot zur Erhaltung der Hautfarbe bei und führt dem Nervengewebe und dem Knochenmark Energie zu. *Rosa* hat eine sanftere Wirkung. Diese Farbe fördert Liebe und Ruhe, kann jedoch bei Menschen mit Kapha-Konstitution Lethargie hervorrufen.

Orange

Ebenso wie Rot hat auch die Farbe Orange eine wärmende und heilende Wirkung. Sie wirkt sexuell anregend und gibt den Sexualorganen Energie und Kraft. Paradoxerweise hilft Orange spirituell Suchenden, die sich zu sexueller Enthaltsamkeit entschlossen haben, sexuellen Aktivitäten zu entsagen und ihre sexuelle Energie in Höchstes Bewußtsein umzuwandeln. Außerdem wirkt Orange ausgleichend sowohl auf Vata als auch auf Kapha, kann jedoch Pitta verstärken. Die Farbe hat antibakterielle und bakteriostatische Eigenschaften (sie behindert die Vermehrung von Bakterien).

Gelb

Gelb lindert Vata- und Kapha-Übermaß. Die Farbe fördert Verständnis und Intelligenz sowie den Aufstieg der Energie zum Kronen-Chakra, wodurch die spirituelle Verwirklichung ermöglicht wird. Außerdem trägt Gelb zur Auflösung von Kapha-Kongestionszuständen bei und hat eine antibakterielle Wirkung. Eine zu lange Beeinflussung durch Gelb führt zu einer Ansammlung von Galle und zur Entstehung eines Übermaßzustandes des Pitta-Dosha.

Grün

Die Farbe Grün hat eine beruhigende Wirkung auf Geist und Körper, und sie erzeugt ein Gefühl der Frische. Sie wirkt beruhigend auf die Emotionen, führt dem Herz-Chakra Energie zu und erzeugt Glücksgefühle. Grün wirkt beruhigend und befriedend auf Pitta-Übermaß, kann jedoch Vata und Kapha verstärken. Weiterhin wirkt Grün heilend auf Geschwüre und fördert das Wachstum von Narbengewebe.

Blau

Blau ist eine kühlende Farbe, die Pitta-Übermaß verringert. Sie hat eine beruhigende Wirkung auf Körper und Geist und hilft, Leberstörungen zu beseitigen. Wenn ein Baby Gelbsucht hat, kann man die Heilung der Krankheit beschleunigen, indem man das Kind dem Einfluß blauen Lichts aussetzt. Ein zu starkes Einwirken von blauem Licht kann allerdings Vata und Kapha verstärken und Kongestion hervorrufen.

Violett

Dies ist die Farbe des Kosmischen Bewußtseins, die das Erwachen des Gewahrseins fördert. Violett erzeugt Leichtigkeit im Körper und hilft, die Pforten der

Wahrnehmung zu öffnen. Außerdem lindert diese Farbe Pitta- und Kapha-Übermaß, kann jedoch Vata verstärken.

Gold und Silber

Gold, die Farbe der Sonne, wirkt wärmend und beeinflußt Vata und Kapha positiv.

Silber wird mit dem Mond assoziiert, wirkt kühlend und befriedet Pitta.

Aromen

Jeder Mensch hat fünf Sinne, die mit den fünf Elementen assoziiert werden. Klang und Hören werden mit dem Element Raum in Verbindung gebracht, Farbe und Sehen mit dem Feuer, Geschmack mit Wasser, Geruch und Aroma mit Erde, Berührung mit Luft. Die fünf Sinne sind für den Menschen die Pforten der Wahrnehmung, und man kann sie zu Heilzwecken nutzen.

Farben, die positiv auf die verschiedenen Konstitutionstypen wirken

Auf jeden Konstitutionstyp wirken bestimmte Farben beruhigend und ausgleichend, wohingegen andere Übermaßzustände hervorrufen und verstärken können. Es folgt eine Zusammenstellung der bei den einzelnen Konstitutionstypen positiv wirkenden Farben.

Vata: Menschen mit Vata-Konstitution sollten dunkle und kühlend wirkende Farben wie Blau- und Brauntöne sowie Schwarz möglichst meiden. Andererseits kann es sein, daß sehr heiße und lebhafte Farben Vata zu stark anregen, da dieses Dosha ohnehin eine Tendenz zur Hyperaktivität hat. Wählen Sie also möglichst warme Pastelltöne, sonnige Gelbtöne und Grün sowie wärmendes Rot und Orange.

Pitta: Kühle, sanfte Farben eignen sich bei Menschen mit Pitta-Konstitution am besten für die Erhaltung der Gesundheit und des geistig-körperlichen Gleichgewichts. Blau- und Violettöne sind ausgezeichnet, ebenso Silber (einschließlich Silberschmuck) und Blaugrün. Vorsicht ist hingegen bei Rot und Orange geboten, weil diese das Pitta-Dosha anfachen können. Gelb und Gold sollten möglichst minimiert und Schwarz sollte völlig gemieden werden.

Kapha: Helle, lebhafte und kräftige Farben eignen sich gut, um das Kapha-Dosha auszugleichen, das eine Tendenz zur Lethargie und zur geistigen und körperlichen Schwere hat. Rot, Gelb, Orange und Gold sind Menschen mit Kapha-Konstitution zu empfehlen. Auch wenn Sie das Gefühl haben, daß Grün, Dunkelblau oder Weiß Ihnen gut stehen, sind diese Farben aus gesundheitlicher Perspektive für Sie nicht unbedingt am besten.

Die Aromatherapie benutzt Weihrauch und essentielle Öle, die aus Blumen, Pflanzen, Bäumen und Gräsern gewonnen werden. Das Prinzip dieser Art von Behandlung besteht darin, Düfte mit Hilfe des Geruchssinns zum Gehirn zu übermitteln und auf diese Weise Geist und Körper heilende Energie zuzuführen. Die ayurvedische Medizin lehrt, daß Gerüche in direkter Beziehung zum Gleichgewicht oder Ungleichgewicht der Doshas stehen und daß bestimmte Aromen erhitzend oder kühlend wirken oder aber neutral sind.

Beispielsweise wirkt Moschus erhitzend; er befriedet Vata und Kapha, kann jedoch Pitta provozieren. Kampfer wirkt kühlend und ist wohlriechend, hat aber eine erhitzende Nachwirkung; außerdem beruhigt und befriedet er Vata und Kapha, kann jedoch Pitta stimulieren. Das Aroma von Sandelholz wirkt entzündungshemmend und kühlend; es beruhigt und befriedet Pitta, kann aber Kapha oder Vata stärken.

Khus (die Essenz von Khus-Gras) wirkt erdend, angenehm und kühlend. Es hat einen süßen Duft und befriedet Pitta, kann jedoch Kapha und Vata provozieren. Auch Jasmin wirkt kühlend, ist süß und wirkt positiv auf Pitta, kann aber ein Kapha-Übermaß hervorrufen.

Die Wirkung des Rosendufts hängt teilweise von der Farbe der Blüte ab. Der Duft dunkelroter Rosen wirkt wärmend, der Duft weißer und gelber Rosen hingegen eher kühlend. Generell ist Rosenaroma entzündungshemmend und beruhigend und hat eine aphrodisische Wirkung. Rosenduft läßt sich einsetzen, um Pitta zu kühlen, kann aber andererseits Vata und Kapha provozieren.

Aromen und die Doshas

Vata kann durch süße, wärmende und erdende Aromen wie Moschus und Kampfer ausgeglichen werden. Andere gute Düfte für Vata sind Orange, Nelken, Kardamom, Lavendel, Pinie, Engelwurz und Olibanum.

Pitta kann durch Verwendung von kühlenden, beruhigenden und süßen Aromen wie Sandelholz, Khus, Jasmin und Rose befriedet werden. Rose, Geranie, Zitronengras, Fenchel, Pfefferminze, Gardenie und Minze können ebenfalls nützlich sein.

Kapha kann durch Aromen mit einer wärmenden und leicht anregenden Wirkung befriedet und ausgeglichen werden. Moschus und Kampfer sind in diesem Fall förderlich. Etwas schärfere Aromen sind für Kapha ebenfalls von Nutzen. Zu diesen zählen unter anderem Eukalyptus, Zimt, Myrrhe, Thymian, Basilikum, Rosmarin und Salbei.

Anhang 2:

Die Zubereitung von Kräutern, Ghees und Ölen

In diesem Anhang wird kurz die Zubereitung von Kräutern und speziellen Heilmitteln wie medizinischen Ölen und Ghees erklärt, und es werden Empfehlungen für deren Gebrauch gegeben.

Kräutermischungen

Verwenden Sie Kräuter und Nahrungsmittel vollständig

Der Ayurveda besteht auf der vollständigen Verwendung von Kräutern, Nahrungsmitteln und Pflanzen. Isolierte Bestandteile oder chemisch synthetisierte Nachbildungen derselben sind mit den natürlichen Ursprungsprodukten nicht zu vergleichen. Bezugsquellen für Kräuter finden Sie im Bezugsquellennachweis.

Wieviel Sie zubereiten sollten

Wenn Sie eine Kräutermischung mehrere Tage, Wochen oder sogar Monate lang einnehmen wollen, können Sie, um Zeit zu sparen, eine relativ große Menge der Mischung auf einmal herstellen. Nehmen Sie dann jedesmal ¼–½ Teelöffel, falls nicht anders angegeben.

Die in diesem Buch enthaltenen Rezepte für Kräutermischungen sind in «Teilen» statt in Milligramm oder Teelöffeln angegeben. Beispielsweise kann es heißen:

2 Teile Kraut 1
3 Teile Kraut 2
¼ Teil Kraut 3

Entscheiden Sie selbst, wieviel von der Mischung Sie herstellen wollen. Messen Sie beispielsweise in Teelöffeln, brauchen Sie:

2 Teelöffel von Kraut 1
3 Teelöffel von Kraut 2
¼ Teelöffel von Kraut 3

Wollen Sie eine große Menge für den längerfristigen Gebrauch herstellen, können Sie in Eßlöffeln messen. Ein Vorrat für 1–2 Monate erfordert zwischen 75 und 150 Gramm Kräuter, ungefähr die Menge, die in eine Handfläche paßt. Dieser große Vorrat ändert natürlich nichts daran, daß Sie auch in diesem Fall der Empfehlung entsprechend jeweils nur ¼–½ Teelöffel der Mischung einnehmen sollten.

Wo Sie Kräuter kaufen können

Die meisten der in diesem Buch erwähnten Kräuter können Sie im Rohzustand oder in Pulverform von Spezialversandgeschäften beziehen. In Tabletten- oder Kapselform bekommen Sie ayurvedische Heilkräuter in Deutschland aufgrund der Gesetzeslage nur in Apotheken, die ayurvedische Produkte führen. Diese vertreiben auch fertig gemischte Kräuterpräparate. Die Adressen der Versandhandlungen und Apotheken finden Sie in der Bezugsquellenliste.

Wie Kräuter eingenommen werden sollten

Kräuter werden fast immer mit einem Vehikel oder Medium (Anupana) eingenommen, um dem Körper ihre Absorption zu erleichtern und um ihre Qualität in die betroffenen Gewebe oder an den Ort der Krankheit zu befördern. Als Vehikel werden im Ayurveda meist Wasser, Milch, Honig, Aloe Vera und Ghee benutzt. In manchen Fällen erfüllt Rohzukker diese Aufgabe. Welches Vehikel jeweils gewählt wird, hängt von den zur Anwendung kommenden Kräutern, von der Krankheit oder Störung, die behandelt werden soll, von der Konstitution des Behandelten sowie von anderen Faktoren ab. Meist nimmt man ein Kräutermittel mit einem Löffel Ghee oder Honig ein; oder gemischt mit einer Tasse warmer Milch; oder aber man nimmt es trocken auf die Zunge und spült mit etwas warmem Wasser nach.

Bei den meisten Vorschlägen in diesem Buch wird auch jeweils das geeignete Vehikel angegeben. Fehlt eine solche Empfehlung, benutzen Sie am besten warmes Wasser. Von der Einnahme von Kräutern in Kapselform rate ich generell ab, weil bei der Behandlung der Geschmack der einzelnen Stoffe eine wichtige Rolle spielt (siehe Seite 133). Falls Sie sich jedoch nicht dazu überwinden können, loses Kräuterpulver einzunehmen, können Sie leere Kräuterkapseln der Größe 00 kaufen (ebenfalls in einigen Kräuterversandgeschäften erhältlich) und sie mit der Kräutermischung füllen. Dies ist besser, als auf die Einnahme von Kräutern völlig zu verzichten, und insbesondere auf Reisen und in der beruflichen Umgebung ist diese Form der Einnahme natürlich sehr praktisch.

Die Verwendung von Triphala

Triphala, «drei Früchte», ist ein wunderbares Heilmittel, das aus drei der wichtigsten ayurvedischen Kräuter besteht: Amalaki, Bibhitaki und Haritaki. Amalaki beeinflußt das Pitta-Dosha, Bibhitaki das Kapha-Dosha und Haritaki das Vata-Dosha. Diese Kräutermischung wirkt verjüngend und stärkend auf alle drei Doshas und auf alle sieben Dhatus; außerdem hat es einen ausgleichenden Effekt auf Ojas, Tejas und Prana und ist zudem ein ausgezeichnetes, sanftes Abführmittel.

Nehmen Sie Triphala abends, mindestens 1 Stunde nach dem Abendessen. Geben Sie ½–1 Teelöffel Triphala-Pulver in ca. 1 Tasse kochendes Wasser. Lassen Sie das Pulver etwa 10 Minuten ziehen, bis das Wasser so weit abgekühlt ist, daß es zu trinken ist. Sie können die Flüssigkeit vor dem Trinken abgießen oder sie einfach in der Tasse lassen.

Vielleicht sagt Ihnen der Geschmack von Triphala zunächst nicht zu – er kann ziemlich bitter sein. Doch wenn Sie das Mittel regelmäßig benutzen, wird sich Ihr gesamter Gesundheitszustand verbessern, und der Geschmack wird Ihnen allmählich nicht mehr so unangenehm sein.

Triphala kann auch auf die folgenden Weisen eingenommen werden:

1. Nehmen Sie ½–1 Teelöffel trockenes Triphala-Pulver auf die Zunge, und spülen Sie mit warmem Wasser nach.
2. Bei manchen Menschen hat Triphala eine leicht harntreibende Wirkung und kann den Schlaf stören, wenn es abends eingenommen wird. Falls sie zu den Betroffenen zählen, sollten Sie den Tee am Morgen trinken. Er wirkt dann nach etwa einer Stunde.
3. Wenn Sie den Geschmack des Mittels absolut nicht mögen, können Sie das Triphala-Pulver mit Honig vermischen und es auf diese Weise einnehmen.

Ghee

Wie man Ghee herstellt

Zwei Pfund Butter ergeben ca. 1,1 l Ghee. Geben Sie die Butter (ungesalzene Süßrahmbutter, möglichst aus biologischer Landwirtschaft) in einen schweren, mittelgroßen Topf, und erhitzen Sie sie bei mittlerer Hitze, bis sie schmilzt; dabei müssen Sie darauf achten, daß sie nicht verbrennt.

Stellen Sie anschließend die Hitze niedriger, lassen Sie den Topf auf der Hitzequelle, bis die Butter zu kochen anfängt, und lassen Sie sie dann bei dieser Temperatur weiterkochen. Decken Sie den Topf nicht zu, denn das in der Butter enthaltene Wasser soll verdampfen, und die festen Bestandteile darin sollen sich absetzen. Nachdem die Butter eine Weile geschäumt und gespritzt hat, wird sie sich allmählich beruhigen. Rühren Sie gelegentlich mit einem Spatel aus rostfreiem Stahl um, und kratzen Sie über den Boden des Topfs.

Nach etwa 12–15 Minuten riecht Ihr Ghee wie Popcorn und nimmt eine wunderschöne goldene Farbe an. Außerdem bilden sich weißliche Klumpen und trennen sich vom klaren Ghee. Wenn diese zunächst weißlichen Klumpen leicht bräunlich werden und das Brodeln abnimmt, ist das Ghee fertig. Nehmen Sie es dann sofort von der Hitzequelle, denn in diesem Stadium brennt es sehr leicht an. Die gesamte Zubereitungszeit sollte 15–20 Minuten nicht überschreiten.

Lassen Sie das Ghee so weit abkühlen, daß es gerade noch warm ist. Die festen

Klumpen setzen sich dann am Boden des Topfes ab. Gießen Sie das klare Ghee in einen anderen Behälter, und werfen Sie die am Boden zurückgebliebenen Klumpen in den Abfall.

Die Aufbewahrung von Ghee

Ghee kann ohne Kühlung in der Küche aufbewahrt werden. Seine medizinischen Qualitäten sollen mit zunehmendem Alter sogar noch besser werden. Schöpfen Sie das Ghee nicht mit einem nassen Löffel aus dem Behälter, und lassen Sie auch kein Wasser in den Behälter kommen, weil dadurch die Voraussetzungen für Bakterienwachstum geschaffen werden und das Ghee verderben kann.

Wie Ghee wirkt

Ghee stärkt das Verdauungsfeuer und verbessert die Nährstoffaufnahme und -assimilation. Es nährt Ojas, die subtile Essenz aller Körpergewebe, stärkt Gehirn, Nervensystem und Gedächtnis. Außerdem befeuchtet es das Bindegewebe und macht den Körper insgesamt flexibler. Ghee befördert die medizinischen Eigenschaften der Kräuter zu allen sieben Dhatus. Es befriedet Pitta und Vata und ist, sofern es in mäßigen Mengen eingenommen wird, auch für Kapha ungefährlich.

HINWEIS: Menschen, die einen hohen Cholesterinspiegel haben oder fettleibig sind, sollten mit der Verwendung von Ghee sehr vorsichtig sein.

Die Herstellung medizinisch wirksamer Ghees

Ghee ist ein hochwirksames «Vehikel» (Anupana), das die Wirkung von Heilkräutern in tiefere Körpergewebe transportiert. Deshalb werden viele Heilmittel hergestellt, indem man bestimmte Kräuter in Ghee kocht. Beispiele hierfür sind unter anderem Shatavari-Ghee, Brahmi-Ghee, Tikta-Ghrita (bitteres Ghee) und Triphala-Ghee. Der Herstellungsprozeß ist ziemlich langwierig, und wahrscheinlich werden Sie es vorziehen, diese medizinischen Ghees (und auch medizinische Öle) fertig zu kaufen. Falls Sie sie jedoch selbst herstellen wollen, möchte ich Ihnen nun die Vorgehensweise erklären:

Stellen Sie zunächst, wie oben beschrieben, Ghee her.

Kochen Sie die gewünschten Kräuter in Wasser, und zwar 1 Teil Trockenkräuter auf 16 Teile Wasser oder ca. 15 g Kräuter pro Tasse (0,2 l) Wasser. Kochen Sie die Kräuter *langsam* auf kleiner Flamme, bis das Wasser auf 1/4 seiner ursprünglichen Menge reduziert worden ist. Beispielsweise werden 4 Tassen auf 1 Tasse reduziert, und 1 Tasse auf 1/4 Tasse. Gießen Sie die Flüssigkeit anschließend ab. Dieser Prozeß dauert mehrere Stunden. Die Flüssigkeit kann als medizinische Abkochung, aber auch zur Zubereitung eines medizinischen Ghee benutzt werden.

Mischen Sie schließlich gleiche Mengen Ghee und des Kräuterdekokts, und lassen Sie das Ganze bei kleiner Flamme kochen, bis das gesamte Wasser verdampft ist.

Medizinische Öle

Medizinische Öle (Amla-Öl, Brahmi-Öl, Bhringaraj-Öl, Knoblauchöl, Nelkenöl und andere) werden auf die gleiche Weise hergestellt, nur verwenden Sie in der Abschlußphase kein Ghee, sondern Öl.

Neem-Öl

Neem-Öl wird aus Neem-Blättern und (gewöhnlich) Sesamöl hergestellt. Es handelt sich dabei also nicht um reinen Neem-Extrakt, denn dieser wäre zu stark. Neem-Öl ist im allgemeinen in Geschäften und Versandhandlungen für ayurvedische Produkte erhältlich.

Wie lange man ein Heilmittel einnehmen sollte

Die allgemeine Regel lautet, Heilmittel zu benutzen, bis die Symptome verschwinden. Dies kann ein paar Tage oder mehrere Monate dauern, je nachdem, wie schwer die Krankheit oder Störung ist, wie lange Sie sie schon haben, wie stark Ihre Motivation, wieder gesund zu werden, ist. Außerdem spielen auch noch andere Faktoren eine Rolle.

Es reicht allerdings nicht aus, nur die Heilmittel einzunehmen, sondern Sie sollten auch untersuchen, welche Ursachen Ihrem Zustand zugrunde liegen. Möglicherweise müssen Sie Ihre Ernährung, Ihre Alltagsgestaltung, Ihr Körpertrainingsprogramm und dergleichen mehr verändern, um krankheitsverursachende Verhaltensmuster zu überwinden.

Benutzen Sie also Ihren gesunden Menschenverstand. Bei einem chronischen Problem wäre es unrealistisch zu erwarten, daß sich etwas, worunter Sie seit vielen Jahren leiden, innerhalb einer Woche oder eines Monatas beheben läßt. Ist andererseits die Krankheit, unter der Sie leiden, sehr ernst und sind die Symptome trotz sorgsamer Einnahme der empfohlenen Heilmittel und trotz adäquater Veränderung Ihrer Lebensweise nicht verschwunden, sollten Sie möglichst bald einen Arzt aufsuchen.

Anhang 3:

Spezielle ayurvedische Heilmethoden

Im folgenden wird die Durchführung spezieller in Teil III empfohlener ayurvedischer Prozeduren erklärt.

Basti – der ayurvedische Einlauf

Bei einer ayurvedischen Einlaufbehandlung werden medizinisch wirksame Flüssigkeiten wie Sesamöl oder Kräuterdekokte (beispielsweise Dashamula) in das Rektum eingeführt. Medizinische Einläufe befrieden Vata und lindern viele Vata-Störungen wie Verstopfung, Blähbauch, Schlaflosigkeit, Rückenschmerzen, Nackenschmerzen, Arthritis, Ischias, Angst sowie verschiedene nervöse Störungen. Es heißt, es gebe mindestens 80 mit Vata zusammenhängende Störungen, und Basti soll 80 Prozent derselben beheben können. Basti ist auch ein wirksames Mittel zur Behandlung von chronischem Fieber, von sexuellen Störungen, Nierensteinen, Hyperazidität und zahlreichen anderen Beschwerden.

Wichtiger Hinweis: Medizinische Einläufe sollten Menschen, die unter Durchfall, Rektalblutungen, Verdauungsbeschwerden, Husten, Kurzatmigkeit, Bauchwassersucht, starken Ödemen oder aktiven Hämorrhoiden leiden, nicht durchführen. Auch Patienten mit Diabetes oder Anämie, solche, die sehr alt oder Kinder und noch keine sieben sind, sollten keine medizinischen Einläufe erhalten. Öleinläufe sollten bei akutem Fieber, bei Durchfällen, Erkältung, Lähmungserscheinungen, Herzschmerzen, starken Bauchschmerzen oder Auszehrung unterbleiben.

Die besten Zeiten zur Durchführung von Basti ist der Morgen oder der Abend. Da der Magen bei einem Einlauf leer sein sollte, ist es ratsam, nach Mahlzeiten mindestens drei Stunden damit zu warten. Die Umgebung, in der die Behandlung durchgeführt wird, sollte sauber, warm und angenehm sein, und es sollte möglichst eine Toilette in der Nähe sein. Sie benötigen für diese Behandlung eine Einlaufspritze oder einen Einlaufbeutel, einen Meßbecher, eine Wärmeplatte oder einen Herd (dieser braucht nicht in der Toilette zu stehen!), das Öl und/oder die Kräuter, die verwendet werden sollen, und Handtücher.

Es ist üblich, zunächst 0,15 l warmes (kein heißes!) Sesamöl in das Rektum einzuführen, das möglichst 10 Minuten lang darin verbleiben sollte. Anschließend wird (ohne daß das Öl zuvor ausgeschieden wird) ein Einlauf mit einer Mischung aus Öl und Kräutertee gemacht und die Flüssigkeit mindestens 30 Minuten lang im Körper behalten. Die Mischung besteht aus 0,15 l Sesamöl und ca. 0,5 l Kräutertee, den man herstellt, indem man die Kräuter in heißem Wasser ziehen läßt und, nachdem die Flüssigkeit auf Körpertemperatur abgekühlt ist, benutzt. Im vorliegenden Buch wird zur Durchführung von medizinischen Einläufen in den meisten Fällen Dashamula empfohlen, eine Kräutermischung, die sich insbesondere zur Harmonisierung von Vata eignet.

Um die Flüssigkeit in das Rektum einzuführen, füllen Sie zunächst den Einlaufbeutel, der etwa 1 Meter über Ihrem Körper hängen sollte. Lassen Sie die Luft aus der Öffnung ausströmen, und schließen Sie dann den Verschluß an der Leitung. Legen Sie sich danach auf dem Boden auf die linke Körperseite, wobei Ihr linkes Bein ausgestreckt und das rechte am Knie gebeugt ist. (Legen Sie sich der Bequemlichkeit halber auf einen Teppich oder auf ein paar Handtücher statt auf den nackten Fußboden.) Bestreichen Sie die Spitze der Einlaufspritze mit Öl oder Ghee. Sorgen Sie dafür, daß der Analbereich gereinigt und ausreichend befeuchtet ist. Führen Sie dann langsam und vorsichtig die Spritze in das Rektum ein, lösen Sie den Verschluß, und lassen Sie die Flüssigkeit in den Darm strömen. Wenn der Sack mit der Flüssigkeit leer ist, können Sie die Spritze aus dem Rektum entfernen.

Versuchen Sie auch in diesem Fall, das Öl wenn möglich 10 Minuten und die beim anschließenden Einlauf mit Öl und Kräutertee aufgenommene Flüssigkeit 30 Minuten lang im Körper zu behalten. Während dieser Zeit nehmen Sie eine Zeitlang die Hand-Knie-Position ein und heben dabei die Gesäßbacken an. Dies wirkt entspannend auf den Darm. Massieren Sie den Darmbereich immer wieder leicht im Gegenuhrzeigersinn (aus der Perspektive gesehen, aus der Sie auf Ihren Bauchnabel schauen). Massieren Sie an der linken Seite aufwärts bis zum Brustkorb, dann zur rechten Seite hinüber und wieder abwärts. (Dies ist der Richtung, in der sich die Nahrung im Darm bewegt, entgegengesetzt, und die Massage dient dazu, die Einlaufflüssigkeit in höher liegende Bereiche des Darms zu leiten.)

Wenn die Flüssigkeit die empfohlene Zeitspanne im Darm geblieben ist (oder dann, wenn Sie sie nicht mehr länger im Körper behalten können), setzen Sie sich auf die Toilette und entledigen sich ihrer und des gleichzeitig abgehenden Stuhls.

Nach dem Einlauf sollten Sie einige Stunden lang irgendeine Art von Einlage in Ihrer Unterwäsche tragen, weil wahrscheinlich noch Reste des im Körper verbliebenen Öls austreten werden.

Vermutlich ist Ihnen aufgefallen, daß bei einigen der in diesem Buch erläuterten Störungen nur ein Öleinlauf oder nur ein Einlauf mit Dashamula-Tee – und manchmal sogar nur ein Einlauf mit warmem Wasser – empfohlen wird. Halten Sie sich in jedem Fall an den Ratschlag für das betreffende Problem.

Manchmal tritt nach einem Einlauf überhaupt keine Flüssigkeit aus. Dies bedeutet, daß der Darm sehr trocken war und daß die gesamte Flüssigkeit aufgesaugt worden ist – ein völlig natürlicher Vorgang, über den Sie sich keine Sorgen zu machen brauchen.

Nasya

Nasya ist die Bezeichnung für die medizinische Anwendung von mit Kräutern versetztem Öl, Ghee oder feinem Pulver. Wenn Sie im Rahmen einer Panchakarma-Behandlung in einer ayurvedischen Klinik eine Nasya-Behandlung erhalten, liegen Sie dabei mit nach hinten gekipptem Kopf auf einem Tisch, so daß die beiden Nasenöffnungen «gen Himmel gewandt» sind. Dann wird entweder eine kleine Menge eines Pulvers in Ihre Nasenöffnungen gestreut, oder es werden je 3–5 Tropfen eines medizinischen Öls oder eines mit Kräutern versetzten Ghee in die Nasenöffnungen geträufelt.

Wenn Sie selbst eine Nasya-Behandlung durchführen wollen, können Sie einfach den kleinen Finger (den Sie zuvor gründlich gereinigt und dessen Nagel Sie sehr kurz geschnitten haben) in das Ghee oder Kräuteröl tauchen und das Innere der beiden Nasengänge ein wenig mit dem kleinen Finger massieren. Anschließend ziehen Sie das Öl sanft in die Nase hoch.

Nauli

Nauli ist eine einfache Methode zur Massage der inneren Organe, insbesondere des Darms, der Leber und der Milz. Außerdem wird durch diese Behandlung das Verdauungsfeuer gestärkt und der Darm gereinigt.

Stellen sie sich mit schulterweit voneinander entfernten Füßen und leicht gebeugten Beinen hin. Beugen Sie sich dann vor, wie die untenstehende Abbildung es zeigt, und legen Sie die Hände auf die Knie. Atmen Sie lange und tief ein und anschließend langsam wieder aus. Nachdem Sie vollständig ausgeatmet haben, halten Sie den Atem an.

Spannen Sie nun die Bauchmuskulatur

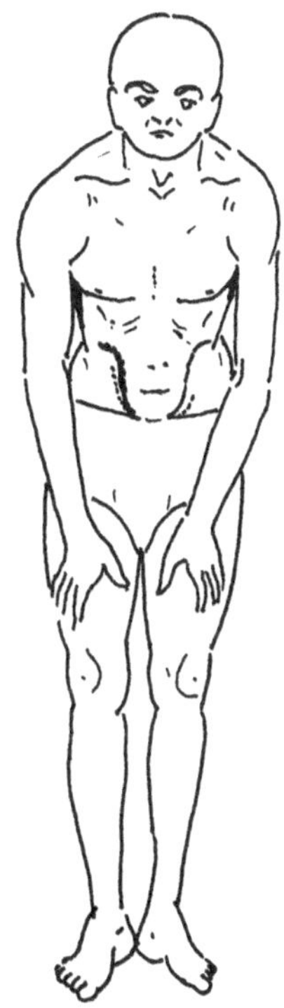

Nauli

an, so daß die Bauchdecke in ihrem Aussehen der auf S. 377 stehenden Abbildung ähnelt. Indem Sie nun abwechselnd auf Ihre rechte und linke Hand Druck ausüben, können Sie die Bauchmuskeln von rechts nach links und von links nach rechts bewegen. Wiederholen Sie dies siebenmal.

Anhang 4:

Yoga-Asanas

Im Laufe dieses Buches habe ich immer wieder Yoga-Asanas zur Beeinflussung von Vata, Pitta und Kapha sowie zur Behandlung bestimmter Beschwerden empfohlen. Im folgenden finden Sie einfache Abbildungen von den meisten. Dies reicht jedoch zur sachgerechten Ausführung der betreffenden Übungen keineswegs aus. Eine solche Anleitung würde den Rahmen des Buches sprengen. Im Grunde kann man die Ausführung von Yoga-Asanas ohnehin nicht nur anhand einer schriftlichen Anleitung und von Abbildungen erlernen, sondern man benötigt dazu einen kompetenten Lehrer.

Wenn Sie bereits an Yoga-Kursen teilgenommen haben, können die nachfolgenden Abbildungen Ihnen helfen, sich an die korrekte Ausführung der Übungen zu erinnern. Wenn Sie jedoch noch nie mit Yoga in Berührung gekommen sind, sollten Sie an einem Kurs bei einem qualifizierten Yoga-Lehrer teilnehmen.

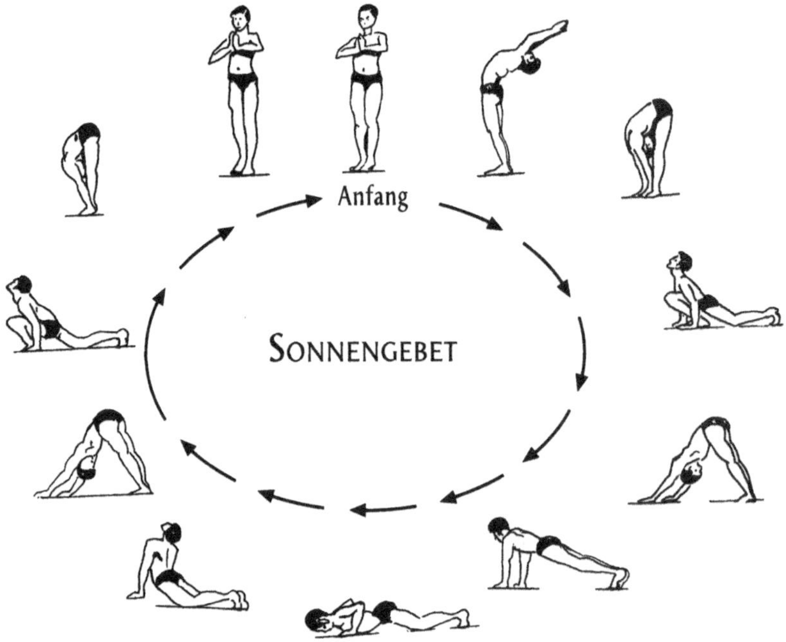
Anfang
Sonnengebet

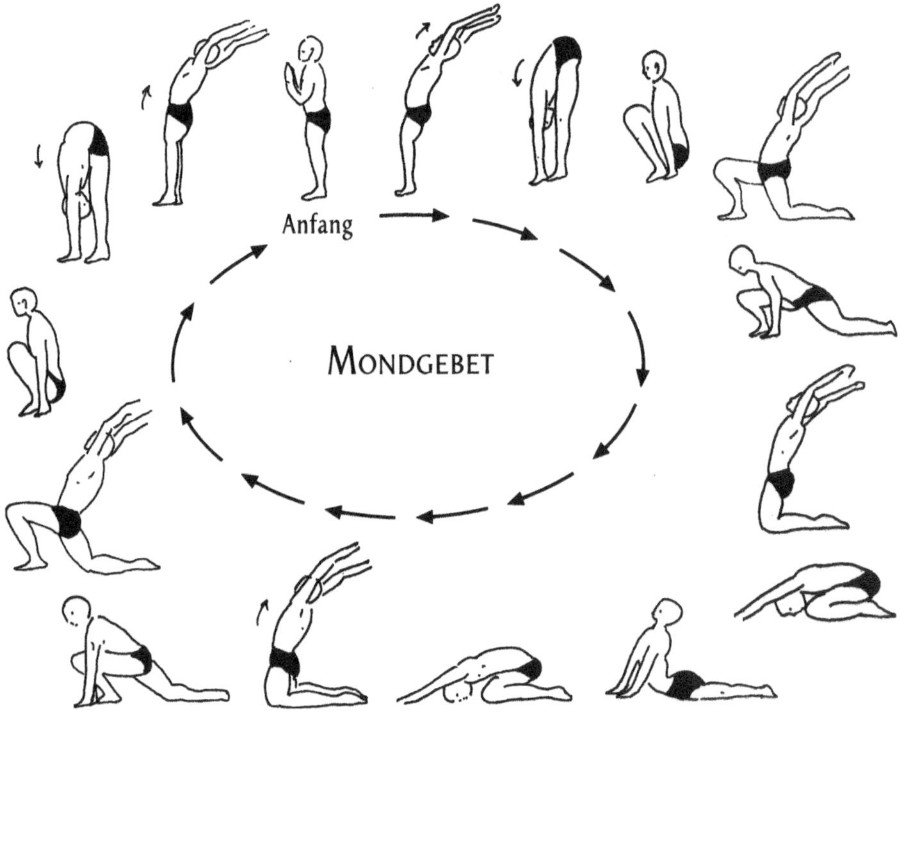
Anfang
Mondgebet

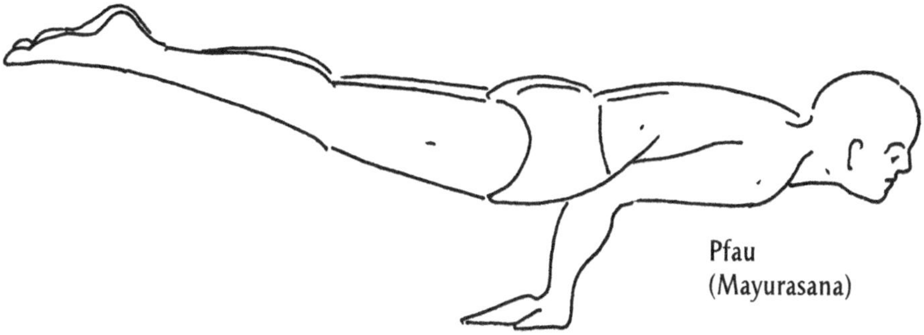

Pfau
(Mayurasana)

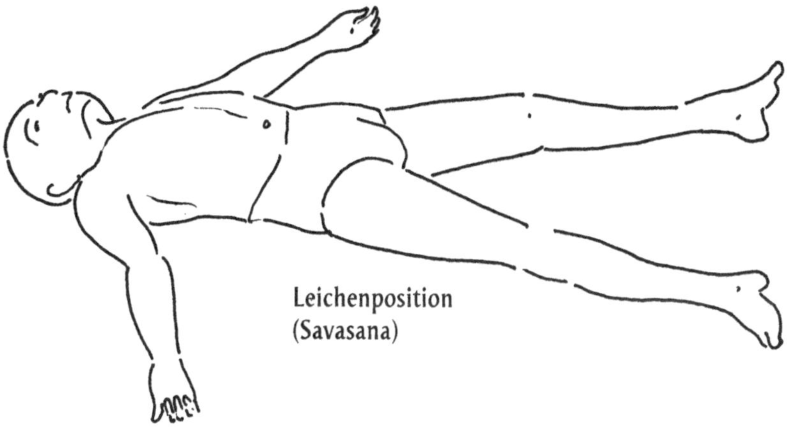

Leichenposition
(Savasana)

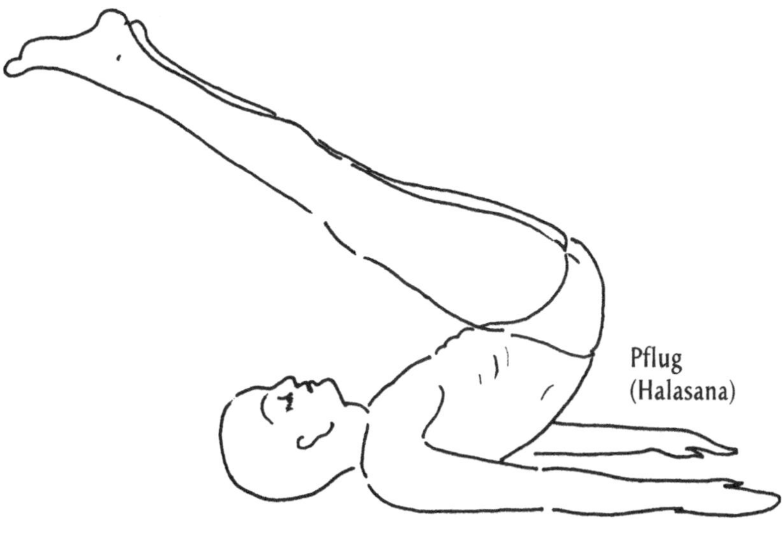

Pflug
(Halasana)

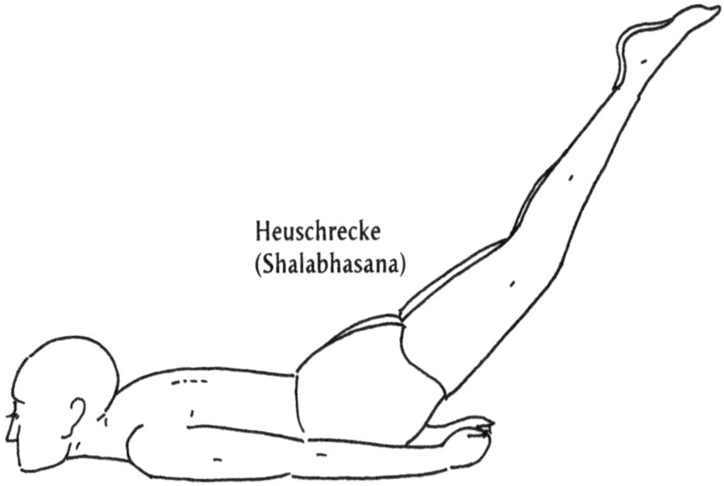

Heuschrecke
(Shalabhasana)

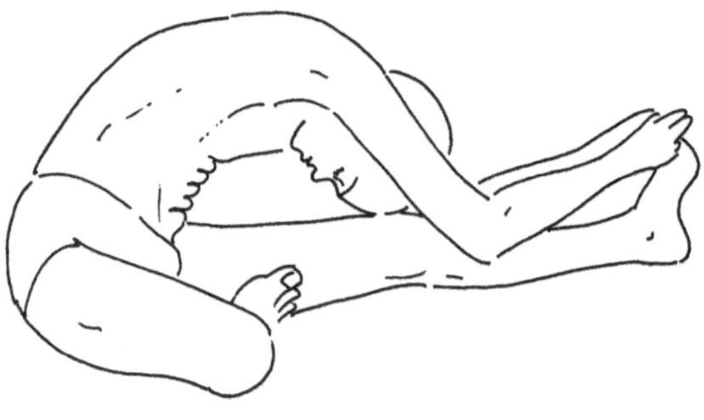

Maha-Mudra
(Einseitige Kopf-Knie-Position)

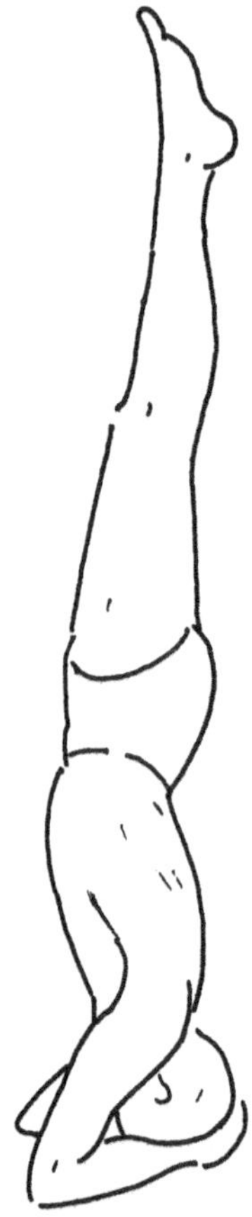

Kopfstand
(Shirshasana)

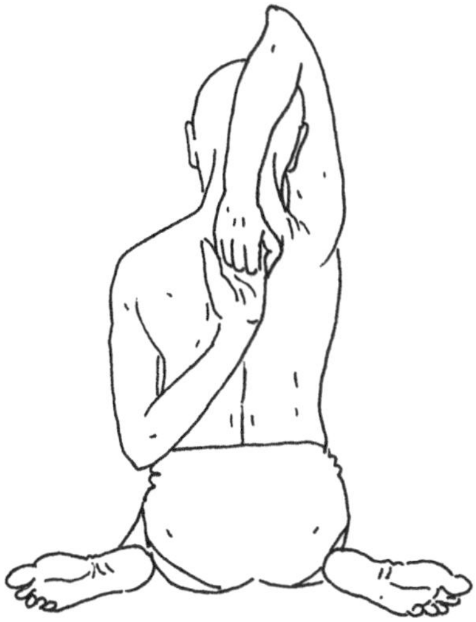

Kuh-Kopf-Haltung
(Go-Mukhasana)

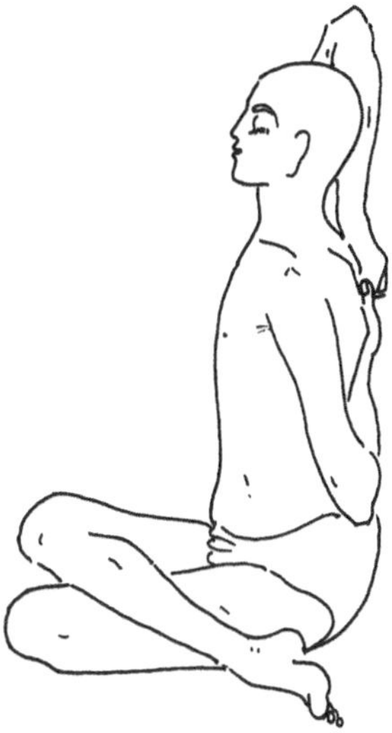

Kuh
(Seitenansicht)

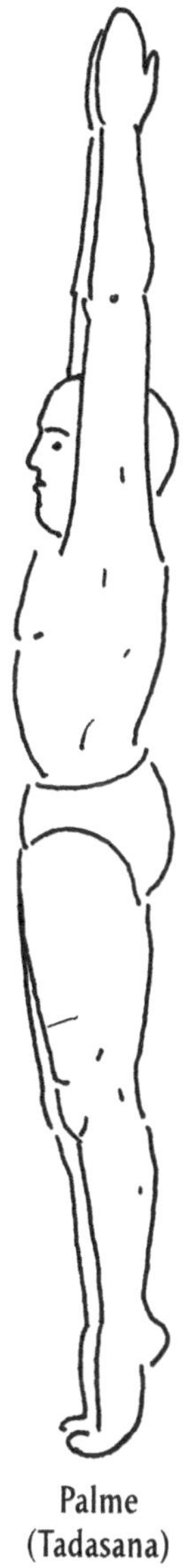

Palme
(Tadasana)

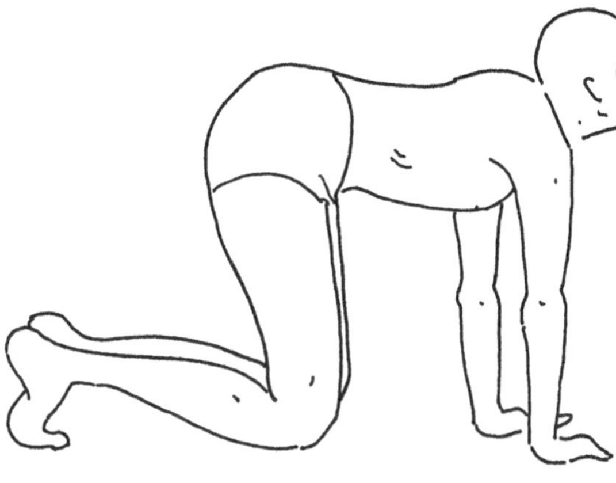

Katze
(Marjarasana)

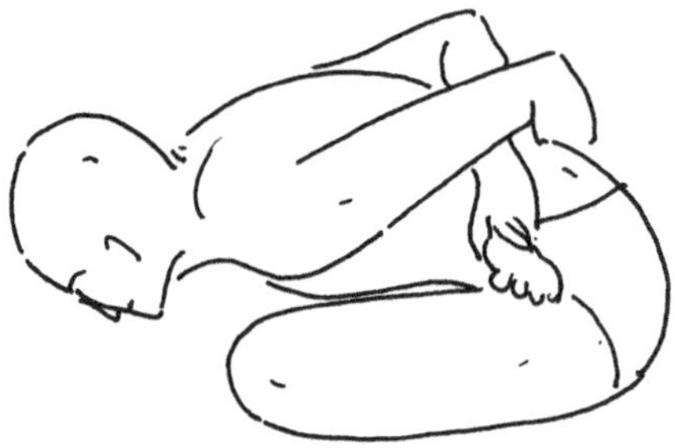

Yoga-Mudra
(Lotosposition
mit Vorwärtsbeugung)

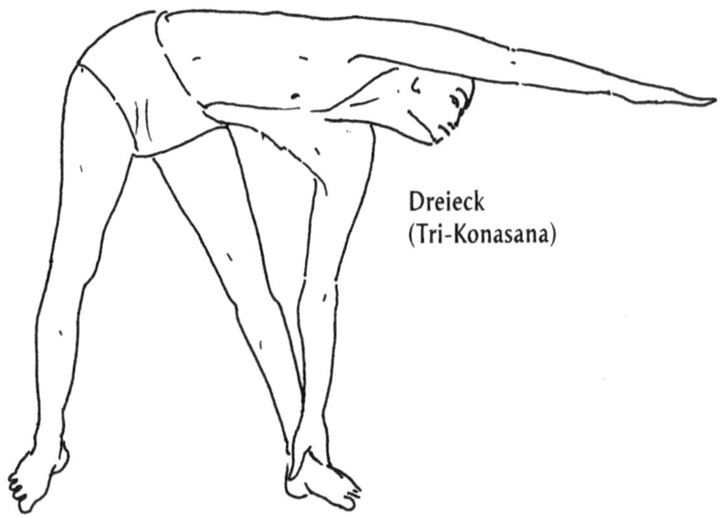

Dreieck
(Tri-Konasana)

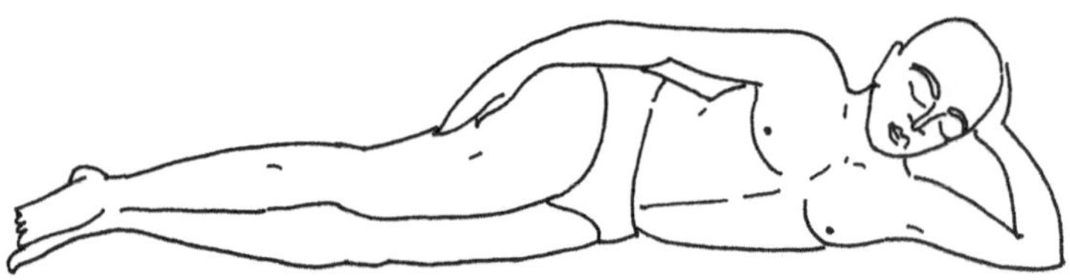

Entspannungsposition auf der linken Körperseite,
wobei der Kopf auf der linken Hand ruht (Narayana)

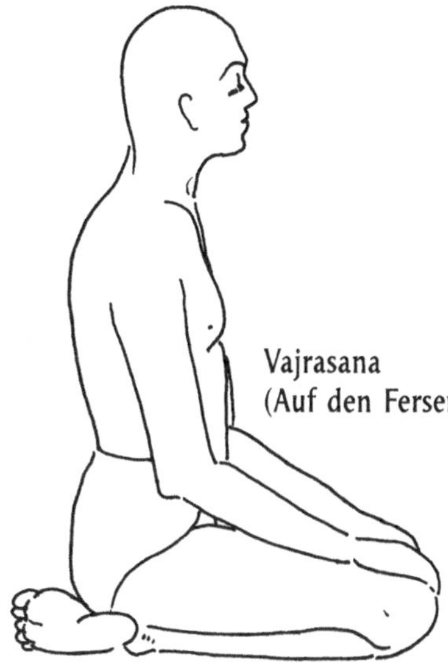

Vajrasana
(Auf den Fersen sitzen)

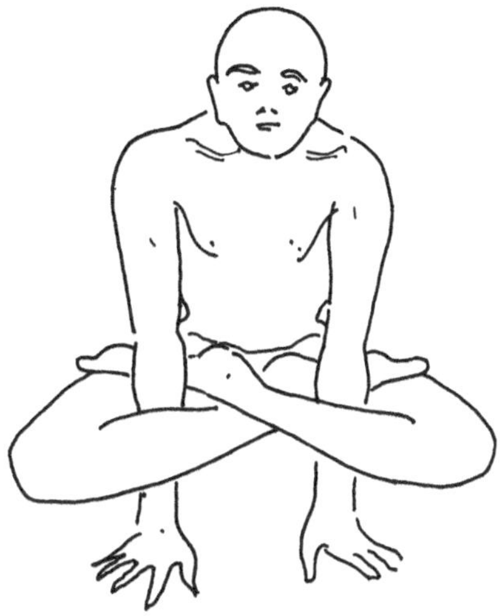

Hahn
(Kukutasana)

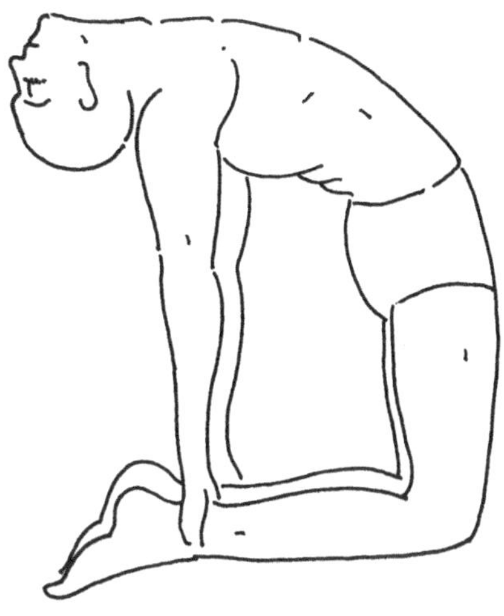

Kamel
(Ushtrasana)

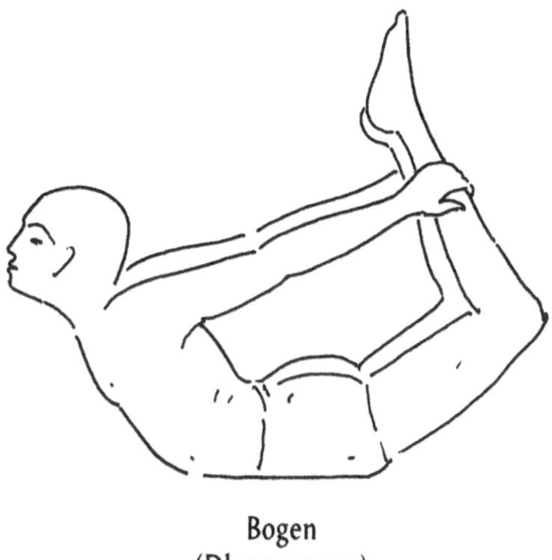

Bogen
(Dhanurasana)

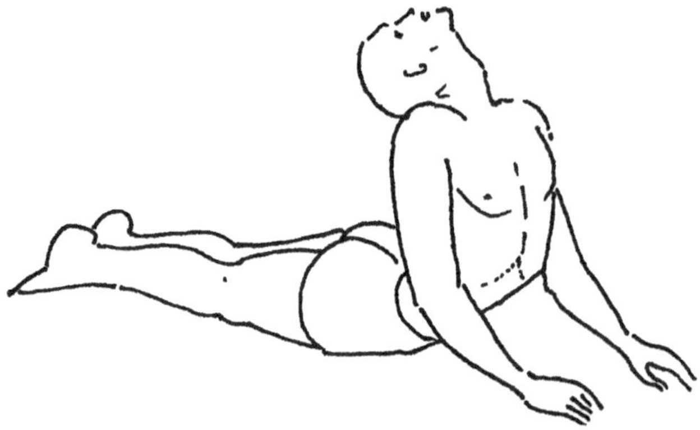

Kobra
(Bhujangasana)

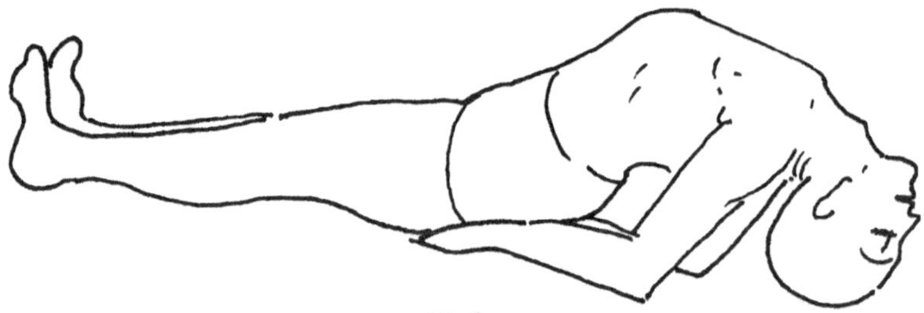

Fisch
(Matsyasana)

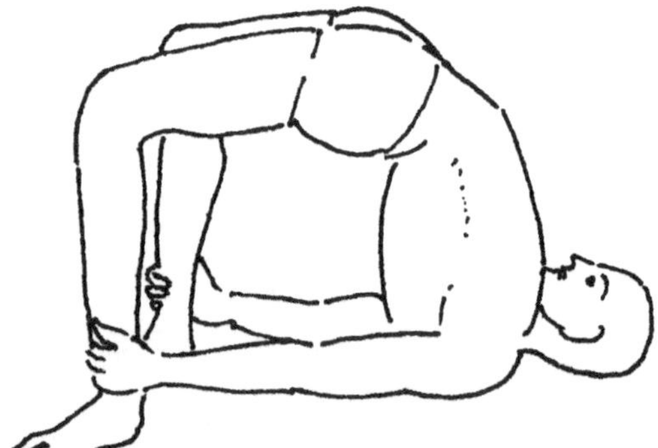

Variante der Brücke
(Setu-Bandhasana)

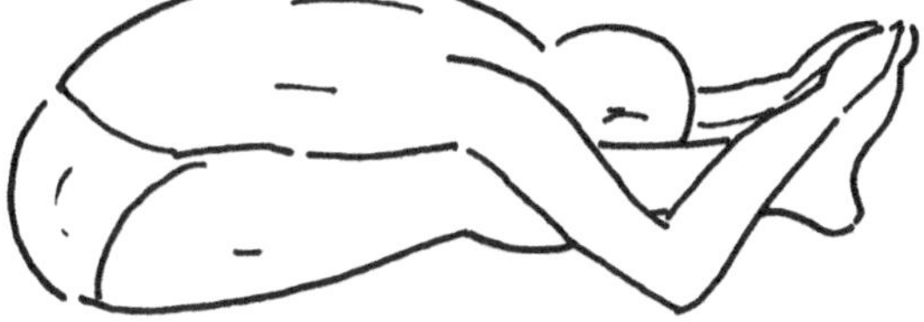

Vorwärtsbeugung
(Purvottanasana)

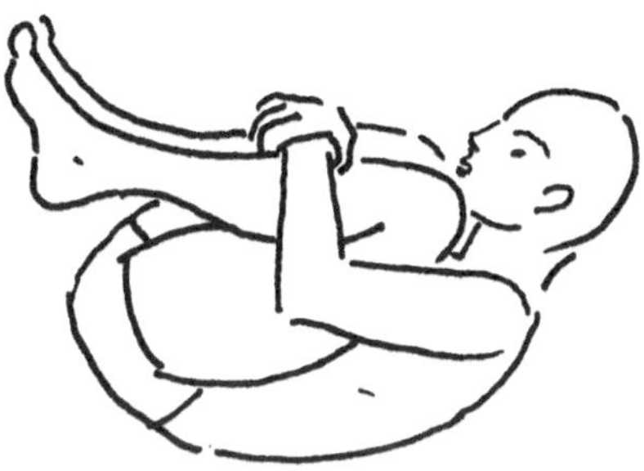

Knie-Brust-Position
(Pavana-Muktasana)

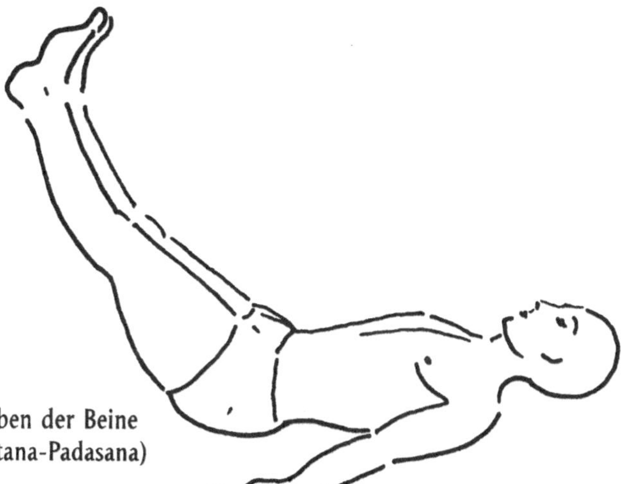

Heben der Beine
(Zittana-Padasana)

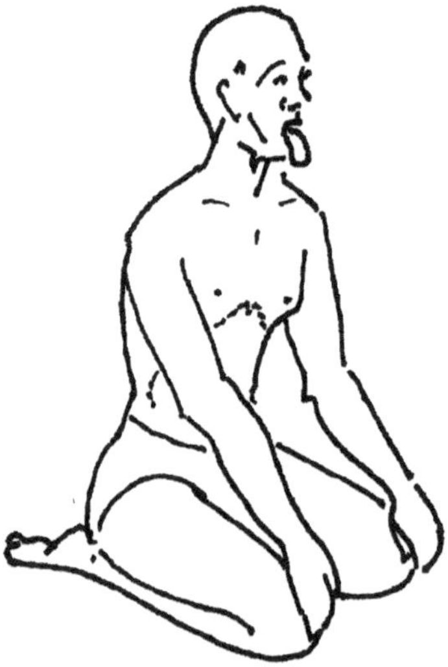

Löwe
(Simhasana)

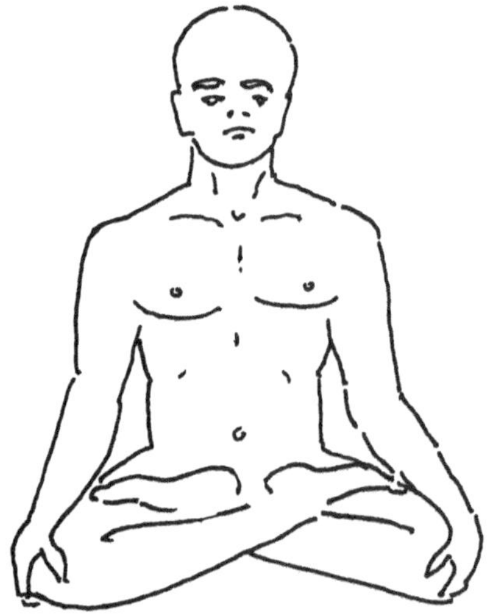

Lotossitz
(Padmasana)

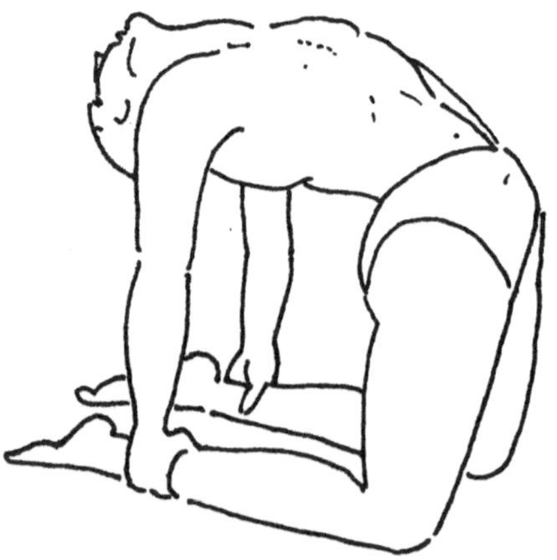

Rad-Position im Knien
(Ardha-Chakra-Asana)

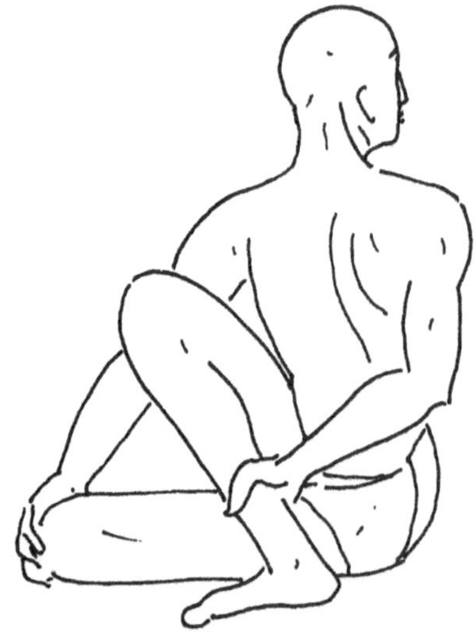

Drehung der Wirbelsäule
(Matsyendrasana)

Bezugsquellen

Der Bezug von in Pillenform gepreßten Kräuterpräparaten ist in deutschsprachigen Ländern wesentlich schwieriger als in den USA, da dies nur über eine Apotheke und mit ärztlichem Rezept möglich ist. In vielen Fällen ist deshalb zu erwägen, ob nicht die wesentlich leichter erhältlichen pulverförmigen Kräuter den Zweck ebenfalls erfüllen. Bei Kombinationspräparaten, über deren Zusammensetzung nichts Näheres bekannt ist, scheidet diese Möglichkeit natürlich aus. Sie sind dann wirklich nur unter Einbeziehung eines Arztes zu bekommen.

Pharma-Hersteller und Apotheken

Ayurmedica
ebi-pharm ag
Lindachstr. 8c
CH-3038 Kirchlindach
Tel.: 031 / 8 29 32 22
E-Mail: info@ayurmedica.com

Bastei Apotheke
Karl-Theodor-Str. 38
D-80803 München
Tel.: 089 / 39 48 80
E-Mail: info@basteiapotheke.de

Karlstadt Apotheke
Elisabethstr. 57
D-80796 München
Tel.: 031 / 1 29 28 00
E-Mail:
info@karlstadtapotheke.de

Versandhandlungen

Ayurveda Shop
Roland W. Rau
Jenaer Str. 4
D-64372 Ober-Ramstadt
Tel.: 06154 / 63 08 63
E-Mail: info@ayurveda-shop.com

Govinda Natur GmbH
Dieselstr. 13a
D-67141 Neuhofen
Tel.: 06236 / 509 840
E-Mail: info@govindanatur.de

Indu-Versand
Turmstr. 7
D-35085 Ebdorfergrund
Tel.: 06424 / 39 88
E-Mail: versand@indu-versand.de

Lakshmi-Versand
Im Ökopark
D-74549 Wolpertshausen
Tel.: 07904 / 9 44 50
E-Mail: versand@lakshmi.de

Santulan
Wörthstr. 13
D-81667 München
Tel.: 089 / 98 37 73
E-Mail: kontakt@santulan.de

Sat Nam Versand
Ringstr. 98
D-64823 Gross-Umstadt
Tel.: 06078 / 78 90 60
E-Mail: info@satnam.de

Sowie online:

www. eurovedshop.com
www.pure-gewuerze.de
www.traditionelle-ayurveda.de

Glossar

Agni Verdauungsfeuer. Das biologische Feuer, das dem Körper die Energie liefert, die er braucht, um seine Funktion zu erfüllen. Agni reguliert die Körperhitze und fördert die Verdauung, die Aufnahme und die Assimilation der Nahrung. Das Verdauungsfeuer transformiert Nahrung in Energie oder Bewußtsein.

Ahamkara Wörtlich: der «Ich-Bilder»; das Ich; das Empfinden eines eigenständigen Selbst; das Gefühl «Ich bin».

Ama Eine toxische Substanz (sowohl systemisch als auch zellular, die durch unverdaute Nahrung entsteht und die eigentliche Ursache vieler Krankheiten ist.

Anupana Substanz (beispielsweise Milch, Wasser, Ghee usw.), die als Medium oder Vehikel für die Einnahme von Kräutern dient.

Artava-Dhatu Das weibliche Fortpflanzungsgewebe, eines der sieben Dhatus oder Körpergewebe.

Asthi-Dhatu Eines der sieben Dhatus oder Körpergewebe, und zwar das Knochengewebe, das den Körper unterstützt und ihm Schutz, Form und Langlebigkeit gibt.

Ayurveda Die Wissenschaft vom Leben. Das Wort leitet sich von den Sanskritwörtern *ayur*, «Leben», und *veda*, Wissen oder Wissenschaft, her. Die Veden sind die authentischen alten spirituellen Schriften Indiens.

Basmati-Reis Langkörniger Duftreis aus den Hügeln am Fuße des Himalaya in Indien. Leicht verdaulich und sehr nahrhaft.

Basti Eine der fünf wichtigen Reinigungsmethoden des Panchakarma, durch die mit Hilfe eines Kräutertee- oder Öleinlaufs ein Übermaß des Vata-Dosha aus dem Körper entfernt wird. Eignet sich ausgezeichnet zur Heilung aller Vata-Störungen. Das Wort Basti bedeutet wörtlich übersetzt «Blase». In alten Zeiten wurde das für die Prozedur benutzte Gerät aus Leder hergestellt.

Bhasma Ein spezielles ayurvedisches Mittel, das zubereitet und gereinigt wird, indem man es zu Asche verbrennt. Bhasmas haben eine enorme Wirkkraft und führen dem Körper Prana zu.

Bhastrika Feueratem. Eine Atemübung (Pranayama), bei der Luft passiv eingeatmet und forciert ausgestoßen wird, so wie von einem Blasebalg. Bhastrika wirkt erhitzend und verbessert die Durchblutung.

Bhramari Eine Atemübung (Pranayama), bei welcher beim Ausatmen (und/oder beim Einatmen) ein leiser Summton wie der einer Biene erzeugt wird. Wirkt beruhigend auf den Geist und kühlt Pitta.

Chai Allgemeines Wort für Tee; bezeichnet oft einen schwarzen Tee mit Gewürzen, der mit Milch und Zucker zubereitet wird.

Chakras Mit bestimmten Nervengeflechten verbundene Energiezentren im Körper, die Körperfunktionen steuern. Jedes Chakra ist ein Reservoir des Bewußtseins.

Cilantro Frische Korianderblätter. Dieses Kraut wird in der indischen Küche häufig verwendet und wegen seines würzigen und kühlenden Geschmacks sehr geschätzt. Es wirkt ausgleichend beim Konsum sehr scharf gewürzter Speisen.

Dal wird jede Art von getrockneten Bohnen, Erbsen und Linsen genannt. Meist entfernt man von diesen getrockneten Hülenfrüchten die harte äußere Haut und spaltet sie in der Mitte, damit sie schneller gar werden und sich leichter verdauen lassen.

Dhatu ist das elementare Gewebe, aus dem sich der Körper entwickelt und regeneriert. Im Ayurveda werden insgesamt sieben Dhatus definiert: Rasa (Plasma), Rakta (Blut), Mamsa (Muskelgewebe), Meda (Fettgewebe), Asthi (Knochenmark), Majja (Knochen und Nerven), Shukra und Artava (männliches und weibliches Fortpflanzungsgewebe).

Dosha Dies ist die Sammelbezeichnung für die drei wichtigsten psychophysiologischen Funktionsprinzipien des Körpers (Vata, Pitta und Kapha). Sie determinieren die Konstitution jedes Menschen und erhalten die Integrität des menschlichen Körpers. Die Doshas bestimmen die Reaktionen eines Menschen auf Veränderungen. Sind sie gestört, kann sich eine Krankheit entwickeln.

Ghee ist geklärte Butter. Die Grundlage ist ungesalzene Butter, die leicht gekocht und von ihren festen Eiweißbestandteilen getrennt wird.

Guggulu ist der Hauptbestandteil einer Reihe von Kräuterpräparaten (Yogaraj-Guggulu, Kaishore-Guggulu usw.). Es handelt sich um ein Harz von einem kleinen Baum, das viele nützliche medizinische Eigenschaften hat. So wirkt es positiv auf das Nervensystem, tonisiert und wirkt entzündungshemmend auf das Muskelgewebe. Guggulu regt auch die Produktion der weißen Blutkörperchen an und ist ein auf die Nerven wirkendes Verjüngungstonikum.

Gunas Drei Eigenschaften beeinflussen die gesamte Schöpfung: Sattva, Rajas und Tamas. Sattvische Qualitäten umfassen Essenz, Realität, Bewußtsein, Reinheit und Klarheit der Wahrnehmung. Alle Bewegungen und Aktivitäten finden aufgrund von Rajas statt. Tamas erzeugt Dunkelheit, Trägheit, Schwere und eine materialistische Einstellung. Zwischen diesen drei Gunas findet in der gesamten Schöpfung ein unablässiges Wechselspiel statt. Der Begriff bezieht sich auch auf die Eigenschaften (hart/weich, heiß/kalt usw.) der drei Doshas, der sieben Dhatus und der drei Malas.

Jaggery, auch Jagrezucker. Grober, brauner ostindischer Zucker aus Zuckerrohr.

Kapha Eines der drei Doshas, in dem die Elemente Wasser und Erde miteinander verbunden sind. Kapha ist die Energie, die die Struktur des Körpers formt – Knochen, Muskeln und Sehnen – und den «Leim» liefert, der die Zellen zusammenhält. Es versorgt alle Körperteile und -systeme mit Wasser, «schmiert» die Gelenke, befeuchtet die Haut und erhält die Immunfunktion. Wenn Kapha sich im Gleichgewicht befindet, manifestiert es sich als Liebe, Ruhe und Vergeben. Ist sein Gleichgewicht gestört, so führt dies zu Anhaftung, Gier und Neid.

Kardamom ist ein scharfes Gewürz, das aus einer tropischen Pflanze gewonnen wird.

Khavaigunya ist ein geschwächter oder erkrankter Bereich in einem Organ oder Gewebe des Körpers, von dem wahrscheinlich ein pathologischer Zustand seinen Ausgang nimmt.

Kichererbsenmehl ist ein feingemahlenes gelbes Mehl.

Kitchari ist eine gekochte Mischung aus Reis, Dal und Gewürzen, die leicht verdaulich ist und viel Protein enthält. Da Kitchari besonders nahrhaft ist, wird es häufig für Monodiäten verwendet.

Kokosmilch ist der natürliche Saft aus dem Inneren der Kokosnuß.

Kurkuma-Wurzel Rhizom einer mehrjährigen Pflanze, die in Südasien heimisch ist. Sie kommt in roter und gelber Form vor, doch nur die gelbe Form wird gegessen. Dies ist eines der wichtigsten Kräuter für die innere ebenso wie für die äußere Anwendung und auch in der indischen Küche sehr beliebt.

Lassi ist ein erfrischendes Getränk, das aus Joghurt, Wasser und Gewürzen hergestellt und oft nach Mahlzeiten als Digestivum serviert wird. Lassi kann süß oder salzig sein.

Mahat (oder **Mahad**) Das «große Prinzip», Intelligenz, der kosmische Aspekt der Intelligenz; umfaßt den individuellen Intellekt, der Buddhi genannt wird.

Majja-Dhatu Eines der sieben Dhatus oder Körpergewebe: Knochenmark und Nervengeflecht. Es ist ölig und weich. Seine Hauptfunktion ist, den Körper mit Öl zu versorgen, die Knochen zu stärken und das Shukra-Dhatu zu nähren. Es spielt eine wichtige Rolle bei der Kommunikation.

Mamsa-Dhatu Eines der sieben Dhatus oder Körpergewebe: das Muskelgewebe. Es wird erzeugt von Rasa und Rakta, und seine wichtigste Funktion ist, für körperliche Kraft, Koordination, Bewegung, Form und Schutz zu sorgen.

Mantra Ein heiliges Wort oder ein Satz von spiritueller Bedeutung und Macht. Mantras übersteigen das Fassungsvermögen des gewöhnlichen Geistes und sollen zur Glückseligkeit führen.

Marma Ein Energiepunkt auf der Haut, der einen Pfortenrezeptor hat und mit inneren Pfaden der Heilung (ähnlich den chinesischen Meridianen) verbunden ist.

Mung-Dal Eine kleine Bohne, die enthülst und gespalten worden ist. Gewöhnlich von gelber Farbe. Leicht verdaulich.

Nachtschattengewächse Name für eine Familie von Pflanzen, zu denen Tomaten, Kartoffeln, Auberginen, Tabak, Petunien und Belladonna gehören und die starke medizinische Eigenschaften haben. Häufiger Konsum dieser Mittel kann das Gleichgewicht der Doshas stören.

Nasya Methode der Medikation durch die Nase; eine der fünf Methoden, die bei einer Panchakarma-Reinigungskur eingesetzt werden.

Ojas Die reine Essenz aller Körpergewebe (Dhatus); die superfeine Essenz von Kapha; erhält Immunität, Stärke und Vitalität. Ojas erzeugt Glückseligkeit und Gewahrsein und regiert die Immunfunktion des Körpers. Wenn Ojas erschöpft ist, kann dies zum Tode führen.

Panchakarma ist eine aus fünf Behandlungsmaßnahmen bestehende Reinigungskur, die der Beseitigung von Übermaßzuständen der einzelnen Doshas dient und die Ama (giftige Ablagerungen) aus dem Körper entfernt. Die fünf Methoden sind: Erbrechen (Vamana), Reinigung (Virechana), Einlauf mit medizinischem Öl oder mit Kräutertees (Basti), Aderlaß (Rakta-Moksha) und die Gabe spezieller Medikamente durch die Nase (Nasya).

Pippali Langer Pfeffer oder Fliegenpfeffer *(Piper longum)*, ein naher Verwandter des schwarzen Pfeffers, der für viele medizinische Zwecke benutzt wird, insbesondere zur Förderung der Verdauung und zur Behandlung des Atemsystems. Ein Verjüngungstonikum (Rasayana) für Lunge und Leber.

Pitta Eines der drei Doshas. Pitta entspricht den Elementen Feuer und Wasser. Manchmal wird es auch als Prinzip des Feuers oder der Gallenflüssigkeit bezeichnet. Pitta regiert die Verdauung, die Aufnahme und Assimilation der Nahrung sowie den Stoffwechsel und die Körpertemperatur. Wenn sich Pitta im Zustand des Gleichgewichts befindet, fördert es Verständnis und Intelligenz; ist das Gleichgewicht gestört, ruft Pitta Wut, Haß und Eifersucht hervor.

Prakriti ist die kosmische Kreativität, die uranfängliche Materie. Gleichzeitig bezeichnet dieser Begriff auch die wesenseigene Natur oder die psychosomatische, biologische Konstitution des Menschen, die vom Augenblick seiner Zeugung an feststeht. Prakriti spiegelt das Verhältnis der drei Doshas (Vata, Pitta und Kapha) im Augenblick der Empfängnis.

Prana ist die Lebensenergie. Ohne sie ist kein Leben möglich. Prana ist der Fluß der zellularen Intelligenz von einer Zelle zur anderen und das Äquivalent des chinesischen Qi und des japanischen Ki.

Pranayama ist die Kontrolle der Lebensenergie durch verschiedene Techniken der Atemregulierung. Mit Hilfe letzterer kann der Geist unter Kontrolle gebracht und die Qualität des Gewahrseins und der Wahrnehmung verbessert werden. Pranayama ist bei allen Arten der Meditation von Nutzen.

Purusha Nichtwählendes, passives Gewahrsein; das reine kosmische Sein.

Rajas Eine der drei universellen Qualitäten (Gunas) von Prakriti, der kosmischen Kreativität. Rajas ist aktiv, mobil und dynamisch.

Rakta-Dhatu Das zweite der sieben Gewebe (Dhatus). Rakta umfaßt hauptsächlich die roten Blutkörperchen, die die Lebensenergie (Prana) in alle Körpergewebe befördern. Dadurch wird die Lebensfunktion sämtlicher Gewebe erhalten.

Rasa-Dhatu Das erste der sieben Dhatus (Plasma), wird von der verdauten Nahrung genährt und befördert dieselbe nach der Aufnahme über spezielle Kanäle in den ganzen Körper. Seine Hauptfunktion besteht darin, alle Zellen im Körper mit Nahrung zu versorgen.

Rasayana Verjüngungstherapie, die Zellen, Gewebe und Organe des Körpers erneuert und regeneriert, den Zellen zu einem langen Leben verhilft und die Immunabwehr und Ausdauer stärkt.

Rishi Seher, vedischer Weiser. Die alten Rishis erschauten die vedischen Hymnen und/oder zeichneten sie auf. Diese erleuchteten Weisen teilen ihren Mitmenschen ihr Wissen über Medizin, Philosophie und Spiritualität mit.

Rudraksha «Tränen Shivas». Getrocknete Samenkörner der Frucht des Rudraksha-Baumes. Sie sollen das Herz sowohl physisch als auch spirituell stärken, die Meditation fördern und «das Herz-Chakra öffnen».

Safran ist ein goldgelbes Gewürz, das aus den Staubfäden eines bestimmten Krokus gewonnen wird. Die besten Safranqualitäten wachsen in Spanien und Kaschmir.

Samprapti Die Pathogenese der Krankheit; der gesamte Krankheitsprozeß von seiner Entstehung an, durch die verschiedenen Stufen hindurch bis zur vollständigen Manifestation der Krankheit.

Sankhya ist eine der Schulen der indischen Philosophie. Sankhya bedeutet «unterscheidendes Wissen» und «Aufzählung». Diese Philosophie liefert eine systematische Beschreibung der kosmischen Evolution, angefangen von Purusha (Kosmischer Geist) und Prakriti (uranfängliche Materie), über die Stufen der Schöpfung: Mahat (kosmische Intelligenz), Ahamkara (Individuationsprinzip), Manas (Geist), Indriyas (die inneren Pforten der Wahrnehmung), Tanmatras (die Objekte der Wahrnehmung) und Mahat-Bhutas (die fünf großen Elemente). *Sat* bedeutet «Wahrheit» und *khya* «realisieren». Somit bedeutet Sankhya, die Theorie der Schöpfung des Universums zu realisieren, um zur Erkenntnis der höchsten Wahrheit des menschlichen Lebens zu gelangen. Sankhya offenbart die Reise des Bewußtseins in die Materie.

Sattva Eine der drei Gunas von Prakriti. Sattva repräsentiert Licht, Klarheit und Reinheit der Wahrnehmung und ist die Essenz des reinen Gewahrseins.

Shitali Eine Pranayama-Übung (Atemkontrolle), die kühlend wirkt. Eingeatmet wird dabei durch die zusammengerollte Zunge. Das Ausatmen geschieht langsam, ruhig und sehr tief.

Shukra-Dhatu Das siebte Gewebe (Dhatu); das männliche Fortpflanzungsgewebe.

Srotas Körperkanäle.

Sukanat Ein natürlicher Zucker, der aus reinem Zuckerrohrsaft hergestellt wird.

Surya-Namaskar Das Sonnengebet (auch Sonnengruß). Eine Serie von Yoga-Übungen, die in fließender Folge bei gleichzeitiger Koordination der Atmung ausgeführt wird.

Tamas Eines der drei Gunas von Prakriti oder der Natur. Die Charakteristika von Tamas sind Dunkelheit, Trägheit und Unwissenheit. Tamas ist verantwortlich für Schlaf, Müdigkeit, Benommenheit und Bewußtlosigkeit.

Tejas Die reine Essenz des Elements Feuer. Die superfeine Essenz des Pitta-Dosha, welche die Transformation von Materie in Energie und von Nahrung, Wasser und Luft in Bewußtsein regiert.

Tikta-Ghrita «Bitteres Ghee». Ein bestimmtes ayurvedisches Präparat, das aus geklärter Butter und verschiedenen Bitterkräutern hergestellt und zu medizinischen Zwecken verwendet wird.

Tridosha Die drei Organisationen oder Codes der Intelligenz in Körper, Geist und Bewußtsein; die drei körperlichen Doshas: Luft (Vata), Feuer/Galle (Pitta) und Wasser (Kapha).

Trikatu Ein ayurvedisches Präparat, das aus Ingwer, schwarzem Pfeffer und Pippali *(Piper longum)* zusammengesetzt ist. Dieses Mittel verbrennt Ama, entgiftet den Körper und verbessert die Verdauung, Aufnahme und Assimilation der Nahrung.

Triphala Ein wichtiges ayurvedisches Präparat, das aus den drei Kräutern Amalaki, Bibhitaki und Haritaki besteht. Dies ist das beste Abführmittel und Verdauungstonikum und ein ausgewogenes Rasayana, das gut für Vata, Pitta und Kapha ist.

Tulsi Indisches Basilikum *(holy basil)*. Die heilige Pflanze des Krishna. Sie soll Herz und Geist öffnen und die Energie der Liebe und Hingabe vermitteln.

Turbinado Ein granulierter Zucker, der aus reinem Zuckerrohr hergestellt wird.

Vata Eines der drei Doshas, in dem die Elemente Raum und Luft verbunden sind. Dies ist die subtile Energie, die mit der Bewegung des Körpers assoziiert wird und die Atmung, Blinzeln sowie die Bewegung der Muskeln und Gewebe, den Schlag des Herzens und alle Bewegungen im Zytoplasma und in den Zellmembranen steuert. Wenn Vata im Gleichgewicht ist, fördert es die Kreativität und Flexibilität; ist das Gleichgewicht gestört, erzeugt Vata Angst und Furcht.

Vikriti Der aktuelle Zustand des Menschen, im Gegensatz zur ursprünglichen Konstitution zum Zeitpunkt der Geburt (Prakriti). Der Begriff kann auch im Sinne von Störung verwendet werden.

Yoga Im tiefsten Sinne ist Yoga die Vereinigung des niederen und des höheren Selbst, des Inneren und des Äußeren, der Sterblichkeit mit der Unsterblichkeit. Yoga-Positionen (Asanas) fördern Gesundheit, Flexibilität und Reinheit und sollen letztlich zum Zustand des Yoga führen.

Register

Seitenangaben in *Kursivdruck* verweisen auf Abbildungen, Tabellen oder Übersichtstafeln.

H

N

O

P

V

W